权威·前沿·原创

皮书系列为
“十二五”“十三五”国家重点图书出版规划项目

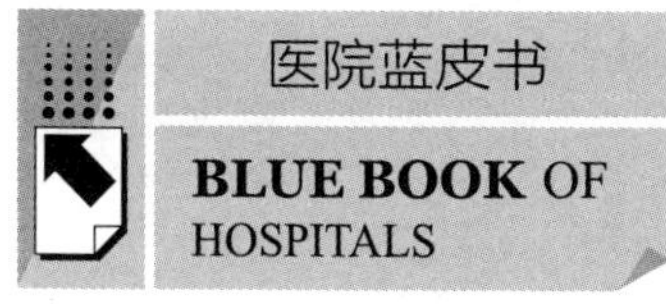

中国医院竞争力报告（2018~2019）

ANNUAL REPORT ON CHINA'S HOSPITAL COMPETITIVENESS (2018-2019)

国家医疗地理俯瞰

编委会主任／曹荣桂　钟南山
主　　编／庄一强
副 主 编／廖新波　王兴琳　姚淑芳
艾力彼医院管理研究中心

社会科学文献出版社
SOCIAL SCIENCES ACADEMIC PRESS (CHINA)

图书在版编目（CIP）数据

中国医院竞争力报告. 2018～2019：国家医疗地理俯瞰／庄一强主编. --北京：社会科学文献出版社，2019.3（2019.10 重印）
（医院蓝皮书）
ISBN 978-7-5201-4313-4

Ⅰ. ①中… Ⅱ. ①庄… Ⅲ. ①医院-管理-研究报告-中国-2018-2019 Ⅳ. ①R197.32

中国版本图书馆 CIP 数据核字（2019）第 028281 号

医院蓝皮书
中国医院竞争力报告（2018～2019）
——国家医疗地理俯瞰

主　　编／庄一强
副 主 编／廖新波　王兴琳　姚淑芳

出 版 人／谢寿光
项目统筹／周　丽　高　雁
责任编辑／颜林柯

出　　版／社会科学文献出版社·经济与管理分社（010）59367226
地址：北京市北三环中路甲 29 号院华龙大厦　邮编：100029
网址：www.ssap.com.cn
发　　行／市场营销中心（010）59367081　59367083
印　　装／天津千鹤文化传播有限公司

规　　格／开 本：787mm×1092mm　1/16
印 张：33　字 数：500 千字
版　　次／2019 年 3 月第 1 版　2019 年 10 月第 3 次印刷
书　　号／ISBN 978-7-5201-4313-4
定　　价／148.00 元

本书如有印装质量问题，请与读者服务中心（010-59367028）联系

《中国医院竞争力报告（2018~2019）》
编　委　会

艾力彼医院管理研究中心

艾力彼医院管理研究中心（Institute of Asclepius Hospital Management，以下简称“艾力彼”），成立于2004年1月9日，是一家独立第三方研究机构，它结合多年来中国医院竞争力排名所累积的经验与数据库，建立对医院的综合竞争力和专科能力评价体系、中国医院竞争力星级医院评价体系、智慧医院 HIC 评价体系。经广东省教育厅核准，艾力彼正式成为南方医科大学卫生管理学院教学大纲要求的在校生实习基地。

艾力彼愿景：以大数据为工具，努力成为中国最佳第三方医院评价机构。

艾力彼使命：推动医院管理职业化、医疗数据透明化。通过医院排名、星级医院评价、BHI 平台、管理咨询和艾力彼医管学院，努力推动医院管理职业化；通过大数据挖掘与研究、HIC 排名、智慧医院 HIC 评价（智慧医疗的开端）、HQ-share/HQ-BHI 信息共享平台，努力推动医疗数据透明化。

艾力彼组织开展医院第三方评价、医疗大数据、医院专科发展、医院运行效率、医院投融资及医院发展战略等学术研究；组稿发表医院管理研究论文，先后在各类医管杂志发表过几十篇医院管理论文；承担《中国医院评价报告》《中国医院竞争力报告》两本蓝皮书的编撰。核心成员主编《中国医院竞争力报告（2017～2018）》《中国医院评价报告（2018）》《中国医院竞争力报告（2017）》《中国医院竞争力报告（2016）》《中国民营医院竞争力报告（2015）》《中国民营医院竞争力报告（2014）》《医院品牌战略》，主译《JCI 评审标准（第四版）》等十几本专著。从2016年起，每年出版《中国医院竞争力报告》，这是根据中国医院竞争力排名结果，对不同层级、不同类别约3000家上榜医院进行横向和纵向的对比研究、总结分析而成的年度行业报告。艾力彼星级医院评价自 2016 年推出以来，截至 2018 年 12 月已有 70 余家医院启动星级医院评价，通过正式评价的医院接近 40 家；智慧医院 HIC 评价自 2018 年 4 月推出以来，截至 2018 年 12 月已有 10 余家医院启动智慧医院 HIC 评价。

主要编撰者简介

庄一强　博士，现为艾力彼医院管理研究中心主任，兼任中国器官移植发展基金会副秘书长、中国医院协会原副秘书长、中国研究型医院学会QSHE管理专委会副主委、中国卫生信息与健康医疗大数据学会中医药专委会常委、香港医务行政学院HKCHSE理事、国内数所著名大学客座教授，开设“医疗大数据与第三方医院评价”课程；发表过几十篇医院管理论文，主编/主译过9本医院管理类书籍，包括《中国医院竞争力报告（2017～2018）》《中国医院评价报告（2018）》《中国医院竞争力报告（2017）》《中国医院竞争力报告（2016）》《中国民营医院发展报告（2015）》《医院品牌战略》《美国JCI医院评审标准（第4版）》等。中国医院综合竞争力和专科能力评价体系、中国医院竞争力星级医院评价体系、中国医院竞争力HIC评价体系、HQ-Share共享信息平台创始人之一；领导编撰《中国医院协会患者安全十大目标2014～2015》；成功指导数家医院进行股份制改造，完成多家民营医院投融资尽职调查。目前是一家上市民营医院、两家非上市民营医院的独立董事。

廖新波　管理学硕士，曾任广东省卫生厅副厅长、巡视员、广东省保健局局长和广东省人民医院副院长。擅长医院管理、医院信息化、后勤社会化和公共卫生管理工作。兼任中山大学、南方医科大学、广州医科大学客座教授，北京交通大学博士后导师。著有《医院前线服务》《变革时代的医院管理》《医改，何去何从》等。注重医疗安全与医生价值在医改中的作用。

王兴琳　艾力彼医院管理研究中心执行主任，广东省卫生经济学会副会长、绩效管理与评估分会会长，汕头大学医学院附属第一医院管理学客座教授、广州医科大学客座教授。2011～2014年中国医院竞争力排名研究负责人，中国医院竞争力星级医院评价评定委员会专家、HQ-Share共享信息平台创始人之一。《中国医院竞争力报告（2017～2018）》《中国医院竞争力报告（2017）》《中国医院竞争力报告（2016）》副主编，《医患关系思考与对策》副主编，《医院品牌战略》编委，《医院品牌营销》作者之一。专注于医院管理研究，为国内上百家医院提供过管理咨询服务。

姚淑芳　艾力彼医院管理研究中心副主任，南方医科大学卫生管理学院在读博士，中山大学公共卫生管理硕士（MPH），广东省卫生经济学会理事，广东省卫生经济学会绩效管理与评估分会副秘书长，广东省医用耗材管理学会副秘书长。拥有15年医疗医药行业管理及项目推广经验。参与《中国医院竞争力报告（2017～2018）》的编写，参加过医院星级认证、投融资、品牌建设、战略规划、绩效考核等10多类管理咨询项目。

摘 要

《中国医院竞争力报告（2018～2019）》由艾力彼医院管理研究中心策划，主编为庄一强，副主编为廖新波、王兴琳、姚淑芳。本书主要是根据艾力彼“第三方医院分层评价体系”系列排行榜，对2018年度的排名结果进行横向和纵向的对比研究，在此基础上总结分析而成的年度行业报告。全书分为总报告、分报告一、分报告二、分报告三、专题报告、附录共六个部分。

总报告一共分为两个部分，第一部分是中国医院竞争力排行榜。包括2018届的顶级医院100强、省会市属/计划单列市医院100强、地级城市医院500强、县级医院500强、省域医院30强/20强（各省份）、智慧医院HIC 200强、地级专科30强、县级专科30强、肿瘤医院80强、中医医院500强、非公医院500强，以及2017届的康复医院80强、医养结合机构80强、非公医院集团80强、上市医疗服务企业30强、上市医疗服务企业CSR 30强、非公医院发展指数排行榜（省、市）、中国最缺医院指数排行榜（省份）、粤港澳大湾区最佳医院50强、亚洲华人地区最佳医院100强。第二部分是分级诊疗与区域均衡性分析，包括国家医疗地理——分级诊疗现状分析，分级诊疗标杆：地级、县级医院运营现状，以及医院竞争力评价的现状与前景。

分报告一是分层分类报告，根据2017～2018年度中国医院竞争力排行榜的结果，从第三方分层分类评价体系的角度出发，以各排行榜为单位对上榜医院进行区域分布、竞争力、医疗资源均衡度等方面的综合分析，包括县级医院报告、地级城市医院报告、省会市属/计划单列市医院报告、中国顶级医院报告、粤港澳大湾区及亚洲华人地区最佳医院报告、中医医院报告、肿瘤医院报告、智慧医院 HIC 排名报告。

分报告二是区域医疗地理报告，根据国务院划分的我国七大经济区域，即东北、华北、华东、华中、华南、西北和西南，以省份为单位对每个省份30 强医院进行分析。一方面，从榜单综合排名出发，分析每省的综合实力；另一方面，从省域排名出发进行更深层次的研究，以期了解省域医院发展现状。

分报告三为专科报告，主要是在艾力彼中国医院竞争力排名的基础上，通过 5 个维度 30 多个指标，对地级、县级医院专科进行综合评价。

专题报告从多个方面探讨总结非公医院发展的有效途径，包括非公医院发展指数：社会办医的坐标、非公医院及非公医院集团报告、医养结合机构及康复医院报告、上市医疗服务企业报告和投资指南：BHI 投资评级与 HQ-Share 专科评价。

医疗资源分布不平衡，望《中国医院竞争力报告（2018 ~ 2019）》以国家医疗地理的概念展示国家医疗资源的分布情况，为医疗业界带来科学、客观的参考依据。

庄一强　博士

艾力彼医院管理研究中心主任

2019 年 1 月 9 日

国家医疗地理俯瞰

艾力彼一直从第三方角度对不同层级医院进行研究与评价，分别以省份、城市、医院为单位研究中国医院的概况，俯瞰国家医疗地理。

《国务院办公厅关于推进分级诊疗制度建设的指导意见》指出，我国医疗卫生体制改革不断深入，政府将通过落实分级诊疗模式，优化服务结构，建立合理的就医阶梯，让患者信任当地医院。

当前，我国目前依然处在医疗资源分布不均衡的局面，医疗资源仍多集中在经济较发达、人口较集中和行政级别较高的城市。分级诊疗的推进工作有待进一步加强，主要体现在以下几点。

一是城市行政级别越高，医院竞争力越强。行政级别高的城市，在资源分配时往往拥有优先权。医院发展离不开财力、人力、物力和行政力等资源的投入，因此城市行政级别越高，当地的医院综合竞争力也会越强。二是医院级别越高，竞争力越强。省部属医院（含位于地级市的省部级大学直属附属医院）一直保持绝对的竞争优势，医疗辐射能力较强，当地行政部门在分配行政资源时，也可能向此类医院倾斜，导致此类医院进一步拉开与其他医院的差距。

在分级诊疗推行以前，省部属医院的虹吸现象比较严重。近三年，部分县级医院和地级医院的竞争力提升着实缓解了地县级就医可及性难的问题，但不可否认的是，各地医疗资源不均的现象依然存在。

我期待艾力彼《中国医院竞争力报告（2018～2019）》的出版，能为进一步完善分级诊疗体系提供有价值的参考信息。

中国工程院院士

钟南山

2019 年 1 月 9 日

专科建设是医院的生命线

国家一直推动“大病不出县”的医改政策，希望以提高基层医疗服务能力为重点，以常见病、多发病、慢性病分级诊疗为突破口，引导优质医疗资源下沉，形成科学合理的就医秩序，切实促进基本医疗卫生服务的公平可及。

为了实现“大病不出县”的目标，地县级医院尤其是县级医院应该明确医院的“医疗服务半径”，即医院和患者之间的物理距离，包括“短半径专科”和“长半径专科”。具体而言，短半径专科指比较急迫、需要在短时间内治疗的疾病，如儿科、妇产科、急诊，以及老年病、慢性病等符合就近治疗原则的专科病；长半径专科主要指疑难杂症，病情不紧急、可以异地就医的专科，如肿瘤等。县级医院应该增强其短半径的服务能力，吸引当地居民在本地就医，在自己的医疗辐射范围内服务好当地居民。

针对专科能力建设，艾力彼开发了 HQ-Share 平台，涵盖 16 个专科的综合评价数据。医院管理者能及时、客观地把握本院各专科指标在不同层次（全国、本省）的优势和差距，合理确定医院专科的数量和规模，持续改进医疗服务质量，提高管理决策水平。HQ-Share 平台为医院专科能力的提升和标杆的建立提供持续的参照与评价，帮助医院管理者找到本院专科相对于同级/对标医院的优势和两者之间的差距，提升医院专科能力和整体竞争力，对医院专科建设和发展具有重要意义。

除了专科能力建设，医院还应抓住信息化建设的机会实现“变道超车”。随着信息技术的快速发展，医院可能将在未来 10 年迎来第三次洗牌，而这离不开 5 个字“云大物移智”，即云计算、大数据、物联网、移动医疗和智慧医疗。在未来第三次洗牌中，与“云大物移智”关系越发紧密、信息化建设越发完善的医院将实现“变道超车”，成为第三次洗牌的胜出者。

我相信，艾力彼通过专科评价、智慧医院 HIC 评价等多维度的医院评价体系，能够为医院提升竞争力提供有意义、有价值的帮助。

中国医院协会创会会长、卫生部原副部长

曹荣桂

2019 年 1 月 9 日

目　录

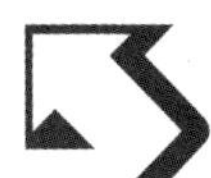

Ⅰ　总报告

Ⅱ　分报告一　分层分类报告

Ⅲ　分报告二　区域医疗地理

Ⅳ 分报告三 专科报告

Ⅴ 专题报告 非公医院报告

Ⅵ 附录

皮书数据库阅读**使用指南**

总 报 告

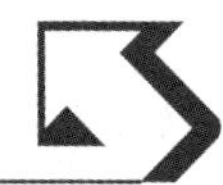

General Reports

B.1 中国医院竞争力排行榜

一 2018顶级医院100强

顶级医院：全国最佳综合医院，含中医医院。不含专科医院和部队医院。

2018 顶级医院 100 强

名次	医院	得分	省份	城市	医院认证（级别/JCI/星级医院/HIMSS/HIC 等）	是否公立
1	北京协和医院	942.25	北京	北京	三甲	是
2	四川大学华西医院	936.07	四川	成都	三甲	是
3	复旦大学附属中山医院	912.72	上海	上海	三甲/HIMSS6	是
4	上海交通大学医学院附属瑞金医院	896.83	上海	上海	三甲	是
5	北京大学第一医院	877.91	北京	北京	三甲	是
6	中山大学附属第一医院	876.37	广东	广州	三甲	是

续表

名次	医院	得分	省份	城市	医院认证（级别/JCI/星级医院/HIMSS/HIC 等）	是否公立
7	复旦大学附属华山医院	863.55	上海	上海	三甲/JCI	是
8	北京大学人民医院	858.91	北京	北京	三甲/HIMSS7	是
9	华中科技大学同济医学院附属同济医院	846.40	湖北	武汉	三甲	是
10	浙江大学附属第一医院	836.42	浙江	杭州	三甲/JCI/HIMSS6	是
11	北京大学第三医院	830.15	北京	北京	三甲	是
12	南方医科大学南方医院	824.32	广东	广州	三甲/HIC*	是
13	中国医科大学附属第一医院	823.79	辽宁	沈阳	三甲	是
14	华中科技大学同济医学院附属协和医院	817.22	湖北	武汉	三甲	是
15	中南大学湘雅医院	813.27	湖南	长沙	三甲	是
16	上海交通大学医学院附属仁济医院	809.34	上海	上海	三甲	是
17	中南大学湘雅二医院	798.00	湖南	长沙	三甲	是
18	山东大学齐鲁医院	784.58	山东	济南	三甲	是
19	上海交通大学医学院附属第九人民医院	780.55	上海	上海	三甲	是
20	江苏省人民医院	770.14	江苏	南京	三甲	是
21	中国医科大学附属盛京医院	764.23	辽宁	沈阳	三甲/HIMSS7	是
22	浙江大学医学院附属第二医院	761.10	浙江	杭州	三甲/JCI/HIMSS6	是
23	广东省人民医院	753.58	广东	广州	三甲	是
24	上海交通大学医学院附属新华医院	753.19	上海	上海	三甲	是
25	上海市第六人民医院	749.19	上海	上海	三甲/HIMSS6	是
26	首都医科大学附属北京安贞医院	741.69	北京	北京	三甲	是
27	中山大学孙逸仙纪念医院	728.16	广东	广州	三甲	是
28	广州医科大学附属第一医院	727.01	广东	广州	三甲	是
29	山东省立医院	726.51	山东	济南	三甲	是
30	天津医科大学总医院	720.21	天津	天津	三甲	是
31	中山大学附属第三医院	709.89	广东	广州	三甲	是
32	首都医科大学附属北京天坛医院	708.92	北京	北京	三甲	是
33	苏州大学附属第一医院	706.29	江苏	苏州	三甲	是
34	郑州大学第一附属医院	699.96	河南	郑州	三甲	是
35	吉林大学白求恩第一医院	699.24	吉林	长春	三甲	是

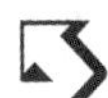

续表

名次	医院	得分	省份	城市	医院认证（级别/JCI/星级医院/HIMSS/HIC 等）	是否公立
36	武汉大学人民医院	688.46	湖北	武汉	三甲	是
37	首都医科大学宣武医院	684.19	北京	北京	三甲/HIMSS7	是
38	南京鼓楼医院	677.48	江苏	南京	三甲/HIMSS6	是
39	首都医科大学附属北京同仁医院	677.44	北京	北京	三甲	是
40	北京朝阳医院	673.04	北京	北京	三甲	是
41	哈尔滨医科大学附属第一医院	671.43	黑龙江	哈尔滨	三甲	是
42	中日友好医院	669.88	北京	北京	三甲	是
43	西安交通大学第一附属医院	669.38	陕西	西安	三甲	是
44	上海市第一人民医院	665.11	上海	上海	三甲	是
45	重庆医科大学附属第一医院	663.85	重庆	重庆	三甲	是
46	首都医科大学附属北京友谊医院	661.68	北京	北京	三甲	是
47	北京积水潭医院	660.90	北京	北京	三甲	是
48	哈尔滨医科大学附属第二医院	658.09	黑龙江	哈尔滨	三甲	是
49	北京医院	657.40	北京	北京	三甲	是
50	安徽医科大学第一附属医院	654.45	安徽	合肥	三甲	是
51	东南大学附属中大医院	654.18	江苏	南京	三甲	是
52	南方医科大学珠江医院	643.29	广东	广州	三甲	是
53	西安交通大学第二附属医院	643.22	陕西	西安	三甲	是
54	青岛大学附属医院	642.96	山东	青岛	三甲	是
55	新疆医科大学第一附属医院	638.94	新疆	乌鲁木齐	三甲/JCI/HIMSS6	是
56	武汉大学中南医院	635.83	湖北	武汉	三甲	是
57	广东省中医院	631.54	广东	广州	三甲	是
58	福建医科大学附属协和医院	631.50	福建	福州	三甲	是
59	重庆医科大学附属第二医院	629.10	重庆	重庆	三甲	是
60	天津医科大学第二医院	627.91	天津	天津	三甲	是
61	吉林大学第二医院	627.16	吉林	长春	三甲	是
62	河北医科大学第二医院	626.82	河北	石家庄	三甲	是
63	徐州医科大学附属医院	626.60	江苏	徐州	三甲	是
64	复旦大学附属华东医院	617.49	上海	上海	三甲	是
65	四川省人民医院	616.61	四川	成都	三甲	是
66	温州医科大学附属第一医院	614.97	浙江	温州	三甲	是
67	浙江大学医学院附属邵逸夫医院	610.73	浙江	杭州	三甲/JCI/HIMSS7	是
68	福建医科大学附属第一医院	609.19	福建	福州	三甲	是

续表

名次	医院	得分	省份	城市	医院认证（级别/JCI/星级医院/HIMSS/HIC 等）	是否公立
69	广州市第一人民医院	606.31	广东	广州	三甲	是
70	中南大学湘雅三医院	605.67	湖南	长沙	三甲	是
71	江苏省中医院	603.84	江苏	南京	三甲	是
72	中国中医科学院西苑医院	599.08	北京	北京	三甲	是
73	浙江省人民医院	593.26	浙江	杭州	三甲	是
74	河南省人民医院	583.45	河南	郑州	三甲/HIMSS6	是
75	南昌大学第一附属医院	583.03	江西	南昌	三甲/HIMSS6	是
76	上海中医药大学附属龙华医院	575.38	上海	上海	三甲/JCI/HIMSS7	是
77	福建省立医院	570.85	福建	福州	三甲	是
78	广西医科大学第一附属医院	567.39	广西	南宁	三甲	是
79	安徽省立医院	564.86	安徽	合肥	三甲	是
80	天津市第一中心医院	562.01	天津	天津	三甲	是
81	湖南省人民医院	557.97	湖南	长沙	三甲	是
82	昆明医科大学第一附属医院	553.98	云南	昆明	三甲	是
83	中国中医科学院广安门医院	547.26	北京	北京	三甲	是
84	上海中医药大学附属曙光医院	543.94	上海	上海	三甲	是
85	大连医科大学附属第一医院	535.46	辽宁	大连	三甲	是
86	新疆维吾尔自治区人民医院	535.35	新疆	乌鲁木齐	三甲	是
87	广州中医药大学第一附属医院	533.19	广东	广州	三甲	是
88	吉林大学中日联谊医院	532.79	吉林	长春	三甲	是
89	上海市第十人民医院	519.12	上海	上海	三甲	是
90	北京中医药大学东直门医院	517.65	北京	北京	三甲	是
91	深圳市人民医院	514.11	广东	深圳	三甲/HIC	是
92	山西医科大学第一医院	513.67	山西	太原	三甲/星级医院*/HIMSS6	是
93	河北医科大学第三医院	511.75	河北	石家庄	三甲	是
94	厦门大学附属第一医院	491.92	福建	厦门	三甲/JCI/HIMSS7	是
95	大连医科大学附属第二医院	481.68	辽宁	大连	三甲/星级医院*	是
96	兰州大学第二医院	478.86	甘肃	兰州	三甲	是
97	宁夏医科大学总医院	470.46	宁夏	银川	三甲	是
98	广州医科大学附属第二医院	461.59	广东	广州	三甲/HIC*	是
99	同济大学附属东方医院	460.06	上海	上海	三甲	是
100	烟台毓璜顶医院	459.35	山东	烟台	三甲/HIMSS6/HIC*	是

*指处于认证中。

二 2018省会市属/计划单列市医院100强

省会市属/计划单列市医院：医院位于省会城市或计划单列市，由市卫健委管辖的综合医院、中医医院、市办医学院附属综合医院和该市区级医院。不含专科医院和部队医院。

2018 省会市属/计划单列市医院 100 强

名次	医院	得分	省份	城市	医院认证（级别/JCI/星级医院/HIMSS/HIC 等）	是否公立
1	广州医科大学附属第一医院	915.64	广东	广州	三甲	是
2	南京鼓楼医院	910.57	江苏	南京	三甲/HIMSS6	是
3	青岛大学附属医院	899.07	山东	青岛	三甲	是
4	广州市第一人民医院	880.78	广东	广州	三甲	是
5	大连医科大学附属第一医院	874.40	辽宁	大连	三甲	是
6	深圳市人民医院	864.92	广东	深圳	三甲/HIC	是
7	厦门大学附属第一医院	858.88	福建	厦门	三甲/JCI/HIMSS7	是
8	大连医科大学附属第二医院	844.05	辽宁	大连	三甲/星级医院*	是
9	广州医科大学附属第二医院	820.62	广东	广州	三甲/HIC*	是
10	武汉市中心医院	815.25	湖北	武汉	三甲	是
11	杭州市第一人民医院	804.13	浙江	杭州	三甲	是
12	郑州市中心医院	802.75	河南	郑州	三甲	是
13	武汉市第一医院	788.16	湖北	武汉	三甲	是
14	成都市第三人民医院	777.24	四川	成都	三甲/星级医院*	是
15	厦门大学附属中山医院	759.13	福建	厦门	三甲	是
16	成都市第一人民医院	743.66	四川	成都	三甲	是
17	济南市中心医院	734.65	山东	济南	三甲	是
18	南京市第一医院	720.10	江苏	南京	三甲	是
19	合肥市第一人民医院	707.27	安徽	合肥	三甲	是
20	长沙市中心医院	701.51	湖南	长沙	三甲	是
21	海口市人民医院	698.69	海南	海口	三甲	是
22	石家庄市第一医院	695.20	河北	石家庄	三甲	是
23	郑州人民医院	681.27	河南	郑州	三甲/JCI	是
24	哈尔滨市第一医院	676.70	黑龙江	哈尔滨	三甲/星级医院*	是
25	深圳市第二人民医院	674.25	广东	深圳	三甲	是
26	北京大学深圳医院	661.23	广东	深圳	三甲	是
27	郑州市第一人民医院	651.16	河南	郑州	三甲	是

续表

名次	医院	得分	省份	城市	医院认证（级别/JCI/星级医院/HIMSS/HIC 等）	是否公立
28	沈阳医学院附属中心医院	641.11	辽宁	沈阳	三甲	是
29	成都市第二人民医院	630.19	四川	成都	三甲	是
30	广州医科大学附属第三医院	614.29	广东	广州	三甲	是
31	成都市第五人民医院	613.01	四川	成都	三甲	是
32	西安市中心医院	604.16	陕西	西安	三甲	是
33	武汉市第三医院	599.40	湖北	武汉	三甲	是
34	青岛市市立医院	597.45	山东	青岛	三甲	是
35	大连市中心医院	594.49	辽宁	大连	三甲	是
36	沈阳市第四人民医院	583.48	辽宁	沈阳	三甲/星级医院*	是
37	广州市红十字会医院	578.33	广东	广州	三甲	是
38	昆明市第一人民医院	567.76	云南	昆明	三甲	是
39	南宁市第一人民医院	567.14	广西	南宁	三甲	是
40	深圳市南山区人民医院	556.46	广东	深圳	三甲	是
41	合肥市第二人民医院	555.61	安徽	合肥	三甲	是
42	宁波市第二医院	554.26	浙江	宁波	三甲/JCI/星级医院*	是
43	南昌市第一医院	547.77	江西	南昌	三甲	是
44	深圳市中医院	547.32	广东	深圳	三甲	是
45	杭州师范大学附属医院	540.46	浙江	杭州	三甲	是
46	厦门市中医院	535.46	福建	厦门	三甲	是
47	长沙市第一医院	528.19	湖南	长沙	三甲	是
48	西安市红会医院	522.88	陕西	西安	三甲	是
49	香港大学深圳医院	522.35	广东	深圳	三甲	是
50	武汉市第四医院	521.40	湖北	武汉	三甲	是
51	昆明市延安医院	520.99	云南	昆明	三甲	是
52	西安长安医院	519.11	陕西	西安	三甲/星级医院/HIMSS6	
53	西安市第一医院	516.60	陕西	西安	三甲	是
54	武汉市普仁医院	516.15	湖北	武汉	三甲/星级医院/HIC*	
55	宁波市第一医院	514.22	浙江	宁波	三甲	是
56	合肥市滨湖医院	512.74	安徽	合肥	三级	是
57	太原市中心医院	511.97	山西	太原	三甲	是
58	浙江萧山医院	511.59	浙江	杭州	三乙	
59	贵阳市第一人民医院	501.41	贵州	贵阳	三甲	是
60	福州市第一医院	501.24	福建	福州	三甲/星级医院	是

续表

名次	医院	得分	省份	城市	医院认证（级别/JCI/星级医院/HIMSS/HIC 等）	是否公立
61	杭州市红十字会医院	500.95	浙江	杭州	三甲	是
62	杭州市中医院	497.91	浙江	杭州	三甲	是
63	长沙市中医医院	495.12	湖南	长沙	三甲	是
64	沈阳市第五人民医院	492.84	辽宁	沈阳	三甲	是
65	哈尔滨市第四医院	490.69	黑龙江	哈尔滨	三甲	是
66	郑州市第二人民医院	490.40	河南	郑州	二甲	是
67	沈阳医学院附属第二医院	489.65	辽宁	沈阳	三甲	是
68	南宁市第二人民医院	486.81	广西	南宁	三甲/星级医院*	是
69	西安市中医医院	486.70	陕西	西安	三甲	是
70	哈尔滨市第五医院	485.91	黑龙江	哈尔滨	三甲	是
71	长沙市第三医院	480.32	湖南	长沙	三级	是
72	一汽总医院	478.54	吉林	长春	三甲	是
73	西安高新医院	478.48	陕西	西安	三甲	
74	贵阳市金阳医院	477.68	贵州	贵阳	三甲	是
75	大连大学附属中山医院	477.61	辽宁	大连	三甲/HIMSS6	是
76	成都大学附属医院	475.95	四川	成都	三甲	是
77	沈阳市第一人民医院	475.22	辽宁	沈阳	三级	是
78	银川市第一人民医院	474.96	宁夏	银川	三甲	是
79	宁波市医疗中心李惠利医院	473.25	浙江	宁波	三甲	是
80	长春市中心医院	473.14	吉林	长春	三甲	是
81	西安市第九医院	472.97	陕西	西安	三甲	是
82	南京市中医院	465.73	江苏	南京	三甲	是
83	福州市第二医院	463.11	福建	福州	三甲/星级医院*	是
84	长沙市第四医院	456.81	湖南	长沙	三级	是
85	厦门市第三医院	449.87	福建	厦门	三乙/星级医院*	是
86	华润武钢总医院	449.60	湖北	武汉	三甲	
87	厦门市第五医院	448.54	福建	厦门	三级/星级医院*/HIMSS6	是
88	南京明基医院	448.39	江苏	南京	三乙	
89	郑州市中医院	443.27	河南	郑州	三甲	是
90	郑州市第三人民医院	442.85	河南	郑州	三级	是
91	南京同仁医院	440.47	江苏	南京	三级	
92	青岛市中心医院	438.27	山东	青岛	三甲	是
93	兰州市第二人民医院	437.56	甘肃	兰州	三乙	是

续表

名次	医院	得分	省份	城市	医院认证（级别/JCI/星级医院/HIMSS/HIC 等）	是否公立
94	石家庄市第三医院	437.24	河北	石家庄	三级	是
95	西宁市第一人民医院	435.72	青海	西宁	三甲	是
96	广州市番禺区中心医院	433.80	广东	广州	三甲	是
97	呼和浩特市第一医院	431.51	内蒙古	呼和浩特	三乙	是
98	乌鲁木齐市第一人民医院	429.31	新疆	乌鲁木齐	三甲	是
99	成都市第六人民医院	429.21	四川	成都	三甲	是
100	厦门市第二医院	427.08	福建	厦门	三甲	是

注：指处在认证中。

三　2018地级城市医院500强

地级城市医院：位于地级城市（不包含省会城市和计划单列市）的综合医院、中医医院、各级医学院附属综合医院和区级医院。不含专科医院和部队医院。

2018 地级城市医院 100 强

名次	医院	得分	省份	城市	医院认证（级别/JCI/星级医院/HIMSS/HIC 等）	是否公立
1	苏州大学附属第一医院	915.92	江苏	苏州	三甲	是
2	徐州医科大学附属医院	873.91	江苏	徐州	三甲	是
3	温州医科大学附属第一医院	869.98	浙江	温州	三甲	是
4	烟台毓璜顶医院	866.49	山东	烟台	三甲/HIMSS6/HIC*	是
5	聊城市人民医院	860.59	山东	聊城	三甲	是
6	汕头大学医学院第一附属医院	844.44	广东	汕头	三甲	是
7	临沂市人民医院	829.61	山东	临沂	三甲	是
8	佛山市第一人民医院	825.80	广东	佛山	三甲	是
9	十堰市太和医院	822.62	湖北	十堰	三甲	是
10	济宁市第一人民医院	820.35	山东	济宁	三甲	是

续表

名次	医院	得分	省份	城市	医院认证（级别/JCI/星级医院/HIMSS/HIC 等）	是否公立
11	东莞市人民医院	789. 36	广东	东莞	三甲	是
12	徐州市中心医院	780. 12	江苏	徐州	三甲	是
13	济宁医学院附属医院	773. 51	山东	济宁	三甲/JCI/HIMSS6	是
14	温州医科大学附属第二医院	759. 76	浙江	温州	三甲	是
15	遵义医学院附属医院	754. 23	贵州	遵义	三甲	是
16	沧州市中心医院	749. 65	河北	沧州	三甲/HIC*	是
17	无锡市人民医院	747. 48	江苏	无锡	三甲	是
18	中山市人民医院	745. 77	广东	中山	三甲	是
19	常州市第一人民医院	743. 61	江苏	常州	三甲	是
20	梅州市人民医院	739. 26	广东	梅州	三甲	是
21	惠州市中心人民医院	736. 26	广东	惠州	三甲	是
22	佛山市中医院	732. 54	广东	佛山	三甲	是
23	新乡医学院第一附属医院	730. 54	河南	新乡	三甲	是
24	西南医科大学附属医院	727. 25	四川	泸州	三甲	是
25	南通大学附属医院	716. 44	江苏	南通	三甲	是
26	江苏省苏北人民医院	708. 07	江苏	扬州	三甲	是
27	郴州市第一人民医院	702. 24	湖南	郴州	三甲	是
28	浙江省台州医院	696. 27	浙江	台州	三甲/HIMSS6	是
29	潍坊市人民医院	691. 79	山东	潍坊	三甲/星级医院*	是
30	粤北人民医院	689. 79	广东	韶关	三甲	是
31	宜昌市中心人民医院	687. 79	湖北	宜昌	三甲	是
32	苏州市立医院	684. 58	江苏	苏州	三甲	是
33	蚌埠医学院第一附属医院	682. 10	安徽	蚌埠	三甲	是
34	襄阳市中心医院	678. 61	湖北	襄阳	三甲	是
35	金华市中心医院	676. 34	浙江	金华	三甲	是
36	广东医科大学附属医院	672. 65	广东	湛江	三甲	是
37	泉州市第一医院	671. 49	福建	泉州	三甲/星级医院*	是
38	江门市中心医院	663. 83	广东	江门	三甲	是
39	绵阳市中心医院	662. 83	四川	绵阳	三甲	是
40	淮安市第一人民医院	659. 08	江苏	淮安	三甲/HIMSS6	是
41	常州市第二人民医院	655. 08	江苏	常州	三甲	是
42	大庆油田总医院	653. 18	黑龙江	大庆	三甲	是
43	十堰市人民医院	649. 18	湖北	十堰	三甲	是

续表

名次	医院	得分	省份	城市	医院认证（级别/JCI/星级医院/HIMSS/HIC 等）	是否公立
44	泰州市人民医院	645.32	江苏	泰州	三甲	是
45	柳州市人民医院	641.03	广西	柳州	三甲	是
46	川北医学院附属医院	637.84	四川	南充	三甲	是
47	柳州市工人医院	635.63	广西	柳州	三甲	是
48	齐齐哈尔市第一医院	633.83	黑龙江	齐齐哈尔	三甲	是
49	苏州大学附属第二医院	630.50	江苏	苏州	三甲	是
50	河南科技大学第一附属医院	626.21	河南	洛阳	三甲	是
51	泰安市中心医院	622.80	山东	泰安	三甲	是
52	连云港市第一人民医院	621.20	江苏	连云港	三甲	是
53	清远市人民医院	614.86	广东	清远	三甲	是
54	南阳市中心医院	608.94	河南	南阳	三甲	是
55	新乡市中心医院	607.06	河南	新乡	三甲	是
56	邯郸市中心医院	605.32	河北	邯郸	三甲	是
57	滨州医学院附属医院	601.77	山东	滨州	三甲/HIMSS6	是
58	皖南医学院弋矶山医院	595.64	安徽	芜湖	三甲	是
59	南华大学附属第一医院	594.08	湖南	衡阳	三甲	是
60	遂宁市中心医院	592.03	四川	遂宁	三甲/星级医院*	是
61	常德市第一人民医院	586.87	湖南	常德	三甲/星级医院	是
62	福建医科大学附属第二医院	585.30	福建	泉州	三甲	是
63	盐城市第一人民医院	579.20	江苏	盐城	三甲	是
64	湛江中心人民医院	574.92	广东	湛江	三甲	是
65	无锡市第二人民医院	568.49	江苏	无锡	三甲/JCI/HIMSS6	是
66	绍兴市人民医院	557.34	浙江	绍兴	三甲	是
67	江苏大学附属医院	555.36	江苏	镇江	三甲	是
68	汕头市中心医院	552.02	广东	汕头	三甲	是
69	德阳市人民医院	541.62	四川	德阳	三甲/星级医院	是
70	株洲市中心医院	530.18	湖南	株洲	三甲	是
71	唐山工人医院	528.03	河北	唐山	三甲	是
72	丽水市中心医院	525.98	浙江	丽水	三甲	是
73	荆州市中心医院	523.58	湖北	荆州	三甲	是
74	承德医学院附属医院	520.90	河北	承德	三甲	是
75	邵阳市中心医院	517.57	湖南	邵阳	三甲	是
76	湖州市中心医院	515.15	浙江	湖州	三甲	是

续表

名次	医院	得分	省份	城市	医院认证（级别/JCI/星级医院/HIMSS/HIC 等）	是否公立
77	曲靖市第一人民医院	513.40	云南	曲靖	三甲	是
78	商丘市第一人民医院	502.63	河南	商丘	三甲	是
79	荆州市第一人民医院	491.64	湖北	荆州	三甲	是
80	漳州市医院	488.01	福建	漳州	三甲	是
81	锦州医科大学附属第一医院	484.32	辽宁	锦州	三甲	是
82	镇江市第一人民医院	473.41	江苏	镇江	三甲/JCI	是
83	扬州市第一人民医院	471.54	江苏	扬州	三甲	是
84	延安大学附属医院	468.91	陕西	延安	三甲	是
85	陕西中医药大学附属医院	465.45	陕西	咸阳	三甲	是
86	佛山市禅城中心医院	459.16	广东	佛山	三甲/星级医院/JCI	
87	淄博市中心医院	453.02	山东	淄博	三甲/星级医院	是
88	沧州中西医结合医院	447.74	河北	沧州	三甲	是
89	茂名市人民医院	438.68	广东	茂名	三甲	是
90	南充市中心医院	436.84	四川	南充	三甲/星级医院*	是
91	河北大学附属医院	429.59	河北	保定	三甲	是
92	东莞东华医院	425.55	广东	东莞	三甲	
93	鄂东医疗集团黄石市中心医院	422.70	湖北	黄石	三甲/JCI/HIMSS7	是
94	恩施土家族苗族自治州中心医院	412.20	湖北	恩施州	三甲	是
95	盘锦市中心医院	409.77	辽宁	盘锦	三甲	是
96	龙岩市第一医院	407.31	福建	龙岩	三甲	是
97	丽水市人民医院	405.46	浙江	丽水	三甲/星级医院	是
98	吉林市中心医院	402.55	吉林	吉林	三甲	是
99	娄底市中心医院	382.73	湖南	娄底	三甲	是
100	邯郸市第一医院	342.58	河北	邯郸	三甲	是

2018 地级城市医院 101～300 强

名次	医院	省份	城市	医院认证（级别/JCI/星级医院/HIMSS/HIC 等）	是否公立
101	赣南医学院第一附属医院	江西	赣州	三甲	是
102	长治医学院附属和平医院	山西	长治	三甲	是
103	宜宾市第二人民医院	四川	宜宾	三甲	是
104	赣州市人民医院	江西	赣州	三甲	是

续表

名次	医院	省份	城市	医院认证（级别/JCI/星级医院/HIMSS/HIC等）	是否公立
105	沧州市人民医院	河北	沧州	三甲	是
106	保定市第一中心医院	河北	保定	三甲	是
107	九江市第一人民医院	江西	九江	三甲	是
108	徐州市第一人民医院	江苏	徐州	三甲	是
109	襄阳市第一人民医院	湖北	襄阳	三甲	是
110	延边大学附属医院	吉林	延边州	三甲	是
111	佳木斯大学附属第一医院	黑龙江	佳木斯	三甲	是
112	肇庆市第一人民医院	广东	肇庆	三甲	是
113	六安市人民医院	安徽	六安	三甲	是
114	菏泽市立医院	山东	菏泽	三甲	是
115	赤峰市医院	内蒙古	赤峰	三甲	是
116	临沂市沂水中心医院	山东	临沂	三甲	是
117	葫芦岛市中心医院	辽宁	葫芦岛	三甲	是
118	珠海市人民医院	广东	珠海	三甲/星级医院/HIC*	是
119	鄂尔多斯市中心医院	内蒙古	鄂尔多斯	三甲	是
120	德州市人民医院	山东	德州	三甲	是
121	佳木斯市中心医院	黑龙江	佳木斯	三甲	是
122	河南大学淮河医院	河南	开封	三甲	是
123	湘潭市中心医院	湖南	湘潭	三甲	是
124	包头市中心医院	内蒙古	包头	三甲/HIMSS6	是
125	荆门市第一人民医院	湖北	荆门	三甲	是
126	宜宾市第一人民医院	四川	宜宾	三甲	是
127	日照市人民医院	山东	日照	三甲	是
128	东莞康华医院	广东	东莞	三甲	
129	中山大学附属第五医院	广东	珠海	三甲	是
130	邢台市人民医院	河北	邢台	三甲	是
131	嘉兴市第一医院	浙江	嘉兴	三甲	是
132	桂林医学院附属医院	广西	桂林	三甲	是
133	赤峰学院附属医院	内蒙古	赤峰	三甲	是
134	潍坊医学院附属医院	山东	潍坊	三甲	是
135	秦皇岛市第一医院	河北	秦皇岛	三甲	是
136	亳州市人民医院	安徽	亳州	三甲	是
137	吉林市人民医院	吉林	吉林	三甲	是

续表

名次	医院	省份	城市	医院认证（级别/JCI/星级医院/HIMSS/HIC 等）	是否公立
138	遵义市第一人民医院	贵州	遵义	三甲	是
139	齐齐哈尔医学院附属第一医院	黑龙江	齐齐哈尔	三甲	是
140	烟台市烟台山医院	山东	烟台	三甲	是
141	滨州市人民医院	山东	滨州	三甲	是
142	齐齐哈尔医学院附属第三医院	黑龙江	齐齐哈尔	三甲	是
143	牡丹江市第二人民医院	黑龙江	牡丹江	三甲	是
144	洛阳市中心医院	河南	洛阳	三甲	是
145	石河子大学医学院第一附属医院	新疆	省辖县	三甲	是
146	驻马店市中心医院	河南	驻马店	三甲	是
147	达州市中心医院	四川	达州	三甲/星级医院*	是
148	孝感市中心医院	湖北	孝感	三甲	是
149	阜阳市人民医院	安徽	阜阳	三甲	是
150	西南医科大学附属中医医院	四川	泸州	三甲/星级医院	是
151	中山市中医院	广东	中山	三甲	是
152	濮阳市人民医院	河南	濮阳	三甲	是
153	东营市人民医院	山东	东营	三甲	是
154	濮阳市油田总医院	河南	濮阳	三甲	
155	四平市中心医院	吉林	四平	三甲	是
156	衢州市人民医院	浙江	衢州	三甲	是
157	莆田市第一医院	福建	莆田	三甲	是
158	潍坊市中医院	山东	潍坊	三甲	是
159	自贡市第一人民医院	四川	自贡	三甲	是
160	盐城市第三人民医院	江苏	盐城	三甲	是
161	运城市中心医院	山西	运城	三甲	是
162	安庆市立医院	安徽	安庆	三甲	是
163	大同市第五人民医院	山西	大同	三甲	是
164	包头医学院第一附属医院	内蒙古	包头	三甲	是
165	威海市立医院	山东	威海	三甲	是
166	漯河市中心医院	河南	漯河	三甲/星级医院	是
167	钦州市第一人民医院	广西	钦州	三甲	是
168	华北理工大学附属医院	河北	唐山	三甲	是
169	齐齐哈尔医学院附属第二医院	黑龙江	齐齐哈尔	三甲	是
170	右江民族医学院附属医院	广西	百色	三甲	是

续表

名次	医院	省份	城市	医院认证（级别/JCI/星级医院/HIMSS/HIC 等）	是否公立
171	唐山市人民医院	河北	唐山	三甲	是
172	怀化市第一人民医院	湖南	怀化	三甲	是
173	芜湖市第二人民医院	安徽	芜湖	三甲	是
174	开封市中心医院	河南	开封	三甲	是
175	北海市人民医院	广西	北海	三甲	是
176	大同煤矿集团公司总医院	山西	大同	三甲	是
177	随州市中心医院	湖北	随州	三甲	是
178	连云港市第二人民医院	江苏	连云港	三甲	是
179	三门峡市中心医院	河南	三门峡	三甲	是
180	本溪中心医院	辽宁	本溪	三甲	是
181	嘉兴市第二医院	浙江	嘉兴	三甲	是
182	朝阳市中心医院	辽宁	朝阳	三甲	是
183	牡丹江医学院附属红旗医院	黑龙江	牡丹江	三甲	是
184	河南大学第一附属医院	河南	开封	三甲	是
185	泰山医学院附属医院	山东	泰安	三甲	是
186	莆田学院附属医院	福建	莆田	三甲	是
187	鹤岗市人民医院	黑龙江	鹤岗	三甲	是
188	南华大学附属第二医院	湖南	衡阳	三甲	是
189	周口市中心医院	河南	周口	三甲	是
190	滁州市第一人民医院	安徽	滁州	三甲	是
191	抚顺矿务局总医院	辽宁	抚顺	三甲	是
192	大庆龙南医院	黑龙江	大庆	三甲	是
193	乌兰察布市中心医院	内蒙古	乌兰察布	三甲	是
194	玉林市第一人民医院	广西	玉林	三甲	是
195	平顶山市第一人民医院	河南	平顶山	三甲	是
196	牡丹江市第一人民医院	黑龙江	牡丹江	三甲	是
197	许昌市中心医院	河南	许昌	三级	是
198	玉溪市人民医院	云南	玉溪	三甲	是
199	绥化市第一医院	黑龙江	绥化	三甲	是
200	常州市中医医院	江苏	常州	三甲	是
201	宜昌市第一人民医院	湖北	宜昌	三甲	是
202	揭阳市人民医院	广东	揭阳	三甲	是
203	信阳市中心医院	河南	信阳	三甲	是

续表

名次	医院	省份	城市	医院认证（级别/JCI/星级医院/HIMSS/HIC 等）	是否公立
204	聊城市第二人民医院	山东	聊城	三甲	是
205	榆林市第一医院	陕西	榆林	三甲	是
206	冀中能源峰峰集团总医院	河北	邯郸	三甲	是
207	苏州九龙医院	江苏	苏州	三甲	
208	荆门市第二人民医院	湖北	荆门	三甲	是
209	普洱市人民医院	云南	普洱	三甲	是
210	温州市中心医院	浙江	温州	三甲	是
211	汕头大学医学院第二附属医院	广东	汕头	三甲	是
212	南通市第一人民医院	江苏	南通	三甲/星级医院*	是
213	萍乡市人民医院	江西	萍乡	三甲	是
214	南京鼓楼医院集团宿迁市人民医院	江苏	宿迁	三甲	
215	贵港市人民医院	广西	贵港	三甲	是
216	安阳市人民医院	河南	安阳	三甲	是
217	三明市第一医院	福建	三明	三甲	是
218	台州市第一人民医院	浙江	台州	三乙	是
219	内蒙古包钢医院	内蒙古	包头	三甲	是
220	阳江市人民医院	广东	阳江	三甲/星级医院*	是
221	柳州市中医院	广西	柳州	三甲	是
222	乐山市人民医院	四川	乐山	三甲/星级医院*	是
223	廊坊市人民医院	河北	廊坊	三甲	是
224	绵阳市第三人民医院	四川	绵阳	三甲	是
225	宜春市人民医院	江西	宜春	三甲	是
226	辽阳市中心医院	辽宁	辽阳	三甲	是
227	梧州市红十字会医院	广西	梧州	三级	是
228	鞍钢集团总医院	辽宁	鞍山	三甲	是
229	九江学院附属医院	江西	九江	三甲	是
230	台州市立医院	浙江	台州	三乙	是
231	东风总医院	湖北	十堰	三甲	是
232	舟山医院	浙江	舟山	三甲/JCI	是
233	安顺市人民医院	贵州	安顺	三甲	是
234	鞍山市中心医院	辽宁	鞍山	三甲	是
235	文山壮族苗族自治州人民医院	云南	文山州	三甲	是
236	阜新矿业集团总医院	辽宁	阜新	三甲	是

续表

名次	医院	省份	城市	医院认证（级别/JCI/星级医院/HIMSS/HIC 等）	是否公立
237	铁岭市中心医院	辽宁	铁岭	三甲	是
238	铜陵市人民医院	安徽	铜陵	三甲	是
239	莱芜市人民医院	山东	莱芜	三甲	是
240	汉中市中心医院	陕西	汉中	三甲	是
241	佛山市第二人民医院	广东	佛山	三甲	是
242	安康市中心医院	陕西	安康	三甲	是
243	鄂州市中心医院	湖北	鄂州	三甲	是
244	宜昌市第二人民医院	湖北	宜昌	三甲	是
245	呼伦贝尔市人民医院	内蒙古	呼伦贝尔	三甲	是
246	攀枝花市中心医院	四川	攀枝花	三甲	是
247	温州市人民医院	浙江	温州	三甲	是
248	河北北方学院附属第一医院	河北	张家口	三甲	是
249	枣庄市立医院	山东	枣庄	三甲	是
250	新乡市第一人民医院	河南	新乡	三甲	是
251	徐州市中医院	江苏	徐州	三甲	是
252	襄阳市中医医院	湖北	襄阳	三甲	是
253	咸宁市中心医院	湖北	咸宁	三甲	是
254	淄博市第一医院	山东	淄博	三甲/JCI	是
255	宝鸡市中心医院	陕西	宝鸡	三甲	是
256	鹤壁市人民医院	河南	鹤壁	三甲	是
257	广元市中心医院	四川	广元	三甲	是
258	江门市五邑中医院	广东	江门	三甲	是
259	咸阳市中心医院	陕西	咸阳	三甲	是
260	焦作市人民医院	河南	焦作	三甲	是
261	承德市中心医院	河北	承德	三甲	是
262	自贡市第四人民医院	四川	自贡	三甲	是
263	渭南市中心医院	陕西	渭南	三甲	是
264	淮安市第二人民医院	江苏	淮安	三甲	是
265	东莞市中医院	广东	东莞	三甲	是
266	延安大学咸阳医院	陕西	咸阳	三甲	
267	昭通市第一人民医院	云南	昭通	三甲	是
268	淮北矿工总医院	安徽	淮北	三甲	

续表

名次	医院	省份	城市	医院认证（级别/JCI/星级医院/HIMSS/HIC 等）	是否公立
269	南平市第一医院	福建	南平	三甲	是
270	中山市小榄人民医院	广东	中山	三甲	是
271	铜仁市人民医院	贵州	铜仁	三甲	是
272	大理州人民医院	云南	大理州	三甲	是
273	宁德市医院	福建	宁德	三甲	是
274	宝鸡市中医医院	陕西	宝鸡	三甲	是
275	大同市第三人民医院	山西	大同	三甲/HIC*	是
276	宁德市闽东医院	福建	宁德	三甲	是
277	通辽市医院	内蒙古	通辽	三甲	是
278	喀什地区第一人民医院	新疆	喀什地区	三甲	是
279	百色市人民医院	广西	百色	三甲	是
280	临沂市中医医院	山东	临沂	三甲	是
281	楚雄州人民医院	云南	楚雄州	三甲	是
282	汕头潮南民生医院	广东	汕头	三乙	
283	钦州市第二人民医院	广西	钦州	三甲	是
284	龙岩市第二医院	福建	龙岩	三乙	是
285	北华大学附属医院	吉林	吉林	三甲	是
286	马鞍山市中心医院	安徽	马鞍山	三甲	
287	克拉玛依市中心医院	新疆	克拉玛依	三甲	是
288	新余市人民医院	江西	新余	三甲	是
289	南阳南石医院	河南	南阳	三甲	
290	天水市第一人民医院	甘肃	天水	三甲	是
291	胜利油田中心医院	山东	东营	三甲	
292	凉山州第一人民医院	四川	凉山州	三甲	是
293	茂名市中医院	广东	茂名	三甲	是
294	南阳市第二人民医院	河南	南阳	三甲	是
295	湖南省直中医医院	湖南	株洲	三甲	是
296	眉山市人民医院	四川	眉山	三甲	是
297	贵州医科大学第二附属医院	贵州	黔东南州	三甲	是
298	巴音郭楞蒙古自治州人民医院	新疆	巴音郭楞州	三甲	是
299	吉化总医院	吉林	吉林	三甲	是
300	庆阳市人民医院	甘肃	庆阳	三甲	是

2018 地级城市医院 301～500 强

医院	城市	级别	是否公立	医院	城市	级别	是否公立
吉林省							
白山市中心医院	白山	三乙	是	松原市中心医院	松原	三级	是
吉林医药学院附属医院	吉林	三甲	是	吉林油田总医院	松原	三甲	是
四平市第一人民医院	四平	三乙	是	通化市中心医院	通化	三甲	是
辽宁省							
本钢总医院	本溪	三甲	是	阜新市第二人民医院	阜新	三级	是
朝阳市第二医院	朝阳	三甲	是	锦州市中心医院	锦州	三甲	是
丹东市中心医院	丹东	三甲	是	锦州医科大学附属第三医院	锦州	三甲	是
抚顺市中心医院	抚顺	三甲	是	营口市中心医院	营口	三甲	是
河北省							
保定市第二医院	保定	三甲	是	河北工程大学附属医院	邯郸	三甲	是
保定市第一医院	保定	三甲	是	哈励逊国际和平医院	衡水	三甲	是
保定市第二中心医院	保定	三甲	是	邢台矿业集团总医院	邢台	三级	是
内蒙古自治区							
巴彦淖尔市医院	巴彦淖尔	三甲	是	内蒙古林业总医院	呼伦贝尔	三甲	是
包头医学院第二附属医院	包头	三乙	是	乌海市人民医院	乌海	三甲	是
山西省							
长治市第二人民医院	长治	三级	是	临汾市第四人民医院	临汾	三甲	是
长治市人民医院	长治	三甲	是	山西省汾阳医院	吕梁	三甲	是
晋城大医院	晋城	三甲	是	吕梁市人民医院	吕梁	三甲	是
晋城市人民医院	晋城	三甲	是	阳泉煤业总医院	阳泉	三甲	是
晋中市第一人民医院	晋中	三甲	是	阳泉市第一人民医院	阳泉	三甲	是
临汾市人民医院	临汾	三甲	是				
安徽省							
安庆市第一人民医院	安庆	三甲	是	黄山市人民医院	黄山	三甲	是
蚌埠市第三人民医院	蚌埠	三甲	是	六安市第二人民医院	六安	三级	是
蚌埠市第一人民医院	蚌埠	三甲	是	六安市中医院	六安	三甲	是
蚌埠医学院第二附属医院	蚌埠	三甲	是	马鞍山市人民医院	马鞍山	三甲	是
池州市人民医院	池州	三甲	是	芜湖市中医医院	芜湖	三甲	是
阜阳市第二人民医院	阜阳	三甲	是	宿州市立医院	宿州	三甲	是
淮北市人民医院	淮北	三甲	是	皖北煤电集团总医院	宿州	三甲	是
淮南东方医院集团总医院	淮南	三级		宣城市人民医院	宣城	三甲	是
淮南市第一人民医院	淮南	三甲	是	宣城中心医院	宣城	三级	是
淮南朝阳医院	淮南	三乙					

续表

医院	城市	级别	是否公立	医院	城市	级别	是否公立
福建省							
三明市第二医院	三明	三乙	是				
江苏省							
常州市第三人民医院	常州	三级	是	泰州市第二人民医院	泰州	三乙	是
常州市武进区人民医院	常州	三乙	是	泰州市中医院	泰州	三甲	是
常州市金坛区人民医院	常州	三级	是	无锡市第四人民医院	无锡	三甲	是
南通市通州区人民医院	南通	三级		无锡市中医医院	无锡	三甲	是
南通瑞慈医院	南通	三乙		徐州矿务集团总医院	徐州	三甲	
苏州市吴江区第一人民医院	苏州	三级	是	扬州市江都人民医院	扬州	三级	是
江西省							
抚州市第一人民医院	抚州	三甲	是	九江市中医医院	九江	三甲	是
景德镇市第一人民医院	景德镇	三甲	是	上饶市人民医院	上饶	三甲	是
山东省							
滨州市中心医院	滨州	三甲	是	泰安市中医医院	泰安	三甲	是
济宁医学院附属医院兖州院区	济宁	二甲		威海市文登中心医院	威海	三甲	是
莱芜钢铁集团医院	莱芜	三级		滨州医学院烟台附属医院	烟台	三甲	是
日照市中医医院	日照	三甲	是	枣庄矿业集团中心医院	枣庄	三甲	
浙江省							
湖州市第一人民医院	湖州	三级	是	绍兴市市立医院	绍兴	三甲	是
金华市人民医院	金华	三乙	是	绍兴第二医院	绍兴	三乙	是
金华市中医医院	金华	三甲	是	台州市中心医院	台州	三甲	是
绍兴市中心医院	绍兴	三乙	是	温州市中医院	温州	三甲	是
绍兴市上虞区人民医院	绍兴	三乙	是				
河南省							
安阳市中医院	安阳	三甲	是	平顶山煤业公司总医院	平顶山	三甲	
安阳地区医院	安阳	三甲	是	平顶山市第二人民医院	平顶山	三级	是
河南能源焦煤中央医院	焦作	三甲		黄河三门峡医院	三门峡	三级	是
开封市中医院	开封	三甲	是	新乡市第二人民医院	新乡	三级	是
洛阳东方医院	洛阳	三级		新乡医学院第三附属医院	新乡	三级	是
河南科技大学第二附属医院	洛阳	三级	是	许昌市人民医院	许昌	三级	是
漯河市中医院	漯河	三甲	是	周口市中医院	周口	三甲	是
南阳市第一人民医院	南阳	三甲	是	驻马店市第一人民医院	驻马店	三级	是
南阳医专第一附属医院	南阳	三甲	是				

续表

医院	城市	级别	是否公立	医院	城市	级别	是否公立
湖北省							
湖北民族学院附属民大医院	恩施州	三甲	是	荆州市第二人民医院	荆州	三甲	是
黄冈市中心医院	黄冈	三甲	是	三峡大学仁和医院	宜昌	三甲	是
黄石市爱康医院	黄石	三甲					
湖南省							
常德市第一中医医院	常德	三甲	是	湘西自治州人民医院	湘西州	三甲	是
湘南学院附属医院	郴州	三甲	是	益阳市中心医院	益阳	三甲	是
南华大学附属南华医院	衡阳	三甲	是	永州市中心医院	永州	三甲	是
衡阳市中心医院	衡阳	三甲	是	岳阳市一人民医院	岳阳	三甲	是
怀化市第二人民医院	怀化	三级	是	岳阳市二人民医院	岳阳	三甲	是
邵阳市第一人民医院	邵阳	三乙	是	张家界市人民医院	张家界	三甲	是
湘潭市第一人民医院	湘潭	三甲	是				
广东省							
潮州市中心医院	潮州	三甲	是	江门市人民医院	江门	三甲	是
潮州市人民医院	潮州	三级	是	江门市新会区人民医院	江门	二甲	是
东莞市第三人民医院	东莞	三甲	是	茂名市电白区人民医院	茂名	三级	是
东莞市厚街医院	东莞	三甲	是	韶关市第一人民医院	韶关	三甲	是
东莞市常平医院	东莞	二级	是	云浮市人民医院	云浮	三甲	是
东莞市第五人民医院	东莞	三甲	是	湛江市第二人民医院	湛江	三级	是
佛山市顺德区第一人民医院	佛山	三甲	是	广东省农垦中心医院	湛江	三甲	是
佛山市南海区人民医院	佛山	三甲	是	肇庆市高要区人民医院	肇庆	三级	是
河源市人民医院	河源	三甲	是	中山市博爱医院	中山	三甲	是
惠州市第三人民医院	惠州	三甲	是	中山市陈星海医院	中山	二甲	是
惠州市第一人民医院	惠州	三甲	是	遵义医学院第五附属医院	珠海	三级	是
广西壮族自治区							
广西壮族自治区南溪山医院	桂林	三甲	是	贺州市人民医院	贺州	三级	是
桂林市人民医院	桂林	三甲	是	柳州市柳铁中心医院	柳州	三甲	是
桂林市第二人民医院	桂林	三甲	是	梧州市工人医院	梧州	三甲	是
河池市人民医院	河池	三甲	是				
海南省							
儋州市人民医院	儋州	三甲	是	三亚市人民医院	三亚	三甲	是
甘肃省							
定西市人民医院	定西	三甲	是	武威市人民医院	武威	三乙	是
酒钢医院	嘉峪关	三乙	是	张掖市人民医院	张掖	三甲	是
酒泉市人民医院	酒泉	三甲	是				

续表

医院	城市	级别	是否公立	医院	城市	级别	是否公立
宁夏回族自治区							
宁夏回族自治区第二人民医院	固原	三乙	是	吴忠市人民医院	吴忠	三乙	是
宁夏回族自治区第五人民医院	石嘴山	三乙	是				
陕西省							
安康市中医医院	安康	三甲	是	咸阳市第一人民医院	咸阳	三甲	是
宝鸡市人民医院	宝鸡	三甲	是	陕西省核工业二一五医院	咸阳	三甲	是
三二〇一医院	汉中	三甲	是	陕西中医药大学第二附属医院	咸阳	三甲	是
商洛市中心医院	商洛	三乙	是	延安市人民医院	延安	三甲	是
铜川市人民医院	铜川	三级	是	榆林市第二医院	榆林	三甲	是
铜川矿务局中心医院	铜川	三乙	是				
新疆维吾尔自治区							
阿克苏地区第一人民医院	阿克苏地区	三甲	是	和田地区人民医院	和田地区	三甲	是
昌吉回族自治州人民医院	昌吉州	三甲	是	伊犁州友谊医院	伊犁州	三甲	是
哈密地区中心医院	哈密地区	三甲	是				
贵州省							
贵航安顺医院	安顺	三甲	是	黔东南州人民医院	黔东南州	三甲	是
毕节市第一人民医院	毕节	三甲	是	黔南州人民医院	黔南州	三甲	是
贵州水城矿业集团总医院	六盘水	三甲	是	黔西南州人民医院	黔西南州	三甲	是
六盘水市人民医院	六盘水	三甲	是	遵义市播州区人民医院	遵义	三甲	是
四川省							
巴中市中心医院	巴中	三甲	是	攀钢集团总医院	攀枝花	三甲	是
四川大学华西广安医院	广安	三甲	是	遂宁市中医院	遂宁	三甲	是
广元市第一人民医院	广元	三甲	是	雅安市人民医院	雅安	三甲	是
内江市第一人民医院	内江	三甲	是	资阳市第一人民医院	资阳	三甲	是
内江市第二人民医院	内江	三甲	是				
云南省							
保山市人民医院	保山	三甲	是	曲靖市第二人民医院	曲靖	三甲	是
德宏州人民医院	德宏州	三乙	是	西双版纳州人民医院	西双版纳州	三甲	是
临沧市人民医院	临沧	三级	是				

* 指处在认证中。

四 2018县级医院500强

县级医院：位于县域的综合医院，含中医医院。不含专科医院和部队医院。

2018 县级医院 100 强

名次	医院	得分	省份	城市	医院认证 （级别/JCI/星级医院/HIMSS/HIC 等）	是否公立	百强县名次
1	瑞安市人民医院	848.89	浙江	温州	三乙/JCI/星级医院/HIC*	是	24
2	高州市人民医院	809.25	广东	茂名	三甲/星级医院	是	
3	江阴市人民医院	803.41	江苏	无锡	三甲	是	2
4	诸暨市人民医院	793.09	浙江	绍兴	三乙/星级医院	是	14
5	宜兴市人民医院	778.50	江苏	无锡	三甲	是	9
6	昆山市第一人民医院	767.25	江苏	苏州	三乙	是	1
7	张家港市第一人民医院	754.51	江苏	苏州	三乙	是	3
8	东阳市人民医院	749.34	浙江	金华	三乙	是	
9	温岭市第一人民医院	748.08	浙江	台州	三乙	是	34
10	天门市第一人民医院	742.60	湖北	省辖县	三甲/HIMSS6	是	
11	滕州市中心人民医院	728.00	山东	枣庄	三甲	是	26
12	泰兴市人民医院	723.69	江苏	泰州	三乙	是	
13	常熟市第一人民医院	715.51	江苏	苏州	二甲/JCI	是	4
14	普宁市人民医院	705.46	广东	揭阳	三甲/星级医院/HIC*	是	
15	义乌市中心医院	699.89	浙江	金华	三乙	是	12
16	诸城市人民医院	685.91	山东	潍坊	三乙	是	
17	寿光市人民医院	671.00	山东	潍坊	三乙	是	
18	常熟市第二人民医院	663.94	江苏	苏州	三乙	是	4
19	余姚市人民医院	655.86	浙江	宁波	三乙/JCI	是	13
20	简阳市人民医院	646.95	四川	成都	三甲	是	
21	永康市第一人民医院	642.51	浙江	金华	三乙	是	
22	平邑县人民医院	637.20	山东	临沂	三乙/星级医院	是	
23	单县中心医院	632.89	山东	菏泽	三甲	是	
24	仙桃市第一人民医院	620.84	湖北	省辖县	三乙/星级医院*/HIC*	是	98
25	慈溪市人民医院	619.81	浙江	宁波	三乙/JCI	是	6

续表

名次	医院	得分	省份	城市	医院认证（级别/JCI/星级医院/HIMSS/HIC 等）	是否公立	百强县名次
26	太仓市第一人民医院	615. 35	江苏	苏州	三乙	是	7
27	莒县人民医院	609. 54	山东	日照	三乙	是	
28	廉江市人民医院	606. 71	广东	湛江	三级	是	
29	兰陵县人民医院	599. 98	山东	临沂	三乙	是	
30	宁乡市人民医院	594. 74	湖南	长沙	三级	是	
31	靖江市人民医院	583. 48	江苏	泰州	三乙/星级医院	是	
32	开平市中心医院	575. 33	广东	江门	三甲	是	
33	新昌县人民医院	560. 52	浙江	绍兴	三乙	是	
34	益都中心医院	557. 71	山东	潍坊	三甲	是	57
35	兴化市人民医院	552. 24	江苏	泰州	三乙	是	
36	金乡县人民医院	547. 30	山东	济宁	三乙	是	
37	沭阳县人民医院	544. 47	江苏	宿迁	三乙		62
38	邳州市人民医院	539. 17	江苏	徐州	三乙	是	37
39	乐清市人民医院	536. 17	浙江	温州	三乙	是	
40	昆山市中医医院	525. 95	江苏	苏州	三乙	是	1
41	丹阳市人民医院	520. 85	江苏	镇江	三乙	是	15
42	江阴市中医院	517. 20	江苏	无锡	三乙	是	2
43	昌邑市人民医院	508. 30	山东	潍坊	二甲	是	75
44	新泰市人民医院	504. 32	山东	泰安	三乙	是	39
45	张家港市中医医院	500. 08	江苏	苏州	三乙	是	3
46	梅河口市中心医院	490. 58	吉林	通化	三甲		99
47	台山市人民医院	485. 27	广东	江门	二甲	是	
48	汉川市人民医院	477. 39	湖北	孝感	三乙	是	
49	海门市人民医院	475. 05	江苏	南通	三级	是	20
50	灵山县人民医院	472. 91	广西	钦州	三级	是	
51	遵化市人民医院	469. 76	河北	唐山	二甲	是	
52	安丘市人民医院	462. 32	山东	潍坊	三乙	是	
53	浏阳市人民医院	460. 50	湖南	长沙	三乙	是	
54	莱阳市中心医院	458. 08	山东	烟台	三乙	是	
55	嵊州市人民医院	455. 63	浙江	绍兴	三乙	是	
56	普宁市华侨医院	452. 47	广东	揭阳	三甲	是	
57	临泉县人民医院	449. 46	安徽	阜阳	二甲	是	
58	平度市人民医院	443. 14	山东	青岛	三乙	是	

续表

名次	医院	得分	省份	城市	医院认证（级别/JCI/星级医院/HIMSS/HIC 等）	是否公立	百强县名次
59	曹县人民医院	439.38	山东	菏泽	三乙	是	
60	兴义市人民医院	435.64	贵州	黔西南州	三甲	是	
61	启东市人民医院	434.35	江苏	南通	三乙	是	31
62	东台市人民医院	433.11	江苏	盐城	三乙	是	
63	福鼎市医院	431.08	福建	宁德	三乙	是	
64	象山县第一人民医院	424.17	浙江	宁波	三乙/JCI	是	55
65	滑县人民医院	420.54	河南	安阳	二甲	是	
66	太和县人民医院	414.15	安徽	阜阳	三甲	是	
67	常熟市中医院	413.09	江苏	苏州	三乙/星级医院	是	4
68	莱州市人民医院	409.25	山东	烟台	三级	是	33
69	沂南县人民医院	405.57	山东	临沂	二甲	是	
70	都江堰市人民医院	401.89	四川	成都	三乙	是	
71	垫江县人民医院	397.01	重庆	重庆	三甲	是	
72	枣阳市第一人民医院	395.94	湖北	襄阳	三乙	是	
73	北流市人民医院	391.69	广西	玉林	二甲	是	
74	德清县人民医院	390.81	浙江	湖州	二甲	是	36
75	蓬莱市人民医院	388.14	山东	烟台	三乙	是	
76	太和县中医院	386.67	安徽	阜阳	三甲	是	
77	瓦房店市中心医院	381.19	辽宁	大连	三乙	是	30
78	武安市第一人民医院	378.99	河北	邯郸	三级/星级医院	是	
79	苍南县人民医院	377.30	浙江	温州	三乙/JCI	是	
80	如皋市人民医院	373.98	江苏	南通	三级	是	25
81	海安市人民医院	368.19	江苏	南通	三乙	是	28
82	石门县人民医院	364.75	湖南	常德	二甲	是	
83	巩义市人民医院	359.83	河南	郑州	二甲	是	54
84	高密市人民医院	356.50	山东	潍坊	三乙	是	
85	昌乐县人民医院	355.00	山东	潍坊	三乙/星级医院	是	
86	邹城市人民医院	354.90	山东	济宁	三乙	是	
87	仁寿县人民医院	350.33	四川	眉山	三乙	是	
88	安徽医科大学附属巢湖医院	346.99	安徽	合肥	三甲	是	
89	乳山市人民医院	345.56	山东	威海	三乙	是	
90	惠东县人民医院	339.63	广东	惠州	三级	是	
91	宣汉县人民医院	333.90	四川	达州	三乙	是	

续表

名次	医院	得分	省份	城市	医院认证（级别/JCI/星级医院/HIMSS/HIC 等）	是否公立	百强县名次
92	溧阳市人民医院	332.44	江苏	常州	二甲	是	41
93	浏阳市中医医院	328.14	湖南	长沙	三甲/星级医院*	是	
94	射洪县人民医院	325.74	四川	遂宁	三乙	是	
95	桐乡市第一人民医院	322.85	浙江	嘉兴	三乙	是	
96	莒南县人民医院	317.01	山东	临沂	三乙/星级医院	是	
97	庄河市中心医院	311.05	辽宁	大连	三级	是	
98	大石桥市中心医院	307.81	辽宁	营口	三乙	是	
99	沛县人民医院	303.97	江苏	徐州	二甲	是	64
100	张家港澳洋医院	301.38	江苏	苏州	二甲/JCI		3

2018 县级医院 101～300 强

名次	医院	省份	城市	医院认证（级别/JCI/星级认证/HIMSS/HIC 等）	是否公立
101	湘乡市人民医院	湖南	湘潭	三乙	是
102	新沂市人民医院	江苏	徐州	三乙	是
103	兰溪市人民医院	浙江	金华	二甲	是
104	个旧市人民医院	云南	红河州	三甲	是
105	阆中市人民医院	四川	南充	三乙	是
106	建德市第一人民医院	浙江	杭州	三乙/JCI/HIMSS6	是
107	桃江县人民医院	湖南	益阳	二甲	是
108	河南宏力医院	河南	新乡	二甲	
109	钟祥市人民医院	湖北	荆门	三级	是
110	平阳县人民医院	浙江	温州	三乙	是
111	高邮市人民医院	江苏	扬州	三乙	是
112	德惠市人民医院	吉林	长春	二甲	是
113	义乌復元私立医院	浙江	金华	二甲	
114	杞县人民医院	河南	开封	二甲	是
115	湘潭县人民医院	湖南	湘潭	三级	是
116	浠水县人民医院	湖北	黄冈	三级	是
117	利辛县人民医院	安徽	亳州	二甲	是
118	榆树市医院	吉林	长春	二甲	是
119	长兴县人民医院	浙江	湖州	三乙	是

续表

名次	医院	省份	城市	医院认证（级别/JCI/星级认证/HIMSS/HIC 等）	是否公立
120	涿州市医院	河北	保定	三甲	
121	泗洪县人民医院	江苏	宿迁	二甲	
122	罗定市人民医院	广东	云浮	三甲	是
123	海宁康华医院	浙江	嘉兴	二甲	
124	诸暨市中医医院	浙江	绍兴	三甲	是
125	定州市人民医院	河北	保定	三级	是
126	敦化市医院	吉林	延边州	二甲	是
127	费县人民医院	山东	临沂	二甲	是
128	建湖县人民医院	江苏	盐城	三乙	是
129	安岳县人民医院	四川	资阳	三乙	是
130	海宁市人民医院	浙江	嘉兴	三乙	是
131	三台县人民医院	四川	绵阳	三乙	是
132	东海县人民医院	江苏	连云港	二甲	是
133	平江县第一人民医院	湖南	岳阳	三级	是
134	涟水县人民医院	江苏	淮安	三级	是
135	肇东市人民医院	黑龙江	绥化	二甲	是
136	荣成市人民医院	山东	威海	三级	是
137	胶州中心医院	山东	青岛	三乙	是
138	郯城县第一人民医院	山东	临沂	二甲	是
139	湖南师范大学附属湘东医院	湖南	株洲	三级	是
140	崇州市人民医院	四川	成都	三乙	是
141	唐河县人民医院	河南	南阳	二甲	是
142	邛崃市医疗中心医院	四川	成都	二甲	是
143	如东县人民医院	江苏	南通	二甲	是
144	监利县人民医院	湖北	荆州	三级	是
145	潜江市中心医院	湖北	省辖县	三乙	是
146	博罗县人民医院	广东	惠州	二甲	是
147	邹平县人民医院	山东	滨州	三级	是
148	林州市人民医院	河南	安阳	二甲	是
149	英德市人民医院	广东	清远	三级	是
150	信宜市人民医院	广东	茂名	三级	是
151	应城市人民医院	湖北	孝感	二甲	是
152	莱西市人民医院	山东	青岛	二甲	是

续表

名次	医院	省份	城市	医院认证（级别/JCI/星级认证/HIMSS/HIC 等）	是否公立
153	新郑市人民医院	河南	郑州	二甲	
154	大冶市人民医院	湖北	黄石	三级	是
155	肥城市人民医院	山东	泰安	二甲	是
156	华容县人民医院	湖南	岳阳	二甲	是
157	建瓯市立医院	福建	南平	二甲	是
158	澧县人民医院	湖南	常德	二甲	是
159	柘城县人民医院	河南	商丘	二甲	是
160	乌兰浩特市人民医院	内蒙古	兴安盟	二甲	是
161	汶上县人民医院	山东	济宁	二甲	是
162	临清市人民医院	山东	聊城	二甲/星级医院	是
163	新郑市中医院	河南	郑州	二甲	
164	麻城市人民医院	湖北	黄冈	三乙	是
165	嘉善县第一人民医院	浙江	嘉兴	三乙	是
166	宁国市人民医院	安徽	宣城	二甲	是
167	赤壁市人民医院	湖北	咸宁	二甲	是
168	天台县人民医院	浙江	台州	三乙	是
169	宁城县中心医院	内蒙古	赤峰	三乙	是
170	鱼台县人民医院	山东	济宁	二甲	是
171	沭阳县中医院	江苏	宿迁	三乙	
172	江油市人民医院	四川	绵阳	三乙	是
173	镇平县人民医院	河南	南阳	二甲	是
174	谷城县人民医院	湖北	襄阳	三级	是
175	禹州市人民医院	河南	许昌	二甲	是
176	玉环市人民医院	浙江	台州	二甲	是
177	神木市医院	陕西	榆林	三乙/星级医院*	是
178	凤城市中心医院	辽宁	丹东	三级	是
179	彭州市人民医院	四川	成都	三乙	是
180	三门县人民医院	浙江	台州	二甲	是
181	平湖市第一人民医院	浙江	嘉兴	二甲	是
182	凤阳县第一人民医院	安徽	滁州	二甲	是
183	成武县人民医院	山东	菏泽	三乙	是
184	永城市人民医院	河南	商丘	二甲	是
185	吴川市人民医院	广东	湛江	二甲	是

续表

名次	医院	省份	城市	医院认证（级别/JCI/星级认证/HIMSS/HIC 等）	是否公立
186	东明县人民医院	山东	菏泽	二甲	是
187	青州市人民医院	山东	潍坊	二甲	是
188	清河县中心医院	河北	邢台	二级	是
189	连州市人民医院	广东	清远	三级	是
190	京山县人民医院	湖北	荆门	二甲	是
191	武冈市人民医院	湖南	邵阳	二甲	是
192	海伦市人民医院	黑龙江	绥化	三乙	是
193	曲阜市人民医院	山东	济宁	二甲	是
194	当阳市人民医院	湖北	宜昌	二甲	是
195	乐至县人民医院	四川	资阳	三乙	是
196	固始县人民医院	河南	信阳	二甲	
197	巨野县人民医院	山东	菏泽	三乙	是
198	冷水江市人民医院	湖南	娄底	二甲	是
199	太康县人民医院	河南	周口	二甲	是
200	桂平市人民医院	广西	贵港	二甲	是
201	沂水县人民医院	山东	临沂	二甲	是
202	迁安市人民医院	河北	唐山	二甲	是
203	涡阳县人民医院	安徽	亳州	二甲	是
204	香河县人民医院	河北	廊坊	二甲	是
205	开远市人民医院	云南	红河州	三甲	是
206	阳春市人民医院	广东	阳江	三级	是
207	凌源市中心医院	辽宁	朝阳	三级	是
208	高唐县人民医院	山东	聊城	二甲	是
209	大理市第一人民医院	云南	大理州	二甲	是
210	怀集县人民医院	广东	肇庆	二甲	是
211	北票市中心医院	辽宁	朝阳	三乙	是
212	公安县中医医院	湖北	荆州	三甲	是
213	通许县人民医院	河南	开封	二甲	是
214	仙游县医院	福建	莆田	二甲	是
215	仙居县人民医院	浙江	台州	二甲	是
216	公安县人民医院	湖北	荆州	三级	是
217	黄梅县人民医院	湖北	黄冈	二甲	是
218	新民市人民医院	辽宁	沈阳	三级	是

续表

名次	医院	省份	城市	医院认证（级别/JCI/星级认证/HIMSS/HIC 等）	是否公立
219	江山市人民医院	浙江	衢州	二甲	是
220	泗阳县人民医院	江苏	宿迁	二甲	
221	宜城市人民医院	湖北	襄阳	二甲	是
222	安化县人民医院	湖南	益阳	二甲	是
223	登封市人民医院	河南	郑州	二甲	是
224	安吉县人民医院	浙江	湖州	二甲	是
225	灌云县人民医院	江苏	连云港	二甲	是
226	大竹县人民医院	四川	达州	三乙	是
227	梨树县第一人民医院	吉林	四平	二甲	是
228	通许县中医医院	河南	开封	二甲	是
229	常山县人民医院	浙江	衢州	二甲	是
230	海阳市人民医院	山东	烟台	二甲	是
231	谷城县中医医院	湖北	襄阳	二甲	是
232	丰城市人民医院	江西	宜春	三乙	是
233	昌图县中心医院	辽宁	铁岭	三乙	是
234	武义县第一人民医院	浙江	金华	二甲	是
235	鹤山市人民医院	广东	江门	二甲	是
236	辛集市第一医院	河北	石家庄	二甲	是
237	庐江县人民医院	安徽	合肥	二甲	是
238	双峰县人民医院	湖南	娄底	二甲	是
239	南部县人民医院	四川	南充	三乙	是
240	南皮县人民医院	河北	沧州	二甲/星级医院	是
241	温岭市中医院	浙江	台州	三甲	是
242	琼海市人民医院	海南	省辖县	三甲	是
243	大名县人民医院	河北	邯郸	二甲	是
244	垫江县中医院	重庆	重庆	三甲	是
245	恩施市中心医院	湖北	恩施州	三级	是
246	莒县中医医院	山东	日照	三甲	是
247	平昌县人民医院	四川	巴中	三乙	是
248	广水市第一人民医院	湖北	随州	二甲	是
249	巢湖市第二人民医院	安徽	合肥	二甲	是
250	新兴县人民医院	广东	云浮	二甲	是
251	隆回县人民医院	湖南	邵阳	二甲	是

续表

名次	医院	省份	城市	医院认证（级别/JCI/星级认证/HIMSS/HIC 等）	是否公立
252	玉田县医院	河北	唐山	二甲	是
253	宜兴市中医医院	江苏	无锡	三乙	是
254	阳谷县人民医院	山东	聊城	二甲	是
255	惠安县医院	福建	泉州	二甲	是
256	仪征市人民医院	江苏	扬州	三级	是
257	晋江市医院	福建	泉州	三级	是
258	济阳县人民医院	山东	济南	二甲	是
259	松滋市人民医院	湖北	荆州	二甲	是
260	丰县人民医院	江苏	徐州	三级	是
261	红安县人民医院	湖北	黄冈	二甲	是
262	宁海县第一医院	浙江	宁波	二甲	是
263	仪陇县人民医院	四川	南充	三乙	是
264	盱眙县人民医院	江苏	淮安	二甲	是
265	宝应县人民医院	江苏	扬州	二甲	是
266	郓城县人民医院	山东	菏泽	二甲	是
267	界首市人民医院	安徽	阜阳	二甲	是
268	招远市人民医院	山东	烟台	二甲	是
269	临朐县人民医院	山东	潍坊	二甲	是
270	齐河县人民医院	山东	德州	二甲	是
271	江汉油田总医院	湖北	省辖县	三甲	
272	扶风县人民医院	陕西	宝鸡	二甲	是
273	合浦县人民医院	广西	北海	三级	是
274	瓦房店第三医院	辽宁	大连	三级	
275	莎车县人民医院	新疆	喀什地区	二甲	是
276	新化县人民医院	湖南	娄底	二甲	是
277	东港市中心医院	辽宁	丹东	二甲	是
278	慈林医院	浙江	宁波	二乙	
279	东平县人民医院	山东	泰安	二甲	是
280	洪湖市人民医院	湖北	荆州	二甲/星级医院	是
281	南京鼓楼医院集团仪征医院	江苏	扬州	二甲	
282	南漳县人民医院	湖北	襄阳	二甲	是
283	临邑县人民医院	山东	德州	三乙	是
284	射阳县人民医院	江苏	盐城	二甲	是

续表

名次	医院	省份	城市	医院认证（级别/JCI/星级认证/HIMSS/HIC 等）	是否公立
285	江西鄱阳湖医院	江西	上饶	二级	
286	隆昌市人民医院	四川	内江	三乙	是
287	长兴县中医院	浙江	湖州	三乙	是
288	义乌市稠州医院	浙江	金华	二甲	
289	德化县医院	福建	泉州	二甲	是
290	邵武市立医院	福建	南平	三乙	是
291	石河子市人民医院	新疆	省辖县	三甲	是
292	西平县人民医院	河南	驻马店	二甲	是
293	伊宁县人民医院	新疆	伊犁州	二甲	是
294	舒城县人民医院	安徽	六安	二甲	是
295	桓台县人民医院	山东	淄博	三乙	是
296	龙海市第一医院	福建	漳州	三级/星级医院*	是
297	石狮市医院	福建	泉州	三级	是
298	绵竹市人民医院	四川	德阳	三乙	是
299	福清市医院	福建	福州	三级	是
300	新泰市中医院	山东	泰安	三甲	是

注：*指处在认证中。

2018 县级医院 301～500 强

医院	城市	级别	是否公立	医院	城市	级别	是否公立
黑龙江省							
虎林市人民医院	鸡西	二甲	是	安达市医院	绥化	二甲	是
勃利县人民医院	七台河	二甲	是				
吉林省							
公主岭市中心医院	四平	二甲	是	前郭县医院	松原	三级	是
双辽市中心医院	四平	二甲	是	延吉市医院	延边州	二甲	是
伊通满族自治县第一人民医院	四平	二甲	是				
辽宁省							
海城市中心医院	鞍山	二甲	是	北镇市人民医院	锦州	二甲	是
桓仁满族自治县人民医院	本溪	二甲	是	凌海市人民医院	锦州	二甲	是
建平县医院	朝阳	三级	是	铁岭县第一人民医院	铁岭	二甲	是

续表

医院	城市	级别	是否公立	医院	城市	级别	是否公立
绥中县医院	葫芦岛	三级	是	铁岭县中心医院	铁岭	二甲	是
兴城市人民医院	葫芦岛	三级	是				
河北省							
唐县白求恩纪念医院	保定	二甲	是	井陉县医院	石家庄	二甲	是
河间市人民医院	沧州	二甲	是	正定县人民医院	石家庄	二甲	是
青县人民医院	沧州	二甲	是	乐亭县医院	唐山	二甲	是
任丘市人民医院	沧州	二甲	是	滦县人民医院	唐山	二甲	是
承德县医院	承德	二甲	是	迁西县人民医院	唐山	二甲	是
涉县医院	邯郸	二甲	是	巨鹿县医院	邢台	二甲	是
青龙满族自治县医院	秦皇岛	二甲	是	威县人民医院	邢台	二甲	是
内蒙古自治区							
准格尔旗人民医院	鄂尔多斯	二甲	是	扎鲁特旗人民医院	通辽	二甲	是
霍林郭勒市人民医院	通辽	二甲	是				
山西省							
孝义市人民医院	吕梁	三级	是	原平市第一人民医院	忻州	二甲	是
安徽省							
蒙城县第一人民医院	亳州	二甲	是	肥西县人民医院	合肥	二甲	是
蒙城县中医院	亳州	二甲	是	长丰县人民医院	合肥	二级	是
来安县家宁医院	滁州	二甲		当涂县人民医院	马鞍山	二甲	是
天长市人民医院	滁州	二甲	是	无为县人民医院	芜湖	二甲	是
天长市中医院	滁州	二甲	是	砀山县人民医院	宿州	二甲	是
肥东县人民医院	合肥	二甲	是	泾县医院	宣城	二甲	是
福建省							
平潭县医院	福州	二甲	是	南安市医院	泉州	三乙	是
上杭县医院	龙岩	二甲	是	永安市立医院	三明	二甲	是
安溪县医院	泉州	三级	是	尤溪县医院	三明	二甲	是
晋江市安海医院	泉州	二甲	是	漳浦县医院	漳州	二甲	是
晋江市中医院	泉州	三甲	是				
江苏省							
盱眙县中医院	淮安	二甲		邳州市中医院	徐州	三乙	是
灌南县人民医院	连云港	二甲		睢宁县中医院	徐州	三级	是
如东县中医院	南通	三乙	是	新沂市中医医院	徐州	二甲	是
如皋市中医院	南通	三乙	是	高邮市中医医院	扬州	三乙	是
太仓市中医医院	苏州	三乙	是	句容市人民医院	镇江	二甲	是

续表

医院	城市	级别	是否公立	医院	城市	级别	是否公立
靖江市中医院	泰州	三乙	是	扬中市人民医院	镇江	二甲	是
江西省							
南昌县人民医院	南昌	二甲	是	贵溪市人民医院	鹰潭	二甲	是
樟树市人民医院	宜春	二甲	是				
山东省							
博兴县人民医院	滨州	二甲	是	微山县人民医院	济宁	二甲	是
无棣县人民医院	滨州	二甲	是	茌平县人民医院	聊城	二甲	是
宁津县人民医院	德州	二甲	是	莘县人民医院	聊城	二甲	是
平原县第一人民医院	德州	二甲	是	蒙阴县人民医院	临沂	二甲	是
夏津县人民医院	德州	二甲	是	平邑县中医医院	临沂	三甲	是
禹城市人民医院	德州	二甲	是	肥城市中医医院	泰安	三甲	是
广饶县人民医院	东营	二甲	是	寿光市中医医院	潍坊	二甲	是
单县东大医院	菏泽	二甲		龙口市人民医院	烟台	二甲	是
郓城诚信医院	菏泽	二级		栖霞市人民医院	烟台	二甲	是
平阴县人民医院	济南	二甲	是	滕州市中医医院	枣庄	三乙	是
浙江省							
德清县中医院	湖州	二甲	是	临海市第一人民医院	台州	二甲	是
海盐县人民医院	嘉兴	二甲	是	瑞安市中医院	温州	三乙	是
龙泉市人民医院	丽水	二甲	是				
河南省							
偃师市人民医院	洛阳	二甲	是	新密市中医院	郑州	二甲	是
新野县人民医院	南阳	二甲	是	荥阳市人民医院	郑州	二甲	是
睢县中医院	商丘	二甲	是	河南鹿邑真源医院	周口	二级	
夏邑县人民医院	商丘	二甲	是	淮阳县人民医院	周口	二甲	是
虞城县人民医院	商丘	二甲	是	沈丘县人民医院	周口	二甲	是
辉县市人民医院	新乡	二甲	是	项城市第一人民医院	周口	二甲	是
潢川县人民医院	信阳	二甲	是	项城市中医院	周口	二甲	是
长葛市人民医院	许昌	二甲	是	平舆县人民医院	驻马店	二甲	是
登封市中医院	郑州	二甲	是	上蔡县人民医院	驻马店	二甲	是
巩义瑞康医院	郑州	二级					
湖北省							
武穴市第一人民医院	黄冈	二甲	是	通城县人民医院	咸宁	二甲	是

续表

医院	城市	级别	是否公立	医院	城市	级别	是否公立
沙洋县人民医院	荆门	二甲	是	老河口市第一医院	襄阳	二甲	是
钟祥市中医院	荆门	三甲	是	孝昌县第一人民医院	孝感	二甲	是
洪湖市中医医院	荆州	三甲	是	宜都市第一人民医院	宜昌	二甲	是
丹江口市第一医院	十堰	二甲	是	枝江市人民医院	宜昌	二甲	是
郧西县人民医院	十堰	二甲	是				
湖南省							
汉寿县人民医院	常德	三级	是	新邵县人民医院	邵阳	二甲	是
桃源县人民医院	常德	二甲	是	湘乡市第二人民医院	湘潭	二甲	是
桂阳县第一人民医院	郴州	二甲	是	祁阳县人民医院	永州	二甲	是
常宁市中医院	衡阳	二甲	是	慈利县人民医院	张家界	二甲	是
溆浦县人民医院	怀化	二甲	是	长沙县第一人民医院	长沙	二甲	是
涟源市人民医院	娄底	二甲	是	醴陵市中医院	株洲	三甲	是
邵东县人民医院	邵阳	二甲	是	攸县人民医院	株洲	二甲	是
广东省							
饶平县人民医院	潮州	二甲	是	海丰县彭湃纪念医院	汕尾	二甲	是
恩平市人民医院	江门	二甲	是	陆丰市人民医院	汕尾	二甲	是
惠来县人民医院	揭阳	二甲	是	雷州市人民医院	湛江	二甲	是
化州市人民医院	茂名	三级	是	遂溪县人民医院	湛江	二甲	是
大埔县人民医院	梅州	二甲	是	徐闻县人民医院	湛江	二甲	是
五华县人民医院	梅州	二甲	是	德庆县人民医院	肇庆	二甲	是
兴宁市人民医院	梅州	二甲	是	四会市人民医院	肇庆	二甲	是
广西壮族自治区							
平果县人民医院	百色	二甲	是	全州县人民医院	桂林	二甲	是
平南县人民医院	贵港	二甲	是				
海南省							
万宁市人民医院	省辖县	三级	是				
甘肃省							
临洮县人民医院	定西	二甲	是	陇西县第一人民医院	定西	二甲	是
宁夏回族自治区							
灵武市人民医院	银川	二甲	是				
陕西省							
凤翔县医院	宝鸡	二甲	是	韩城市人民医院	渭南	二甲	是
西乡县人民医院	汉中	二甲	是	府谷县人民医院	榆林	二甲	是

续表

医院	城市	级别	是否公立	医院	城市	级别	是否公立
新疆维吾尔自治区							
兵团二师库尔勒医院	巴音郭楞州	三甲	是	奎屯医院	伊犁州	三甲	是
焉耆县人民医院	巴音郭楞州	二甲	是	伊宁市人民医院	伊犁州	二甲	是
玛纳斯县人民医院	昌吉州	二甲	是				
重庆市							
丰都县人民医院	重庆	二甲	是	云阳县人民医院	重庆	二甲	是
奉节县人民医院	重庆	二甲	是	忠县人民医院	重庆	二甲	是
石柱土家族自治县人民医院	重庆	二甲	是				
贵州省							
盘州市人民医院	六盘水	二甲	是	仁怀市人民医院	遵义	三级	是
思南县人民医院	铜仁	三乙	是				
四川省							
简阳市中医医院	成都	三乙	是	江油市第二人民医院	绵阳	三乙	是
金堂县第一人民医院	成都	三乙	是	九〇三医院	绵阳	三乙	是
新津县人民医院	成都	二甲	是	盐亭县人民医院	绵阳	三乙	是
渠县人民医院	达州	三乙	是	威远县人民医院	内江	三乙	是
中江县人民医院	德阳	三乙	是	资中县人民医院	内江	三乙	是
邻水县人民医院	广安	三乙	是	射洪县中医院	遂宁	三乙	是
岳池县人民医院	广安	三乙	是	安岳县中医医院	资阳	三乙	是
峨眉山市人民医院	乐山	三乙	是	荣县人民医院	自贡	二甲	是
西昌市人民医院	凉山州	三乙	是				
云南省							
安宁市人民医院	昆明	二甲	是	罗平县人民医院	曲靖	二甲	是
宜良县第一人民医院	昆明	二甲	是	广南县人民医院	文山州	二甲	是

五　2018省域医院30强/20强（各省份）

省域医院：位于省、直辖市、自治区内所有的综合医院和中医医院。不含部队医院。

2018 黑龙江省域医院 30 强

名次	医院	城市	级别
1	哈尔滨医科大学附属第一医院	哈尔滨	三甲
2	哈尔滨医科大学附属第二医院	哈尔滨	三甲
3	黑龙江省医院	哈尔滨	三甲
4	哈尔滨医科大学附属第四医院	哈尔滨	三甲
5	大庆油田总医院	大庆	三甲
6	齐齐哈尔市第一医院	齐齐哈尔	三甲
7	佳木斯大学附属第一医院	佳木斯	三甲
8	哈尔滨市第一医院	哈尔滨	三甲
9	黑龙江中医药大学附属第一医院	哈尔滨	三甲
10	佳木斯市中心医院	佳木斯	三甲
11	齐齐哈尔医学院附属第一医院	齐齐哈尔	三甲
12	齐齐哈尔医学院附属第三医院	齐齐哈尔	三甲
13	黑龙江省中医医院	哈尔滨	三甲
14	牡丹江市第二人民医院	牡丹江	三甲
15	齐齐哈尔医学院附属第二医院	齐齐哈尔	三甲
16	牡丹江医学院附属红旗医院	牡丹江	三甲
17	鹤岗市人民医院	鹤岗	三甲
18	大庆龙南医院	大庆	三甲
19	牡丹江市第一人民医院	牡丹江	三甲
20	绥化市第一医院	绥化	三甲
21	鹤岗鹤矿医院	鹤岗	三甲
22	双鸭山市煤炭总医院	双鸭山	三甲
23	黑龙江省农垦总局总医院	哈尔滨	三甲
24	黑龙江中医药大学附属第二医院	哈尔滨	三甲
25	哈尔滨市第四医院	哈尔滨	三甲

2018 吉林省域医院 30 强

名次	医院	城市	级别
1	吉林大学白求恩第一医院	长春	三甲
2	吉林大学第二医院	长春	三甲
3	吉林大学中日联谊医院	长春	三甲
4	吉林省人民医院	长春	三甲
5	吉林市中心医院	吉林	三甲
6	长春中医药大学附属医院	长春	三甲
7	延边大学附属医院	延边州	三甲
8	吉林市人民医院	吉林	三甲
9	四平市中心医院	四平	三甲
10	北华大学附属医院	吉林	三甲
11	一汽总医院	长春	三甲
12	吉化总医院	吉林	三甲
13	长春市中心医院	长春	三甲
14	松原市中心医院	松原	三级
15	通化市中心医院	通化	三甲
16	吉林油田总医院	松原	三甲
17	四平市第一人民医院	四平	三乙
18	梅河口市中心医院	通化	三甲
19	德惠市人民医院	长春	二甲
20	榆树市医院	长春	二甲
21	白山市中心医院	白山	三乙
22	吉林医药学院附属医院	吉林	三甲
23	敦化市医院	延边州	二甲
24	吉林国文医院	四平	三级
25	九台区人民医院	长春	二甲

续表

名次	医院	城市	级别	名次	医院	城市	级别
26	哈尔滨市第五医院	哈尔滨	三甲	26	辽源市中心医院	辽源	三乙
27	哈尔滨市第二医院	哈尔滨	三甲	27	白城市中心医院	白城	三乙
28	哈尔滨二四二医院	哈尔滨	三甲	28	吉林省前卫医院	长春	三级
29	大庆市人民医院	大庆	三甲	29	吉林省中医药科学院第一临床医院	长春	三甲
30	齐齐哈尔建华医院	齐齐哈尔	三乙	30	通化矿业集团有限责任公司总医院	白山	三乙

2018 辽宁省域医院 30 强　　**2018 河北省域医院 30 强**

名次	医院	城市	级别	名次	医院	城市	级别
1	中国医科大学附属第一医院	沈阳	三甲	1	河北医科大学第二医院	石家庄	三甲
2	中国医科大学附属盛京医院	沈阳	三甲	2	河北医科大学第三医院	石家庄	三甲
3	大连医科大学附属第一医院	大连	三甲	3	河北医科大学第四医院	石家庄	三甲
4	大连医科大学附属第二医院	大连	三甲	4	河北省人民医院	石家庄	三甲
5	辽宁中医药大学附属医院	沈阳	三甲	5	沧州市中心医院	沧州	三甲
6	辽宁省人民医院	沈阳	三甲	6	河北医科大学第一医院	石家庄	三甲
7	锦州医科大学附属第一医院	锦州	三甲	7	石家庄市第一医院	石家庄	三甲
8	盘锦市中心医院	盘锦	三甲	8	邯郸市中心医院	邯郸	三甲
9	中国医科大学附属第四医院	沈阳	三甲	9	唐山工人医院	唐山	三甲
10	沈阳医学院附属中心医院	沈阳	三甲	10	承德医学院附属医院	承德	三甲
11	大连市中心医院	大连	三甲	11	河北省中医院	石家庄	三甲
12	沈阳市第四人民医院	沈阳	三甲	12	沧州中西医结合医院	沧州	三甲
13	葫芦岛市中心医院	葫芦岛	三甲	13	河北大学附属医院	保定	三甲
14	沈阳市第五人民医院	沈阳	三甲	14	邯郸市第一医院	邯郸	三甲
15	沈阳医学院附属第二医院	沈阳	三甲	15	沧州市人民医院	沧州	三甲
16	大连大学附属中山医院	大连	三甲	16	保定市第一中心医院	保定	三甲
17	沈阳市第一人民医院	沈阳	三级	17	邢台市人民医院	邢台	三甲
18	本溪中心医院	本溪	三甲	18	秦皇岛市第一医院	秦皇岛	三甲
19	朝阳市中心医院	朝阳	三甲	19	华北理工大学附属医院	唐山	三甲
20	抚顺矿务局总医院	抚顺	三甲	20	唐山市人民医院	唐山	三甲
21	辽阳市中心医院	辽阳	三甲	21	冀中能源峰峰集团总医院	邯郸	三甲
22	大连市友谊医院	大连	三甲	22	廊坊市人民医院	廊坊	三甲
23	鞍钢集团总医院	鞍山	三甲	23	河北北方学院附属第一医院	张家口	三甲
24	鞍山市中心医院	鞍山	三甲	24	承德市中心医院	承德	三甲

续表

名次	医院	城市	级别	名次	医院	城市	级别
25	阜新矿业集团总医院	阜新	三甲	25	保定市第二医院	保定	三甲
26	铁岭市中心医院	铁岭	三甲	26	河北工程大学附属医院	邯郸	三甲
27	锦州市中心医院	锦州	三甲	27	哈励逊国际和平医院	衡水	三甲
28	本钢总医院	本溪	三甲	28	保定市第二中心医院	保定	三甲
29	丹东市中心医院	丹东	三甲	29	遵化市人民医院	唐山	二甲
30	大连市第三人民医院	大连	三甲	30	武安市第一人民医院	邯郸	三级

2018 山西省域医院 30 强　　　　**2018 安徽省域医院 30 强**

名次	医院	城市	级别	名次	医院	城市	级别
1	山西医科大学第一医院	太原	三甲	1	安徽医科大学第一附属医院	合肥	三甲
2	山西医科大学第二医院	太原	三甲	2	安徽省立医院	合肥	三甲
3	山西省人民医院	太原	三甲	3	蚌埠医学院第一附属医院	蚌埠	三甲
4	山西大医院	太原	三甲	4	合肥市第一人民医院	合肥	三甲
5	长治医学院附属和平医院	长治	三甲	5	皖南医学院弋矶山医院	芜湖	三甲
6	太原市中心医院	太原	三甲	6	安徽中医药大学第一附属医院	合肥	三甲
7	运城市中心医院	运城	三甲	7	安徽医科大学第二附属医院	合肥	三甲
8	大同市第五人民医院	大同	三甲	8	安徽省第二人民医院	合肥	三甲
9	大同煤矿集团公司总医院	大同	三甲	9	合肥市第二人民医院	合肥	三甲
10	大同市第三人民医院	大同	三甲	10	六安市人民医院	六安	三甲
11	阳泉煤业总医院	阳泉	三甲	11	亳州市人民医院	亳州	三甲
12	临汾市人民医院	临汾	三甲	12	阜阳市人民医院	阜阳	三甲
13	晋中市第一人民医院	晋中	三甲	13	安庆市立医院	安庆	三甲
14	临汾市第四人民医院	临汾	三甲	14	芜湖市第二人民医院	芜湖	三甲
15	晋城市人民医院	晋城	三甲	15	滁州市第一人民医院	滁州	三甲
16	晋城大医院	晋城	三甲	16	铜陵市人民医院	铜陵	三甲
17	阳泉市第一人民医院	阳泉	三甲	17	淮北矿工总医院	淮北	三甲
18	山西省中医院	太原	三甲	18	马鞍山市中心医院	马鞍山	三甲
19	山西省汾阳医院	吕梁	三甲	19	淮南市第一人民医院	淮南	三甲
20	山西中医学院中西医结合医院	太原	三甲	20	淮北市人民医院	淮北	三甲
21	长治市第二人民医院	长治	三级	21	马鞍山市人民医院	马鞍山	三甲

续表

名次	医院	城市	级别	名次	医院	城市	级别
22	长治市人民医院	长治	三甲	22	安庆市第一人民医院	安庆	三甲
23	山西医科大学附属太钢总医院	太原	三甲	23	阜阳市第二人民医院	阜阳	三甲
24	吕梁市人民医院	吕梁	三甲	24	黄山市人民医院	黄山	三甲
25	山西潞安矿业(集团)总医院	长治	三甲	25	合肥市滨湖医院	合肥	三级
26	长治医学院附属和济医院	长治	三甲	26	皖北煤电集团总医院	宿州	三甲
27	忻州市人民医院	忻州	三甲	27	蚌埠医学院第二附属医院	蚌埠	三甲
28	山西中医学院附属医院	太原	三甲	28	宣城市人民医院	宣城	三甲
29	大同市第二人民医院	大同	二甲	29	蚌埠市第三人民医院	蚌埠	三甲
30	晋中市第二人民医院	晋中	三乙	30	池州市人民医院	池州	三甲

2018 福建省域医院 30 强　　　　**2018 江苏省域医院 30 强**

名次	医院	城市	级别	名次	医院	城市	级别
1	福建医科大学附属协和医院	福州	三甲	1	江苏省人民医院	南京	三甲
2	福建医科大学附属第一医院	福州	三甲	2	苏州大学附属第一医院	苏州	三甲
3	福建省立医院	福州	三甲	3	南京鼓楼医院	南京	三甲
4	厦门大学附属第一医院	厦门	三甲	4	东南大学附属中大医院	南京	三甲
5	厦门大学附属中山医院	厦门	三甲	5	徐州医科大学附属医院	徐州	三甲
6	泉州市第一医院	泉州	三甲	6	江苏省中医院	南京	三甲
7	福建医科大学附属第二医院	泉州	三甲	7	徐州市中心医院	徐州	三甲
8	福建中医药大学附属人民医院	福州	三甲	8	无锡市人民医院	无锡	三甲
9	漳州市医院	漳州	三甲	9	常州市第一人民医院	常州	三甲
10	龙岩市第一医院	龙岩	三甲	10	南京市第一医院	南京	三甲
11	莆田市第一医院	莆田	三甲	11	南通大学附属医院	南通	三甲
12	莆田学院附属医院	莆田	三甲	12	江苏省苏北人民医院	扬州	三甲
13	厦门市中医院	厦门	三甲	13	苏州市立医院	苏州	三甲
14	福州市第一医院	福州	三甲	14	淮安市第一人民医院	淮安	三甲
15	福州市第二医院	福州	三甲	15	常州市第二人民医院	常州	三甲
16	三明市第一医院	三明	三甲	16	泰州市人民医院	泰州	三甲

续表

名次	医院	城市	级别	名次	医院	城市	级别
17	南平市第一医院	南平	三甲	17	南京医科大学第二附属医院	南京	三甲
18	宁德市医院	宁德	三甲	18	苏州大学附属第二医院	苏州	三甲
19	宁德市闽东医院	宁德	三甲	19	连云港市第一人民医院	连云港	三甲
20	龙岩市第二医院	龙岩	三乙	20	江阴市人民医院	无锡	三甲
21	厦门市第三医院	厦门	三乙	21	盐城市第一人民医院	盐城	三甲
22	厦门市第五医院	厦门	三级	22	无锡市第二人民医院	无锡	三甲
23	福鼎市医院	宁德	三乙	23	江苏大学附属医院	镇江	三甲
24	厦门市第二医院	厦门	三甲	24	镇江市第一人民医院	镇江	三甲
25	福建中医药大学附属第二人民医院	福州	三甲	25	宜兴市人民医院	无锡	三甲
26	厦门长庚医院	厦门	三级	26	昆山市第一人民医院	苏州	三乙
27	三明市第二医院	三明	三乙	27	张家港市第一人民医院	苏州	三乙
28	漳州市中医院	漳州	三甲	28	扬州市第一人民医院	扬州	三甲
29	南平市人民医院	南平	三甲	29	徐州市第一人民医院	徐州	三甲
30	厦门市海沧医院	厦门	三级	30	盐城市第三人民医院	盐城	三甲

2018 江西省域医院 30 强 **2018 山东省域医院 30 强**

名次	医院	城市	级别	名次	医院	城市	级别
1	南昌大学第一附属医院	南昌	三甲	1	山东大学齐鲁医院	济南	三甲
2	南昌大学第二附属医院	南昌	三甲	2	山东省立医院	济南	三甲
3	江西省人民医院	南昌	三甲	3	青岛大学附属医院	青岛	三甲
4	赣南医学院第一附属医院	赣州	三甲	4	烟台毓璜顶医院	烟台	三甲
5	赣州市人民医院	赣州	三甲	5	聊城市人民医院	聊城	三甲
6	九江市第一人民医院	九江	三甲	6	临沂市人民医院	临沂	三甲
7	江西中医药大学附属医院	南昌	三甲	7	济宁市第一人民医院	济宁	三甲
8	萍乡市人民医院	萍乡	三甲	8	济宁医学院附属医院	济宁	三甲
9	宜春市人民医院	宜春	三甲	9	山东省千佛山医院	济南	三甲
10	九江学院附属医院	九江	三甲	10	潍坊市人民医院	潍坊	三甲
11	南昌市第一医院	南昌	三甲	11	济南市中心医院	济南	三甲
12	新余市人民医院	新余	三甲	12	山东大学第二医院	济南	三甲
13	抚州市第一人民医院	抚州	三甲	13	青岛市市立医院	青岛	三甲
14	景德镇市第一人民医院	景德镇	三甲	14	泰安市中心医院	泰安	三甲
15	上饶市人民医院	上饶	三甲	15	滨州医学院附属医院	滨州	三甲

续表

名次	医院	城市	级别	名次	医院	城市	级别
16	九江市中医医院	九江	三甲	16	淄博市中心医院	淄博	三甲
17	吉安市中心人民医院	吉安	三甲	17	菏泽市立医院	菏泽	三甲
18	南昌大学第四附属医院	南昌	三甲	18	临沂市沂水中心医院	临沂	三甲
19	南昌市中西医结合医院	南昌	三甲	19	德州市人民医院	德州	三甲
20	南昌市第三医院	南昌	三甲	20	日照市人民医院	日照	三甲
21	南昌市洪都中医院	南昌	三甲	21	潍坊医学院附属医院	潍坊	三甲
22	景德镇市第二人民医院	景德镇	三甲	22	山东中医药大学附属医院	济南	三甲
23	九江市第三人民医院	九江	三甲	23	烟台市烟台山医院	烟台	三甲
24	赣州市立医院	赣州	三甲	24	滨州市人民医院	滨州	三甲
25	丰城市人民医院	宜春	三乙	25	滕州市中心人民医院	枣庄	三甲
26	鹰潭市人民医院	鹰潭	三甲	26	东营市人民医院	东营	三甲
27	赣县人民医院	赣州	二甲	27	潍坊市中医院	潍坊	三甲
28	萍乡市第二人民医院	萍乡	三甲	28	威海市立医院	威海	三甲
29	上饶市第五人民医院	上饶	三甲	29	泰山医学院附属医院	泰安	三甲
30	江西鄱阳湖医院	上饶	二级	30	聊城市第二人民医院	聊城	三甲

2018 浙江省域医院 30 强 **2018 河南省域医院 30 强**

名次	医院	城市	级别	名次	医院	城市	级别
1	浙江大学附属第一医院	杭州	三甲	1	郑州大学第一附属医院	郑州	三甲
2	浙江大学医学院附属第二医院	杭州	三甲	2	河南省人民医院	郑州	三甲
3	温州医科大学附属第一医院	温州	三甲	3	郑州市中心医院	郑州	三甲
4	浙江大学医学院附属邵逸夫医院	杭州	三甲	4	新乡医学院第一附属医院	新乡	三甲
5	浙江省人民医院	杭州	三甲	5	河南科技大学第一附属医院	洛阳	三甲
6	杭州市第一人民医院	杭州	三甲	6	南阳市中心医院	南阳	三甲
7	温州医科大学附属第二医院	温州	三甲	7	新乡市中心医院	新乡	三甲
8	浙江省中医院	杭州	三甲	8	郑州大学第二附属医院	郑州	三甲
9	浙江省台州医院	台州	三甲	9	郑州人民医院	郑州	三甲
10	金华市中心医院	金华	三甲	10	河南中医药大学第一附属医院	郑州	三甲

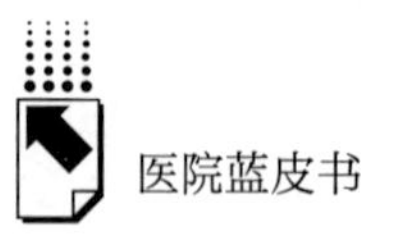

续表

名次	医院	城市	级别	名次	医院	城市	级别
11	宁波市第二医院	宁波	三甲	11	商丘市第一人民医院	商丘	三甲
12	杭州师范大学附属医院	杭州	三甲	12	郑州市第一人民医院	郑州	三甲
13	绍兴市人民医院	绍兴	三甲	13	河南大学淮河医院	开封	三甲
14	浙江省立同德医院	杭州	三甲	14	洛阳市中心医院	洛阳	三甲
15	丽水市中心医院	丽水	三甲	15	驻马店市中心医院	驻马店	三甲
16	湖州市中心医院	湖州	三甲	16	濮阳市人民医院	濮阳	三甲
17	宁波市第一医院	宁波	三甲	17	濮阳市油田总医院	濮阳	三甲
18	浙江萧山医院	杭州	三乙	18	漯河市中心医院	漯河	三甲
19	杭州市红十字会医院	杭州	三甲	19	河南省中医院	郑州	三甲
20	杭州市中医院	杭州	三甲	20	开封市中心医院	开封	三甲
21	瑞安市人民医院	温州	三乙	21	三门峡市中心医院	三门峡	三甲
22	丽水市人民医院	丽水	三甲	22	郑州大学第五附属医院	郑州	三甲
23	宁波市医疗中心李惠利医院	宁波	三甲	23	河南大学第一附属医院	开封	三甲
24	诸暨市人民医院	绍兴	三乙	24	周口市中心医院	周口	三甲
25	嘉兴市第一医院	嘉兴	三甲	25	平顶山市第一人民医院	平顶山	三甲
26	东阳市人民医院	金华	三乙	26	许昌市中心医院	许昌	三级
27	温岭市第一人民医院	台州	三乙	27	信阳市中心医院	信阳	三甲
28	衢州市人民医院	衢州	三甲	28	安阳市人民医院	安阳	三甲
29	嘉兴市第二医院	嘉兴	三甲	29	郑州市第二人民医院	郑州	二甲
30	温州市中心医院	温州	三甲	30	新乡市第一人民医院	新乡	三甲

2018 湖北省域医院 30 强

2018 湖南省域医院 30 强

名次	医院	城市	级别	名次	医院	城市	级别
1	华中科技大学同济医学院附属同济医院	武汉	三甲	1	中南大学湘雅医院	长沙	三甲
2	华中科技大学同济医学院附属协和医院	武汉	三甲	2	中南大学湘雅二医院	长沙	三甲
3	武汉大学人民医院	武汉	三甲	3	中南大学湘雅三医院	长沙	三甲
4	武汉大学中南医院	武汉	三甲	4	湖南省人民医院	长沙	三甲
5	武汉市中心医院	武汉	三甲	5	郴州市第一人民医院	郴州	三甲
6	十堰市太和医院	十堰	三甲	6	南华大学附属第一医院	衡阳	三甲
7	宜昌市中心人民医院	宜昌	三甲	7	常德市第一人民医院	常德	三甲
8	襄阳市中心医院	襄阳	三甲	8	株洲市中心医院	株洲	三甲

续表

名次	医院	城市	级别	名次	医院	城市	级别
9	十堰市人民医院	十堰	三甲	9	长沙市中心医院	长沙	三甲
10	湖北省中医院	武汉	三甲	10	邵阳市中心医院	邵阳	三甲
11	武汉市第一医院	武汉	三甲	11	湖南中医药大学第一附属医院	长沙	三甲
12	荆州市中心医院	荆州	三甲	12	娄底市中心医院	娄底	三甲
13	荆州市第一人民医院	荆州	三甲	13	湘潭市中心医院	湘潭	三甲
14	鄂东医疗集团黄石市中心医院	黄石	三甲	14	怀化市第一人民医院	怀化	三甲
15	武汉市第三医院	武汉	三甲	15	南华大学附属第二医院	衡阳	三甲
16	恩施土家族苗族自治州中心医院	恩施州	三甲	16	长沙市第一医院	长沙	三甲
17	襄阳市第一人民医院	襄阳	三甲	17	湖南中医药大学第二附属医院	长沙	三甲
18	荆门市第一人民医院	荆门	三甲	18	长沙市中医医院	长沙	三甲
19	孝感市中心医院	孝感	三甲	19	湖南省直中医医院	株洲	三甲
20	随州市中心医院	随州	三甲	20	永州市中心医院	永州	三甲
21	天门市第一人民医院	省辖县	三甲	21	岳阳市一人民医院	岳阳	三甲
22	宜昌市第一人民医院	宜昌	三甲	22	益阳市中心医院	益阳	三甲
23	荆门市第二人民医院	荆门	三甲	23	湘西自治州人民医院	湘西州	三甲
24	东风总医院	十堰	三甲	24	湘潭市第一人民医院	湘潭	三甲
25	武汉市第四医院	武汉	三甲	25	怀化市第二人民医院	怀化	三级
26	鄂州市中心医院	鄂州	三甲	26	岳阳市二人民医院	岳阳	三甲
27	仙桃市第一人民医院	省辖县	三乙	27	张家界市人民医院	张家界	三甲
28	宜昌市第二人民医院	宜昌	三甲	28	宁乡市人民医院	长沙	三级
29	襄阳市中医医院	襄阳	三甲	29	浏阳市人民医院	长沙	三级
30	咸宁市中心医院	咸宁	三甲	30	常德市第一中医医院	常德	三甲

2018 广东省域医院 30 强

名次	医院	城市	级别
1	中山大学附属第一医院	广州	三甲
2	南方医科大学南方医院	广州	三甲
3	广东省人民医院	广州	三甲
4	中山大学孙逸仙纪念医院	广州	三甲

2018 广西省域医院 30 强

名次	医院	城市	级别
1	广西医科大学第一附属医院	南宁	三甲
2	广西壮族自治区人民医院	南宁	三甲
3	广西中医药大学第一附属医院	南宁	三甲
4	柳州市人民医院	柳州	三甲

续表

名次	医院	城市	级别	名次	医院	城市	级别
5	广州医科大学附属第一医院	广州	三甲	5	柳州市工人医院	柳州	三甲
6	中山大学附属第三医院	广州	三甲	6	桂林医学院附属医院	桂林	三甲
7	南方医科大学珠江医院	广州	三甲	7	广西中医药大学附属瑞康医院	南宁	三甲
8	广东省中医院	广州	三甲	8	钦州市第一人民医院	钦州	三甲
9	广州市第一人民医院	广州	三甲	9	右江民族医学院附属医院	百色	三甲
10	广州中医药大学第一附属医院	广州	三甲	10	南宁市第一人民医院	南宁	三甲
11	深圳市人民医院	深圳	三甲	11	北海市人民医院	北海	三甲
12	广州医科大学附属第二医院	广州	三甲	12	玉林市第一人民医院	玉林	三甲
13	汕头大学医学院第一附属医院	汕头	三甲	13	贵港市人民医院	贵港	三甲
14	佛山市第一人民医院	佛山	三甲	14	柳州市中医院	柳州	三甲
15	暨南大学附属第一医院	广州	三甲	15	南宁市第二人民医院	南宁	三甲
16	东莞市人民医院	东莞	三甲	16	梧州市红十字会医院	梧州	三级
17	中山市人民医院	中山	三甲	17	百色市人民医院	百色	三甲
18	深圳市第二人民医院	深圳	三甲	18	钦州市第二人民医院	钦州	三甲
19	北京大学深圳医院	深圳	三甲	19	贺州市人民医院	贺州	三级
20	梅州市人民医院	梅州	三甲	20	广西壮族自治区南溪山医院	桂林	三甲
21	广州医科大学附属第三医院	广州	三甲	21	桂林市人民医院	桂林	三甲
22	惠州市中心人民医院	惠州	三甲	22	广西壮族自治区民族医院	南宁	三甲
23	佛山市中医院	佛山	三甲	23	灵山县人民医院	钦州	三级
24	粤北人民医院	韶关	三甲	24	河池市人民医院	河池	三甲
25	广东医科大学附属医院	湛江	三甲	25	柳州市柳铁中心医院	柳州	三甲
26	江门市中心医院	江门	三甲	26	北流市人民医院	玉林	二甲
27	清远市人民医院	清远	三甲	27	桂林市第二人民医院	桂林	三甲
28	广东省第二人民医院	广州	三甲	28	梧州市工人医院	梧州	三甲
29	高州市人民医院	茂名	三甲	29	来宾市人民医院	来宾	三级
30	中山大学附属第六医院	广州	三甲	30	桂林市中医医院	桂林	三甲

2018 海南省域医院 20 强

名次	医院	城市	级别
1	海南省人民医院	海口	三甲
2	海南医学院第一附属医院	海口	三甲
3	海口市人民医院	海口	三甲
4	海南医学院第二附属医院	海口	三甲
5	三亚市人民医院	三亚	三甲
6	儋州市人民医院	儋州	三甲
7	琼海市人民医院	省辖县	三甲
8	海南西部中心医院	儋州	三级
9	海南省中医院	海口	三甲
10	海南省第三人民医院	三亚	三甲
11	万宁市人民医院	省辖县	三级
12	海口市中医院	海口	三甲
13	文昌市人民医院	省辖县	二甲
14	三亚市中医院	三亚	三甲
15	琼海市中医院	省辖县	三甲
16	海口市第三人民医院	海口	二甲
17	海口市第四人民医院	海口	二甲
18	三亚哈尔滨医科大学鸿森医院	三亚	未定
19	澄迈县人民医院	省辖县	二甲
20	五指山市人民医院	省辖县	二甲

2018 甘肃省域医院 30 强

名次	医院	城市	级别
1	兰州大学第二医院	兰州	三甲
2	兰州大学第一医院	兰州	三甲
3	甘肃省人民医院	兰州	三甲
4	甘肃省中医院	兰州	三甲
5	兰州市第二人民医院	兰州	三乙
6	天水市第一人民医院	天水	三甲
7	兰州市第一人民医院	兰州	三甲
8	庆阳市人民医院	庆阳	三甲
9	甘肃省第二人民医院	兰州	三甲
10	酒泉市人民医院	酒泉	三甲
11	甘肃中医药大学附属医院	兰州	三甲
12	定西市人民医院	定西	三甲
13	武威市人民医院	武威	三乙
14	张掖市人民医院	张掖	三甲
15	酒钢医院	嘉峪关	三乙
16	天水市中西医结合医院	天水	三甲
17	武威市凉州医院	武威	三乙
18	白银市第一人民医院	白银	三乙
19	平凉市人民医院	平凉	三甲
20	陇南市第一人民医院	陇南	三乙
21	临夏州人民医院	临夏州	三乙
22	庆阳市中医医院	庆阳	三甲
23	白银市第二人民医院	白银	三乙
24	靖远煤业集团有限责任公司总医院	白银	三乙
25	天水 407 医院	天水	三乙
26	天水市中医医院	天水	三甲
27	平凉市第二人民医院	平凉	三乙
28	金川集团职工医院	金昌	三乙
29	嘉峪关市第一人民医院	嘉峪关	三乙
30	临洮县人民医院	定西	二甲

2018 陕西省域医院 30 强

名次	医院	城市	级别
1	西安交通大学第一附属医院	西安	三甲
2	西安交通大学第二附属医院	西安	三甲
3	陕西省人民医院	西安	三甲
4	延安大学附属医院	延安	三甲
5	陕西中医药大学附属医院	咸阳	三甲
6	榆林市第一医院	榆林	三甲
7	西安市中心医院	西安	三甲
8	汉中市中心医院	汉中	三甲
9	安康市中心医院	安康	三甲
10	宝鸡市中心医院	宝鸡	三甲
11	西安市红会医院	西安	三甲
12	咸阳市中心医院	咸阳	三甲
13	陕西省中医医院	西安	三甲
14	渭南市中心医院	渭南	三甲
15	西安长安医院	西安	三甲
16	西安市第一医院	西安	三甲
17	延安大学咸阳医院	咸阳	三甲
18	西安市中医医院	西安	三甲
19	西安高新医院	西安	三甲
20	宝鸡市中医医院	宝鸡	三甲
21	榆林市第二医院	榆林	三甲
22	西安市第九医院	西安	三甲
23	商洛市中心医院	商洛	三乙
24	安康市中医医院	安康	三甲
25	西安市第四医院	西安	三甲

2018 新疆省域医院 30 强

名次	医院	城市	级别
1	新疆医科大学第一附属医院	乌鲁木齐	三甲
2	新疆维吾尔自治区人民医院	乌鲁木齐	三甲
3	新疆维吾尔自治区中医医院	乌鲁木齐	三甲
4	石河子大学医学院第一附属医院	省辖县	三甲
5	新疆医科大学第二附属医院	乌鲁木齐	三甲
6	喀什地区第一人民医院	喀什地区	三甲
7	乌鲁木齐市第一人民医院	乌鲁木齐	三甲
8	克拉玛依市中心医院	克拉玛依	三甲
9	巴音郭楞蒙古自治州人民医院	巴音郭楞州	三甲
10	伊犁州友谊医院	伊犁州	三甲
11	新疆医科大学第五附属医院	乌鲁木齐	三甲
12	乌鲁木齐市友谊医院	乌鲁木齐	三甲
13	昌吉回族自治州人民医院	昌吉州	三甲
14	阿克苏地区第一人民医院	阿克苏地区	三甲
15	和田地区人民医院	和田地区	三甲
16	哈密地区中心医院	哈密地区	三甲
17	博尔塔拉蒙古自治州人民医院	博尔塔拉州	三甲
18	乌鲁木齐市中医医院	乌鲁木齐	三甲
19	伊犁哈萨克自治州新华医院	伊犁州	三甲
20	克孜勒苏柯尔克孜自治州人民医院	克孜勒苏州	三甲
21	喀什地区第二人民医院	喀什地区	三甲
22	昌吉回族自治州中医医院	昌吉州	三甲
23	阿勒泰地区人民医院	阿勒泰地区	三甲
24	莎车县人民医院	喀什地区	二甲
25	石河子市人民医院	省辖县	三甲

续表

名次	医院	城市	级别	名次	医院	城市	级别
26	三二〇一医院	汉中	三甲	26	哈密市第二人民医院	哈密地区	二甲
27	延安市人民医院	延安	三甲	27	伊宁县人民医院	伊犁州	二甲
28	铜川市人民医院	铜川	三级	28	阿克苏地区第二人民医院	阿克苏地区	二甲
29	咸阳市第一人民医院	咸阳	三甲	29	塔城地区人民医院	塔城地区	三甲
30	陕西中医药大学第二附属医院	咸阳	三甲	30	新疆维吾尔自治区维吾尔医医院	乌鲁木齐	三甲

2018 贵州省域医院 30 强　　**2018 四川省域医院 30 强**

名次	医院	城市	级别	名次	医院	城市	级别
1	贵州医科大学附属医院	贵阳	三甲	1	四川大学华西医院	成都	三甲
2	贵州省人民医院	贵阳	三甲	2	四川省人民医院	成都	三甲
3	遵义医学院附属医院	遵义	三甲	3	西南医科大学附属医院	泸州	三甲
4	遵义市第一人民医院	遵义	三甲	4	绵阳市中心医院	绵阳	三甲
5	贵阳市第一人民医院	贵阳	三甲	5	川北医学院附属医院	南充	三甲
6	贵州省中医医院	贵阳	三甲	6	成都市第三人民医院	成都	三甲
7	安顺市人民医院	安顺	三甲	7	遂宁市中心医院	遂宁	三甲
8	铜仁市人民医院	铜仁	三甲	8	德阳市人民医院	德阳	三甲
9	贵州医科大学第二附属医院	黔东南州	三甲	9	南充市中心医院	南充	三甲
10	黔东南州人民医院	黔东南州	三甲	10	成都中医药大学附属医院	成都	三甲
11	贵阳市金阳医院	贵阳	三甲	11	宜宾市第二人民医院	宜宾	三甲
12	贵阳中医学院第二附属医院	贵阳	三甲	12	成都市第一人民医院	成都	三甲
13	毕节市第一人民医院	毕节	三甲	13	宜宾市第一人民医院	宜宾	三甲
14	六盘水市人民医院	六盘水	三甲	14	成都市第二人民医院	成都	三甲
15	黔西南州人民医院	黔西南州	三甲	15	达州市中心医院	达州	三甲
16	黔南州人民医院	黔南州	三甲	16	成都市第五人民医院	成都	三甲
17	兴义市人民医院	黔西南州	三甲	17	西南医科大学附属中医医院	泸州	三甲
18	贵航安顺医院	安顺	三甲	18	自贡市第一人民医院	自贡	三甲
19	遵义市播州区人民医院	遵义	三甲	19	成都医学院第一附属医院	成都	三甲
20	贵州水城矿业集团总医院	六盘水	三甲	20	乐山市人民医院	乐山	三甲
21	贵州医科大学第三附属医院	黔南州	三甲	21	简阳市人民医院	成都	三甲
22	黔南州中医医院	黔南州	三甲	22	绵阳市第三人民医院	绵阳	三甲
23	贵州航天医院	遵义	三乙	23	攀枝花市中心医院	攀枝花	三甲
24	贵州医科大学附属白云医院	贵阳	三级	24	广元市中心医院	广元	三甲
25	六盘水市第二人民医院	六盘水	二甲	25	成都大学附属医院	成都	三甲

续表

名次	医院	城市	级别	名次	医院	城市	级别
26	盘州市人民医院	六盘水	二甲	26	自贡市第四人民医院	自贡	三甲
27	遵义市中医院	遵义	三乙	27	凉山州第一人民医院	凉山州	三甲
28	贵州盘江投资控股(集团)有限公司总医院	六盘水	三甲	28	眉山市人民医院	眉山	三甲
29	贵州医科大学附属乌当医院	贵阳	三级	29	巴中市中心医院	巴中	三甲
30	贵航贵阳医院	贵阳	三甲	30	广元市第一人民医院	广元	三甲

2018 云南省域医院 30 强　　**2018 北京市省域医院 30 强**

名次	医院	城市	级别	名次	医院	城市	级别
1	昆明医科大学第一附属医院	昆明	三甲	1	北京协和医院	北京	三甲
2	云南省第一人民医院	昆明	三甲	2	北京大学第一医院	北京	三甲
3	昆明医科大学第二附属医院	昆明	三甲	3	北京大学人民医院	北京	三甲
4	昆明市第一人民医院	昆明	三甲	4	北京大学第三医院	北京	三甲
5	云南省第二人民医院	昆明	三甲	5	首都医科大学附属北京安贞医院	北京	三甲
6	曲靖市第一人民医院	曲靖	三甲	6	首都医科大学附属北京天坛医院	北京	三甲
7	玉溪市人民医院	玉溪	三甲	7	首都医科大学宣武医院	北京	三甲
8	普洱市人民医院	普洱	三甲	8	首都医科大学附属北京同仁医院	北京	三甲
9	昆明市延安医院	昆明	三甲	9	北京朝阳医院	北京	三甲
10	文山壮族苗族自治州人民医院	文山州	三甲	10	中日友好医院	北京	三甲
11	昭通市第一人民医院	昭通	三甲	11	首都医科大学附属北京友谊医院	北京	三甲
12	云南省中医医院	昆明	三甲	12	北京积水潭医院	北京	三甲
13	大理州人民医院	大理州	三甲	13	北京医院	北京	三甲
14	楚雄州人民医院	楚雄州	三甲	14	中国中医科学院西苑医院	北京	三甲
15	保山市人民医院	保山	三甲	15	中国中医科学院广安门医院	北京	三甲
16	临沧市人民医院	临沧	三级	16	北京中医药大学东直门医院	北京	三甲

续表

名次	医院	城市	级别	名次	医院	城市	级别
17	德宏州人民医院	德宏州	三乙	17	北京清华长庚医院	北京	三级
18	昆明市中医医院	昆明	三甲	18	首都医科大学附属北京世纪坛医院	北京	三甲
19	西双版纳州人民医院	西双版纳州	三甲	19	首都医科大学附属北京中医医院	北京	三甲
20	曲靖市第二人民医院	曲靖	三甲	20	首都医科大学附属复兴医院	北京	三级
21	昭通市中医医院	昭通	三甲	21	北京大学首钢医院	北京	三级
22	昆明市第四人民医院	昆明	三乙	22	清华大学第一附属医院	北京	三级
23	个旧市人民医院	红河州	三甲	23	中国中医科学院望京医院	北京	三甲
24	开远市人民医院	红河州	三甲	24	首都医科大学附属北京潞河医院	北京	三级
25	大理市第一人民医院	大理州	二甲	25	航天中心医院	北京	三级
26	云南省第三人民医院	昆明	三甲	26	北京中医药大学东方医院	北京	三甲
27	红河州第一人民医院	红河州	三级	27	北京航天总医院	北京	三级
28	罗平县人民医院	曲靖	二甲	28	民航总医院	北京	三级
29	文山市人民医院	文山州	二乙	29	北京市房山区第一医院	北京	二甲
30	昆明市第二人民医院	昆明	三乙	30	首都医科大学三博脑科医院	北京	三级

2018 重庆市省域医院 30 强

2018 上海市省域医院 30 强

名次	医院	城市	级别	名次	医院	城市	级别
1	重庆医科大学附属第一医院	重庆	三甲	1	复旦大学附属中山医院	上海	三甲
2	重庆医科大学附属第二医院	重庆	三甲	2	上海交通大学医学院附属瑞金医院	上海	三甲
3	重庆三峡中心医院	重庆	三甲	3	复旦大学附属华山医院	上海	三甲
4	重庆市中医院	重庆	三甲	4	上海交通大学医学院附属仁济医院	上海	三甲
5	重庆市人民医院	重庆	三甲	5	上海交通大学医学院附属第九人民医院	上海	三甲

续表

名次	医院	城市	级别	名次	医院	城市	级别
6	重庆市涪陵中心医院	重庆	三甲	6	上海交通大学医学院附属新华医院	上海	三甲
7	重庆市开州区人民医院	重庆	三甲	7	上海市第六人民医院	上海	三甲
8	重庆市第九人民医院	重庆	三甲	8	上海市第一人民医院	上海	三甲
9	重庆医科大学附属永川医院	重庆	三甲	9	复旦大学附属华东医院	上海	三甲
10	重庆市江津区中心医院	重庆	三甲	10	上海中医药大学附属龙华医院	上海	三甲
11	重庆市合川区人民医院	重庆	二甲	11	上海中医药大学附属曙光医院	上海	三甲
12	重庆市长寿区人民医院	重庆	三甲	12	上海市第十人民医院	上海	三甲
13	垫江县人民医院	重庆	三甲	13	同济大学附属东方医院	上海	三甲
14	重庆市第五人民医院	重庆	三甲	14	上海市同济医院	上海	三甲
15	重庆市大足区人民医院	重庆	三甲	15	上海中医药大学附属岳阳中西医结合医院	上海	三甲
16	重庆市黔江中心医院	重庆	三甲	16	上海市同仁医院	上海	二甲
17	重庆市巴南区人民医院	重庆	二甲	17	上海市普陀区中心医院	上海	三级
18	重庆市九龙坡区人民医院	重庆	二甲	18	上海市浦东医院	上海	三甲
19	重庆市璧山区人民医院	重庆	三甲	19	上海市奉贤区中心医院	上海	三级
20	重庆市第四人民医院	重庆	三甲	20	上海市中医医院	上海	三甲
21	重庆市南川区人民医院	重庆	三甲	21	上海市第七人民医院	上海	三甲
22	垫江县中医院	重庆	三甲	22	上海市杨浦区中心医院	上海	三乙
23	重庆市永川区中医医院	重庆	三甲	23	上海市闵行区中心医院	上海	二甲
24	重钢总医院	重庆	二甲	24	上海市徐汇区中心医院	上海	二甲
25	重庆市黔江民族医院	重庆	二级	25	新华医院崇明分院	上海	三乙
26	重庆市北碚区中医院	重庆	三甲	26	上海市浦东新区公利医院	上海	二甲
27	奉节县人民医院	重庆	二甲	27	上海市松江区中心医院	上海	二甲
28	重庆市九龙坡区中医院	重庆	三甲	28	上海市第八人民医院	上海	二甲
29	重庆市红十字会医院	重庆	二甲	29	上海市中西医结合医院	上海	三甲
30	石柱土家族自治县人民医院	重庆	二甲	30	上海市第五人民医院	上海	三乙

2018 天津市省域医院 30 强

名次	医院	城市	级别
1	天津医科大学总医院	天津	三甲
2	天津医科大学第二医院	天津	三甲
3	天津市第一中心医院	天津	三甲
4	天津中医药大学第一附属医院	天津	三甲
5	天津市天津医院	天津	三甲
6	天津市人民医院	天津	三甲
7	天津市第三中心医院	天津	三甲
8	天津市宝坻区人民医院	天津	三甲
9	天津市中医药研究院附属医院	天津	三甲
10	天津中医药大学第二附属医院	天津	三甲
11	天津市第四中心医院	天津	三甲
12	天津市泰达医院	天津	三甲
13	天津市静海区医院	天津	三甲
14	北京大学滨海医院	天津	三甲
15	天津市海河医院	天津	三级
16	天津市武清区人民医院	天津	三级
17	天津市蓟州区人民医院	天津	三甲
18	天津市武清区中医医院	天津	三甲
19	天津医科大学第三附属医院	天津	三级
20	天津大港油田总医院	天津	二甲
21	天津市西青医院	天津	三级
22	天津医科大学总医院空港医院	天津	三甲
23	天津市中西医结合医院	天津	三甲
24	天津市宁河区医院	天津	三级
25	天津市北辰医院	天津	三级
26	天津市北辰区中医医院	天津	三甲
27	天津市第四医院	天津	三甲
28	天津市东丽医院	天津	二甲
29	天津市宝坻区中医院	天津	二甲
30	天津市西青区中医院	天津	二甲

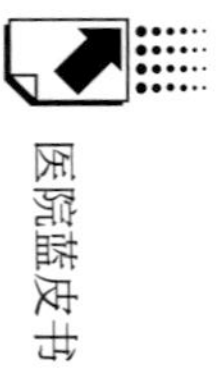

六　2018智慧医院HIC 200强

2018 智慧医院 HIC 榜单 100 强

名次	医院	得分	省份	城市	级别	医院类型	信息化评级（EMR/互联/HIMSS）
1	中国医科大学附属盛京医院	837.10	辽宁	沈阳	三甲	顶级医院 100 强	EMR7/互联四级/HIMSS7
2	广州市妇女儿童医疗中心	821.21	广东	广州	三甲	专科医院	EMR6/互联五乙/HIMSS7
3	中国医学科学院阜外医院	804.66	北京	北京	三甲	专科医院	EMR7
4	北京大学人民医院	797.39	北京	北京	三甲	顶级医院 100 强	EMR5/互联四甲
5	上海交通大学医学院附属瑞金医院	788.68	上海	上海	三甲	顶级医院 100 强	EMR6/互联五乙
6	浙江大学医学院附属邵逸夫医院	770.81	浙江	杭州	三甲	顶级医院 100 强	HIMSS7
7	厦门大学附属第一医院	766.95	福建	厦门	三甲	顶级医院 100 强	互联四甲/HIMSS7
8	首都医科大学宣武医院	765.66	北京	北京	三甲	顶级医院 100 强	HIMSS7
9	天津泰达国际心血管病医院	760.47	天津	天津	三甲	专科医院	HIMSS7
10	浙江大学附属第一医院	757.66	浙江	杭州	三甲	顶级医院 100 强	HIMSS6
11	上海中医药大学附属龙华医院	755.68	上海	上海	三甲	顶级医院 100 强	互联四甲/HIMSS7
12	复旦大学附属中山医院	748.66	上海	上海	三甲	顶级医院 100 强	HIMSS6
13	河南省人民医院	739.39	河南	郑州	三甲	顶级医院 100 强	EMR5/互联五乙/HIMSS6
14	温州医科大学附属第一医院	737.32	浙江	温州	三甲	顶级医院 100 强	暂无
15	青岛大学附属医院	731.35	山东	青岛	三甲	顶级医院 100 强	互联四甲
16	浙江大学医学院附属第二医院	728.95	浙江	杭州	三甲	顶级医院 100 强	HIMSS6
17	烟台毓璜顶医院	725.96	山东	烟台	三甲	顶级医院 100 强	暂无

续表

名次	医院	得分	省份	城市	级别	医院类型	信息化评级（EMR/互联/HIMSS）
18	南昌大学第一附属医院	718. 60	江西	南昌	三甲	顶级医院 100 强	EMR5/互联四甲/HIMSS6
19	四川大学华西医院	715. 39	四川	成都	三甲	顶级医院 100 强	互联四级
20	新疆维吾尔自治区人民医院	713. 47	新疆	乌鲁木齐	三甲	顶级医院 100 强	EMR6
21	郑州大学第一附属医院	707. 32	河南	郑州	三甲	顶级医院 100 强	EMR5
22	上海市儿童医院	700. 94	上海	上海	三甲	专科医院	互联四甲/HIMSS7
23	新疆医科大学第一附属医院	698. 15	新疆	乌鲁木齐	三甲	顶级医院 100 强	HIMSS6
24	复旦大学附属儿科医院	695. 63	上海	上海	三甲	专科医院	互联四甲/HIMSS7
25	上海儿童医学中心	688. 92	上海	上海	三甲	专科医院	互联四甲/HIMSS6
26	大连大学附属中山医院	685. 27	辽宁	大连	三甲	省会市属/计划单列市医院 100 强	EMR5/互联四甲/HIMSS6
27	鄂东医疗集团黄石市中心医院	679. 97	湖北	黄石	三甲	地级城市医院 100 强	EMR6/互联四甲/HIMSS7
28	天津市宁河区医院	670. 54	天津	天津	三级	直辖市医院	EMR6/HIMSS6
29	中国医科大学附属第一医院	665. 92	辽宁	沈阳	三甲	顶级医院 100 强	EMR5/互联四甲
30	宁波市鄞州区第二医院	660. 47	浙江	宁波	三乙	计划单列市医院	HIMSS7
31	上海市第六人民医院	655. 32	上海	上海	三甲	顶级医院 100 强	互联四乙/HIMSS6
32	北京大学第三医院	650. 94	北京	北京	三甲	顶级医院 100 强	EMR5/互联五乙
33	武汉大学人民医院	648. 66	湖北	武汉	三甲	顶级医院 100 强	暂无
34	中南大学湘雅医院	640. 38	湖南	长沙	三甲	顶级医院 100 强	互联五乙
35	安徽医科大学第一附属医院	635. 92	安徽	合肥	三甲	顶级医院 100 强	EMR5/互联四甲
36	南方医科大学南方医院	630. 38	广东	广州	三甲	顶级医院 100 强	暂无
37	河北省人民医院	627. 57	河北	石家庄	三甲	顶级医院	EMR5/互联四甲/HIMSS6
38	北京协和医院	622. 23	北京	北京	三甲	顶级医院 100 强	互联四甲

续表

名次	医院	得分	省份	城市	级别	医院类型	信息化评级（EMR/互联/HIMSS）
39	济宁医学院附属医院	620. 92	山东	济宁	三甲	地级城市医院 100 强	HIMSS6
40	南京鼓楼医院	615. 43	江苏	南京	三甲	顶级医院 100 强	HIMSS6
41	天门市第一人民医院	605. 88	湖北	省辖县	三甲	县级医院 100 强	HIMSS6
42	淮安市第一人民医院	598. 51	江苏	淮安	三甲	地级城市医院 100 强	HIMSS6
43	西北妇女儿童医院	587. 85	陕西	西安	三甲	专科医院	HIMSS6
44	河南省洛阳正骨医院、河南省骨科医院	586. 94	河南	洛阳	三甲	专科医院	HIMSS6
45	滨州医学院附属医院	584. 51	山东	滨州	三甲	地级城市医院 100 强	
46	无锡市第二人民医院	578. 39	江苏	无锡	三甲	地级城市医院 100 强	HIMSS6
47	浙江省台州医院	575. 51	浙江	台州	三甲	地级城市医院 100 强	HIMSS6
48	华中科技大学同济医学院附属同济医院	570. 64	湖北	武汉	三甲	顶级医院 100 强	暂无
49	上海市第七人民医院	568. 77	上海	上海	三甲	中医医院 100 强	HIMSS6
50	北京大学第一医院	560. 56	北京	北京	三甲	顶级医院 100 强	暂无
51	包头市中心医院	555. 11	内蒙古	包头	三甲	地级城市医院 300 强	互联四甲/HIMSS6
52	大同煤矿集团公司总医院	554. 41	山西	大同	三甲	地级城市医院 300 强	EMR6
53	上海市同仁医院	553. 52	上海	上海	二甲	直辖市医院	互联四甲/HIMSS6
54	喀什地区第二人民医院	548. 67	新疆	喀什地区	三甲	地级城市医院	EMR6
55	河南省儿童医院	543. 87	河南	郑州	三甲	专科医院	EMR5/互联四甲/HIMSS6
56	克拉玛依市中心医院	536. 14	新疆	克拉玛依	三甲	地级城市医院 300 强	EMR6
57	厦门市第五医院	532. 18	福建	厦门	三级	省会市属/计划单列市医院 100 强	HIMSS6
58	乌海市人民医院	530. 72	内蒙古	乌海	三甲	地级城市医院	EMR6
59	昆明市儿童医院	528. 64	云南	昆明	三甲	专科医院	HIMSS7

续表

名次	医院	得分	省份	城市	级别	医院类型	信息化评级(EMR/互联/HIMSS)
60	江阴市人民医院	525. 72	江苏	无锡	三甲	县级医院 100 强	EMR5/互联四甲
61	江苏省人民医院	519. 60	江苏	南京	三甲	顶级医院 100 强	互联四甲
62	上海中医药大学附属岳阳中西医结合医院	510. 51	上海	上海	三甲	中医医院 100 强	HIMSS6
63	北京大学深圳医院	505. 81	广东	深圳	三甲	省会市属/计划单列市医院 100 强	EMR5/互联四甲
64	广东省人民医院	499. 05	广东	广州	三甲	顶级医院 100 强	互联四甲
65	石河子市人民医院	498. 76	新疆	省辖县	三甲	县级医院 300 强	EMR6
66	平阴县人民医院	488. 47	山东	济南	二甲	县级医院 500 强	EMR6
67	建德市第一人民医院	486. 78	浙江	杭州	三乙	县级医院 300 强	HIMSS6
68	大连医科大学附属第一医院	483. 88	辽宁	大连	三甲	顶级医院 100 强	暂无
69	北京和睦家医院	475. 04	北京	北京	二级	直辖市医院	HIMSS6
70	中山大学附属第一医院	464. 50	广东	广州	三甲	顶级医院 100 强	暂无
71	上海交通大学医学院附属新华医院	461. 08	上海	上海	三甲	顶级医院 100 强	暂无
72	徐州医科大学附属医院	454. 91	江苏	徐州	三甲	顶级医院 100 强	暂无
73	浙江省立同德医院	448. 60	浙江	杭州	三甲	中医医院 100 强	暂无
74	苏州大学附属第一医院	439. 96	江苏	苏州	三甲	顶级医院 100 强	暂无
75	广州市第一人民医院	426. 92	广东	广州	三甲	顶级医院 100 强	暂无
76	山东省立医院	423. 98	山东	济南	三甲	顶级医院 100 强	互联四甲
77	汕头大学医学院第一附属医院	422. 23	广东	汕头	三甲	地级城市医院 100 强	暂无
78	西安长安医院	418. 91	陕西	西安	三甲	省会市属/计划单列市医院 100 强	EMR5
79	江苏省苏北人民医院	415. 17	江苏	扬州	三甲	地级城市医院 100 强	EMR5
80	杭州市第一人民医院	412. 42	浙江	杭州	三甲	省会市属/计划单列市医院 100 强	EMR5

续表

名次	医院	得分	省份	城市	级别	医院类型	信息化评级（EMR/互联/HIMSS）
81	东莞市人民医院	409.13	广东	东莞	三甲	地级城市医院100强	暂无
82	厦门大学附属中山医院	398.67	福建	厦门	三甲	省会市属/计划单列市医院100强	互联四甲
83	深圳市人民医院	389.14	广东	深圳	三甲	顶级医院100强	暂无
84	大连医科大学附属第二医院	380.72	辽宁	大连	三甲	顶级医院100强	暂无
85	昆明医科大学第一附属医院	376.60	云南	昆明	三甲	顶级医院100强	暂无
86	广东省中医院	366.04	广东	广州	三甲	顶级医院100强	暂无
87	广东省第二人民医院	358.68	广东	广州	三甲	顶级医院	暂无
88	福建医科大学附属第一医院	348.81	福建	福州	三甲	顶级医院100强	EMR5/互联四甲
89	暨南大学附属第一医院	331.30	广东	广州	三甲	顶级医院	互联四甲
90	泉州市第一医院	385.28	福建	泉州	三甲	地级城市医院100强	暂无
91	福建省立医院	329.48	福建	福州	三甲	顶级医院100强	互联四甲
92	广州医科大学附属第二医院	325.83	广东	广州	三甲	顶级医院100强	互联四甲
93	聊城市人民医院	324.61	山东	聊城	三甲	地级城市医院100强	暂无
94	武汉市第一医院	323.88	湖北	武汉	三甲	中医医院100强	互联四甲
95	江苏大学附属医院	319.90	江苏	镇江	三甲	地级城市医院100强	互联四甲
96	北大医疗鲁中医院	316.31	山东	淄博	三甲	非公立医院100强	HIMSS6
97	北京医院	310.74	北京	北京	三甲	顶级医院100强	EMR5/互联四甲
98	复旦大学附属肿瘤医院	306.56	上海	上海	三甲	肿瘤医院80强	EMR5/互联四甲
99	深圳市第二人民医院	304.93	广东	深圳	三甲	省会市属/计划单列市医院100强	EMR5/互联四甲
100	重庆医科大学附属儿童医院	302.44	重庆	重庆	三甲	专科医院	互联四甲

2018 智慧医院 HIC 榜单 101～200 强

省份	医疗机构名称	城市	级别	医院类型	信息化评级（EMR/互联/HIMSS）
安徽	安徽省立医院	合肥	三甲	顶级医院 100 强	互联四甲
安徽	芜湖市第二人民医院	芜湖	三甲	地级城市医院 300 强	互联四甲
安徽	芜湖市第一人民医院	芜湖	三级	地级城市医院	互联四乙
安徽	界首市人民医院	阜阳	二甲	县级医院 300 强	EMR5
安徽	东至县人民医院	池州	二甲	县级医院	EMR5
北京	中日友好医院	北京	三甲	顶级医院 100 强	互联四甲
北京	首都医科大学附属北京世纪坛医院	北京	三甲	直辖市医院	互联四甲
北京	中国中医科学院西苑医院	北京	三甲	顶级医院 100 强	互联四甲
北京	首都医科大学附属北京儿童医院	北京	三甲	专科医院	互联四甲
北京	首都医科大学三博脑科医院	北京	三级	专科医院	暂无
北京	首都儿科研究所附属儿童医院	北京	三甲	专科医院	EMR5
北京	清华大学附属垂杨柳医院	北京	三级	直辖市医院	HIMSS6
福建	福建医科大学附属协和医院	福州	三甲	顶级医院 100 强	暂无
福建	福建医科大学孟超肝胆医院	福州	三甲	专科医院	暂无
广东	珠海市人民医院	珠海	三甲	地级城市医院 300 强	暂无
广东	清远市人民医院	清远	三甲	地级城市医院 100 强	暂无
广东	梅州市人民医院	梅州	三甲	地级城市医院 100 强	暂无
广东	深圳市中医院	深圳	三甲	中医医院 100 强	暂无
广东	粤北人民医院	韶关	三甲	地级城市医院 100 强	暂无
广东	中山大学肿瘤防治中心	广州	三甲	肿瘤医院 80 强	暂无
广东	广州中医药大学第一附属医院	广州	三甲	顶级医院 100 强	暂无
广东	佛山市中医院	佛山	三甲	地级城市医院 100 强	暂无
广东	中山市人民医院	中山	三甲	地级城市医院 100 强	暂无
广东	深圳市南山区人民医院	深圳	三甲	省会市属/计划单列市医院 100 强	暂无
广东	广州医科大学附属第三医院	广州	三甲	省会市属/计划单列市医院 100 强	互联四甲

续表

省份	医疗机构名称	城市	级别	医院类型	信息化评级（EMR/互联/HIMSS）
	深圳市宝安区妇幼保健院	深圳	三级	专科医院	互联四甲
	江门市妇幼保健院	江门	三级	专科医院	EMR5
	深圳市儿童医院	深圳	三甲	专科医院	EMR5
	中山大学孙逸仙纪念医院	广州	三甲	顶级医院 100 强	暂无
	阳江市人民医院	阳江	三甲	地级城市医院 300 强	HIMSS6
贵州	遵义医学院附属医院	遵义	三甲	地级城市医院 100 强	暂无
河北	沧州市中心医院	沧州	三甲	地级城市医院 100 强	暂无
河南	周口市中心医院	周口	三甲	地级城市医院 300 强	暂无
	南阳市中心医院	南阳	三甲	地级城市医院 100 强	暂无
黑龙江	哈尔滨市第一医院	哈尔滨	三甲	省会市属/计划单列市医院 100 强	暂无
	牡丹江市肿瘤医院	牡丹江	三甲	肿瘤医院 80 强	EMR5
湖北	宜昌市中心人民医院	宜昌	三甲	地级城市医院 100 强	暂无
	十堰市太和医院	十堰	三甲	地级城市医院 100 强	暂无
	武汉市中心医院	武汉	三甲	省会市属/计划单列市医院 100 强	暂无
	仙桃市第一人民医院	省辖县	三乙	县级医院 100 强	暂无
	武汉市普仁医院	武汉	三甲	省会市属/计划单列市医院 100 强	暂无
	公安县中医医院	荆州	三甲	县级医院 300 强	互联四甲
	宜昌市第一人民医院	宜昌	三甲	地级城市医院 300 强	HIMSS6
	武汉儿童医院	武汉	三甲	专科医院	HIMSS6
湖南	郴州市第一人民医院	郴州	三甲	地级城市医院 100 强	暂无
	中南大学湘雅三医院	长沙	三甲	顶级医院 100 强	互联四乙
吉林	吉林市中心医院	吉林	三甲	地级城市医院 100 强	互联四甲
江苏	徐州市中心医院	徐州	三甲	地级城市医院 100 强	暂无
	东南大学附属中大医院	南京	三甲	顶级医院 100 强	暂无
	连云港市第一人民医院	连云港	三甲	地级城市医院 100 强	EMR5
	无锡市人民医院	无锡	三甲	地级城市医院 100 强	
	南京市儿童医院	南京	三甲	专科医院	互联四甲
	南京市中西医结合医院	南京	三甲	中医医院 300 强	互联四甲
	无锡市中医医院	无锡	三甲	中医医院 100 强	互联四级
	镇江市第一人民医院	镇江	三甲	地级城市医院 100 强	EMR5
	江苏省中医院	南京	三甲	顶级医院 100 强	暂无

续表

省份	医疗机构名称	城市	级别	医院类型	信息化评级（EMR/互联/HIMSS）
江西	南昌大学第二附属医院	南昌	三甲	顶级医院	暂无
辽宁	中国医科大学附属第四医院	沈阳	三甲	顶级医院	互联四甲
	辽宁省人民医院	沈阳	三甲	顶级医院	HIMSS6
内蒙古	呼伦贝尔市人民医院	呼伦贝尔	三甲	地级城市医院 300 强	互联四甲
	赤峰学院附属医院	赤峰	三甲	地级城市医院 300 强	HIMSS6
宁夏	宁夏医科大学总医院	银川	三甲	顶级医院 100 强	互联四甲
山东	滕州市中心人民医院	枣庄	三甲	县级医院 100 强	互联四甲
	济宁市第一人民医院	济宁	三甲	地级城市医院 100 强	暂无
	莒县人民医院	日照	三乙	县级医院 100 强	EMR5
山西	大同市第三人民医院	大同	三甲	地级城市医院 300 强	暂无
	大同市第五人民医院	大同	三甲	地级城市医院 300 强	暂无
	山西医科大学第一医院	太原	三甲	顶级医院 100 强	HIMSS6
上海	同济大学附属东方医院	上海	三甲	顶级医院 100 强	EMR5
	上海市第一人民医院	上海	三甲	顶级医院 100 强	互联四甲
	上海市胸科医院	上海	三甲	专科医院	互联四甲
	上海中医药大学附属曙光医院	上海	三甲	顶级医院 100 强	互联四甲
	复旦大学附属华山医院	上海	三甲	顶级医院 100 强	互联四甲
	复旦大学附属耳鼻喉医院	上海	三甲	专科医院	互联四甲
	中国福利会国际和平妇幼保健院	上海	三甲	专科医院	互联四甲
	上海市第十人民医院	上海	三甲	顶级医院 100 强	互联四甲
	上海交通大学医学院附属第九人民医院	上海	三甲	顶级医院 100 强	互联四甲
	上海市中医医院	上海	三甲	中医医院 100 强	互联四甲
	上海市同济医院	上海	三甲	直辖市医院	互联四乙
	上海市徐汇区大华医院	上海	二级	直辖市医院	EMR5
	上海市杨浦区中心医院	上海	三乙	直辖市医院	EMR5
	上海交通大学医学院附属仁济医院	上海	三甲	顶级医院 100 强	暂无
	上海市浦东医院	上海	三甲	直辖市医院	HIMSS6

续表

省份	医疗机构名称	城市	级别	医院类型	信息化评级（EMR/互联/HIMSS）
四川	成都市第五人民医院	成都	三甲	省会市属/计划单列市医院 100 强	暂无
	四川大学华西第二医院	成都	三甲	专科医院	互联四乙
天津	天津市北辰医院	天津	三级	直辖市医院	EMR5
新疆	新疆佳音医院	乌鲁木齐	三甲	非公立医院 100 强	暂无
	新疆维吾尔自治区肿瘤医院	乌鲁木齐	三甲	肿瘤医院 80 强	EMR5
云南	昆明医科大学第二附属医院	昆明	三甲	顶级医院	互联四乙
	云南省阜外心血管病医院	昆明	未定	专科医院	EMR5
浙江	台州市第一人民医院	台州	三乙	地级城市医院 300 强	暂无
	杭州市中医院	杭州	三甲	中医医院 100 强	暂无
	浙江省中医院	杭州	三甲	中医医院 100 强	暂无
	温岭市第一人民医院	台州	三乙	县级医院 100 强	暂无
	杭州师范大学附属医院	杭州	三甲	省会市属/计划单列市医院 100 强	互联四甲
	宁波市第二医院	宁波	三甲	省会市属/计划单列市医院 100 强	互联四甲
	浙江大学医学院附属第四医院	义乌	三甲	顶级医院	互联四甲/HIMSS6
	瑞安市人民医院	温州	三乙	县级医院 100 强	暂无
	温州康宁医院	温州	三甲	非公医院 100 强	暂无
重庆	重庆市南川区人民医院	重庆	三甲	直辖市医院	互联四甲

注：（1）EMR：代表电子病历系统功能与应用水平分级评级结果；
（2）互联：代表医院信息互联互通标准化成熟度测评评级结果；
（3）HIMSS：代表 HIMSS EMRAM 评级结果。

七 2018地级专科30强

评价对象：进入地级城市医院 100 强和地级专科医院的 16 个专科，包括普通外科、骨科、泌尿外科、神经外科、胸外科、妇科、产科、重症医学科（ICU）、心血管内科、呼吸内科、消化内科、神经内科、肾脏内科、内分泌科、肿瘤内科、儿内科。

地级城市普通外科排名30强

名次	医院	省份	城市	级别
1	温州医科大学附属第一医院	浙江	温州	三甲
2	苏州大学附属第一医院	江苏	苏州	三甲
3	烟台毓璜顶医院	山东	烟台	三甲
4	徐州医科大学附属医院	江苏	徐州	三甲
5	聊城市人民医院	山东	聊城	三甲
6	汕头大学医学院第一附属医院	广东	汕头	三甲
7	佛山市第一人民医院	广东	佛山	三甲
8	济宁市第一人民医院	山东	济宁	三甲
9	十堰市太和医院	湖北	十堰	三甲
10	徐州市中心医院	江苏	徐州	三甲
11	临沂市人民医院	山东	临沂	三甲
12	遵义医学院附属医院	贵州	遵义	三甲
13	中山市人民医院	广东	中山	三甲
14	温州医科大学附属第二医院	浙江	温州	三甲
15	梅州市人民医院	广东	梅州	三甲
16	东莞市人民医院	广东	东莞	三甲
17	惠州市中心人民医院	广东	惠州	三甲
18	南通大学附属医院	江苏	南通	三甲
19	粤北人民医院	广东	韶关	三甲
20	淮安市第一人民医院	江苏	淮安	三甲
21	江苏省苏北人民医院	江苏	扬州	三甲

地级城市骨科排名30强

名次	医院	省份	城市	级别
1	苏州大学附属第一医院	江苏	苏州	三甲
2	徐州医科大学附属医院	江苏	徐州	三甲
3	临沂市人民医院	山东	临沂	三甲
4	聊城市人民医院	山东	聊城	三甲
5	温州医科大学附属第二医院	浙江	温州	三甲
6	十堰市太和医院	湖北	十堰	三甲
7	烟台毓璜顶医院	山东	烟台	三甲
8	佛山市中医院	广东	佛山	三甲
9	徐州市中心医院	江苏	徐州	三甲
10	汕头大学医学院第一附属医院	广东	汕头	三甲
11	温州医科大学附属第一医院	浙江	温州	三甲
12	济宁市第一人民医院	山东	济宁	三甲
13	惠州市中心人民医院	广东	惠州	三甲
14	佛山市第一人民医院	广东	佛山	三甲
15	遵义医学院附属医院	贵州	遵义	三甲
16	南通大学附属医院	江苏	南通	三甲
17	新乡医学院第一附属医院	河南	新乡	三甲
18	浙江省台州医院	浙江	台州	三甲
19	沧州市中心医院	河北	沧州	三甲
20	江苏省苏北人民医院	江苏	扬州	三甲
21	淄博市中心医院	山东	淄博	三甲

续表

名次	医院	省份	城市	级别	名次	医院	省份	城市	级别
22	新乡医学院第一附属医院	河南	新乡	三甲	22	柳州市工人医院	广西	柳州	三甲
23	郴州市第一人民医院	湖南	郴州	三甲	23	东莞市人民医院	广东	东莞	三甲
24	沧州市中心医院	河北	沧州	三甲	24	十堰市人民医院	湖北	十堰	三甲
25	宜昌市中心人民医院	湖北	宜昌	三甲	25	苏州大学附属第二医院	江苏	苏州	三甲
26	金华市中心医院	浙江	金华	三甲	26	沧州中西医结合医院	河北	沧州	三甲
27	常州市第二人民医院	江苏	常州	三甲	27	常州市第二人民医院	江苏	常州	三甲
28	泰州市人民医院	江苏	泰州	三甲	28	粤北人民医院	广东	韶关	三甲
29	柳州市工人医院	广西	柳州	三甲	29	泰州市人民医院	江苏	泰州	三甲
30	柳州市人民医院	广西	柳州	三甲	30	江苏大学附属医院	江苏	镇江	三甲

地级城市泌尿外科排名 30 强 **地级城市神经外科排名 30 强**

名次	医院	省份	城市	级别	名次	医院	省份	城市	级别
1	苏州大学附属第一医院	江苏	苏州	三甲	1	苏州大学附属第一医院	江苏	苏州	三甲
2	温州医科大学附属第一医院	浙江	温州	三甲	2	徐州医科大学附属医院	江苏	徐州	三甲
3	烟台毓璜顶医院	山东	烟台	三甲	3	聊城市人民医院	山东	聊城	三甲
4	徐州医科大学附属医院	江苏	徐州	三甲	4	温州医科大学附属第一医院	浙江	温州	三甲
5	徐州市中心医院	江苏	徐州	三甲	5	汕头大学医学院第一附属医院	广东	汕头	三甲
6	临沂市人民医院	山东	临沂	三甲	6	临沂市人民医院	山东	临沂	三甲
7	聊城市人民医院	山东	聊城	三甲	7	十堰市太和医院	湖北	十堰	三甲
8	梅州市人民医院	广东	梅州	三甲	8	济宁市第一人民医院	山东	济宁	三甲
9	济宁市第一人民医院	山东	济宁	三甲	9	烟台毓璜顶医院	山东	烟台	三甲
10	十堰市太和医院	湖北	十堰	三甲	10	梅州市人民医院	广东	梅州	三甲
11	遵义医学院附属医院	贵州	遵义	三甲	11	遵义医学院附属医院	贵州	遵义	三甲
12	粤北人民医院	广东	韶关	三甲	12	中山市人民医院	广东	中山	三甲
13	汕头大学医学院第一附属医院	广东	汕头	三甲	13	沧州市中心医院	河北	沧州	三甲
14	惠州市中心人民医院	广东	惠州	三甲	14	徐州市中心医院	江苏	徐州	三甲
15	沧州市中心医院	河北	沧州	三甲	15	佛山市第一人民医院	广东	佛山	三甲

续表

名次	医院	省份	城市	级别	名次	医院	省份	城市	级别
16	东莞市人民医院	广东	东莞	三甲	16	新乡医学院第一附属医院	河南	新乡	三甲
17	浙江省台州医院	浙江	台州	三甲	17	潍坊市人民医院	山东	潍坊	三甲
18	新乡医学院第一附属医院	河南	新乡	三甲	18	连云港市第一人民医院	江苏	连云港	三甲
19	佛山市第一人民医院	广东	佛山	三甲	19	东莞市人民医院	广东	东莞	三甲
20	温州医科大学附属第二医院	浙江	温州	三甲	20	温州医科大学附属第二医院	浙江	温州	三甲
21	南通大学附属医院	江苏	南通	三甲	21	惠州市中心人民医院	广东	惠州	三甲
22	遂宁市中心医院	四川	遂宁	三甲	22	金华市中心医院	浙江	金华	三甲
23	金华市中心医院	浙江	金华	三甲	23	粤北人民医院	广东	韶关	三甲
24	潍坊市人民医院	山东	潍坊	三甲	24	齐齐哈尔市第一医院	黑龙江	齐齐哈尔	三甲
25	襄阳市中心医院	湖北	襄阳	三甲	25	南阳市中心医院	河南	南阳	三甲
26	连云港市第一人民医院	江苏	连云港	三甲	26	江苏省苏北人民医院	江苏	扬州	三甲
27	中山市人民医院	广东	中山	三甲	27	南通大学附属医院	江苏	南通	三甲
28	邵阳市中心医院	湖南	邵阳	三甲	28	商丘市第一人民医院	河南	商丘	三甲
29	常州市第二人民医院	江苏	常州	三甲	29	宜昌市中心人民医院	湖北	宜昌	三甲
30	宜昌市中心人民医院	湖北	宜昌	三甲	30	浙江省台州医院	浙江	台州	三甲

地级城市胸外科排名30强　　　　**地级城市妇科排名30强**

名次	医院	省份	城市	级别	名次	医院	省份	城市	级别
1	苏州大学附属第一医院	江苏	苏州	三甲	1	温州医科大学附属第一医院	浙江	温州	三甲
2	徐州医科大学附属医院	江苏	徐州	三甲	2	烟台毓璜顶医院	山东	烟台	三甲
3	温州医科大学附属第一医院	浙江	温州	三甲	3	苏州大学附属第一医院	江苏	苏州	三甲
4	烟台毓璜顶医院	山东	烟台	三甲	4	徐州医科大学附属医院	江苏	徐州	三甲
5	汕头大学医学院第一附属医院	广东	汕头	三甲	5	梅州市人民医院	广东	梅州	三甲
6	聊城市人民医院	山东	聊城	三甲	6	佛山市第一人民医院	广东	佛山	三甲

续表

名次	医院	省份	城市	级别	名次	医院	省份	城市	级别
7	济宁市第一人民医院	山东	济宁	三甲	7	聊城市人民医院	山东	聊城	三甲
8	温州医科大学附属第二医院	浙江	温州	三甲	8	十堰市太和医院	湖北	十堰	三甲
9	徐州市中心医院	江苏	徐州	三甲	9	汕头大学医学院第一附属医院	广东	汕头	三甲
10	临沂市人民医院	山东	临沂	三甲	10	济宁市第一人民医院	山东	济宁	三甲
11	东莞市人民医院	广东	东莞	三甲	11	徐州市中心医院	江苏	徐州	三甲
12	十堰市太和医院	湖北	十堰	三甲	12	临沂市人民医院	山东	临沂	三甲
13	沧州市中心医院	河北	沧州	三甲	13	温州医科大学附属第二医院	浙江	温州	三甲
14	佛山市第一人民医院	广东	佛山	三甲	14	遵义医学院附属医院	贵州	遵义	三甲
15	中山市人民医院	广东	中山	三甲	15	沧州市中心医院	河北	沧州	三甲
16	新乡医学院第一附属医院	河南	新乡	三甲	16	惠州市中心人民医院	广东	惠州	三甲
17	遵义医学院附属医院	贵州	遵义	三甲	17	中山市人民医院	广东	中山	三甲
18	南通大学附属医院	江苏	南通	三甲	18	东莞市人民医院	广东	东莞	三甲
19	浙江省台州医院	浙江	台州	三甲	19	新乡医学院第一附属医院	河南	新乡	三甲
20	淮安市第一人民医院	江苏	淮安	三甲	20	遂宁市中心医院	四川	遂宁	三甲
21	常州市第二人民医院	江苏	常州	三甲	21	宜昌市中心人民医院	湖北	宜昌	三甲
22	宜昌市中心人民医院	湖北	宜昌	三甲	22	柳州市工人医院	广西	柳州	三甲
23	郴州市第一人民医院	湖南	郴州	三甲	23	南通大学附属医院	江苏	南通	三甲
24	苏州大学附属第二医院	江苏	苏州	三甲	24	襄阳市中心医院	湖北	襄阳	三甲
25	襄阳市中心医院	湖北	襄阳	三甲	25	郴州市第一人民医院	湖南	郴州	三甲
26	湖州市中心医院	浙江	湖州	三甲	26	泰州市人民医院	江苏	泰州	三甲
27	南阳市中心医院	河南	南阳	三甲	27	柳州市人民医院	广西	柳州	三甲
28	江苏省苏北人民医院	江苏	扬州	三甲	28	粤北人民医院	广东	韶关	三甲
29	粤北人民医院	广东	韶关	三甲	29	潍坊市人民医院	山东	潍坊	三甲
30	梅州市人民医院	广东	梅州	三甲	30	淮安市第一人民医院	江苏	淮安	三甲

地级城市产科排名30强

名次	医院	省份	城市	级别
1	温州医科大学附属第一医院	浙江	温州	三甲
2	烟台毓璜顶医院	山东	烟台	三甲
3	苏州大学附属第一医院	江苏	苏州	三甲
4	临沂市人民医院	山东	临沂	三甲
5	徐州医科大学附属医院	江苏	徐州	三甲
6	东莞市人民医院	广东	东莞	三甲
7	佛山市第一人民医院	广东	佛山	三甲
8	聊城市人民医院	山东	聊城	三甲
9	汕头大学医学院第一附属医院	广东	汕头	三甲
10	济宁市第一人民医院	山东	济宁	三甲
11	徐州市中心医院	江苏	徐州	三甲
12	十堰市太和医院	湖北	十堰	三甲
13	温州医科大学附属第二医院	浙江	温州	三甲
14	遵义医学院附属医院	贵州	遵义	三甲
15	新乡医学院第一附属医院	河南	新乡	三甲
16	惠州市中心人民医院	广东	惠州	三甲
17	沧州市中心医院	河北	沧州	三甲
18	浙江省台州医院	浙江	台州	三甲
19	清远市人民医院	广东	清远	三甲
20	中山市人民医院	广东	中山	三甲
21	滨州医学院附属医院	山东	滨州	三甲
22	淮安市第一人民医院	江苏	淮安	三甲

地级城市重症医学科排名30强

名次	医院	省份	城市	级别
1	烟台毓璜顶医院	山东	烟台	三甲
2	苏州大学附属第一医院	江苏	苏州	三甲
3	温州医科大学附属第一医院	浙江	温州	三甲
4	徐州医科大学附属医院	江苏	徐州	三甲
5	聊城市人民医院	山东	聊城	三甲
6	汕头大学医学院第一附属医院	广东	汕头	三甲
7	临沂市人民医院	山东	临沂	三甲
8	济宁市第一人民医院	山东	济宁	三甲
9	十堰市太和医院	湖北	十堰	三甲
10	佛山市第一人民医院	广东	佛山	三甲
11	徐州市中心医院	江苏	徐州	三甲
12	温州医科大学附属第二医院	浙江	温州	三甲
13	东莞市人民医院	广东	东莞	三甲
14	惠州市中心人民医院	广东	惠州	三甲
15	中山市人民医院	广东	中山	三甲
16	遵义医学院附属医院	贵州	遵义	三甲
17	梅州市人民医院	广东	梅州	三甲
18	南通大学附属医院	江苏	南通	三甲
19	沧州市中心医院	河北	沧州	三甲
20	宜昌市中心人民医院	湖北	宜昌	三甲
21	河南科技大学第一附属医院	河南	洛阳	三甲
22	新乡医学院第一附属医院	河南	新乡	三甲

续表

名次	医院	省份	城市	级别	名次	医院	省份	城市	级别
23	江苏省苏北人民医院	江苏	扬州	三甲	23	郴州市第一人民医院	湖南	郴州	三甲
24	宜昌市中心人民医院	湖北	宜昌	三甲	24	齐齐哈尔市第一医院	黑龙江	齐齐哈尔	三甲
25	南通大学附属医院	江苏	南通	三甲	25	浙江省台州医院	浙江	台州	三甲
26	十堰市人民医院	湖北	十堰	三甲	26	清远市人民医院	广东	清远	三甲
27	佛山市禅城中心医院	广东	佛山	三甲	27	泉州市第一医院	福建	泉州	三甲
28	德阳市人民医院	四川	德阳	三甲	28	福建医科大学附属第二医院	福建	泉州	三甲
29	遂宁市中心医院	四川	遂宁	三甲	29	金华市中心医院	浙江	金华	三甲
30	襄阳市中心医院	湖北	襄阳	三甲	30	泰州市人民医院	江苏	泰州	三甲

地级城市心血管内科排名 30 强　　**地级城市呼吸内科排名 30 强**

名次	医院	省份	城市	级别	名次	医院	省份	城市	级别
1	徐州医科大学附属医院	江苏	徐州	三甲	1	苏州大学附属第一医院	江苏	苏州	三甲
2	苏州大学附属第一医院	江苏	苏州	三甲	2	温州医科大学附属第一医院	浙江	温州	三甲
3	烟台毓璜顶医院	山东	烟台	三甲	3	十堰市太和医院	湖北	十堰	三甲
4	汕头大学医学院第一附属医院	广东	汕头	三甲	4	烟台毓璜顶医院	山东	烟台	三甲
5	聊城市人民医院	山东	聊城	三甲	5	济宁市第一人民医院	山东	济宁	三甲
6	温州医科大学附属第一医院	浙江	温州	三甲	6	聊城市人民医院	山东	聊城	三甲
7	济宁市第一人民医院	山东	济宁	三甲	7	徐州医科大学附属医院	江苏	徐州	三甲
8	徐州市中心医院	江苏	徐州	三甲	8	汕头大学医学院第一附属医院	广东	汕头	三甲
9	十堰市太和医院	湖北	十堰	三甲	9	临沂市人民医院	山东	临沂	三甲
10	临沂市人民医院	山东	临沂	三甲	10	东莞市人民医院	广东	东莞	三甲
11	梅州市人民医院	广东	梅州	三甲	11	遵义医学院附属医院	贵州	遵义	三甲
12	遵义医学院附属医院	贵州	遵义	三甲	12	徐州市中心医院	江苏	徐州	三甲
13	粤北人民医院	广东	韶关	三甲	13	梅州市人民医院	广东	梅州	三甲
14	佛山市第一人民医院	广东	佛山	三甲	14	惠州市中心人民医院	广东	惠州	三甲
15	温州医科大学附属第二医院	浙江	温州	三甲	15	宜昌市中心人民医院	湖北	宜昌	三甲

续表

名次	医院	省份	城市	级别	名次	医院	省份	城市	级别
16	沧州市中心医院	河北	沧州	三甲	16	佛山市第一人民医院	广东	佛山	三甲
17	中山市人民医院	广东	中山	三甲	17	温州医科大学附属第二医院	浙江	温州	三甲
18	新乡医学院第一附属医院	河南	新乡	三甲	18	南通大学附属医院	江苏	南通	三甲
19	南通大学附属医院	江苏	南通	三甲	19	中山市人民医院	广东	中山	三甲
20	十堰市人民医院	湖北	十堰	三甲	20	清远市人民医院	广东	清远	三甲
21	潍坊市人民医院	山东	潍坊	三甲	21	浙江省台州医院	浙江	台州	三甲
22	襄阳市中心医院	湖北	襄阳	三甲	22	福建医科大学附属第二医院	福建	泉州	三甲
23	江苏大学附属医院	江苏	镇江	三甲	23	襄阳市中心医院	湖北	襄阳	三甲
24	江苏省苏北人民医院	江苏	扬州	三甲	24	金华市中心医院	浙江	金华	三甲
25	柳州市人民医院	广西	柳州	三甲	25	泉州市第一医院	福建	泉州	三甲
26	东莞市人民医院	广东	东莞	三甲	26	新乡医学院第一附属医院	河南	新乡	三甲
27	惠州市中心人民医院	广东	惠州	三甲	27	沧州市中心医院	河北	沧州	三甲
28	泰州市人民医院	江苏	泰州	三甲	28	泰州市人民医院	江苏	泰州	三甲
29	泉州市第一医院	福建	泉州	三甲	29	河南科技大学第一附属医院	河南	洛阳	三甲
30	柳州市工人医院	广西	柳州	三甲	30	湖州市中心医院	浙江	湖州	三甲

地级城市消化内科排名 30 强　　**地级城市神经内科排名 30 强**

名次	医院	省份	城市	级别	名次	医院	省份	城市	级别
1	徐州医科大学附属医院	江苏	徐州	三甲	1	聊城市人民医院	山东	聊城	三甲
2	苏州大学附属第一医院	江苏	苏州	三甲	2	温州医科大学附属第一医院	浙江	温州	三甲
3	聊城市人民医院	山东	聊城	三甲	3	徐州医科大学附属医院	江苏	徐州	三甲
4	温州医科大学附属第一医院	浙江	温州	三甲	4	苏州大学附属第一医院	江苏	苏州	三甲
5	烟台毓璜顶医院	山东	烟台	三甲	5	临沂市人民医院	山东	临沂	三甲
6	十堰市太和医院	湖北	十堰	三甲	6	烟台毓璜顶医院	山东	烟台	三甲

续表

名次	医院	省份	城市	级别	名次	医院	省份	城市	级别
7	临沂市人民医院	山东	临沂	三甲	7	汕头大学医学院第一附属医院	广东	汕头	三甲
8	济宁市第一人民医院	山东	济宁	三甲	8	济宁市第一人民医院	山东	济宁	三甲
9	梅州市人民医院	广东	梅州	三甲	9	十堰市太和医院	湖北	十堰	三甲
10	遵义医学院附属医院	贵州	遵义	三甲	10	新乡医学院第一附属医院	河南	新乡	三甲
11	徐州市中心医院	江苏	徐州	三甲	11	徐州市中心医院	江苏	徐州	三甲
12	粤北人民医院	广东	韶关	三甲	12	粤北人民医院	广东	韶关	三甲
13	温州医科大学附属第二医院	浙江	温州	三甲	13	梅州市人民医院	广东	梅州	三甲
14	佛山市第一人民医院	广东	佛山	三甲	14	遵义医学院附属医院	贵州	遵义	三甲
15	惠州市中心人民医院	广东	惠州	三甲	15	温州医科大学附属第二医院	浙江	温州	三甲
16	沧州市中心医院	河北	沧州	三甲	16	东莞市人民医院	广东	东莞	三甲
17	汕头大学医学院第一附属医院	广东	汕头	三甲	17	沧州市中心医院	河北	沧州	三甲
18	东莞市人民医院	广东	东莞	三甲	18	河南科技大学第一附属医院	河南	洛阳	三甲
19	新乡医学院第一附属医院	河南	新乡	三甲	19	齐齐哈尔市第一医院	黑龙江	齐齐哈尔	三甲
20	南通大学附属医院	江苏	南通	三甲	20	淮安市第一人民医院	江苏	淮安	三甲
21	泉州市第一医院	福建	泉州	三甲	21	襄阳市中心医院	湖北	襄阳	三甲
22	滨州医学院附属医院	山东	滨州	三甲	22	江苏省苏北人民医院	江苏	扬州	三甲
23	泰州市人民医院	江苏	泰州	三甲	23	郴州市第一人民医院	湖南	郴州	三甲
24	十堰市人民医院	湖北	十堰	三甲	24	浙江省台州医院	浙江	台州	三甲
25	佛山市中医院	广东	佛山	三甲	25	佛山市第一人民医院	广东	佛山	三甲
26	潍坊市人民医院	山东	潍坊	三甲	26	丽水市中心医院	浙江	丽水	三甲
27	江苏省苏北人民医院	江苏	扬州	三甲	27	佛山市中医院	广东	佛山	三甲
28	宜昌市中心人民医院	湖北	宜昌	三甲	28	德阳市人民医院	四川	德阳	三甲
29	清远市人民医院	广东	清远	三甲	29	柳州市人民医院	广西	柳州	三甲
30	中山市人民医院	广东	中山	三甲	30	泉州市第一医院	福建	泉州	三甲

地级城市肾脏内科排名 30 强

名次	医院	省份	城市	级别
1	温州医科大学附属第一医院	浙江	温州	三甲
2	徐州医科大学附属医院	江苏	徐州	三甲
3	汕头大学医学院第一附属医院	广东	汕头	三甲
4	佛山市第一人民医院	广东	佛山	三甲
5	烟台毓璜顶医院	山东	烟台	三甲
6	苏州大学附属第一医院	江苏	苏州	三甲
7	聊城市人民医院	山东	聊城	三甲
8	东莞市人民医院	广东	东莞	三甲
9	临沂市人民医院	山东	临沂	三甲
10	济宁市第一人民医院	山东	济宁	三甲
11	十堰市太和医院	湖北	十堰	三甲
12	徐州市中心医院	江苏	徐州	三甲
13	惠州市中心人民医院	广东	惠州	三甲
14	温州医科大学附属第二医院	浙江	温州	三甲
15	中山市人民医院	广东	中山	三甲
16	沧州市中心医院	河北	沧州	三甲
17	新乡医学院第一附属医院	河南	新乡	三甲
18	南通大学附属医院	江苏	南通	三甲
19	佛山市中医院	广东	佛山	三甲
20	宜昌市中心人民医院	湖北	宜昌	三甲
21	襄阳市中心医院	湖北	襄阳	三甲
22	江苏省苏北人民医院	江苏	扬州	三甲
23	梅州市人民医院	广东	梅州	三甲
24	郴州市第一人民医院	湖南	郴州	三甲

地级城市内分泌科排名 30 强

名次	医院	省份	城市	级别
1	温州医科大学附属第一医院	浙江	温州	三甲
2	苏州大学附属第一医院	江苏	苏州	三甲
3	聊城市人民医院	山东	聊城	三甲
4	徐州医科大学附属医院	江苏	徐州	三甲
5	烟台毓璜顶医院	山东	烟台	三甲
6	临沂市人民医院	山东	临沂	三甲
7	汕头大学医学院第一附属医院	广东	汕头	三甲
8	东莞市人民医院	广东	东莞	三甲
9	徐州市中心医院	江苏	徐州	三甲
10	济宁市第一人民医院	山东	济宁	三甲
11	十堰市太和医院	湖北	十堰	三甲
12	佛山市第一人民医院	广东	佛山	三甲
13	沧州市中心医院	河北	沧州	三甲
14	中山市人民医院	广东	中山	三甲
15	惠州市中心人民医院	广东	惠州	三甲
16	佛山市中医院	广东	佛山	三甲
17	温州医科大学附属第二医院	浙江	温州	三甲
18	新乡医学院第一附属医院	河南	新乡	三甲
19	遵义医学院附属医院	贵州	遵义	三甲
20	淮安市第一人民医院	江苏	淮安	三甲
21	河南科技大学第一附属医院	河南	洛阳	三甲
22	粤北人民医院	广东	韶关	三甲
23	梅州市人民医院	广东	梅州	三甲
24	南通大学附属医院	江苏	南通	三甲

续表

名次	医院	省份	城市	级别	名次	医院	省份	城市	级别
25	泉州市第一医院	福建	泉州	三甲	25	常州市第二人民医院	江苏	常州	三甲
26	邵阳市中心医院	湖南	邵阳	三甲	26	江苏省苏北人民医院	江苏	扬州	三甲
27	柳州市人民医院	广西	柳州	三甲	27	福建医科大学附属第二医院	福建	泉州	三甲
28	淄博市中心医院	山东	淄博	三甲	28	柳州市人民医院	广西	柳州	三甲
29	金华市中心医院	浙江	金华	三甲	29	齐齐哈尔市第一医院	黑龙江	齐齐哈尔	三甲
30	潍坊市人民医院	山东	潍坊	三甲	30	滨州医学院附属医院	山东	滨州	三甲

地级城市肿瘤内科排名 30 强　　　　**地级城市儿内科排名 30 强**

名次	医院	省份	城市	级别	名次	医院	省份	城市	级别
1	徐州医科大学附属医院	江苏	徐州	三甲	1	聊城市人民医院	山东	聊城	三甲
2	苏州大学附属第一医院	江苏	苏州	三甲	2	徐州医科大学附属医院	江苏	徐州	三甲
3	佛山市第一人民医院	广东	佛山	三甲	3	温州医科大学附属第二医院	浙江	温州	三甲
4	温州医科大学附属第一医院	浙江	温州	三甲	4	烟台毓璜顶医院	山东	烟台	三甲
5	烟台毓璜顶医院	山东	烟台	三甲	5	十堰市太和医院	湖北	十堰	三甲
6	东莞市人民医院	广东	东莞	三甲	6	临沂市人民医院	山东	临沂	三甲
7	聊城市人民医院	山东	聊城	三甲	7	济宁市第一人民医院	山东	济宁	三甲
8	临沂市人民医院	山东	临沂	三甲	8	汕头大学医学院第一附属医院	广东	汕头	三甲
9	济宁市第一人民医院	山东	济宁	三甲	9	佛山市第一人民医院	广东	佛山	三甲
10	徐州市中心医院	江苏	徐州	三甲	10	苏州大学附属儿童医院	江苏	苏州	三甲
11	遵义医学院附属医院	贵州	遵义	三甲	11	遵义医学院附属医院	贵州	遵义	三甲
12	中山市人民医院	广东	中山	三甲	12	徐州市儿童医院	江苏	徐州	三甲
13	十堰市太和医院	湖北	十堰	三甲	13	沧州市中心医院	河北	沧州	三甲
14	南通大学附属肿瘤医院	江苏	南通	三甲	14	新乡医学院第一附属医院	河南	新乡	三甲
15	汕头大学医学院附属肿瘤医院	广东	汕头	三级	15	东莞市儿童医院	广东	东莞	三级

续表

名次	医院	省份	城市	级别	名次	医院	省份	城市	级别
16	河南科技大学第一附属医院	河南	洛阳	三甲	16	徐州市中心医院	江苏	徐州	三甲
17	梅州市人民医院	广东	梅州	三甲	17	惠州市中心人民医院	广东	惠州	三甲
18	温州医科大学附属第二医院	浙江	温州	三甲	18	东莞市人民医院	广东	东莞	三甲
19	沧州市中心医院	河北	沧州	三甲	19	郴州市第一人民医院	湖南	郴州	三甲
20	常州市肿瘤医院	江苏	常州	三乙	20	南通大学附属医院	江苏	南通	三甲
21	南通大学附属医院	江苏	南通	三甲	21	南阳市中心医院	河南	南阳	三甲
22	惠州市中心人民医院	广东	惠州	三甲	22	梅州市人民医院	广东	梅州	三甲
23	汕头大学医学院第一附属医院	广东	汕头	三甲	23	商丘市第一人民医院	河南	商丘	三甲
24	潍坊市人民医院	山东	潍坊	三甲	24	保定市儿童医院	河北	保定	二级
25	襄阳市中心医院	湖北	襄阳	三甲	25	遂宁市中心医院	四川	遂宁	三甲
26	郴州市第一人民医院	湖南	郴州	三甲	26	粤北人民医院	广东	韶关	三甲
27	南充市中心医院	四川	南充	三甲	27	中山市人民医院	广东	中山	三甲
28	淮安市第一人民医院	江苏	淮安	三甲	28	十堰市人民医院	湖北	十堰	三甲
29	佛山市中医院	广东	佛山	三甲	29	温州医科大学附属第一医院	浙江	温州	三甲
30	柳州市工人医院	广西	柳州	三甲	30	泉州市第一医院	福建	泉州	三甲

八　2018县级专科30强

评价对象：进入县级100强医院的14个专科，包括普通外科、骨科、泌尿外科、神经外科、重症医学科、心血管内科、呼吸内科、消化内科、神经内科、肾脏内科、内分泌科、肿瘤内科、妇产科、儿内科。

县级普通外科排名30强

专科名次	医院	省份	城市	级别
1	瑞安市人民医院	浙江	温州	三乙
2	高州市人民医院	广东	茂名	三甲
3	江阴市人民医院	江苏	无锡	三甲

县级骨科排名30强

专科名次	医院	省份	城市	级别
1	瑞安市人民医院	浙江	温州	三乙
2	江阴市人民医院	江苏	无锡	三甲
3	张家港市第一人民医院	江苏	苏州	三乙

续表

专科名次	医院	省份	城市	级别	专科名次	医院	省份	城市	级别
4	宜兴市人民医院	江苏	无锡	三甲	4	诸暨市人民医院	浙江	绍兴	三乙
5	诸暨市人民医院	浙江	绍兴	三乙	5	宜兴市人民医院	江苏	无锡	三甲
6	泰兴市人民医院	江苏	泰州	三乙	6	温岭市第一人民医院	浙江	台州	三乙
7	昆山市第一人民医院	江苏	苏州	三乙	7	高州市人民医院	广东	茂名	三甲
8	张家港市第一人民医院	江苏	苏州	三乙	8	义乌市中心医院	浙江	金华	三乙
9	温岭市第一人民医院	浙江	台州	三乙	9	天门市第一人民医院	湖北	省辖县	三甲
10	常熟市第一人民医院	江苏	苏州	二甲	10	普宁市人民医院	广东	揭阳	三甲
11	天门市第一人民医院	湖北	省辖县	三甲	11	昆山市第一人民医院	江苏	苏州	三乙
12	诸城市人民医院	山东	潍坊	三乙	12	诸城市人民医院	山东	潍坊	三乙
13	寿光市人民医院	山东	潍坊	三乙	13	太仓市第一人民医院	江苏	苏州	三级
14	义乌市中心医院	浙江	金华	三乙	14	寿光市人民医院	山东	潍坊	三乙
15	普宁市人民医院	广东	揭阳	三甲	15	兰陵县人民医院	山东	临沂	三乙
16	简阳市人民医院	四川	成都	三甲	16	平邑县人民医院	山东	临沂	三乙
17	平邑县人民医院	山东	临沂	三乙	17	常熟市第一人民医院	江苏	苏州	二甲
18	常熟市第二人民医院	江苏	苏州	三乙	18	简阳市人民医院	四川	成都	三甲
19	永康市第一人民医院	浙江	金华	三乙	19	泰兴市人民医院	江苏	泰州	三乙
20	兰陵县人民医院	山东	临沂	三乙	20	兴化市人民医院	江苏	泰州	三级
21	兴化市人民医院	江苏	泰州	三级	21	廉江市人民医院	广东	湛江	三级
22	宁乡市人民医院	湖南	长沙	三级	22	单县中心医院	山东	菏泽	三甲
23	太仓市第一人民医院	江苏	苏州	三级	23	常熟市第二人民医院	江苏	苏州	三乙
24	益都中心医院	山东	潍坊	三甲	24	永康市第一人民医院	浙江	金华	三乙
25	仙桃市第一人民医院	湖北	省辖县	三乙	25	仙桃市第一人民医院	湖北	省辖县	三乙
26	单县中心医院	山东	菏泽	三甲	26	宁乡市人民医院	湖南	长沙	三级
27	莒县人民医院	山东	日照	三乙	27	莒县人民医院	山东	日照	三乙
28	海门市人民医院	江苏	南通	三级	28	沂南县人民医院	山东	临沂	二甲
29	新昌县人民医院	浙江	绍兴	三乙	29	汉川市人民医院	湖北	孝感	三乙
30	开平市中心医院	广东	江门	三甲	30	开平市中心医院	广东	江门	三甲

县级泌尿外科排名 30 强

专科名次	医院	省份	城市	级别
1	高州市人民医院	广东	茂名	三甲
2	常熟市第一人民医院	江苏	苏州	二甲
3	诸暨市人民医院	浙江	绍兴	三乙
4	瑞安市人民医院	浙江	温州	三乙
5	宜兴市人民医院	江苏	无锡	三甲
6	张家港市第一人民医院	江苏	苏州	三乙
7	江阴市人民医院	江苏	无锡	三甲
8	宁乡市人民医院	湖南	长沙	三级
9	天门市第一人民医院	湖北	省辖县	三甲
10	普宁市人民医院	广东	揭阳	三甲
11	寿光市人民医院	山东	潍坊	三乙
12	永康市第一人民医院	浙江	金华	三乙
13	廉江市人民医院	广东	湛江	三级
14	泰兴市人民医院	江苏	泰州	三乙
15	昆山市第一人民医院	江苏	苏州	三乙
16	台山市人民医院	广东	江门	二甲
17	新昌县人民医院	浙江	绍兴	三乙
18	兴化市人民医院	江苏	泰州	三级
19	温岭市第一人民医院	浙江	台州	三乙
20	平邑县人民医院	山东	临沂	三乙
21	太仓市第一人民医院	江苏	苏州	三级
22	兰陵县人民医院	山东	临沂	三乙
23	单县中心医院	山东	菏泽	三甲
24	常熟市第二人民医院	江苏	苏州	三乙
25	诸城市人民医院	山东	潍坊	三乙
26	简阳市人民医院	四川	成都	三甲
27	仙桃市第一人民医院	湖北	省辖县	三乙
28	义乌市中心医院	浙江	金华	三乙
29	福鼎市医院	福建	宁德	三乙
30	邹城市人民医院	山东	济宁	三乙

县级神经外科排名 30 强

专科名次	医院	省份	城市	级别
1	江阴市人民医院	江苏	无锡	三甲
2	高州市人民医院	广东	茂名	三甲
3	宜兴市人民医院	江苏	无锡	三甲
4	张家港市第一人民医院	江苏	苏州	三乙
5	瑞安市人民医院	浙江	温州	三乙
6	诸暨市人民医院	浙江	绍兴	三乙
7	诸城市人民医院	山东	潍坊	三乙
8	温岭市第一人民医院	浙江	台州	三乙
9	兰陵县人民医院	山东	临沂	三乙
10	廉江市人民医院	广东	湛江	三级
11	宁乡市人民医院	湖南	长沙	三级
12	普宁市人民医院	广东	揭阳	三甲
13	昆山市第一人民医院	江苏	苏州	三乙
14	益都中心医院	山东	潍坊	三甲
15	天门市第一人民医院	湖北	省辖县	三甲
16	泰兴市人民医院	江苏	泰州	三乙
17	常熟市第一人民医院	江苏	苏州	二甲
18	义乌市中心医院	浙江	金华	三乙
19	寿光市人民医院	山东	潍坊	三乙
20	兴化市人民医院	江苏	泰州	三级
21	单县中心医院	山东	菏泽	三甲
22	常熟市第二人民医院	江苏	苏州	三乙
23	丹阳市人民医院	江苏	镇江	三乙
24	平邑县人民医院	山东	临沂	三乙
25	莒县人民医院	山东	日照	三乙
26	仙桃市第一人民医院	湖北	省辖县	三乙
27	梅河口市中心医院	吉林	通化	三甲
28	遵化市人民医院	河北	唐山	二甲
29	新昌县人民医院	浙江	绍兴	三乙
30	灵山县人民医院	广西	钦州	三级

县级重症医学科排名 30 强

专科名次	医院	省份	城市	级别
1	高州市人民医院	广东	茂名	三甲
2	瑞安市人民医院	浙江	温州	三乙
3	宜兴市人民医院	江苏	无锡	三甲
4	江阴市人民医院	江苏	无锡	三甲
5	昆山市第一人民医院	江苏	苏州	三乙
6	天门市第一人民医院	湖北	省辖县	三甲
7	常熟市第一人民医院	江苏	苏州	二甲
8	诸暨市人民医院	浙江	绍兴	三乙
9	张家港市第一人民医院	江苏	苏州	三乙
10	温岭市第一人民医院	浙江	台州	三乙
11	泰兴市人民医院	江苏	泰州	三乙
12	诸城市人民医院	山东	潍坊	三乙
13	简阳市人民医院	四川	成都	三甲
14	寿光市人民医院	山东	潍坊	三乙
15	普宁市人民医院	广东	揭阳	三甲
16	义乌市中心医院	浙江	金华	三乙
17	常熟市第二人民医院	江苏	苏州	三乙
18	永康市第一人民医院	浙江	金华	三乙
19	新昌县人民医院	浙江	绍兴	三乙
20	平邑县人民医院	山东	临沂	三乙
21	太仓市第一人民医院	江苏	苏州	三级
22	单县中心医院	山东	菏泽	三甲
23	兰陵县人民医院	山东	临沂	三乙
24	廉江市人民医院	广东	湛江	三级
25	仙桃市第一人民医院	湖北	省辖县	三乙
26	莒县人民医院	山东	日照	三乙
27	靖江市人民医院	江苏	泰州	三乙
28	开平市中心医院	广东	江门	三甲
29	汉川市人民医院	湖北	孝感	三乙
30	宁乡市人民医院	湖南	长沙	三级

县级心血管内科排名 30 强

专科名次	医院	省份	城市	级别
1	江阴市人民医院	江苏	无锡	三甲
2	高州市人民医院	广东	茂名	三甲
3	诸暨市人民医院	浙江	绍兴	三乙
4	瑞安市人民医院	浙江	温州	三乙
5	宜兴市人民医院	江苏	无锡	三甲
6	天门市第一人民医院	湖北	省辖县	三甲
7	昆山市第一人民医院	江苏	苏州	三乙
8	普宁市人民医院	广东	揭阳	三甲
9	张家港市第一人民医院	江苏	苏州	三乙
10	寿光市人民医院	山东	潍坊	三乙
11	温岭市第一人民医院	浙江	台州	三乙
12	义乌市中心医院	浙江	金华	三乙
13	常熟市第一人民医院	江苏	苏州	二甲
14	泰兴市人民医院	江苏	泰州	三乙
15	宁乡市人民医院	湖南	长沙	三级
16	诸城市人民医院	山东	潍坊	三乙
17	廉江市人民医院	广东	湛江	三级
18	单县中心医院	山东	菏泽	三甲
19	简阳市人民医院	四川	成都	三甲
20	永康市第一人民医院	浙江	金华	三乙
21	常熟市第二人民医院	江苏	苏州	三乙
22	平邑县人民医院	山东	临沂	三乙
23	兰陵县人民医院	山东	临沂	三乙
24	兴化市人民医院	江苏	泰州	三级
25	仙桃市第一人民医院	湖北	省辖县	三乙
26	开平市中心医院	广东	江门	三甲
27	靖江市人民医院	江苏	泰州	三乙
28	遵化市人民医院	河北	唐山	二甲
29	台山市人民医院	广东	江门	二甲
30	石门县人民医院	湖南	常德	二甲

县级呼吸内科排名 30 强

专科名次	医院	省份	城市	级别
1	宜兴市人民医院	江苏	无锡	三甲
2	高州市人民医院	广东	茂名	三甲
3	诸暨市人民医院	浙江	绍兴	三乙
4	江阴市人民医院	江苏	无锡	三甲
5	瑞安市人民医院	浙江	温州	三乙
6	诸城市人民医院	山东	潍坊	三乙
7	廉江市人民医院	广东	湛江	三级
8	简阳市人民医院	四川	成都	三甲
9	天门市第一人民医院	湖北	省辖县	三甲
10	义乌市中心医院	浙江	金华	三乙
11	张家港市第一人民医院	江苏	苏州	三乙
12	泰兴市人民医院	江苏	泰州	三乙
13	寿光市人民医院	山东	潍坊	三乙
14	普宁市人民医院	广东	揭阳	三甲
15	昆山市第一人民医院	江苏	苏州	三乙
16	永康市第一人民医院	浙江	金华	三乙
17	温岭市第一人民医院	浙江	台州	三乙
18	单县中心医院	山东	菏泽	三甲
19	平邑县人民医院	山东	临沂	三乙
20	常熟市第一人民医院	江苏	苏州	二甲
21	常熟市第二人民医院	江苏	苏州	三乙
22	仙桃市第一人民医院	湖北	省辖县	三乙
23	太仓市第一人民医院	江苏	苏州	三级
24	靖江市人民医院	江苏	泰州	三乙
25	灵山县人民医院	广西	钦州	三级
26	汉川市人民医院	湖北	孝感	三乙
27	沭阳县人民医院	江苏	宿迁	三乙
28	兰陵县人民医院	山东	临沂	三乙
29	启东市人民医院	江苏	南通	三级
30	宁乡市人民医院	湖南	长沙	三级

县级消化内科排名 30 强

专科名次	医院	省份	城市	级别
1	江阴市人民医院	江苏	无锡	三甲
2	高州市人民医院	广东	茂名	三甲
3	宜兴市人民医院	江苏	无锡	三甲
4	瑞安市人民医院	浙江	温州	三乙
5	天门市第一人民医院	湖北	省辖县	三甲
6	诸暨市人民医院	浙江	绍兴	三乙
7	常熟市第一人民医院	江苏	苏州	二甲
8	泰兴市人民医院	江苏	泰州	三乙
9	昆山市第一人民医院	江苏	苏州	三乙
10	张家港市第一人民医院	江苏	苏州	三乙
11	普宁市人民医院	广东	揭阳	三甲
12	寿光市人民医院	山东	潍坊	三乙
13	温岭市第一人民医院	浙江	台州	三乙
14	诸城市人民医院	山东	潍坊	三乙
15	永康市第一人民医院	浙江	金华	三乙
16	兴化市人民医院	江苏	泰州	三级
17	平邑县人民医院	山东	临沂	三乙
18	简阳市人民医院	四川	成都	三甲
19	单县中心医院	山东	菏泽	三甲
20	义乌市中心医院	浙江	金华	三乙
21	仙桃市第一人民医院	湖北	省辖县	三乙
22	太仓市第一人民医院	江苏	苏州	三级
23	靖江市人民医院	江苏	泰州	三乙
24	廉江市人民医院	广东	湛江	三级
25	梅河口市中心医院	吉林	通化	三甲
26	昆山市中医医院	江苏	苏州	三乙
27	新昌县人民医院	浙江	绍兴	三乙
28	海门市人民医院	江苏	南通	三级
29	台山市人民医院	广东	江门	二甲
30	沭阳县人民医院	江苏	宿迁	三乙

县级神经内科排名 30 强

专科名次	医院	省份	城市	级别
1	高州市人民医院	广东	茂名	三甲
2	诸暨市人民医院	浙江	绍兴	三乙
3	天门市第一人民医院	湖北	省辖县	三甲
4	瑞安市人民医院	浙江	温州	三乙
5	江阴市人民医院	江苏	无锡	三甲
6	诸城市人民医院	山东	潍坊	三乙
7	平邑县人民医院	山东	临沂	三乙
8	寿光市人民医院	山东	潍坊	三乙
9	温岭市第一人民医院	浙江	台州	三乙
10	张家港市第一人民医院	江苏	苏州	三乙
11	宜兴市人民医院	江苏	无锡	三甲
12	昆山市第一人民医院	江苏	苏州	三乙
13	泰兴市人民医院	江苏	泰州	三乙
14	普宁市人民医院	广东	揭阳	三甲
15	单县中心医院	山东	菏泽	三甲
16	太仓市第一人民医院	江苏	苏州	三级
17	兰陵县人民医院	山东	临沂	三乙
18	常熟市第二人民医院	江苏	苏州	三乙
19	常熟市第一人民医院	江苏	苏州	二甲
20	莒县人民医院	山东	日照	三乙
21	义乌市中心医院	浙江	金华	三乙
22	永康市第一人民医院	浙江	金华	三乙
23	益都中心医院	山东	潍坊	三甲
24	沭阳县人民医院	江苏	宿迁	三乙
25	仙桃市第一人民医院	湖北	省辖县	三乙
26	廉江市人民医院	广东	湛江	三级
27	宁乡市人民医院	湖南	长沙	三级
28	遵化市人民医院	河北	唐山	二甲
29	靖江市人民医院	江苏	泰州	三乙
30	昌乐县人民医院	山东	潍坊	三乙

县级肾脏内科排名 30 强

专科名次	医院	省份	城市	级别
1	高州市人民医院	广东	茂名	三甲
2	瑞安市人民医院	浙江	温州	三乙
3	天门市第一人民医院	湖北	省辖县	三甲
4	泰兴市人民医院	江苏	泰州	三乙
5	昆山市第一人民医院	江苏	苏州	三乙
6	江阴市人民医院	江苏	无锡	三甲
7	温岭市第一人民医院	浙江	台州	三乙
8	普宁市人民医院	广东	揭阳	三甲
9	简阳市人民医院	四川	成都	三甲
10	诸暨市人民医院	浙江	绍兴	三乙
11	张家港市第一人民医院	江苏	苏州	三乙
12	宜兴市人民医院	江苏	无锡	三甲
13	常熟市第一人民医院	江苏	苏州	二甲
14	诸城市人民医院	山东	潍坊	三乙
15	寿光市人民医院	山东	潍坊	三乙
16	常熟市第二人民医院	江苏	苏州	三乙
17	开平市中心医院	广东	江门	三甲
18	太仓市第一人民医院	江苏	苏州	三级
19	益都中心医院	山东	潍坊	三甲
20	仙桃市第一人民医院	湖北	省辖县	三乙
21	义乌市中心医院	浙江	金华	三乙
22	莒县人民医院	山东	日照	三乙
23	嵊州市人民医院	浙江	绍兴	三乙
24	兰陵县人民医院	山东	临沂	三乙
25	平邑县人民医院	山东	临沂	三乙
26	靖江市人民医院	江苏	泰州	三乙
27	海门市人民医院	江苏	南通	三级
28	新昌县人民医院	浙江	绍兴	三乙
29	滑县人民医院	河南	安阳	二甲
30	仁寿县人民医院	四川	眉山	三乙

县级内分泌科排名30强

专科名次	医院	省份	城市	级别
1	瑞安市人民医院	浙江	温州	三乙
2	江阴市人民医院	江苏	无锡	三甲
3	宜兴市人民医院	江苏	无锡	三甲
4	天门市第一人民医院	湖北	省辖县	三甲
5	高州市人民医院	广东	茂名	三甲
6	普宁市人民医院	广东	揭阳	三甲
7	昆山市第一人民医院	江苏	苏州	三乙
8	永康市第一人民医院	浙江	金华	三乙
9	常熟市第一人民医院	江苏	苏州	二甲
10	张家港市第一人民医院	江苏	苏州	三乙
11	诸城市人民医院	山东	潍坊	三乙
12	寿光市人民医院	山东	潍坊	三乙
13	单县中心医院	山东	菏泽	三甲
14	简阳市人民医院	四川	成都	三甲
15	常熟市第二人民医院	江苏	苏州	三乙
16	诸暨市人民医院	浙江	绍兴	三乙
17	泰兴市人民医院	江苏	泰州	三乙
18	义乌市中心医院	浙江	金华	三乙
19	温岭市第一人民医院	浙江	台州	三乙
20	仙桃市第一人民医院	湖北	省辖县	三乙
21	益都中心医院	山东	潍坊	三甲
22	江阴市中医院	江苏	无锡	三乙
23	廉江市人民医院	广东	湛江	三级
24	莒县人民医院	山东	日照	三乙
25	开平市中心医院	广东	江门	三甲
26	浏阳市人民医院	湖南	长沙	三级
27	平邑县人民医院	山东	临沂	三乙
28	新昌县人民医院	浙江	绍兴	三乙
29	海安市人民医院	江苏	南通	三乙
30	靖江市人民医院	江苏	泰州	三乙

县级肿瘤内科排名30强

专科名次	医院	省份	城市	级别
1	江阴市人民医院	江苏	无锡	三甲
2	宜兴市人民医院	江苏	无锡	三甲
3	高州市人民医院	广东	茂名	三甲
4	瑞安市人民医院	浙江	温州	三乙
5	诸暨市人民医院	浙江	绍兴	三乙
6	泰兴市人民医院	江苏	泰州	三乙
7	昆山市第一人民医院	江苏	苏州	三乙
8	常熟市第一人民医院	江苏	苏州	二甲
9	张家港市第一人民医院	江苏	苏州	三乙
10	天门市第一人民医院	湖北	省辖县	三甲
11	简阳市人民医院	四川	成都	三甲
12	寿光市人民医院	山东	潍坊	三乙
13	诸城市人民医院	山东	潍坊	三乙
14	温岭市第一人民医院	浙江	台州	三乙
15	义乌市中心医院	浙江	金华	三乙
16	永康市第一人民医院	浙江	金华	三乙
17	兴化市人民医院	江苏	泰州	三级
18	平邑县人民医院	山东	临沂	三乙
19	普宁市人民医院	广东	揭阳	三甲
20	常熟市第二人民医院	江苏	苏州	三乙
21	新昌县人民医院	浙江	绍兴	三乙
22	靖江市人民医院	江苏	泰州	三乙
23	太仓市第一人民医院	江苏	苏州	三级
24	单县中心医院	山东	菏泽	三甲
25	兰陵县人民医院	山东	临沂	三乙
26	仙桃市第一人民医院	湖北	省辖县	三乙
27	莒县人民医院	山东	日照	三乙
28	开平市中心医院	广东	江门	三甲
29	宁乡市人民医院	湖南	长沙	三级
30	灵山县人民医院	广西	钦州	三级

县级妇产科排名 30 强

专科名次	医院	省份	城市	级别
1	瑞安市人民医院	浙江	温州	三乙
2	昆山市第一人民医院	江苏	苏州	三乙
3	张家港市第一人民医院	江苏	苏州	三乙
4	江阴市人民医院	江苏	无锡	三甲
5	高州市人民医院	广东	茂名	三甲
6	宜兴市人民医院	江苏	无锡	三甲
7	温岭市第一人民医院	浙江	台州	三乙
8	诸暨市人民医院	浙江	绍兴	三乙
9	寿光市人民医院	山东	潍坊	三乙
10	平邑县人民医院	山东	临沂	三乙
11	泰兴市人民医院	江苏	泰州	三乙
12	宁乡市人民医院	湖南	长沙	三级
13	天门市第一人民医院	湖北	省辖县	三甲
14	诸城市人民医院	山东	潍坊	三乙
15	普宁市人民医院	广东	揭阳	三甲
16	单县中心医院	山东	菏泽	三甲
17	常熟市第一人民医院	江苏	苏州	二甲
18	莒县人民医院	山东	日照	三乙
19	太仓市第一人民医院	江苏	苏州	三级
20	永康市第一人民医院	浙江	金华	三乙
21	义乌市中心医院	浙江	金华	三乙
22	简阳市人民医院	四川	成都	三甲
23	沭阳县人民医院	江苏	宿迁	三乙
24	靖江市人民医院	江苏	泰州	三乙
25	廉江市人民医院	广东	湛江	三级
26	益都中心医院	山东	潍坊	三甲
27	开平市中心医院	广东	江门	三甲
28	武安市第一人民医院	河北	邯郸	三级
29	丹阳市人民医院	江苏	镇江	三乙
30	高密市人民医院	山东	潍坊	三乙

县级儿内科排名 30 强

专科名次	医院	省份	城市	级别
1	天门市第一人民医院	湖北	省辖县	三甲
2	瑞安市人民医院	浙江	温州	三乙
3	诸城市人民医院	山东	潍坊	三乙
4	高州市人民医院	广东	茂名	三甲
5	江阴市人民医院	江苏	无锡	三甲
6	昆山市第一人民医院	江苏	苏州	三乙
7	平邑县人民医院	山东	临沂	三乙
8	寿光市人民医院	山东	潍坊	三乙
9	温岭市第一人民医院	浙江	台州	三乙
10	张家港市第一人民医院	江苏	苏州	三乙
11	单县中心医院	山东	菏泽	三甲
12	永康市第一人民医院	浙江	金华	三乙
13	泰兴市人民医院	江苏	泰州	三乙
14	常熟市第一人民医院	江苏	苏州	二甲
15	普宁市人民医院	广东	揭阳	三甲
16	宜兴市人民医院	江苏	无锡	三甲
17	兰陵县人民医院	山东	临沂	三乙
18	莒县人民医院	山东	日照	三乙
19	益都中心医院	山东	潍坊	三甲
20	诸暨市人民医院	浙江	绍兴	三乙
21	常熟市第二人民医院	江苏	苏州	三乙
22	义乌市中心医院	浙江	金华	三乙
23	太仓市第一人民医院	江苏	苏州	三级
24	宁乡市人民医院	湖南	长沙	三级
25	仙桃市第一人民医院	湖北	省辖县	三乙
26	简阳市人民医院	四川	成都	三甲
27	浏阳市人民医院	湖南	长沙	三级
28	汉川市人民医院	湖北	孝感	三乙
29	都江堰市人民医院	四川	成都	三乙
30	廉江市人民医院	广东	湛江	三级

九　2018肿瘤医院80强

肿瘤医院：肿瘤专科医院以及第二名称为肿瘤医院的大专科小综合医院。不含“肿瘤院中院”、“肿瘤分院”或“肿瘤院区”。

名次	医院	得分	省份	城市	医院认证（级别/JCI/星级医院/HIMSS/HIC等）	是否公立	专业性*
1	中国医学科学院肿瘤医院	894.96	北京	北京	三甲	是	1
2	中山大学肿瘤防治中心	749.62	广东	广州	三甲	是	1
3	复旦大学附属肿瘤医院	731.34	上海	上海	三甲	是	1
4	天津医科大学肿瘤医院	612.22	天津	天津	三甲	是	1
5	北京大学肿瘤医院	594.28	北京	北京	三甲	是	1
6	山东省肿瘤医院	514.62	山东	济南	三甲	是	1
7	浙江省肿瘤医院	477.08	浙江	杭州	三甲	是	1
8	江苏省肿瘤医院	451.44	江苏	南京	三甲	是	1
9	河南省肿瘤医院	450.62	河南	郑州	三甲	是	1
10	哈尔滨医科大学附属肿瘤医院	450.35	黑龙江	哈尔滨	三甲	是	1
11	湖南省肿瘤医院	439.59	湖南	长沙	三甲/JCI	是	1
12	河北省肿瘤医院	437.01	河北	石家庄	三甲	是	2
13	四川省肿瘤医院	435.39	四川	成都	三甲	是	1
14	辽宁省肿瘤医院	435.16	辽宁	沈阳	三甲	是	1
15	山西省肿瘤医院	433.12	山西	太原	三甲	是	1
16	云南省肿瘤医院	413.02	云南	昆明	三甲	是	1
17	湖北省肿瘤医院	408.82	湖北	武汉	三甲	是	1
18	吉林省肿瘤医院	391.93	吉林	长春	三甲	是	1
19	福建省肿瘤医院	390.51	福建	福州	三甲	是	1
20	重庆市肿瘤医院	383.66	重庆	重庆	三甲	是	1
21	江西省肿瘤医院	380.37	江西	南昌	三甲	是	1
22	新疆维吾尔自治区肿瘤医院	372.06	新疆	乌鲁木齐	三甲	是	1
23	广西医科大学附属肿瘤医院	362.48	广西	南宁	三甲	是	1
24	安徽省肿瘤医院	361.41	安徽	合肥	三甲	是	1
25	陕西省肿瘤医院	354.05	陕西	西安	三级	是	1
26	贵州省肿瘤医院	332.02	贵州	贵阳	三甲		1

续表

名次	医院	得分	省份	城市	医院认证（级别/JCI/星级医院/HIMSS/HIC 等）	是否公立	专业性*
27	广州医科大学附属肿瘤医院	317.40	广东	广州	三甲	是	1
28	内蒙古自治区肿瘤医院	315.28	内蒙古	呼和浩特	三甲	是	1
29	甘肃省肿瘤医院	307.45	甘肃	兰州	三甲	是	1
30	海南省肿瘤医院	303.30	海南	海口	三级	是	1
31	青海省肿瘤医院	301.06	青海	西宁	三级	是	1
32	南通大学附属肿瘤医院	300.64	江苏	南通	三甲	是	1
33	杭州市肿瘤医院	298.15	浙江	杭州	三级	是	1
34	汕头大学医学院附属肿瘤医院	297.72	广东	汕头	三级	是	1
35	常州市肿瘤医院	297.62	江苏	常州	三乙	是	1
36	安阳市肿瘤医院	296.64	河南	安阳	三甲	是	1
37	临沂市肿瘤医院	293.75	山东	临沂	三甲	是	1
38	大同市肿瘤医院	293.66	山西	大同	二甲	是	1
39	浙江金华广福医院	291.77	浙江	金华	三乙		1
40	包头市肿瘤医院	291.01	内蒙古	包头	三甲	是	1
41	中国科学院合肥肿瘤医院	286.27	安徽	合肥	二级	是	1
42	南京市肿瘤医院	285.25	江苏	南京	三甲	是	2
43	甘肃省武威肿瘤医院	283.05	甘肃	武威	三甲	是	1
44	聊城市肿瘤医院	281.64	山东	聊城	二乙	是	1
45	徐州市肿瘤医院	281.48	江苏	徐州	三甲		2
46	广州复大肿瘤医院	279.47	广东	广州	三级/JCI		1
47	石家庄市肿瘤医院	278.12	河北	石家庄	三甲	是	2
48	淮南东方医院集团肿瘤医院	277.50	安徽	淮南	三级		1
49	沈阳市肿瘤医院	276.34	辽宁	沈阳	三甲	是	2
50	唐山市肿瘤医院	276.17	河北	唐山	三甲	是	2
51	大连市肿瘤医院	275.07	辽宁	大连	三甲	是	2
52	赣州市肿瘤医院	273.23	江西	赣州	三级	是	1
53	黑龙江省第二肿瘤医院	272.77	黑龙江	哈尔滨	三甲	是	2
54	北京市朝阳区三环肿瘤医院	271.34	北京	北京	二级		1
55	济南市肿瘤医院	269.60	山东	济南	三级	是	2
56	连云港市肿瘤医院	266.22	江苏	连云港	三甲	是	2
57	湘潭市肿瘤医院	264.58	湖南	湘潭	二甲	是	2
58	青岛市肿瘤医院	264.32	山东	青岛	三乙	是	1

续表

名次	医院	得分	省份	城市	医院认证（级别/JCI/星级医院/HIMSS/HIC 等）	是否公立	专业性*
59	怀化市肿瘤医院	263.24	湖南	怀化	三级	是	2
60	南方医科大学中西医结合肿瘤中心	261.58	广东	广州	三甲	是	2
61	牡丹江市肿瘤医院	261.55	黑龙江	牡丹江	三甲	是	1
62	郑州市肿瘤医院	260.67	河南	郑州	三甲	是	2
63	中国医学科学院肿瘤医院深圳医院	259.29	广东	深圳	三甲	是	1
64	盐城市肿瘤医院	258.96	江苏	盐城	三级	是	1
65	鞍山市肿瘤医院	258.89	辽宁	鞍山	三乙	是	1
66	驻马店肿瘤医院	258.53	河南	驻马店	二级	是	1
67	湛江肿瘤医院	258.34	广东	湛江	三甲	是	2
68	广西柳州肿瘤医院	257.58	广西	柳州	三乙	是	2
69	开封市肿瘤医院	255.72	河南	开封	二甲	是	1
70	安徽济民肿瘤医院	249.22	安徽	合肥	三级		1
71	北京市朝阳区桓兴肿瘤医院	249.00	北京	北京	二级		1
72	成都市肿瘤医院	248.45	四川	成都	三乙	是	2
73	岳阳市肿瘤医院	247.55	湖南	岳阳	三级	是	2
74	淄博市肿瘤医院	246.71	山东	淄博	三级	是	2
75	无锡亿仁肿瘤医院	246.49	江苏	无锡	二级		1
76	淮安市肿瘤医院	243.39	江苏	淮安	三乙		2
77	九江市肿瘤医院	243.28	江西	九江	三甲	是	2
78	株洲市肿瘤医院	242.54	湖南	株洲	三级	是	2
79	阜阳市肿瘤医院	238.97	安徽	阜阳	二甲	是	2
80	长沙珂信肿瘤医院	236.97	湖南	长沙	三乙		1

注：1 代表肿瘤专科医院；2 代表第二名称为肿瘤医院的大专科小综合医院。

十　2018中医医院 500强

中医医院：由各级中医药管理局管辖的综合性中医医院，含中西医结合医院和民族医院。不含专科医院和部队医院。

2018 中医医院 100 强

名次	医院	得分	省份	城市	医院认证（级别/JCI/星级医院/HIMSS/HIC 等）	是否公立
1	广东省中医院	871.15	广东	广州	三甲	是
2	江苏省中医院	858.62	江苏	南京	三甲	是
3	中国中医科学院西苑医院	846.09	北京	北京	三甲	是
4	上海中医药大学附属龙华医院	833.56	上海	上海	三甲/JCI/HIMSS7	是
5	中国中医科学院广安门医院	821.03	北京	北京	三甲	是
6	上海中医药大学附属曙光医院	815.80	上海	上海	三甲	是
7	广州中医药大学第一附属医院	801.92	广东	广州	三甲	是
8	北京中医药大学东直门医院	792.19	北京	北京	三甲	是
9	天津中医药大学第一附属医院	780.40	天津	天津	三甲	是
10	浙江省中医院	775.80	浙江	杭州	三甲	是
11	辽宁中医药大学附属医院	773.62	辽宁	沈阳	三甲	是
12	湖北省中医院	754.96	湖北	武汉	三甲	是
13	重庆市中医院	750.86	重庆	重庆	三甲	是
14	首都医科大学附属北京中医医院	743.06	北京	北京	三甲	是
15	成都中医药大学附属医院	732.08	四川	成都	三甲	是
16	长春中医药大学附属医院	731.39	吉林	长春	三甲	是
17	佛山市中医院	730.56	广东	佛山	三甲	是
18	山东中医药大学附属医院	729.75	山东	济南	三甲	是
19	河南中医药大学第一附属医院	725.25	河南	郑州	三甲	是
20	安徽中医药大学第一附属医院	723.36	安徽	合肥	三甲	是
21	上海中医药大学附属岳阳中西医结合医院	717.76	上海	上海	三甲/HIMSS6	是
22	武汉市第一医院	712.59	湖北	武汉	三甲	是
23	浙江省立同德医院	707.17	浙江	杭州	三甲	是
24	黑龙江中医药大学附属第一医院	704.38	黑龙江	哈尔滨	三甲	是
25	广西中医药大学第一附属医院	701.11	广西	南宁	三甲	是
26	陕西中医药大学附属医院	700.28	陕西	咸阳	三甲	是
27	福建中医药大学附属人民医院	698.66	福建	福州	三甲	是
28	新疆维吾尔自治区中医医院	690.22	新疆	乌鲁木齐	三甲	是
29	中国中医科学院望京医院	686.19	北京	北京	三甲	是
30	甘肃省中医院	684.18	甘肃	兰州	三甲	是
31	湖南中医药大学第一附属医院	679.15	湖南	长沙	三甲	是
32	江西中医药大学附属医院	678.62	江西	南昌	三甲	是

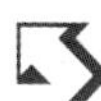

续表

名次	医院	得分	省份	城市	医院认证（级别/JCI/星级医院/HIMSS/HIC 等）	是否公立
33	成都市第一人民医院	668.35	四川	成都	三甲	是
34	黑龙江省中医医院	663.69	黑龙江	哈尔滨	三甲	是
35	河北省中医院	663.66	河北	石家庄	三甲	是
36	深圳市中医院	647.47	广东	深圳	三甲	是
37	沧州中西医结合医院	639.77	河北	沧州	三甲	是
38	河南省中医院	631.37	河南	郑州	三甲	是
39	西南医科大学附属中医医院	627.57	四川	泸州	三甲/星级医院	是
40	广西中医药大学附属瑞康医院	623.83	广西	南宁	三甲	是
41	北京中医药大学东方医院	621.91	北京	北京	三甲	是
42	中山市中医院	610.37	广东	中山	三甲	是
43	厦门市中医院	610.03	福建	厦门	三甲	是
44	潍坊市中医院	600.65	山东	潍坊	三甲	是
45	天津市中医药研究院附属医院	598.45	天津	天津	三甲	是
46	湖南中医药大学第二附属医院	595.43	湖南	长沙	三甲	是
47	常州市中医医院	583.55	江苏	常州	三甲	是
48	柳州市中医院	568.51	广西	柳州	三甲	是
49	广东省第二中医院	567.86	广东	广州	三甲	是
50	杭州市红十字会医院	566.23	浙江	杭州	三甲	是
51	上海市中医医院	565.54	上海	上海	三甲	是
52	陕西省中医医院	562.76	陕西	西安	三甲	是
53	山西省中医院	561.30	山西	太原	三甲	是
54	徐州市中医院	560.72	江苏	徐州	三甲	是
55	襄阳市中医医院	559.72	湖北	襄阳	三甲	是
56	贵州省中医医院	557.81	贵州	贵阳	三甲	是
57	江门市五邑中医院	546.25	广东	江门	三甲	是
58	杭州市中医院	543.40	浙江	杭州	三甲	是
59	长沙市中医医院	541.03	湖南	长沙	三甲	是
60	浙江省新华医院	535.69	浙江	杭州	三甲	是
61	天津中医药大学第二附属医院	533.83	天津	天津	三甲	是
62	云南省中医医院	531.60	云南	昆明	三甲	是
63	西安市中医医院	530.57	陕西	西安	三甲	是
64	贵阳中医学院第二附属医院	526.84	贵州	贵阳	三甲	是
65	东莞市中医院	526.24	广东	东莞	三甲	是

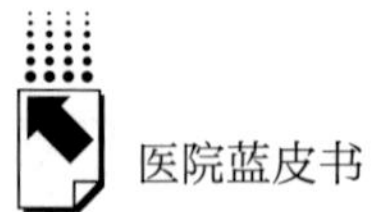

续表

名次	医院	得分	省份	城市	医院认证（级别/JCI/星级医院/HIMSS/HIC 等）	是否公立
66	南京市中医院	516.22	江苏	南京	三甲	是
67	黑龙江中医药大学附属第二医院	514.34	黑龙江	哈尔滨	三甲	是
68	宝鸡市中医医院	512.52	陕西	宝鸡	三甲	是
69	山东中医药大学第二附属医院	512.25	山东	济南	三甲	是
70	甘肃中医药大学附属医院	508.90	甘肃	兰州	三甲	是
71	临沂市中医医院	496.13	山东	临沂	三甲	是
72	山西中医学院中西医结合医院	492.56	山西	太原	三甲	是
73	茂名市中医院	490.57	广东	茂名	三甲	是
74	湖南省直中医医院	490.44	湖南	株洲	三甲	是
75	开封市中医院	479.80	河南	开封	三甲	是
76	安康市中医医院	477.26	陕西	安康	三甲/星级医院*	是
77	福州市第二医院	476.43	福建	福州	三甲/星级医院*	是
78	温州市中医院	474.74	浙江	温州	三甲	是
79	安阳市中医院	470.86	河南	安阳	三甲	是
80	昆山市中医医院	466.07	江苏	苏州	三乙	是
81	无锡市中医医院	458.79	江苏	无锡	三甲	是
82	金华市中医医院	446.98	浙江	金华	三甲	是
83	郑州市中医院	445.77	河南	郑州	三甲	是
84	日照市中医医院	445.68	山东	日照	三甲	是
85	山西中医学院附属医院	443.88	山西	太原	三甲	是
86	泰安市中医医院	440.14	山东	泰安	三甲	是
87	九江市中医医院	440.00	江西	九江	三甲	是
88	湖北省中西医结合医院	434.45	湖北	武汉	三甲	是
89	常德市第一中医医院	427.21	湖南	常德	三甲	是
90	芜湖市中医医院	425.38	安徽	芜湖	三甲	是
91	六安市中医院	423.88	安徽	六安	三甲	是
92	遂宁市中医院	420.99	四川	遂宁	三甲	是
93	上海市第七人民医院	419.53	上海	上海	三甲/HIMSS6	是
94	福建中医药大学附属第二人民医院	419.38	福建	福州	三甲	是
95	辽宁中医药大学附属第二医院	412.47	辽宁	沈阳	三甲	是
96	湖南省中医药研究院附属医院	401.63	湖南	长沙	三甲	是
97	陕西中医药大学第二附属医院	306.36	陕西	咸阳	三甲	是
98	吉林省中医药科学院第一临床医院	303.21	吉林	长春	三甲	是
99	青海省中医院	299.92	青海	西宁	三甲	是
100	北京市第一中西医结合医院	279.98	北京	北京	三甲	是

* 指处在认证中。

2018 中医医院 101～300 强

名次	医院	省份	城市	医院认证（级别/JCI/星级医院/HIMSS/HIC 等）	是否公立
101	四川省中西医结合医院	四川	成都	三甲	是
102	天津市武清区中医医院	天津	天津	三甲	是
103	浙江中医药大学附属第三医院	浙江	杭州	三甲	是
104	海南省中医院	海南	海口	三甲	是
105	南方医科大学中西医结合医院	广东	广州	三甲	是
106	河南中医药大学第三附属医院	河南	郑州	三甲	是
107	内蒙古国际蒙医医院	内蒙古	呼和浩特	三甲	是
108	长春市中医院	吉林	长春	三甲	是
109	上海市中西医结合医院	上海	上海	三甲	是
110	广州中医药大学第三附属医院	广东	广州	三甲	是
111	四川省第二中医医院	四川	成都	三甲	是
112	青海省藏医院	青海	西宁	三甲	是
113	漯河市中医院	河南	漯河	三甲	是
114	江苏省第二中医院	江苏	南京	三甲	是
115	泰州市中医院	江苏	泰州	三甲	是
116	北京中医药大学第三附属医院	北京	北京	三甲	是
117	青岛市中医医院（海慈）	山东	青岛	三甲	是
118	辽宁中医药大学附属第四医院	辽宁	沈阳	三甲	是
119	周口市中医院	河南	周口	三甲	是
120	眉山市中医医院	四川	眉山	三甲	是
121	无锡市第三人民医院	江苏	无锡	三甲	是
122	达州市中西医结合医院	四川	达州	三甲	是
123	武汉市中医医院	湖北	武汉	三甲	是
124	攀枝花市中西医结合医院	四川	攀枝花	三甲	是
125	北京市中西医结合医院	北京	北京	三甲	是
126	河北以岭医院	河北	石家庄	三甲	
127	烟台市中医医院	山东	烟台	三甲	是
128	荆门市中医医院	湖北	荆门	三甲	是
129	唐山市中医医院	河北	唐山	三甲	是
130	广州市中医医院	广东	广州	三甲	是
131	乌鲁木齐市中医医院	新疆	乌鲁木齐	三甲	是
132	南通市第三人民医院	江苏	南通	三甲	是

续表

名次	医院	省份	城市	医院认证（级别/JCI/星级医院/HIMSS/HIC 等）	是否公立
133	榆林市中医医院	陕西	榆林	三甲	是
134	温州市中西医结合医院	浙江	温州	三甲	是
135	广州中医药大学祈福医院	广东	广州	三甲	
136	淄博市中西医结合医院	山东	淄博	三甲	是
137	濮阳市中医医院	河南	濮阳	三甲	是
138	岳阳市中医医院	湖南	岳阳	三甲	是
139	驻马店市中医院	河南	驻马店	三甲	是
140	昆明市中医医院	云南	昆明	三甲	是
141	桂林市中医医院	广西	桂林	三甲	是
142	广元市中医院	四川	广元	三甲	是
143	昌吉回族自治州中医医院	新疆	昌吉州	三甲	是
144	荆州市中医医院	湖北	荆州	三甲	是
145	西藏自治区藏医院	西藏	拉萨	三甲	是
146	杭州市萧山区中医院	浙江	杭州	三甲	是
147	宁夏回族自治区中医医院	宁夏	银川	三甲	是
148	江苏省中西医结合医院	江苏	南京	三甲	是
149	黔南州中医院	贵州	黔南州	三甲	是
150	江阴市中医院	江苏	无锡	三乙	是
151	淄博市中医医院	山东	淄博	三甲	是
152	深圳市宝安区中医院	广东	深圳	三甲/星级医院*	是
153	大庆市中医医院	黑龙江	大庆	三甲	是
154	广东省中西医结合医院	广东	佛山	三甲	是
155	内江市中医医院	四川	内江	三甲	是
156	南通市中医院	江苏	南通	三甲	是
157	广州市中西医结合医院	广东	广州	三甲	是
158	玉林市中医医院	广西	玉林	三甲	是
159	哈尔滨市中医医院	黑龙江	哈尔滨	三甲	是
160	抚顺市中医院	辽宁	抚顺	三甲	是
161	内蒙古自治区中医医院	内蒙古	呼和浩特	三甲	是
162	南昌市中西医结合医院	江西	南昌	三甲	是
163	威海市中医院	山东	威海	三甲	是
164	昭通市中医医院	云南	昭通	三甲	是
165	玉溪市中医医院	云南	玉溪	三甲	是

续表

名次	医院	省份	城市	医院认证（级别/JCI/星级医院/HIMSS/HIC 等）	是否公立
166	天水市中西医结合医院	甘肃	天水	三乙	是
167	苏州市中医医院	江苏	苏州	三甲	是
168	秦皇岛市中医医院	河北	秦皇岛	三甲	是
169	连云港市中医院	江苏	连云港	三甲	是
170	怀化市中医医院	湖南	怀化	三甲	是
171	嘉兴市中医医院	浙江	嘉兴	三甲	是
172	南昌市洪都中医院	江西	南昌	三甲	是
173	楚雄彝族自治州中医医院	云南	楚雄州	三甲	是
174	绵阳市中医医院	四川	绵阳	三甲	是
175	北京中医药大学孙思邈医院	陕西	铜川	三甲	是
176	佛山市顺德区中医院	广东	佛山	三甲	是
177	广州中医药大学深圳医院	广东	深圳	三甲/星级医院	是
178	衡阳市中医医院	湖南	衡阳	三甲	是
179	自贡市中医医院	四川	自贡	三甲	是
180	大连市中西医结合医院	辽宁	大连	三甲	是
181	湛江市第一中医医院	广东	湛江	三甲	是
182	新疆维吾尔自治区维吾尔医医院	新疆	乌鲁木齐	三甲	是
183	郴州市中医医院	湖南	郴州	三甲	是
184	扬州市中医院	江苏	扬州	三甲	是
185	包头市蒙医中医医院	内蒙古	包头	三甲	是
186	盐城市中医院	江苏	盐城	三甲	是
187	石家庄市中医院	河北	石家庄	三甲	是
188	齐齐哈尔市中医医院	黑龙江	齐齐哈尔	三甲	是
189	普洱市中医医院	云南	普洱	三甲	是
190	十堰市中医医院	湖北	十堰	三甲	是
191	青岛市黄岛区中医医院	山东	青岛	三甲	是
192	益阳市第一中医医院	湖南	益阳	三甲	是
193	漳州市中医院	福建	漳州	三甲	是
194	辽源市中医院	吉林	辽源	三甲	是
195	天津市中西医结合医院	天津	天津	三甲	是
196	庆阳市中医医院	甘肃	庆阳	三甲	是
197	张家港市中医医院	江苏	苏州	三乙	是
198	吉林省吉林中西医结合医院	吉林	吉林	三甲	是

续表

名次	医院	省份	城市	医院认证（级别/JCI/星级医院/HIMSS/HIC 等）	是否公立
199	常熟市中医院	江苏	苏州	三乙/星级医院	是
200	太和县中医院	安徽	阜阳	三甲	是
201	浏阳市中医医院	湖南	长沙	三甲/星级医院*	是
202	诸暨市中医医院	浙江	绍兴	三甲	是
203	新郑市中医院	河南	郑州	二甲	
204	沭阳县中医院	江苏	宿迁	三乙	
205	公安县中医医院	湖北	荆州	三甲	是
206	通许县中医医院	河南	开封	二甲	是
207	谷城县中医医院	湖北	襄阳	二甲	是
208	温岭市中医院	浙江	台州	三甲	是
209	河池市中医医院	广西	河池	三级	是
210	垫江县中医院	重庆	重庆	三甲	是
211	重庆市永川区中医医院	重庆	重庆	三甲	是
212	莒县中医医院	山东	日照	三甲	是
213	宜兴市中医医院	江苏	无锡	三乙	是
214	资阳市中医院	四川	资阳	三乙	是
215	重庆市北碚区中医院	重庆	重庆	三甲	是
216	长兴县中医院	浙江	湖州	三级	是
217	广州市番禺区中医院	广东	广州	三甲	是
218	新泰市中医院	山东	泰安	三甲	是
219	遵义市中医院	贵州	遵义	三乙	是
220	醴陵市中医院	湖南	株洲	三甲	是
221	睢县中医院	河南	商丘	二甲	是
222	惠州市中医医院	广东	惠州	三级	是
223	项城市中医院	河南	周口	二甲	是
224	济宁市兖州区中医医院	山东	济宁	二甲	是
225	呼和浩特市中蒙医院	内蒙古	呼和浩特	三乙	是
226	新密市中医院	河南	郑州	二甲	是
227	邳州市中医院	江苏	徐州	三乙	是
228	如东县中医院	江苏	南通	三乙	是
229	天长市中医院	安徽	滁州	二甲	是
230	蒙城县中医院	安徽	亳州	二甲	是
231	成都市新都区中医医院	四川	成都	三乙	是

续表

名次	医院	省份	城市	医院认证（级别/JCI/星级医院/HIMSS/HIC 等）	是否公立
232	钟祥市中医院	湖北	荆门	三甲	是
233	镇江市中医院	江苏	镇江	三甲	是
234	重庆市九龙坡区中医院	重庆	重庆	三甲	是
235	简阳市中医医院	四川	成都	三乙	是
236	亳州市华佗中医院	安徽	亳州	二甲	是
237	平邑县中医医院	山东	临沂	三甲	是
238	珠海市中西医结合医院	广东	珠海	三级	是
239	泰州市姜堰中医院	江苏	泰州	三乙	是
240	梅州市第二中医医院	广东	梅州	三甲	是
241	睢宁县中医院	江苏	徐州	三级	是
242	西安市第五医院	陕西	西安	三甲	是
243	泸州市中医医院	四川	泸州	三甲	是
244	清远市中医院	广东	清远	三甲	是
245	济南市中医医院	山东	济南	三甲	是
246	苏州市中西医结合医院	江苏	苏州	三乙	是
247	太仓市中医医院	江苏	苏州	三乙	是
248	盱眙县中医院	江苏	淮安	二甲	
249	寿光市中医医院	山东	潍坊	二甲	是
250	南平市人民医院	福建	南平	三甲	是
251	阜阳市中医医院	安徽	阜阳	三级	是
252	南宁市中医医院	广西	南宁	三甲	是
253	肥城市中医医院	山东	泰安	三甲	是
254	鄂州市中医医院	湖北	鄂州	三甲	是
255	宿迁市中医院	江苏	宿迁	三甲	
256	永州市中医院	湖南	永州	三甲	是
257	黄冈市中医医院	湖北	黄冈	三甲	是
258	丽水市中医医院	浙江	丽水	三甲	是
259	宁波市中医院	浙江	宁波	三甲	是
260	泉州市中医院	福建	泉州	三甲	是
261	巴中市中医院	四川	巴中	三乙	是
262	阳江市中医医院	广东	阳江	三甲	是
263	湛江市第二中医医院	广东	湛江	三甲	是
264	邵阳市中医医院	湖南	邵阳	三甲	是
265	滁州市中西医结合医院	安徽	滁州	三甲	是

续表

名次	医院	省份	城市	医院认证（级别/JCI/星级医院/HIMSS/HIC 等）	是否公立
266	海口市中医院	海南	海口	三甲	是
267	保定市第一中医院	河北	保定	三甲	是
268	天水市中医医院	甘肃	天水	三甲	是
269	聊城市中医医院	山东	聊城	三甲	是
270	德清县中医院	浙江	湖州	二甲	是
271	三门峡市中医医院	河南	三门峡	三甲	是
272	洛阳市第一中医院	河南	洛阳	三甲	是
273	淮安市中医院	江苏	淮安	三甲	是
274	伊犁哈萨克自治州中医医院	新疆	伊犁州	三甲	是
275	大连市中医医院	辽宁	大连	三甲	是
276	廊坊市中医医院	河北	廊坊	三甲	是
277	舟山市中医院	浙江	舟山	三甲	是
278	济南市章丘区中医医院	山东	济南	三甲	是
279	福州市中医院	福建	福州	三甲	是
280	南阳市中医院	河南	南阳	三甲	是
281	莱芜市中医医院	山东	莱芜	二甲	是
282	湘西土家族苗族自治州民族中医院	湖南	湘西州	三甲	是
283	三亚市中医院	海南	三亚	三甲	是
284	河南省中医药研究院附属医院	河南	郑州	二甲	是
285	南京市中西医结合医院	江苏	南京	三甲	是
286	防城港市中医医院	广西	防城港	三甲	是
287	洛阳市第二中医院	河南	洛阳	三甲	是
288	钦州市中医医院	广西	钦州	三甲	是
289	宜春市中医院	江西	宜春	三甲	是
290	重庆市铜梁区中医院	重庆	重庆	三甲	是
291	新沂市中医医院	江苏	徐州	二甲	是
292	泰州市中西医结合医院	江苏	泰州	三乙	是
293	黔东南州中医医院	贵州	黔东南州	三甲	是
294	绍兴市中医院	浙江	绍兴	三甲	是
295	新余市中医院	江西	新余	三甲	是
296	肇庆市中医院	广东	肇庆	三甲	是
297	乐山市中医医院	四川	乐山	三甲	是
298	成都市郫都区中医医院	四川	成都	三乙	是
299	晋江市中医院	福建	泉州	三甲	是
300	常州市武进区中医医院	江苏	常州	三乙	是

*指处在认证中。

2018 中医医院 301～500 强

医院	城市	级别	是否公立	医院	城市	级别	是否公立
黑龙江省							
佳木斯市中医医院	佳木斯	三甲	是	牡丹江市中医医院	牡丹江	三甲	是
吉林省							
四平市中医医院	四平	三乙	是	通化市中医院	通化	二甲	是
辽宁省							
鞍山市中医院	鞍山	三甲	是	辽阳市中医医院	辽阳	三甲	是
海城市中医院	鞍山	三甲	是	盘锦市中医院	盘锦	三级	是
本溪市中医院	本溪	三甲	是	沈阳市第七人民医院	沈阳	三甲	是
大连市金州区中医医院	大连	三乙	是	铁岭市中医医院	铁岭	三乙	是
锦州市中医医院	锦州	三甲	是	营口市中医院	营口	三甲	是
北京市							
北京市朝阳区中医医院	北京	二甲	是	北京市宣武中医医院	北京	三乙	是
北京市门头沟区中医院	北京	二甲	是				
河北省							
沧州市中医院	沧州	二甲	是	迁安市中医院	唐山	三甲	是
承德市中医院	承德	三甲	是	邢台市中医院	邢台	二甲	是
邯郸市中医院	邯郸	三甲	是	张家口市中医院	张家口	二甲	是
衡水市中医医院	衡水	三级	是				
山西省							
大同市中医医院	大同	二甲	是	朔州市中医院	朔州	二甲	是
长治市中医院	长治	三乙	是	太原市中医医院	太原	三乙	是
晋中市中医院	晋中	三乙	是	忻州市中医医院	忻州	三甲	是
天津市							
天津市宝坻区中医院	天津	二甲	是	天津市西青区中医院	天津	二甲	是
天津市北辰区中医医院	天津	三甲	是				
安徽省							
安庆市中医医院	安庆	二甲	是	濉溪县中医院	淮北	二甲	是
蚌埠市中医医院	蚌埠	三级	是	马鞍山市中医院	马鞍山	三甲	是
利辛县中医院	亳州	二甲	是	宿州市中医院	宿州	二甲	是
庐江县中医院	合肥	二甲	是	铜陵市中医医院	铜陵	三甲	是
淮北市中医医院	淮北	三甲	是	宣城市中医院	宣城	二甲	是
福建省							
龙岩市中医院	龙岩	三乙	是	南安市中医院	泉州	二甲	是
宁德市中医院	宁德	三乙	是	三明市中西医结合医院	三明	三甲	是

续表

医院	城市	级别	是否公立	医院	城市	级别	是否公立
莆田市中医医院	莆田	二甲	是	尤溪县中医医院	三明	三乙	是
江苏省							
常州市金坛区中医医院	常州	二甲	是	靖江市中医院	泰州	三乙	是
溧阳市中医院	常州	三级	是	泰兴市中医院	泰州	二甲	是
涟水县中医院	淮安	二甲	是	沛县中医院	徐州	二甲	是
南京市高淳中医院	南京	二甲	是	东台市中医院	盐城	三乙	是
南京市溧水区中医院	南京	二甲	是	建湖县中医院	盐城	二甲	是
海安县中医院	南通	三乙	是	盐城市大丰中医院	盐城	二甲	是
海门市中医院	南通	二甲	是	宝应县中医医院	扬州	二甲	是
启东市中医院	南通	三乙	是	仪征市中医院	扬州	二甲	是
如皋市中医院	南通	三乙	是	丹阳市中医院	镇江	三乙	是
泗洪县中医院	宿迁	二甲		镇江市中西医结合医院	镇江	三乙	是
泗阳县中医医院	宿迁	三乙	是				
江西省							
赣州市中医院	赣州	三甲	是	修水县中医院	九江	三乙	是
泰和县中医院	吉安	三乙	是	萍乡市中医院	萍乡	三甲	是
景德镇市中医医院	景德镇	三甲	是	鹰潭市中医院	鹰潭	三甲	是
山东省							
滨州市中医医院	滨州	三乙	是	宁阳县中医院	泰安	二甲	是
德州市中医院	德州	三乙	是	泰安市中医二院	泰安	二甲	是
临邑县中医院	德州	二甲	是	荣成市中医院	威海	二甲	是
菏泽市中医医院	菏泽	三甲	是	乳山市中医院	威海	二甲	是
济阳县中医院	济南	二甲	是	高密市中医院	潍坊	二甲	是
济宁市中医院	济宁	三甲	是	诸城中医医院	潍坊	三甲	
曲阜市中医院	济宁	三甲	是	莱阳市中医院	烟台	二甲	是
蓬莱市中医医院	莱芜	二甲	是	莱州市中医医院	烟台	三甲	是
蒙阴县中医医院	临沂	二甲	是	龙口市中医院	烟台	二甲	是
即墨市中医医院	青岛	二甲	是	滕州市中医医院	枣庄	三乙	是
平度市中医医院	青岛	二甲	是	枣庄市中医医院	枣庄	三甲	是
山东青岛中西医结合医院	青岛	三甲	是				
上海市							
上海市宝山区中西医结合医院	上海	三甲	是	上海市奉贤区中医医院	上海	二甲	是

续表

医院	城市	级别	是否公立	医院	城市	级别	是否公立
浙江省							
淳安县中医院	杭州	二甲	是	奉化市中医医院	宁波	三乙	是
杭州市余杭区中医院	杭州	三乙	是	余姚市中医医院	宁波	二甲	是
建德市中医院	杭州	二甲		衢州市中医医院	衢州	三甲	是
湖州市中医院	湖州	三甲	是	绍兴市柯桥区中医医院	绍兴	二甲	是
海宁市中医医院	嘉兴	三乙	是	绍兴市上虞中医医院	绍兴	三甲	是
平湖市中医院	嘉兴	三乙	是	新昌县中医院	绍兴	三甲	是
桐乡市中医医院	嘉兴	三乙	是	台州市中医院	台州	三级	是
东阳市中医院	金华	三乙	是	瑞安市中医院	温州	三乙	是
兰溪市中医院	金华	二甲	是	永嘉县中医医院	温州	三乙	是
义乌市中医医院	金华	三甲	是				
河南省							
鹤壁市中医院	鹤壁	二甲	是	商丘市中医院	商丘	三级	是
焦作市中医院	焦作	二甲	是	新乡市中医院	新乡	二甲	是
平顶山市中医医院	平顶山	二甲	是	许昌市中医院	许昌	三甲	是
湖北省							
武穴市中医医院	黄冈	二甲	是	武汉市蔡甸区中医医院	武汉	二甲	是
大冶市中医医院	黄石	二乙	是	咸宁市中医医院	咸宁	二甲	是
黄石市中医医院	黄石	三甲	是	汉川市中医医院	孝感	二甲	是
洪湖市中医医院	荆州	三甲	是	宜昌市中医医院	宜昌	三甲	是
随州市中医医院	随州	三级	是	宜都市中医医院	宜昌	二甲	是
湖南省							
常德市第二中医院	常德	二甲	是	湘潭市中医医院	湘潭	三甲	是
常宁市中医院	衡阳	二甲	是	安化县中医医院	益阳	二甲	是
娄底市中医医院	娄底	三级	是	张家界市中医院	张家界	二甲	是
邵东县中医医院	邵阳	二甲	是				
广东省							
潮州市中医医院	潮州	二甲	是	梅州市中医医院	梅州	三级	是
广州市白云区中医院	广州	二甲	是	汕头市中医医院	汕头	三甲	是
江门市新会区中医院	江门	二甲	是	韶关市中医医院	韶关	三甲	是
开平市中医院	江门	二甲	是	深圳市龙岗区中医院	深圳	三甲	是
台山市中医院	江门	二甲	是	深圳市罗湖区中医院	深圳	二甲	是
揭阳市中医医院	揭阳	二甲	是	罗定市中医院	云浮	三甲	是
高州市中医院	茂名	三甲	是	云浮市中医院	云浮	三甲	是

续表

医院	城市	级别	是否公立	医院	城市	级别	是否公立
广西壮族自治区							
北海市中医医院	北海	三甲	是	来宾市中医医院	来宾	三甲	是
桂林市中西医结合医院	桂林	三乙	是	南宁市第七人民医院	南宁	二甲	是
贺州市中医医院	贺州	三甲	是	梧州市中医医院	梧州	三甲	是
海南省							
琼海市中医院	省辖县	三甲	是				
甘肃省							
金昌市中西医结合医院	金昌	二甲	是	武威市中医院	武威	三乙	是
兰州市中医医院	兰州	二甲	是	张掖市中医医院	张掖	二甲	是
宁夏回族自治区							
宁夏医科大学附属回医中医医院	吴忠	三甲	是	中卫市中医医院	中卫	三乙	是
银川市中医医院	银川	三甲	是				
陕西省							
铜川市中医医院	铜川	二甲	是	延安市中医医院	延安	三甲	是
渭南市中医医院	渭南	三级	是				
重庆市							
云阳县中医院	重庆	三甲	是	重庆市江津区中医院	重庆	三甲	是
重庆市涪陵区中医院	重庆	三甲	是				
贵州省							
毕节市中医医院	毕节	三甲	是	遵义市播州区中医院	遵义	二甲	是
四川省							
成都市双流区中医医院	成都	三乙	是	凉山州中西医结合医院	凉山	三乙	是
都江堰市中医医院	成都	三乙	是	江油市中医医院	绵阳	三乙	是
彭州市中医医院	成都	三乙	是	南充市中医医院	南充	三乙	是
德阳市中西医结合医院	德阳	二甲	是	隆昌县中医医院	内江	三乙	是
绵竹市中医院	德阳	二甲	是	射洪县中医院	遂宁	三乙	是
苍溪县中医医院	广元	三乙	是	雅安市中医医院	雅安	三甲	是
剑阁县中医医院	广元	三乙	是	宜宾市第二中医医院	宜宾	二甲	是
峨眉山市中医医院	乐山	三乙	是	安岳县中医医院	资阳	三乙	是
云南省							
保山市中医院	保山	三甲	是	曲靖市中医医院	曲靖	三甲	是
大理白族自治州中医医院	大理州	二甲	是	文山州中医医院	文山州	三甲	是
云南省中西医结合医院	昆明	二甲	是				

十一　2018非公医院500强

非公医院：社会资本持股大于50%的股份制医院，即社会资本（含国有商业资本）控股的医院，包括原创型和改制型。

2018 非公医院 100 强

名次	医院	得分	省份	城市	医院认证（级别/JCI/星级医院/HIMSS/HIC 等）	起源
1	佛山市禅城中心医院	766.75	广东	佛山	三甲/JCI/星级医院	改制
2	东莞东华医院	759.92	广东	东莞	三甲	原创
3	东莞康华医院	746.96	广东	东莞	三甲	原创
4	濮阳市油田总医院	729.10	河南	濮阳	三甲	改制
5	西安长安医院	712.59	陕西	西安	三甲/星级医院/HIMSS6	原创
6	武汉市普仁医院	694.53	湖北	武汉	三甲/星级医院/HIC*	改制
7	首都医科大学三博脑科医院	673.08	北京	北京	三级	原创
8	苏州九龙医院	662.46	江苏	苏州	三甲	原创
9	武汉亚洲心脏病医院	660.40	湖北	武汉	三甲	原创
10	北京和睦家医院	653.85	北京	北京	二级/JCI/HIMSS6	原创
11	浙江萧山医院	646.51	浙江	杭州	三乙	改制
12	南京鼓楼医院集团宿迁市人民医院	639.87	江苏	宿迁	三甲	改制
13	沭阳县人民医院	624.55	江苏	宿迁	三乙	改制
14	温州康宁医院	620.76	浙江	温州	三甲/星级医院	原创
15	延安大学咸阳医院	618.87	陕西	咸阳	三甲	改制
16	西安高新医院	603.58	陕西	西安	三甲	原创
17	华润武钢总医院	590.32	湖北	武汉	三甲	改制
18	淮北矿工总医院	579.76	安徽	淮北	三甲	改制
19	南京明基医院	567.42	江苏	南京	三乙	原创
20	南京同仁医院	565.71	江苏	南京	三级	原创
21	厦门长庚医院	554.12	福建	厦门	三级	原创
22	浙江大学明州医院	541.18	浙江	宁波	三甲	原创
23	梅河口市中心医院	538.07	吉林	通化	三甲	改制
24	新疆佳音医院	530.87	新疆	乌鲁木齐	三甲/星级医院/HIC*	原创
25	张家港澳洋医院	528.39	江苏	苏州	二甲/JCI	原创

续表

名次	医院	得分	省份	城市	医院认证（级别/JCI/星级医院/HIMSS/HIC 等）	起源
26	汕头潮南民生医院	524.98	广东	汕头	三乙	原创
27	马鞍山市中心医院	521.56	安徽	马鞍山	三甲	改制
28	南阳南石医院	502.33	河南	南阳	三甲	改制
29	胜利油田中心医院	489.15	山东	东营	三甲	改制
30	淮南朝阳医院	476.91	安徽	淮南	三乙	原创
31	深圳华侨医院	466.29	广东	深圳	三级/星级医院*	原创
32	北京燕化医院	461.78	北京	北京	三级/JCI	改制
33	广东三九脑科医院	455.60	广东	广州	三甲	原创
34	厦门莲花医院	450.32	福建	厦门	三级/星级医院	原创
35	贵州省肿瘤医院	448.07	贵州	贵阳	三甲	改制
36	黄石市爱康医院	444.40	湖北	黄石	三甲	改制
37	浙江金华广福医院	435.41	浙江	金华	三乙	改制
38	河北以岭医院	434.30	河北	石家庄	三甲	原创
39	南通瑞慈医院	427.20	江苏	南通	三乙	原创
40	河南宏力医院	423.64	河南	新乡	二甲	原创
41	南京江北人民医院	415.63	江苏	南京	三乙	改制
42	北京北亚骨科医院	413.61	北京	北京	未定	原创
43	树兰（杭州）医院	407.22	浙江	杭州	三甲/JCI	原创
44	广州中医药大学祈福医院	403.90	广东	广州	三甲	原创
45	云南肾脏病医院	401.87	云南	昆明	三级	原创
46	淮南东方医院集团总医院	399.14	安徽	淮南	三级/星级医院	改制
47	义乌復元私立医院	397.00	浙江	金华	二甲	原创
48	涿州市医院	394.30	河北	保定	三甲	改制
49	湖南旺旺医院	390.59	湖南	长沙	三甲/JCI	原创
50	深圳恒生医院	382.73	广东	深圳	三级	原创
51	南通市通州区人民医院	375.03	江苏	南通	三级	改制
52	洛阳东方医院	373.21	河南	洛阳	三级	改制
53	上海杨思医院	371.05	上海	上海	二级	原创
54	徐州矿务集团总医院	370.87	江苏	徐州	三甲	改制
55	枣庄矿业集团中心医院	369.42	山东	枣庄	三甲	原创
56	平顶山煤业公司总医院	368.38	河南	平顶山	三甲	原创
57	武汉市汉阳医院	366.72	湖北	武汉	三乙	改制
58	河南能源焦煤中央医院	365.46	河南	焦作	三甲	原创

续表

名次	医院	得分	省份	城市	医院认证（级别/JCI/星级医院/HIMSS/HIC 等）	起源
59	济宁医学院附属医院兖州院区	363.68	山东	济宁	二甲	改制
60	泗洪县人民医院	362.70	江苏	宿迁	二甲	改制
61	莱芜钢铁集团医院	361.61	山东	莱芜	三级	原创
62	漳州正兴医院	360.85	福建	漳州	三级/JCI	原创
63	海宁康华医院	359.15	浙江	嘉兴	二甲	原创
64	新郑市人民医院	358.48	河南	郑州	二甲	改制
65	鹤岗鹤矿医院	357.91	黑龙江	鹤岗	三甲	改制
66	昆明市儿童医院	356.39	云南	昆明	三甲/JCI/HIMSS7	改制
67	新郑市中医院	354.13	河南	郑州	二甲	改制
68	葛洲坝集团中心医院	353.99	湖北	宜昌	三甲	原创
69	沭阳县中医院	352.06	江苏	宿迁	三乙	改制
70	固始县人民医院	350.01	河南	信阳	二甲	改制
71	上饶市第五人民医院	346.23	江西	上饶	三甲	改制
72	靖远煤业集团有限责任公司总医院	341.12	甘肃	白银	三乙	原创
73	北京市健宫医院	339.53	北京	北京	二甲/JCI/HIMSS6	改制
74	北大医疗鲁中医院	338.07	山东	淄博	三甲/星级医院/HIMSS6	改制
75	淮南新华医疗集团新华医院	337.94	安徽	淮南	三乙	改制
76	中信惠州医院	336.10	广东	惠州	三级	原创
77	泗阳县人民医院	334.69	江苏	宿迁	二甲	改制
78	江汉油田总医院	333.58	湖北	省辖县	三甲	改制
79	京东中美医院	331.80	河北	廊坊	二甲	原创
80	新汶矿业集团莱芜中心医院	330.43	山东	莱芜	二甲	原创
81	浙江爱德医院	324.55	浙江	杭州	三乙	改制
82	昆明同仁医院	302.85	云南	昆明	三甲	原创
83	双鸭山市煤炭总医院	300.44	黑龙江	双鸭山	三甲	改制
84	中国石油中心医院	299.72	河北	廊坊	三甲	改制
85	河北燕达医院	298.34	河北	廊坊	三甲	原创
86	丹东市第一医院	297.89	辽宁	丹东	三甲	改制
87	四川现代医院	296.02	四川	成都	三级	原创
88	京东誉美中西医结合肾病医院	295.69	河北	廊坊	三甲/星级医院*	原创
89	河北燕达陆道培医院	292.79	河北	廊坊	三级	原创
90	瓦房店第三医院	290.69	辽宁	大连	三级	改制
91	深圳龙城医院	285.13	广东	深圳	三甲/星级医院/HIC*	原创

续表

名次	医院	得分	省份	城市	医院认证（级别/JCI/星级医院/HIMSS/HIC 等）	起源
92	沈阳何氏眼科医院	270.35	辽宁	沈阳	二甲	原创
93	厦门大学附属厦门眼科中心	264.94	福建	厦门	三甲/星级医院*	改制
94	广州中医药大学金沙洲医院	250.70	广东	广州	三丙	原创
95	慈林医院	244.86	浙江	宁波	二乙	原创
96	南京鼓楼医院集团仪征医院	240.19	江苏	扬州	二甲	改制
97	上海远大心胸医院	236.73	上海	上海	三级	原创
98	北京京煤集团总医院	224.46	北京	北京	三级	改制
99	东莞常安医院	215.92	广东	东莞	未定	原创
100	齐齐哈尔建华医院	207.55	黑龙江	齐齐哈尔	三乙	改制

2018 非公医院 101～300 强

名次	医院	省份	城市	医院认证（级别/JCI/星级医院/HIMSS/HIC 等）	起源
101	苏州明基医院	江苏	苏州	三级	原创
102	吉林国文医院	吉林	四平	三级	原创
103	徐州仁慈医院	江苏	徐州	二级	原创
104	北京美中宜和妇儿医院	北京	北京	未定	原创
105	湖南康雅医院	湖南	益阳	三级	原创
106	贵州医科大学附属白云医院	贵州	贵阳	三级	原创
107	青岛开泰耳鼻喉头颈外科医院	山东	青岛	未定	原创
108	郑州颐和医院	河南	郑州	三级	原创
109	鸡西矿业集团总医院	黑龙江	鸡西	三甲	改制
110	重庆市黔江民族医院	重庆	重庆	二级	原创
111	沈阳维康医院	辽宁	沈阳	三级	原创
112	东莞市光华医院	广东	东莞	未定	原创
113	徐州市肿瘤医院	江苏	徐州	三甲	改制
114	江西鄱阳湖医院	江西	上饶	二级	原创
115	六安世立医院	安徽	六安	二甲	改制
116	吉林心脏病医院	吉林	长春	三甲	原创
117	义乌市稠州医院	浙江	金华	二甲	原创
118	四川省人民医院友谊医院	四川	成都	三级	原创
119	单县东大医院	山东	菏泽	二甲	原创

续表

名次	医院	省份	城市	医院认证（级别/JCI/星级医院/HIMSS/HIC 等）	起源
120	成都市西区医院	四川	成都	三乙	原创
121	泉州德诚医院	福建	泉州	三级	原创
122	北京新世纪儿童医院	北京	北京	未定	原创
123	苏州永鼎医院	江苏	苏州	二甲	原创
124	葫芦岛市第二人民医院	辽宁	葫芦岛	二甲	改制
125	鄂钢医院	湖北	鄂州	三乙	改制
126	湘雅博爱康复医院	湖南	长沙	三级	原创
127	成都誉美医院	四川	成都	二甲	原创
128	黄山首康医院	安徽	黄山	三级	原创
129	东莞仁康医院	广东	东莞	三乙	原创
130	盱眙县中医院	江苏	淮安	二甲	改制
131	苏州大学附属瑞华医院	江苏	苏州	二级	原创
132	宿迁市中医院	江苏	宿迁	三甲	改制
133	天水 407 医院	甘肃	天水	三乙	改制
134	北大医疗康复医院	北京	北京	三级	原创
135	黄骅开发区博爱医院	河北	沧州	二级	原创
136	西安唐城医院	陕西	西安	二甲	原创
137	广东同江医院	广东	佛山	三甲	原创
138	河南鹿邑真源医院	河南	周口	二级	原创
139	广州复大肿瘤医院	广东	广州	三级/JCI	原创
140	武汉太康医院	湖北	武汉	未定	原创
141	常州鼎武医院	江苏	常州	二级	原创
142	西安凤城医院	陕西	西安	二甲	原创
143	皖北康复医院	安徽	淮北	三级	改制
144	灌南县人民医院	江苏	连云港	二甲	改制
145	淮南东方医院集团肿瘤医院	安徽	淮南	三级	原创
146	五四一总医院	山西	运城	三乙	原创
147	贺州广济医院	广西	贺州	三级/星级医院*	改制
148	潍坊潍城经济开发区医院	山东	潍坊	三级	原创
149	鹤壁京立肿瘤医院	河南	鹤壁	二级	原创
150	浙江新安国际医院	浙江	嘉兴	三乙	原创
151	淮北朝阳医院	安徽	淮北	二甲	原创
152	东莞台心医院	广东	东莞	三级	原创

续表

名次	医院	省份	城市	医院认证（级别/JCI/星级医院/HIMSS/HIC 等）	起源
153	新容奇医院	广东	佛山	二甲	改制
154	云南博亚医院	云南	昆明	三级	原创
155	茂名石化医院	广东	茂名	三级	改制
156	汕尾市人民医院	广东	汕尾	三级	改制
157	洋河人民医院	江苏	宿迁	三级	改制
158	台州骨伤医院	浙江	台州	三乙	原创
159	郓城诚信医院	山东	菏泽	二级	原创
160	河南信合医院	河南	信阳	三甲	原创
161	云南圣约翰医院	云南	昆明	三乙	原创
162	永州湘南医院	湖南	永州	二级	改制
163	扬州洪泉医院	江苏	扬州	二甲	原创
164	来安县家宁医院	安徽	滁州	二甲	原创
165	宿迁市工人医院	江苏	宿迁	二级	原创
166	巩义瑞康医院	河南	郑州	二级	原创
167	宣威云峰医院	云南	曲靖	二甲	原创
168	哈尔滨嘉润医院	黑龙江	哈尔滨	三级	原创
169	岳阳市岳化医院	湖南	岳阳	二甲	原创
170	陕西友谊医院	陕西	西安	三乙	原创
171	诸城中医医院	山东	潍坊	三甲	改制
172	邳州东大医院	江苏	徐州	二级	原创
173	兴安界首中西医结合医院	广西	桂林	二甲	改制
174	西安大兴医院	陕西	西安	三乙/星级医院	改制
175	横店文荣医院	浙江	金华	二甲	原创
176	徐州矿务集团第一医院	江苏	徐州	二甲	改制
177	贵州医科大学附属乌当医院	贵州	贵阳	三级	原创
178	宿迁市钟吾医院	江苏	宿迁	二甲	原创
179	徐州矿务集团第二医院	江苏	徐州	二甲	改制
180	成都黄再军医院	四川	成都	三级	原创
181	北京市朝阳区三环肿瘤医院	北京	北京	二级	原创
182	宝鸡高新人民医院	陕西	宝鸡	三甲	原创
183	东莞广济医院	广东	东莞	未定	原创
184	河南弘大医院	河南	郑州	三级	原创
185	北京京都儿童医院	北京	北京	三级	原创

续表

名次	医院	省份	城市	医院认证（级别/JCI/星级医院/HIMSS/HIC 等）	起源
186	安徽济民肿瘤医院	安徽	合肥	三级	原创
187	宝鸡市第三人民医院	陕西	宝鸡	二甲	改制
188	安宁鑫湖医院	云南	昆明	二乙	原创
189	东营鸿港医院	山东	东营	未定	原创
190	豫西协和医院	河南	南阳	二甲	原创
191	兖州九一医院	山东	济宁	三甲	改制
192	徐州市矿山医院	江苏	徐州	二甲	改制
193	萍乡赣西医院	江西	萍乡	二甲	改制
194	周口永兴医院	河南	周口	二级	原创
195	重庆红岭医院	重庆	重庆	二级	改制
196	遂平仁安医院	河南	驻马店	二级	原创
197	如皋博爱医院	江苏	南通	二级	原创
198	北大医疗淄博医院	山东	淄博	三级	改制
199	莆田盛兴医院	福建	莆田	二级	原创
200	海城市正骨医院	辽宁	鞍山	三甲	改制
201	大同市新健康医院	山西	大同	未定	原创
202	莆田人民医院	福建	莆田	二甲	原创
203	武汉长峰康复医院	湖北	武汉	三级	改制
204	淮南新华医疗集团北方医院	安徽	淮南	二甲	改制
205	宁波开发区中心医院	浙江	宁波	未定	原创
206	揭阳市慈云医院	广东	揭阳	二甲	原创
207	深圳万丰医院	广东	深圳	未定	原创
208	洛阳市东都医院	河南	洛阳	二级	改制
209	武冈展辉医院	湖南	邵阳	二甲	原创
210	巨野县北城医院	山东	菏泽	二级	原创
211	江山贝林医院	浙江	衢州	二乙	原创
212	泗洪县中医院	江苏	宿迁	二甲	改制
213	冠县中心医院	山东	聊城	二级	原创
214	北京市朝阳区桓兴肿瘤医院	北京	北京	二级	原创
215	扬州友好医院	江苏	扬州	二甲	原创
216	建德市中医院	浙江	杭州	二甲	改制
217	保定裕东医院	河北	保定	二级	原创
218	株洲新兴医院	湖南	株洲	二级	原创

续表

名次	医院	省份	城市	医院认证（级别/JCI/星级医院/HIMSS/HIC 等）	起源
219	长沙康乃馨老年病医院	湖南	长沙	二甲	原创
220	南阳张仲景医院	河南	南阳	三级	原创
221	惠阳三和医院	广东	惠州	二甲	原创
222	杭州慈养老年医院	浙江	杭州	一级	原创
223	崇州市第二医院	四川	成都	二甲	改制
224	曹县磐石医院	山东	菏泽	二级	原创
225	洛阳市第六人民医院	河南	洛阳	二甲	改制
226	上海赫尔森康复医院	上海	上海	未定	原创
227	青海仁济医院	青海	西宁	三乙	原创
228	建始民族医院	湖北	恩施州	二级	原创
229	芜湖广济医院	安徽	芜湖	二级	原创
230	周口永善医院	河南	周口	二级	原创
231	贵阳东方骨科医院	贵州	贵阳	未定	原创
232	辽宁奉天中医院	辽宁	沈阳	三甲	原创
233	新泰洪强医院	山东	泰安	三乙	原创
234	重庆三博江陵医院	重庆	重庆	未定	改制
235	宁波华信医院	浙江	宁波	二级	原创
236	建一克山医养康复医院	黑龙江	齐齐哈尔	二级	原创
237	佛山健翔医院	广东	佛山	三级	原创
238	成都新华医院	四川	成都	二甲	原创
239	昆山宗仁卿纪念医院	江苏	苏州	二级	原创
240	上海安达医院	上海	上海	未定	原创
241	北京麦瑞骨科医院	北京	北京	二级/JCI	原创
242	南华附二醴陵兆和医院	湖南	株洲	二级	原创
243	长春骨伤医院	吉林	长春	三乙	原创
244	顺德和平外科医院	广东	佛山	未定	原创
245	邯郸明仁医院	河北	邯郸	二级	原创
246	长沙南雅医院	湖南	长沙	二级	原创
247	泉州东南医院	福建	泉州	二甲/星级医院*	原创
248	温州东华医院	浙江	温州	三乙	原创
249	合肥长江医院	安徽	合肥	二甲	原创
250	云南中德骨科医院	云南	昆明	三级	原创
251	吉林省柳河医院	吉林	通化	二甲	改制

续表

名次	医院	省份	城市	医院认证（级别/JCI/星级医院/HIMSS/HIC 等）	起源
252	无锡亿仁肿瘤医院	江苏	无锡	二级	原创
253	上蔡县协和医院	河南	驻马店	二级	原创
254	衡阳华程医院	湖南	衡阳	二级	原创
255	郑州大桥医院	河南	郑州	二级	原创
256	广州现代医院	广东	广州	二级/JCI	原创
257	东莞市樟木头石新医院	广东	东莞	二甲	原创
258	沭阳协和医院	江苏	宿迁	二乙	原创
259	乐清开发区医院	浙江	温州	二级	原创
260	扬州东方医院	江苏	扬州	二乙	原创
261	平阳县长庚医院	浙江	温州	二级	原创
262	合肥中山医院	安徽	合肥	二级	原创
263	许昌市第二人民医院	河南	许昌	二级	改制
264	中华慈善吉林延安医院	吉林	长春	二甲	原创
265	浦江第二医院	浙江	金华	二乙	原创
266	抚州第五医院	江西	抚州	二甲	原创
267	资中资州医院	四川	内江	二级	原创
268	舟山定海广华医院	浙江	舟山	未定	原创
269	保定德润医院	河北	保定	二级	原创
270	怀化沅陵南方医院	湖南	怀化	未定	原创
271	北京博仁医院	北京	北京	二级	原创
272	南京扬子医院	江苏	南京	二甲	原创
273	昆明市第一人民医院星耀医院	云南	昆明	二甲	原创
274	大悟民康医院	湖北	武汉	未定	原创
275	杭州口腔医院	浙江	杭州	二甲	改制
276	银川国龙医院	宁夏	银川	二级	原创
277	滨海新仁慈医院	江苏	盐城	二级	原创
278	获嘉县红十字医院	河南	新乡	二级	原创
279	黄石普仁医院	湖北	黄石	二级	原创
280	天津和睦家医院	天津	天津	未定/JCI	原创
281	淮南东方医院集团凤凰医院	安徽	淮南	二级	改制
282	海南现代妇婴医院	海南	海口	三级/JCI	原创
283	北京明德医院	北京	北京	未定/JCI	原创
284	桂阳泰康医院	湖南	郴州	二级	原创

续表

名次	医院	省份	城市	医院认证（级别/JCI/星级医院/HIMSS/HIC 等）	起源
285	天津美中宜和妇儿医院	天津	天津	未定/JCI	原创
286	云南瑞奇德医院	云南	昆明	未定/JCI	原创
287	天津爱维医院	天津	天津	未定/JCI	原创
288	荣县新城医院	四川	自贡	二甲	原创
289	北京华韩医疗美容医院	北京	北京	一级/JCI	原创
290	西电集团医院	陕西	西安	三乙	改制
291	贺州广济妇产医院	广西	贺州	二级/星级医院	原创
292	醴陵市泰安医院	湖南	株洲	二乙	原创
293	曲江妇产医院	陕西	西安	未定/JCI	原创
294	北京王府中西医结合医院	北京	北京	三甲	原创
295	合肥高新心血管病医院	安徽	合肥	三级	原创
296	四川悦好医学美容医院	四川	成都	未定/JCI	原创
297	威海海大医院	山东	威海	二级	原创
298	大连百佳妇产医院	辽宁	大连	二级/JCI	原创
299	成都安琪儿妇产医院	四川	成都	二级/JCI	原创
300	北京嫣然天使儿童医院	北京	北京	二级/JCI	原创

2018 非公医院 301～500 强

医院	城市	级别	起源	医院	城市	级别	起源
黑龙江省							
大庆眼科医院	大庆	三级	原创	黑龙江祥云皮肤病医院	哈尔滨	三级	原创
黑龙江玛丽亚妇产医院	哈尔滨	三级	原创	哈尔滨爱尔眼科医院	哈尔滨	未定	原创
黑龙江中德骨科医院	哈尔滨	未定	原创				
吉林省							
吉林市康圣医院	吉林	二甲	原创	长春国医堂医院	长春	未定	原创
吉林延安医院	长春	二甲	原创	吉林百合口腔医院	长春	未定	原创
辽宁省							
大连何氏眼科医院	大连	二甲	原创	营口何氏眼科医院	营口	未定	原创
沈阳爱尔眼科医院	沈阳	三甲	原创				
北京市							
北京爱尔英智眼科医院	北京	三级	原创	北京脑血管病医院	北京	未定	原创
北京爱育华妇儿医院	北京	三级	原创	北京天伦医院	北京	未定	原创

续表

医院	城市	级别	起源	医院	城市	级别	起源
北京广慈中医药研究院广济中医医院	北京	未定	原创	北京天坛普华医院	北京	未定	原创
北京和美妇儿医院	北京	二级	原创	北京京城皮肤病医院	北京	未定	原创
北京长峰医院	北京	二级	原创	北京陆道培血液病医院	北京	未定	原创
河北省							
曲阳仁济医院	保定	未定	原创	唐山市丰润区利康医院	唐山	三级	原创
任丘康济医院	沧州	二级	原创	邢台现代医院	邢台	未定	原创
石家庄长城医院	石家庄	二甲	原创	邢台协和医院	邢台	未定	原创
唐山市丰润区京丰医院	唐山	未定	原创				
内蒙古自治区							
包头金氏中医肾脏疾病医院	包头	二级	原创	包头昆河中医蒙医医院	包头	二级	原创
包头鹿城口腔医院	包头	未定	原创				
山西省							
大同现代脑科医院	大同	未定	原创	山西华晋骨科医院	太原	三级	原创
大同现代医院	大同	未定	原创	山西三针脑血管病医院	太原	未定	原创
晋中鹰华眼科医院	晋中	二甲	原创	忻州现代医院	忻州	未定	原创
朔州现代医院	朔州	未定	原创	稷山县骨髓炎医院	运城	未定	原创
天津市							
天津建华医院	天津	二级	原创	天津安捷医院	天津	二甲	原创
天津天铁冶金集团职工医院	天津	二甲	原创				
安徽省							
安庆市石化医院	安庆	二甲	改制	淮南博爱医院	淮南	未定	原创
阜阳东方妇产医院	阜阳	未定	原创	六安百佳妇产医院	六安	未定	原创
阜阳创伤医院	阜阳	二级	原创	芜湖仁济骨科医院	芜湖	二级	原创
阜南仁和医院	阜阳	二级	原创	宿州西苑医院	宿州	二级	原创
福建省							
福清融强医院	福州	二级	原创	泉州滨海医院	泉州	三级	原创
福清天安医院	福州	二级	原创	厦门科宏眼科医院	厦门	三级	原创
江苏省							
南京华世佳宝妇产医院	南京	二级	原创	无锡百佳妇产医院	无锡	未定	原创
南京医科大学友谊整形外科医院	南京	三级	原创	上海市东方医院集团宿迁市东方医院	宿迁	二级	原创
南京南钢医院	南京	二乙	原创	徐州和平妇产医院	徐州	二级	原创
苏州大学附属理想眼科医院	苏州	三级	原创	盐城市亭湖区人民医院	盐城	二甲	原创

续表

医院	城市	级别	起源	医院	城市	级别	起源
江西省							
大余县中医院	赣州	二甲	原创	南昌仁爱妇产医院	南昌	二级	原创
景德镇 335 医院	景德镇	二甲	原创	江西广济医院	南昌	二级	原创
山东省							
单县正大医院	菏泽	未定	原创	阳光融和医院	潍坊	三级	原创
菏泽海吉亚医院	菏泽	未定	原创	潍坊市市立医院	潍坊	二甲	原创
济南艾玛妇产医院	济南	未定	原创	潍坊眼科医院	潍坊	未定	原创
青岛莲池妇婴医院	青岛	未定	原创	枣庄矿业集团有限责任公司枣庄医院	枣庄	二甲	原创
青岛眼科医院	青岛	三甲	改制	淄博莲池妇婴医院	淄博	二甲	原创
泰安协和医院	泰安	三乙	原创	淄博万杰肿瘤医院	淄博	三级	原创
上海市							
上海博爱医院	上海	未定	改制	上海和睦家医院	上海	三甲	原创
上海美华妇儿医院	上海	未定	原创	上海德达医院	上海	二级	原创
上海禾新医院	上海	未定	原创	上海市长宁区天山中医医院	上海	二甲	改制
浙江省							
浙江绿城心血管病医院	杭州	三级	原创	温州东瓯医院	温州	未定	原创
杭州余杭邦尔医院	杭州	未定	原创	乐清凤凰医院	温州	未定	原创
嘉兴邦尔骨科医院	嘉兴	未定	原创	苍南县龙城中医医院	温州	未定	原创
宁波口腔医院	宁波	未定	原创	温州建国医院	温州	二乙	原创
台州市博爱医院	台州	二甲	原创				
河南省							
开封市光明医院	开封	三级	原创	郑州中医骨伤病医院	郑州	三级	原创
南乐中兴医院	濮阳	未定	原创	周口协和骨科医院	周口	二级	原创
郑州仁济医院	郑州	二级	原创	驻马店市东笃医院	驻马店	未定	原创
郑州新华医院	郑州	二级	原创				
湖北省							
恩施亚菲亚妇产医院	恩施州	三级	原创	武汉弘济骨科医院	武汉	三级	原创
武汉艾格眼科医院	武汉	三级	原创	咸宁麻塘风湿病医院	咸宁	二甲	原创
武汉爱尔眼科医院	武汉	三级	原创				
湖南省							
新宁崀山医院	邵阳	二甲	原创	长沙佑康医院	长沙	未定	原创
长沙泰和医院	长沙	三级	原创	长沙高新医院	长沙	未定	原创
长沙爱尔眼科医院	长沙	未定	原创	中信湘雅生殖与遗传专科医院	长沙	未定	原创

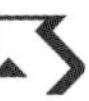

续表

医院	城市	级别	起源	医院	城市	级别	起源
长沙华韩华美医疗美容医院	长沙	未定	原创	株洲恺德心血管病医院	株洲	三级	原创
广东省							
东莞康怡医院	东莞	二级	原创	汕头潮阳耀辉医院	汕头	二甲	原创
佛山市禅城区永安医院	佛山	二乙	原创	深圳宝田医院	深圳	未定	原创
佛山市三水区乐平欣华医院	佛山	二丙	原创	深圳宝兴医院	深圳	未定	原创
广州白云山医院	广州	二级	原创	深圳春天医疗美容医院	深圳	未定	原创
广州益寿医院	广州	未定	原创	深圳阳光整形美容医院	深圳	未定	原创
广州白云心理医院	广州	二级	原创	深圳军龙医院	深圳	二级	改制
广州东方医院	广州	二乙	原创	深圳流花医院	深圳	二甲	改制
广州仁爱天河医院	广州	二级	原创	深圳远东妇产医院	深圳	三级	原创
广州友好医院	广州	三级	原创	深圳爱尔眼科医院	深圳	未定	原创
广州紫荆医院	广州	二甲	原创	深圳中山泌尿外科医院	深圳	二级	原创
河源友好医院	河源	二级	原创	深圳平乐骨伤科医院	深圳	三甲	原创
惠州华康骨伤医院	惠州	三甲	原创	深圳颐爱医院	深圳	未定	原创
梅州铁炉桥医院	梅州	二级	原创	深圳博爱医院	深圳	未定	原创
五华明鑫医院	梅州	二级	原创	阳江江华医院	阳江	二级	原创
汕头澄海南方医院	汕头	未定	原创	湛江西南医院	湛江	二级	原创
广西壮族自治区							
防城港东兴市友好医院	防城港	一级	原创	南宁广济高峰医院	南宁	二级	原创
南宁都市丽人医院	南宁	三乙	原创	玉林市桂南医院	玉林	二甲	原创
南宁医博肛肠医院	南宁	未定	原创				
海南省							
海南瑞韩医学美容医院	海口	未定	原创	海南港岛联合中医肿瘤医院	海口	二甲	原创
海南现代妇女儿童医院	海口	三级	原创				
甘肃省							
甘肃宝石花医院	兰州	三级	改制	华亭煤业集团总医院	平凉	二甲	原创
宁夏回族自治区							
吴忠市新区医院	吴忠	二甲	原创				
陕西省							
西安交大一附院韩城医院	渭南	二级	原创	西安市华山中心医院	西安	二甲	原创
西安北环医院	西安	二甲	原创	中铁一局咸阳中心医院	咸阳	二甲	原创
西安马应龙肛肠医院	西安	二甲	原创	延安市博爱医院	延安	二甲	原创
新疆维吾尔自治区							
和田新生医院	和田地区	二级	原创	乌鲁木齐阿迪娅眼科医院	乌鲁木齐	二级	原创

续表

医院	城市	级别	起源	医院	城市	级别	起源
新疆心脑血管病医院	乌鲁木齐	三甲	原创				
重庆市							
重庆安琪儿妇产医院	重庆	未定	原创	重庆爱尔眼科医院	重庆	未定	原创
重庆三博长安医院	重庆	二级	原创				
贵州省							
纳雍新立医院	毕节	二甲	原创	仁怀新朝阳医院	遵义	未定	原创
贵阳东方骨科医院	贵阳	未定	原创	遵义华溪医院	遵义	未定	原创
六盘水安居医院	六盘水	二级	原创	习水绿洲消化病医院	遵义	二级	原创
四川省							
成都双楠医院	成都	二甲	原创	广汉市骨科医院	德阳	二甲	原创
成都金沙医院	成都	二乙	原创	合江健欣医院	泸州	二乙	原创
成都西南儿童医院	成都	二级	原创	眉山肿瘤医院	眉山	二甲	原创
成都心血管病医院	成都	三级	原创	仁寿运长医院	眉山	三级	原创
四川奥斯迪康骨医院	成都	二甲	原创	丹棱县中医医院	眉山	二乙	改制
彭州同一医院	成都	二甲	原创	绵阳富临医院	绵阳	二甲	原创
成都玛丽亚妇产儿童医院	成都	未定	原创	第十九冶金建设公司职工医院	攀枝花	二甲	原创
成都锦江大观医院	成都	未定	原创	江安川南医院	宜宾	二甲	原创
成都长江医院	成都	二甲	原创	自贡高新医院	自贡	二级	原创
绵竹仁爱医院	德阳	二乙	原创				
云南省							
云南九洲医院	昆明	三级	原创	师宗现代医院	曲靖	二甲	原创
昆明安琪儿妇产医院	昆明	未定	原创	通海秀山医院	玉溪	二级	原创
昆明明珠医院	昆明	二甲	原创	彝良县中医医院	昭通	二甲	原创
昆明三博脑科医院	昆明	三级	原创	镇雄365医院	昭通	二甲	原创

注：（1）有4家由于违反“一票否决四要素”（一级甲等医疗事故、虚假广告、骗保、欺诈病人）被移除出2018届榜单；

（2）*指处在认证中。

十二　2017康复医院80强

康复医院：康复专科医院，不包含综合医院康复科。

名次	医院	得分	省份	城市	医院级别（级别/CARF/星级认证/JCI/HIC/HIMSS）	是否公立
1	中国康复研究中心北京博爱医院	682.40	北京	北京	三甲	是
2	首都医科大学附属北京康复医院	454.45	北京	北京	三级	是
3	重庆医科大学附属康复医院	426.76	重庆	重庆	三级	是
4	广东省工伤康复医院	400.12	广东	广州	三级/CARF	是
5	福建中医药大学附属康复医院	337.81	福建	福州	三甲/CARF	是
6	国家康复辅具研究中心附属康复医院	329.29	北京	北京	二级	是
7	江苏省人民医院钟山康复分院	325.16	江苏	南京	三级	
8	陕西省康复医院	318.16	陕西	西安	三级	是
9	深圳龙城医院	317.99	广东	深圳	三甲/星级认证/HIC*/CARF*	
10	湘雅博爱康复医院	315.07	湖南	长沙	三级/CARF	
11	甘肃省康复中心医院	311.85	甘肃	兰州	三甲	是
12	黑龙江省康复医院	301.22	黑龙江	哈尔滨	三级	是
13	四川省康复医院	292.40	四川	成都	三乙	是
14	北大医疗康复医院	276.98	北京	北京	三级	
15	安徽省皖南康复医院	275.69	安徽	芜湖	三级	是
16	上海市第一康复医院	274.77	上海	上海	二级	是
17	上海赫尔森康复医院	274.74	上海	上海	未定	
18	无锡同仁国际康复医院	270.28	江苏	无锡	三级	是
19	徐州市康复医院	269.87	江苏	徐州	三级	是
20	武汉长峰康复医院	269.08	湖北	武汉	三级	
21	宁波市康复医院	266.59	浙江	宁波	二甲/CARF	是
22	皖北康复医院	265.32	安徽	淮北	三级	
23	浙江康复医疗中心	263.70	浙江	杭州	三乙	是
24	杭州和康康复医院	263.57	浙江	杭州	未定	
25	上海市养志康复医院	263.05	上海	上海	二级	是
26	鞍山市汤岗子康复医院	261.33	辽宁	鞍山	三乙	是
27	上海市第二康复医院	259.50	上海	上海	二级	是
28	长沙三真康复医院	251.84	湖南	长沙	二级	
29	福建医大附一康复医院	250.59	福建	福州	三级	
30	湖南省工伤康复中心	250.21	湖南	长沙	三级	是
31	浙江明州康复医院	250.15	浙江	杭州	二级	
32	辽宁省残疾人康复中心	248.94	辽宁	沈阳	三级	是

续表

名次	医院	得分	省份	城市	医院级别（级别/CARF/星级认证/JCI/HIC/HIMSS）	是否公立
33	无锡市康复医院	247.52	江苏	无锡	二级	是
34	昆山市康复医院	246.29	江苏	苏州	二级	是
35	北京和睦家康复医院	243.68	北京	北京	二级/JCI/CARF*	
36	重庆医科大学附属第二医院宽仁康复医院	242.39	重庆	重庆	二级	是
37	四川赫尔森康复医院	241.09	四川	成都	三级	
38	吉林省春光康复医院	240.67	吉林	长春	二级	是
39	上海市第五康复医院	239.16	上海	上海	二级/CARF	是
40	济华骨科康复医院	239.15	河南	郑州	二级/CARF	
41	杭州江干和康第二康复医院	239.11	浙江	杭州	未定	
42	盘锦馥安康复医院	237.63	辽宁	盘锦	三级	是
43	杭州新安康复医院	237.33	浙江	杭州	二级	
44	北京精诚博爱康复医院	237.23	北京	北京	二级	
45	福建龙钢企业集团公司职工医院	236.67	福建	龙岩	二级	是
46	景德镇仁德康复医院	236.06	江西	景德镇	二级	
47	河南省老干部康复医院	235.44	河南	郑州	二级	是
48	汝州市金庚康复医院	234.52	河南	汝州	未定	
49	大连立光康复医院	233.37	辽宁	大连	二级	
50	枣庄康复医院	233.01	山东	枣庄	二级	是
51	保定泰和康复医院	232.91	河北	保定	二级	
52	贵州福万康康复医院	232.12	贵州	贵阳	二级	
53	上海新起点康复医院	231.47	上海	上海	二级	
54	漯河市康复医院	231.10	河南	漯河	二级	是
55	台州黄岩新安康复医院	230.82	浙江	台州	二级	
56	合肥金谷康复医院	230.20	安徽	合肥	二级	
57	苏州瑞盛康复医院	229.78	江苏	苏州	未定	
58	上海中冶医院蕴川路分院	229.70	上海	上海	二级	是
59	海宁皮城康复医院	226.86	浙江	嘉兴	未定	
60	无锡市惠山区康复医院	226.78	江苏	无锡	二级	是
61	上海市第四康复医院	223.89	上海	上海	二级	是
62	杭州英智康复医院	223.89	浙江	杭州	二级	
63	上海永慈康复医院	223.13	上海	上海	二级	
64	广东省第一荣军医院	222.53	广东	广州	二级	是

续表

名次	医院	得分	省份	城市	医院级别（级别/CARF/星级认证/JCI/HIC/HIMSS）	是否公立
65	张家港港城康复医院	221.51	江苏	苏州	未定	
66	东莞市康复医院	221.22	广东	东莞	未定	是
67	太仓新安康复医院	220.94	江苏	苏州	二级	
68	郑州市康复医院	220.44	河南	郑州	二级	是
69	临沂市康复医院	220.23	山东	临沂	二级	是
70	北京英智京西康复医院	219.46	北京	北京	二级	
71	株洲佳满康复医院	218.26	湖南	株洲	二级	
72	南京建宁康复医院	216.05	江苏	南京	二级	
73	上海一康康复医院	215.39	上海	上海	一级	
74	衢州康复医院	215.09	浙江	衢州	二级	是
75	湖州康复医院	214.65	浙江	湖州	未定	是
76	杭州拱墅江南康复医院	212.84	浙江	杭州	二级	
77	云南省残疾人康复中心	212.16	云南	昆明	二级	是
78	贺州广济康复医院	211.40	广西	贺州	未定	
79	内蒙古民族大学附属医院康复保健医院	211.17	内蒙古	通辽	未定	是
80	宁夏残疾人康复中心	208.76	宁夏	银川	未定	是

注：*指处于认证中。

十三　2017医养结合机构80强

医养结合机构：拥有卫生部门颁发的“医疗机构执业许可证”的医院与拥有民政部门颁发的“养老机构设立许可证”的养老机构位于相同或相邻地址，并拥有同一个法定代表人或属同一集团。

名次	医养结合机构	得分	省份	城市	医院级别	是否公立
1	重庆医科大学附属第一医院（重医附一院青杠老年护养中心）	739.64	重庆	重庆	三甲	是
2	河北燕达医院（金色年华健康养护中心）	659.39	河北	廊坊	三甲	

续表

名次	医养结合机构	得分	省份	城市	医院级别	是否公立
3	齐齐哈尔市中医医院(齐齐哈尔市龙沙区百草养生院)	596.72	黑龙江	齐齐哈尔	三甲	是
4	郑州颐和医院(郑州市二七区福康老年公寓)	520.47	河南	郑州	三级	
5	巨鹿县医院(福缘居医养中心)	512.48	河北	邢台	二甲	是
6	漳州正兴医院(正兴新来福养护院)	501.89	福建	漳州	三级	
7	石家庄平安医院(石家庄市裕华区平安养老院)	497.87	河北	石家庄	二甲	
8	四川省中西医结合医院北区(颐养中心)	494.29	四川	成都	三甲	是
9	湘潭市第六人民医院(湘潭市养老康复中心)	483.47	湖南	湘潭	二级	是
10	厦门莲花医院(莲花爱心护理院、莲花长寿村老年公寓)	428.36	福建	厦门	三级	
11	蒙城县中医院(蒙城县中医院老年公寓)	419.85	安徽	亳州	二甲	是
12	常州鼎武医院(常州市圩塘康乐中心)	419.54	江苏	常州	二级	
13	广州新海医院(广州新海颐养苑)	403.99	广东	广州	二甲	是
14	天津静海泊泰医院(康宁津园)	397.60	天津	天津	未定	
15	大同魏都医院(魏都颐养康复中心)	391.28	山西	大同	三甲	
16	江门市第二人民医院(蓬江区养老服务中心)	388.39	广东	江门	二甲	是
17	泗洪县康复医院(泗洪县老年公寓)	383.92	江苏	宿迁	三甲	
18	泰康燕园康复医院(泰康燕园)	379.25	北京	北京	二级	
19	长沙康乃馨老年病医院(康乃馨国际老年呵护中心)	376.59	湖南	长沙	二甲	
20	成都黄再军医院(龙泉阳光康托苑)	373.89	四川	成都	二级	
21	北京国门医院(东方综合养老院)	371.92	北京	北京	一级	
22	保定裕东医院(裕东托老会所)	369.66	河北	保定	二级	
23	杭州慈养老年医院(杭州下城区慈养护老中心)	368.33	浙江	杭州	一级	
24	福建医大附一康复医院(福建医大附一护养中心)	367.21	福建	福州	三级	
25	上海申园康复医院(泰康申园)	357.85	上海	上海	二级	
26	广东省第二中医院白云分院(广州南国颐景老年公寓)	357.01	广东	广州	三甲	是
27	长沙老年康复医院(长沙老年康复护理院)	352.85	湖南	长沙	二级	是
28	长春月潭医院(长春净月颐康医养中心)	352.23	吉林	长春	二甲	
29	杭州绿康老年康复医院(杭州市江干区丁桥皋亭山养老院)	350.85	浙江	杭州	未定	

续表

名次	医养结合机构	得分	省份	城市	医院级别	是否公立
30	广元市中医院万源分院(广元市颐康养老院)	348.72	四川	广元	三甲	是
31	山西省民政老年康复医院(山西省老年公寓)	346.64	山西	太原	三甲	是
32	建一克山医养康复医院(建一克山医养康复中心)	340.79	黑龙江	齐齐哈尔	二级	
33	嘉兴逸和源湘家荡康复护理医院(逸和源湘家荡颐养中心)	339.90	浙江	嘉兴	未定	
34	随州市老年康复护理医院(随州老年康复护理医院养护中心)	339.07	湖北	随州	未定	
35	烟台御花园老年病医院(烟台御花园老年公寓)	336.74	山东	烟台	一级	
36	宁波华信医院(宁波华信颐养园)	334.93	浙江	宁波	二级	
37	株洲市康复医院(株洲市颐康护养院)	334.08	湖南	株洲	二级	是
38	扬州曜阳康复医院(扬州曜阳国际老年公寓)	331.48	江苏	扬州	二级	
39	巩义瑞康医院(巩义瑞康医养院)	329.43	河南	郑州	二级	
40	南宁广济高峰医院(夕阳红养护中心)	322.27	广西	南宁	二级	
41	大漠老年病医院(新疆大漠老年公寓)	319.92	新疆	乌鲁木齐	一级	
42	西安工会医院(西安市工会老年护理院)	319.71	陕西	西安	三级	是
43	淮北朝阳医院(朝阳老年公寓)	319.56	安徽	淮北	二甲	
44	祁阳永和医院(永和养老中心)	319.07	湖南	永州	二级	
45	广州市老人院医院(广州市老人院)	314.46	广东	广州	二级	是
46	中山市广弘康复医院(中山市广弘颐养院)	314.43	广东	中山	二级	
47	新会康怡康复医院(新会区康怡颐养院)	313.56	广东	江门	二甲	
48	昆明广福医院(广福养老中心)	313.25	云南	昆明	未定	
49	孙思邈老年康复医院(长寿老年公寓)	312.68	陕西	铜川	二级	
50	青岛福山康复医院(福山老年公寓)	311.01	山东	青岛	二级	
51	龙泉纯德平安医院(成都市纯德养老中心)	310.84	四川	成都	一甲	
52	武汉市福惠医院(江汉区老年公寓)	308.70	湖北	武汉	一级	
53	重庆善行康复医院(善行老年养护院)	308.67	重庆	重庆	二级	
54	南京江宁荣平医院(江宁荣平老年康乐中心)	308.42	江苏	南京	未定	
55	重庆市福康医院(重庆市第一社会福利院)	306.98	重庆	重庆	一甲	是
56	皖北康复医院(惠康老年公寓)	306.70	安徽	淮北	三级	
57	青岛黄岛康福医院(今康福老年公寓)	306.50	山东	青岛	未定	
58	长沙红枫康复医院(红枫医养中心)	306.33	湖南	长沙	二级	

续表

名次	医养结合机构	得分	省份	城市	医院级别	是否公立
59	张家口春雷医院(春雷老年公寓)	304.50	河北	张家口	一级	
60	洛阳河柴医院(洛阳市颐康苑老年护理中心)	304.19	河南	洛阳	二乙	是
61	营口温馨医院(营口市养老院)	299.79	辽宁	营口	一甲	是
62	东阳亲和医院(东阳市亲乐园公寓)	290.94	浙江	金华	未定	
63	南宁重阳护理医院(广西重阳老年公寓)	290.24	广西	南宁	未定	
64	杭州滨江绿康康复医院(滨江绿康阳光家园)	289.98	浙江	杭州	二级	
65	临沂凯旋医院(临沂凯旋老年养护院)	279.50	山东	临沂	二甲	
66	南昌绿康老年康复医院(南昌绿康国际老年城)	279.03	江西	南昌	一级	
67	杭州博养医院(博养温馨之家)	278.08	浙江	杭州	未定	
68	广州勤正中医医院(福瑞馨养老公寓)	265.16	广东	广州	二级	
69	招远金都康复医院(招远市社会福利中心)	263.46	山东	烟台	二级	
70	武汉中原医院(安泰养老院)	262.55	湖北	武汉	二级	
71	武安康复医院(武安老年综合医养中心)	261.57	河北	邯郸	未定	
72	襄樊农工医院(汉江国际老年公寓)	259.54	湖北	襄阳	二级	
73	武汉仁民医院(正康社区养老院)	255.73	湖北	武汉	未定	
74	烟台凤凰台医院(烟台市芝罘区温暖老年公寓)	255.66	山东	烟台	二乙	是
75	北京香山医院(北京香山养老照料中心)	253.88	北京	北京	一甲	
76	大庆老年医院(大庆市老年人医养康复中心)	251.62	黑龙江	大庆	二乙	
77	旬阳县红十字康锦医院(旬阳县红十字康锦医养中心)	246.98	陕西	安康	未定	
78	烟台芝罘岛医院(烟台芝罘岛老年颐养中心)	246.29	山东	烟台	未定	
79	潼关县民生医院(潼关县民生养老院)	245.60	陕西	渭南	未定	
80	上海颐康中医医院(上海颐康家园)	244.52	上海	上海	未定	

十四　2017非公医院集团80强

非公医院集团：同一个企业集团法人，由该集团控制（全资、控股、托管、可合并报表）的独立法人医院所组成的在中国大陆运营的医院群，不包括无股权关系的医院集团、医联体、医共体等。

名次	集团名称	总部城市	医院数	三级医院数（综合/专科）	500 强榜单数	标杆医院（2017 非公医院名次）	医院认证	是否上市	得分
1	华润医疗控股有限公司	北京	48	6/1	6	华润武钢总医院（16）	JCI/HIMSS	是	765.20
2	北大医疗产业集团有限公司	北京	11	6/3	3	北大医疗鲁中医院（78）	星级/HIMSS		733.26
3	爱尔眼科医院集团股份有限公司	长沙	75	0/22	6	长沙爱尔眼科医院（500 强）		是	579.52
4	上海复星医药（集团）股份有限公司	上海	7	2/1	1	佛山市禅城中心医院（1）	星级认证	是	570.65
5	中信医疗健康产业集团有限公司	北京	8	2/2	2	中信惠州医院（76）			521.91
6	淮南东方医院集团	淮南	30	1/1	2	淮南东方医院集团总医院（54）	星级认证		470.76
7	贵州信邦制药股份有限公司	贵阳	8	2/1	4	贵州省肿瘤医院（56）		是	422.64
8	同仁医疗产业集团有限公司	南京	2	2/0	2	南京同仁医院（23）			398.35
9	温州康宁医院股份有限公司	温州	10	0/1	1	温州康宁医院（24）	星级认证	是	368.40
10	三博脑科医院管理集团股份有限公司	北京	5	0/3	3	首都医科大学三博脑科医院（8）			358.32
11	恒康医疗集团股份有限公司	成都	12	1/0	1	瓦房店第三医院（91）		是	354.41
12	中美医疗集团	北京	6	0/1	1	京东中美医院（79）	星级认证		353.39
13	宁波奥克斯医疗集团有限公司	宁波	5	3/1	1	浙江大学明州医院（27）		是	341.09
14	河北平安健康集团股份有限公司	石家庄	8	1/0	1	石家庄平安医院（46）			337.15
15	湖北普仁医疗管理集团有限公司	武汉	5	1/0	2	武汉市普仁医院（9）	星级认证		325.12
16	和睦家医疗	北京	6	0/0	3	北京和睦家医院（10）	JCI		324.45
17	金陵药业股份有限公司	南京	3	1/0	2	宿迁市人民医院（12）		是	323.78
18	广东康华医疗股份有限公司	东莞	2	1/0	1	东莞康华医院（3）		是	323.17

续表

名次	集团名称	总部城市	医院数	三级医院数（综合/专科）	500 强榜单数	标杆医院（2017 非公医院名次）	医院认证	是否上市	得分
19	江苏省沭阳县人民医院	宿迁	5	1/0	1	沭阳县人民医院(18)			322.05
20	南阳祥瑞医院管理咨询有限公司	南阳	5	1/0	0	南阳南石医院			316.96
21	淮北矿工总医院集团	淮北	16	1/0	1	淮北矿工总医院(19)			314.26
22	江苏澳洋健康产业股份有限公司	张家港	5	1/0	1	张家港澳洋医院(25)	JCI	是	290.33
23	浙江邦尔医疗投资管理有限公司	杭州	12	0/0	1	芜湖仁济骨科医院(500 强)			271.36
24	新疆佳音医院有限公司	乌鲁木齐	9	0/1	1	新疆佳音医院(31)	星级认证		268.01
25	创新医疗管理股份有限公司	绍兴	3	1/0	2	海宁康华医院(47)		是	267.05
26	淮海医院管理(徐州)有限公司	徐州	3	1/0	1	徐州矿务集团总医院(68)			259.40
27	昆明博健医疗投资有限公司	昆明	5	1/1	1	云南肾脏病医院(42)			255.25
28	远东宏信医院集团有限公司	上海	31	2/2	6	舟山定海广华医院(259)		是	244.88
29	广西广济医院投资管理集团有限公司	贺州	7	0/0	3	南宁广济高峰医院(278)	星级认证		243.88
30	山东新华医疗器械股份有限公司	淄博	13	0/1	7	株洲新兴医院(207)		是	242.98
31	泗洪县人民医院集团	宿迁	3	0/0	2	泗洪县人民医院(60)			236.12
32	宏恩医疗健康产业有限公司	杭州	6	0/3	0	杭州城东医院			231.24
33	通策医疗投资股份有限公司	杭州	25	0/3	2	杭州口腔医院(269)		是	230.97
34	贵州益佰制药股份有限公司	贵阳	4	1/0	1	淮南朝阳医院(30)		是	230.57
35	北京新里程医院管理有限公司	北京	5	2/0	1	洛阳东方医院(55)			229.43

续表

名次	集团名称	总部城市	医院数	三级医院数（综合/专科）	500强榜单数	标杆医院（2017非公医院名次）	医院认证	是否上市	得分
36	晋商联盟控股股份有限公司	北京	29	4/1	1	鹤岗鹤矿医院(103)			227.90
37	马应龙药业集团股份有限公司	武汉	7	0/1	0	北京马应龙长青肛肠医院		是	227.32
38	浙江天瑞医疗投资管理股份有限公司	台州	7	0/0	0	台州市博爱医院			225.43
39	淮南新华医疗集团	淮南	2	1/0	2	淮南新华医疗集团新华医院(75)			222.47
40	华厦眼科医院集团股份有限公司	厦门	47	0/10	1	厦门大学附属厦门眼科中心(95)			220.01
41	山东市立医院控股集团股份公司	济南	22	0/0	1	单县东大医院(92)			215.61
42	武汉和润合医院管理有限公司	武汉	8	1/0	1	武汉市汉阳医院(59)			214.84
43	和美医疗控股有限公司	北京	13	0/0	2	北京和美妇儿医院(500强)	JCI	是	213.01
44	北京陆道培医院管理有限公司	北京	4	0/1	1	燕达陆道培医院(73)			211.66
45	大同市现代医院管理有限责任公司	大同	4	0/0	4	大同现代医院(500强)			211.57
46	浙江和康医疗投资管理有限公司	杭州	12	0/0	0	杭州和康康复医院			205.87
47	上海九悦医疗投资管理有限公司	上海	11	0/0	0	舟山普陀仁济医院			205.67
48	瑞慈医疗服务控股有限公司	上海	3	1/0	1	南通瑞慈医院(35)		是	203.91
49	云南省医疗投资管理有限公司	昆明	2	1/0	0	云南省第一人民医院新昆华医院			200.29
50	广东星普医学科技股份有限公司	东莞	5	1/0	1	四川友谊医院(107)		是	188.83
51	安徽和天医院管理有限公司	六安	2	0/0	1	六安世立医院(117)			186.41

续表

名次	集团名称	总部城市	医院数	三级医院数（综合/专科）	500强榜单数	标杆医院（2017 非公医院名次）	医院认证	是否上市	得分
52	北京中康时代医院投资集团有限公司	北京	12	0/0	0	北京京顺医院			185.65
53	成都锦欣医疗投资管理集团有限公司	成都	7	0/0	0	四川锦欣妇女儿童医院	JCI		185.21
54	深圳市博爱投资管理有限公司	深圳	9	0/0	3	上海远大心胸医院(80)			184.05
55	泰和诚医疗集团有限公司	北京	3	0/2	0	大同美中嘉和肿瘤医院		是	183.77
56	河南大河医疗集团有限公司	驻马店	5	0/0	1	遂平仁安医院(186)			177.97
57	安琪儿医疗控股集团	成都	5	0/3	3	成都安琪儿妇产医院(292)	JCI		174.94
58	首都医疗健康产业集团有限公司	北京	8	0/2	1	北京爱育华妇儿医院(500强)			170.80
59	苏州瑞兴医院集团有限公司	苏州	7	0/0	1	苏州大学附属瑞华医院(131)			165.25
60	扬州友好医院	扬州	3	0/0	1	扬州友好医院(265)			161.33
61	湖南珂信健康产业发展有限公司	长沙	5	0/1	0	长沙珂信肿瘤医院			160.93
62	泗洪县分金亭医院有限公司	宿迁	3	0/0	0	泗洪县分金亭医院			156.55
63	华韩整形美容医院控股股份有限公司	南京	6	0/1	2	北京华韩医疗美容医院(258)	JCI	是	153.10
64	医博肛肠连锁医院管理有限公司	上海	17	0/0	0	上海医博肛泰肛肠医院			147.24
65	新世纪医疗控股有限公司	北京	2	0/0	1	北京新世纪儿童医院(114)		是	145.88
66	北京长峰医院股份有限公司	北京	17	0/0	0	北京长峰领航医院			143.10

续表

名次	集团名称	总部城市	医院数	三级医院数（综合/专科）	500 强榜单数	标杆医院（2017 非公医院名次）	医院认证	是否上市	得分
67	大同市新建康医院有限责任公司	大同	5	0/0	0	大同新建康医院			135.42
68	成都康怡名仁医疗投资管理有限公司	成都	8	0/0	0	成都高新博力医院			134.08
69	无锡坤如玛丽医院集团有限公司	无锡	9	0/0	0	青岛坤如玛丽妇产医院			129.83
70	上海美迪亚医院投资集团有限公司	上海	11	0/0	2	上海虹桥医院（500 强）			128.18
71	美莱医学美容医院有限公司	成都	26	0/0	0	广州美莱医疗美容医院			127.36
72	贵州利美康外科医院股份有限公司	贵阳	3	0/1	1	贵州利美康外科医院（43）		是	121.05
73	武汉民生眼耳鼻喉专科医院有限公司	武汉	9	0/2	0	武汉民生眼耳鼻喉专科医院			118.90
74	云南辰伟中德医疗管理有限公司	昆明	7	0/0	2	云南中德骨科医院（158）			114.82
75	广东博爱医疗集团有限公司	广州	5	0/0	2	广州现代医院（268）			111.36
76	武汉艾格眼科医院集团	武汉	5	0/1	1	武汉艾格眼科医院（500 强）			108.88
77	祥云医疗投资股份有限公司	北京	8	0/0	2	北京京城皮肤病医院（500 强）		是	107.87
78	上海美华医疗投资管理有限公司	上海	3	0/0	1	上海美华妇儿医院（500 强）			105.87
79	福州东南眼科医院有限公司	福州	10	0/1	0	福州东南眼科医院			102.15
80	杭州康久医疗投资管理公司	杭州	5	0/0	0	嘉兴康久中医院			100.52

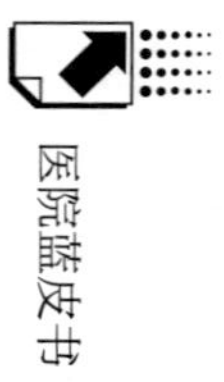

十五　2017上市医疗服务企业30强

评价对象：单独上市的医疗服务企业或上市公司属下能够单独披露医服信息的企业，包括控股或控制管理权的医院、诊所、体检机构。

名次	公司名称	上市类别	股票代码	医疗市值（万元）	医疗收入（万元）	医疗资产（万元）	医疗毛利率（%）	医疗机构数（个）	标杆医院（非公名次）
1	美年健康	A股中小板	002044. SZ	7048462	621604	1244542	47	378	—
2	爱尔眼科	A股创业板	300015. SZ	6523948	595633	930266	46	78	长沙爱尔眼科医院(500强)
3	恒康医疗	A股中小板	002219. SZ	1620911	252267	760904	28	23	瓦房店第三医院(91)
4	爱康国宾	纳斯达克	KANG. O	901376	347803	563559	42	110	—
5	复星医药	A股主板	600196. SH	1250908	208847	698326	28	7	佛山市禅城中心医院(1)
6	华润凤凰	香港主板	1515. HK	539286	99021	364619	26	106	华润武钢总医院(16)
7	通策医疗	A股主板	600763. SH	1289271	114857	174714	41	30	杭州口腔医院(269)
8	创新医疗	A股中小板	002173. SZ	570625	84092	432022	39	8	海宁康华医院(47)
9	信邦制药	A股中小板	002390. SZ	350983	133735	266357	18	8	贵州省肿瘤医院(56)
10	瑞慈医疗	香港主板	1526. HK	264313	107663	205663	37	50	南通瑞慈医院(35)
11	康华医疗	香港主板	3689. HK	329473	137881	171947	24	4	东莞康华医院(3)
12	和美医疗	香港主板	1509. HK	162614	88780	175526	47	13	北京和美妇儿医院(500强)
13	新世纪医疗	香港主板	1518. HK	413507	49145	132096	48	6	北京新世纪儿童医院(114)
14	三星医疗	A股主板	601567. SH	196718	83773	198334	29	6	浙江大学明州医院(27)

续表

名次	公司名称	上市类别	股票代码	医疗市值（万元）	医疗收入（万元）	医疗资产（万元）	医疗毛利率（%）	医疗机构数（个）	标杆医院（非公名次）
15	康宁医院	香港主板	2120. HK	199296	54656	138634	35	18	温州康宁医院(24)
16	泰和诚	纽交所	CCM. N	80692	33098	346539	30	3	大同美中嘉和肿瘤医院
17	联想控股	香港主板	03396. HK	26647	165500	175344	(48)	213	上海德济医院
18	弘和仁爱	香港主板	3869. HK	223873	17068	224905	52	1	上海杨思医院(57)
19	星普医科	A 股创业板	300143. SZ	418790	19773	156814	47	2	四川省人民医院友谊医院(107)
20	益佰制药	A 股主板	600594. SH	167670	71851	135761	31	5	淮南朝阳医院(30)
21	金陵药业	A 股主板	000919. SZ	124987	93563	113061	27	3	宿迁市人民医院(12)
22	国际医学	A 股主板	000516. SZ	158324	66683	95809	25	16	西安高新医院(13)
23	诚志股份	A 股主板	000990. SZ	142572	42406	156534	10	3	丹东市第一医院(86)
24	乐普医疗	A 股创业板	300003. SZ	282354	21326	60114	41	4	合肥高新心血管病医院(45)
25	宜华健康	A 股主板	000150. SZ	98953	16413	59105	47	20	南昌三三四医院
26	澳洋科技	A 股中小板	002172. SZ	54887	72303	74146	23	6	张家港澳洋医院(25)
27	新华医疗	A 股主板	600587. SH	31327	48124	59893	15	12	株洲新兴医院(207)
28	马应龙	A 股主板	600993. SH	81448	17201	27060	13	8	北京马应龙长青肛肠医院
29	济民制药	A 股主板	603222. SH	67813	10516	27469	41	3	鄂州二医院
30	贵州百灵	A 股中小板	002424. SZ	57667	7284	13554	51	2	贵州百灵中医糖尿病医院

注：①信息来源：上市公司 2017 年年报；②上市地点：国内外资本市场；③营业地点：中国大陆；④标杆医院（非公名次）：指该医院在“2017 中国医院竞争力 · 非公医院 500 强”的名次。

2017 上市医疗服务潜在上榜企业

公司名称	上市类别	股票代码	公司名称	上市类别	股票代码
爱康医疗	A 股中小板	002610. SZ	白云山	A 股主板	600332. SH
宝莱特	A 股创业板	300246. SZ	北大医药	A 股主板	000788. SZ
湖南发展	A 股主板	000722. SZ	华邦健康	A 股中小板	002004. SZ
华夏医疗	香港 H 股	8143. HK	华业资本	A 股主板	600240. SH
京东方 A	A 股主板	000725. SZ	九州通	A 股主板	600998. SH
康健国际	香港主板	3886. HK	览海投资	A 股主板	600896. SH
朗玛信息	A 股创业板	300288. SZ	人福医药	A 股主板	600079. SH
人民同泰	A 股主板	600829. SH	三诺生物	A 股创业板	300298. SZ
上海医药	A 股主板	601607. SH	尚荣医疗	A 股中小板	002551. SZ
神州长城	A 股主板	000018. SZ	泰合健康	A 股主板	000790. SZ
同仁堂	A 股主板	600085. SH	维力医疗	A 股主板	603309. SH
阳普医疗	A 股创业板	300030. SZ	誉衡药业	A 股中小板	002437. SZ
悦心健康	A 股中小板	002162. SZ	佐力药业	A 股创业板	300181. SZ

注：2017 上市医疗服务潜在上榜企业包括未进入 30 强及医疗服务部分信息披露不充分的企业。

十六　2017上市医疗服务企业 CSR 30强

评价对象：单独上市的医疗服务企业或上市公司下属能够单独披露医疗服务信息的企业，包括控股或控制管理权的医院、诊所、体检机构。

名次	公司名称	上市类别	股票代码	总部城市	医疗机构数(个)	医服员工数(人)	得分	标杆医院(非公名次)
1	爱尔眼科	A 股创业板	300015. SZ	长沙	78	15685	627. 66	长沙爱尔眼科医院(500 强)
2	美年健康	A 股中小板	002044. SZ	上海	378	30742	449. 16	—
3	复星医药	A 股主板	600196. SH	上海	7	3251	319. 76	佛山市禅城中心医院(1)
4	弘和仁爱	香港主板	3869. HK	北京	1	128	303. 43	上海杨思医院(57)
5	恒康医疗	A 股中小板	002219. SZ	成都	23	6512	301. 61	瓦房店第三医院(91)
6	康宁医院	香港主板	2120. HK	温州	18	1087	294. 75	温州康宁医院(24)

续表

名次	公司名称	上市类别	股票代码	总部城市	医疗机构数(个)	医服员工数(人)	得分	标杆医院(非公名次)
7	济民制药	A股主板	603222. SH	台州	3	267	256. 86	鄂州二医院
8	益佰制药	A股主板	600594. SH	贵阳	5	1323	250. 68	淮南朝阳医院(30)
9	瑞慈医疗	香港主板	1526. HK	上海	50	3994	245. 77	南通瑞慈医院(35)
10	新世纪医疗	香港主板	1518. HK	北京	6	759	244. 35	北京新世纪儿童医院(114)
11	联想控股	香港主板	03396. HK	北京	213	313	241. 86	上海德济医院
12	国际医学	A股主板	000516. SZ	西安	16	612	241. 76	西安高新医院(13)
13	华润凤凰	香港主板	1515. HK	北京	106	367	236. 35	华润武钢总医院(16)
14	宜华健康	A股主板	000150. SZ	汕头	20	1398	233. 64	南昌三三四医院
15	和美医疗	香港主板	1509. HK	北京	13	3194	221. 84	北京和美妇儿医院(500强)
16	创新医疗	A股中小板	002173. SZ	诸暨	8	2776	218. 23	海宁康华医院(47)
17	通策医疗	A股主板	600763. SH	杭州	30	2568	213. 69	杭州口腔医院(269)
18	康华医疗	香港主板	3689. HK	东莞	4	2458	209. 37	东莞康华医院(3)
19	诚志股份	A股主板	000990. SZ	南昌	3	338	207. 72	丹东市第一医院(86)
20	乐普医疗	A股创业板	300003. SZ	北京	4	297	202. 45	合肥高新心血管病医院(45)
21	神州长城	A股主板	000018. SZ	北京	1	59	199. 15	武汉商职医院
22	马应龙	A股主板	600993. SH	武汉	8	306	193. 21	北京马应龙长青肛肠医院
23	贵州百灵	A股中小板	002424. SZ	安顺	2	153	192. 49	贵州百灵中医糖尿病医院
24	朗玛信息	A股创业板	300288. SZ	贵阳	1	532	192. 12	贵阳市第六人民医院
25	三诺生物	A股创业板	300298. SZ	长沙	2	21	189. 37	长沙三诺智慧糖尿病医院
26	信邦制药	A股中小板	002390. SZ	贵阳	8	1259	187. 24	贵州省肿瘤医院(56)
27	三星医疗	A股主板	601567. SH	宁波	6	856	172. 39	浙江大学明州医院(27)
28	金陵药业	A股主板	000919. SZ	南京	3	1491	158. 70	宿迁市人民医院(12)
29	澳洋科技	A股中小板	002172. SZ	苏州	6	632	155. 00	张家港澳洋医院(25)
30	新华医疗	A股主板	600587. SH	淄博	12	289	115. 06	株洲新兴医院(207)

注：①信息来源：上市公司2017年年报；②上市地点：国内外资本市场；③营业地点：中国大陆；④标杆医院（非公名次）：指该医院在“2017中国医院竞争力·非公医院500强”的名次；⑤医服员工数=2017年总员工数×（医服收入/集团总收入）。

十七　2017非公医院发展指数排行榜（省、市）

名次	非公指数	省份	医院数量比例*	医院数三年复合增长率	三级医院数量比例*	年非住院诊疗人次比例*	年出院人次比例*	非公病床使用率	非公医师日均诊疗人次	艾力彼非公500强指数
	0.226	全国	0.564	0.144	0.077	0.129	0.158	0.628	5.5	0.032
1	0.292	江苏	0.688	0.076	0.081	0.201	0.226	0.693	7.6	0.118
2	0.274	安徽	0.647	0.093	0.167	0.186	0.210	0.666	4.9	0.060
3	0.271	贵州	0.756	0.096	0.122	0.233	0.267	0.562	4.7	0.016
4	0.256	河南	0.511	0.252	0.070	0.176	0.195	0.752	5.7	0.079
5	0.252	云南	0.648	0.092	0.134	0.166	0.199	0.552	5.5	0.036
6	0.244	北京	0.641	0.049	0.161	0.114	0.126	0.537	6.0	0.063
7	0.242	四川	0.659	0.121	0.014	0.167	0.236	0.690	4.9	0.044
8	0.235	湖北	0.551	0.260	0.182	0.093	0.122	0.652	4.5	0.042
9	0.235	天津	0.641	0.131	0.000	0.216	0.109	0.522	12.3	0.009
10	0.234	山东	0.604	0.104	0.107	0.141	0.142	0.609	4.9	0.056
11	0.233	浙江	0.612	0.184	0.023	0.113	0.116	0.655	7.8	0.078
12	0.232	重庆	0.634	0.238	0.029	0.144	0.267	0.658	4.4	0.010
13	0.227	广东	0.459	0.139	0.080	0.089	0.114	0.582	7.9	0.098
14	0.224	河北	0.549	0.233	0.087	0.144	0.149	0.625	4.4	0.045
15	0.219	福建	0.550	0.045	0.125	0.093	0.134	0.585	5.4	0.026
16	0.216	西藏	0.262	0.710	0.000	0.214	0.247	0.595	6.9	0.000
17	0.216	陕西	0.529	0.149	0.093	0.133	0.160	0.570	4.5	0.030
18	0.214	湖南	0.604	0.275	0.074	0.125	0.168	0.627	3.1	0.049

续表

名次	非公指数	省份	医院数量比例*	医院数三年复合增长率	三级医院数量比例*	年非住院诊疗人次比例*	年出院人次比例*	非公病床使用率	非公医师日均诊疗人次	艾力彼非公500强指数
19	0.206	宁夏	0.632	0.155	0.000	0.124	0.135	0.592	6.4	0.004
20	0.203	上海	0.490	0.054	0.000	0.073	0.058	0.750	9.8	0.017
21	0.200	江西	0.410	0.122	0.068	0.096	0.134	0.753	4.3	0.013
22	0.194	辽宁	0.550	0.293	0.048	0.110	0.136	0.550	3.8	0.026
23	0.189	内蒙古	0.518	0.178	0.104	0.104	0.093	0.428	4.9	0.003
24	0.187	吉林	0.542	0.187	0.022	0.120	0.159	0.554	3.6	0.016
25	0.180	山西	0.519	0.144	0.034	0.116	0.150	0.554	3.1	0.013
26	0.175	海南	0.270	0.314	0.105	0.076	0.067	0.546	5.6	0.004
27	0.172	广西	0.390	0.158	0.032	0.054	0.066	0.661	5.3	0.011
28	0.172	黑龙江	0.355	0.081	0.065	0.092	0.099	0.552	4.1	0.020
29	0.168	新疆	0.497	0.069	0.029	0.079	0.108	0.527	3.9	0.008
30	0.159	甘肃	0.339	0.117	0.028	0.064	0.074	0.595	4.7	0.003
31	0.157	青海	0.457	0.157	0.000	0.077	0.121	0.471	4.1	0.003

四川非公医院发展指数

名次	非公指数	地区	医院数量比例*	医院数三年复合增长率	三级医院数量比例*	年非住院诊疗人次比例*	年出院人次比例*	非公病床使用率	非公医师日均诊疗人次	艾力彼非公500强指数
1	0.384	成都	0.720	0.115	0.023	0.185	0.264	0.671	4.8	0.700
2	0.280	巴中	0.742	0.183	0.000	0.272	0.295	0.758	7.0	0.000
3	0.260	南充	0.764	0.211	0.000	0.213	0.312	0.712	4.8	0.000
4	0.258	广安	0.767	0.130	0.000	0.212	0.301	0.707	5.1	0.000
5	0.251	泸州	0.802	0.115	0.000	0.199	0.250	0.694	5.3	0.000

续表

名次	非公指数	地区	医院数量比例*	医院数三年复合增长率	三级医院数量比例*	年非住院诊疗人次比例*	年出院人次比例*	非公病床使用率	非公医师日均诊疗人次	艾力彼非公500强指数
6	0.251	宜宾	0.735	0.274	0.000	0.194	0.245	0.707	4.3	0.053
7	0.250	遂宁	0.817	0.123	0.000	0.202	0.226	0.698	5.4	0.000
8	0.234	自贡	0.662	0.061	0.000	0.124	0.223	0.843	3.9	0.053
9	0.233	德阳	0.580	0.143	0.000	0.156	0.247	0.764	5.6	0.000
10	0.232	眉山	0.654	0.102	0.000	0.149	0.231	0.673	4.2	0.070
11	0.230	凉山彝族自治州	0.573	0.135	0.000	0.138	0.292	0.730	4.8	0.000
12	0.223	乐山	0.634	0.017	0.000	0.158	0.269	0.660	4.3	0.000
13	0.218	绵阳	0.432	0.107	0.067	0.108	0.123	0.723	7.9	0.000
14	0.215	内江	0.662	0.035	0.000	0.142	0.213	0.627	3.6	0.053
15	0.213	雅安	0.568	0.091	0.000	0.156	0.190	0.622	5.8	0.000
16	0.204	达州	0.610	0.045	0.000	0.116	0.197	0.755	3.6	0.000
17	0.202	广元	0.639	0.305	0.000	0.147	0.126	0.500	6.4	0.000
18	0.194	资阳	0.643	-0.067	0.000	0.096	0.166	0.674	4.0	0.000
19	0.188	攀枝花	0.433	0.000	0.000	0.084	0.036	0.584	12.5	0.000
20	0.138	阿坝藏族羌族自治州	0.189	0.080	0.000	0.063	0.061	0.535	5.5	0.000
21	0.000	甘孜藏族自治州	0.000	0.000	0.000	0.000	0.000	0.000	0.0	0.000

广东非公医院发展指数

名次	非公指数	城市	医院数量比例*	医院数三年复合增长率	三级医院数量比例*	年非住院诊疗人次比例*	年出院人次比例*	非公病床使用率	非公医师日均诊疗人次	艾力彼非公500强指数
1	0.402	东莞	0.483	0.037	0.286	0.167	0.254	0.684	8.7	0.508
2	0.354	佛山	0.543	0.101	0.250	0.133	0.171	0.654	14.3	0.298
3	0.283	深圳	0.493	0.058	0.000	0.101	0.101	0.547	9.9	0.438

续表

名次	非公指数	城市	医院数量比例*	医院数三年复合增长率	三级医院数量比例*	年非住院诊疗人次比例*	年出院人次比例*	非公病床使用率	非公医师日均诊疗人次	艾力彼非公500强指数
4	0.256	广州	0.403	0.151	0.093	0.050	0.061	0.483	6.9	0.385
5	0.248	惠州	0.657	0.130	0.125	0.142	0.136	0.426	5.9	0.123
6	0.233	汕头	0.308	0.095	0.100	0.130	0.157	0.672	7.8	0.070
7	0.220	茂名	0.422	0.225	0.111	0.105	0.139	0.669	4.4	0.070
8	0.205	珠海	0.707	0.056	0.000	0.111	0.094	0.552	6.9	0.018
9	0.201	汕尾	0.586	0.144	0.000	0.114	0.223	0.692	2.6	0.053
10	0.197	揭阳	0.604	0.346	0.000	0.098	0.129	0.609	4.1	0.053
11	0.195	河源	0.568	0.508	0.000	0.113	0.176	0.533	5.0	0.000
12	0.194	清远	0.574	0.161	0.000	0.097	0.148	0.518	6.5	0.000
13	0.185	湛江	0.413	0.209	0.000	0.095	0.127	0.650	5.9	0.000
14	0.171	阳江	0.432	0.314	0.000	0.076	0.113	0.699	3.9	0.000
15	0.171	肇庆	0.426	0.100	0.000	0.066	0.113	0.470	7.3	0.000
16	0.168	江门	0.244	0.195	0.000	0.037	0.068	0.650	9.4	0.000
17	0.161	中山	0.415	0.173	0.000	0.032	0.036	0.491	7.9	0.018
18	0.150	潮州	0.565	0.041	0.000	0.085	0.096	0.281	4.6	0.000
19	0.145	梅州	0.250	0.061	0.000	0.051	0.079	0.667	3.9	0.018
20	0.112	云浮	0.250	0.000	0.000	0.008	0.056	0.571	2.6	0.000
21	0.099	韶关	0.263	0.035	0.000	0.027	0.023	0.317	3.6	0.000

注：*非公医院/（非公医院+公立医院）。

资料来源：（1）国家卫生和计划生育委员会编《2017 中国卫生和计划生育统计年鉴》，中国协和医科大学出版社，2017；

（2）《2017 年中国卫生健康事业发展统计公报》，国家卫健委官网 2018 年 6 月 12 日发布；

（3）相关省份有关政府网站 2018 年发布的 2017 年卫生计生统计公报/数据等；

（4）其他部门、研究机构、学会/协会官网公开的数据；

（5）艾力彼数据库。

十八　2017中国最缺医院指数排行榜（省份）

名次	得分	省份	常住人口（万）	三级医院数/百万人	二级医院数/百万人	一级医院数/百万人	千人床（城市）	千人床（农村）	每千人执业医师数	每千人注册护士数	医师日均担负诊疗人次	医师日均担负住院人次	医院诊疗人次/本省人口	医院出院人次/本省人口	住院手术总数/本省人口	人均卫生总费用（元）	卫生支出/财政支出（%）
	0. 405	全国	138271	1. 61	5. 75	6. 71	8. 41	3. 91	1. 90	2. 50	7. 30	2. 60	2. 36	0. 13	0. 03	2981	8. 15
1	0. 097	西藏	331	2. 11	3. 32	26. 28	10. 65	3. 01	1. 40	1. 20	6. 10	1. 70	1. 75	0. 07	0. 01	3209	4. 41
2	0. 343	甘肃	2610	1. 38	7. 05	1. 61	7. 25	3. 82	1. 60	1. 90	6. 20	2. 80	1. 67	0. 12	0. 02	2516	8. 67
3	0. 352	青海	593	2. 70	15. 51	0. 00	16. 19	3. 94	2. 00	2. 40	5. 60	2. 40	2. 03	0. 13	0. 03	3668	6. 76
4	0. 355	新疆	2398	1. 46	9. 72	21. 98	11. 27	6. 18	2. 10	2. 80	5. 80	2. 70	2. 24	0. 17	0. 04	3691	6. 20
5	0. 366	宁夏	675	1. 93	10. 52	6. 52	7. 88	3. 33	2. 30	2. 70	6. 90	2. 30	2. 76	0. 14	0. 03	3412	6. 54
6	0. 378	内蒙古	2520	2. 66	10. 79	10. 44	10. 22	3. 94	2. 30	2. 60	5. 20	2. 10	1. 89	0. 11	0. 02	3303	6. 31
7	0. 378	江西	4592	1. 28	4. 64	1. 96	8. 51	3. 18	1. 40	2. 10	5. 90	2. 90	1. 37	0. 10	0. 03	2144	9. 50
8	0. 383	安徽	6196	1. 07	5. 12	6. 63	6. 40	2. 98	1. 50	2. 00	6. 20	2. 70	1. 59	0. 11	0. 03	2377	8. 69
9	0. 391	河北	7470	0. 92	6. 45	11. 04	8. 04	3. 61	1. 80	1. 90	5. 20	2. 20	1. 76	0. 12	0. 02	2507	9. 06
10	0. 393	海南	917	2. 07	3. 82	7. 63	9. 05	2. 81	1. 80	2. 90	6. 30	2. 10	1. 92	0. 10	0. 02	2883	8. 29
11	0. 397	黑龙江	3799	2. 42	9. 08	9. 79	10. 34	3. 62	1. 90	2. 20	4. 80	2. 70	1. 70	0. 12	0. 03	2737	6. 64
12	0. 401	山西	3682	1. 58	9. 26	8. 99	9. 44	3. 79	2. 10	2. 50	4. 00	2. 00	1. 46	0. 10	0. 03	2519	8. 77
13	0. 408	贵州	3555	1. 38	6. 92	14. 40	11. 88	3. 69	1. 60	2. 40	5. 60	3. 00	1. 58	0. 14	0. 03	2137	9. 21
14	0. 417	云南	4771	1. 40	7. 06	4. 42	10. 62	4. 52	1. 50	2. 20	7. 60	3. 10	2. 01	0. 13	0. 04	2310	9. 30
15	0. 429	福建	3874	1. 65	4. 96	8. 08	6. 94	3. 58	1. 80	2. 50	9. 00	2. 40	2. 49	0. 11	0. 03	2945	8. 83
16	0. 435	广西	4838	1. 30	4. 51	2. 94	5. 86	3. 29	1. 60	2. 50	7. 80	2. 70	1. 92	0. 11	0. 03	2104	10. 54

续表

名次	得分	省份	常住人口（万）	三级医院数/百万人	二级医院数/百万人	一级医院数/百万人	千人床（城市）	千人床（农村）	每千人执业医师数	每千人注册护士数	医师日均担负诊疗人次	医师日均担负住院人次	医院诊疗人次/本省人口	医院出院人次/本省人口	住院手术总数/本省人口	人均卫生总费用（元）	卫生支出/财政支出（%）
17	0.438	河南	9532	0.90	4.78	8.62	9.89	3.37	1.60	2.30	6.30	2.80	1.90	0.13	0.03	2382	10.44
18	0.443	吉林	2733	1.68	7.90	3.95	9.43	4.01	2.20	2.40	5.00	2.30	1.86	0.12	0.03	3026	7.63
19	0.443	陕西	3813	1.42	8.73	7.61	8.03	4.37	1.90	3.10	6.00	2.80	2.08	0.15	0.04	3307	8.70
20	0.445	重庆	3048	1.12	4.17	4.82	6.87	4.49	1.70	2.50	7.40	3.20	2.10	0.14	0.04	3316	8.28
21	0.447	湖南	6822	1.00	4.87	5.12	11.41	4.53	1.80	2.40	4.70	3.00	1.40	0.13	0.03	2402	8.62
22	0.465	天津	1562	2.69	3.71	12.61	6.31	6.15	2.30	2.30	11.50	1.70	4.73	0.10	0.04	4866	5.49
23	0.467	四川	8262	1.74	6.46	3.22	7.62	4.81	1.90	2.50	7.00	3.30	2.08	0.14	0.04	2638	9.64
24	0.468	辽宁	4378	2.83	6.56	10.00	9.95	4.07	2.30	2.70	5.40	2.70	2.18	0.14	0.03	3222	6.71
25	0.469	江苏	7999	1.86	4.66	8.61	8.41	4.07	2.10	2.80	8.90	2.60	3.09	0.13	0.04	3729	7.14
26	0.486	湖北	5885	2.06	5.11	4.27	8.81	4.52	2.00	3.00	6.80	3.00	2.15	0.14	0.04	2818	9.17
27	0.491	山东	9947	1.51	4.98	7.16	7.95	4.28	2.10	2.70	5.80	2.30	2.04	0.13	0.03	2888	9.03
28	0.494	广东	10999	1.47	3.55	2.95	7.67	2.85	1.80	2.60	11.20	2.30	3.37	0.11	0.05	3043	8.34
29	0.535	浙江	5590	2.36	3.97	0.77	8.58	4.25	2.60	3.10	11.10	2.40	4.54	0.14	0.05	4062	7.78
30	0.632	上海	2420	1.94	4.34	0.45	9.11	4.70	2.60	3.30	14.80	2.60	6.16	0.14	0.08	6362	5.54
31	0.704	北京	2173	4.28	5.80	18.13	8.64	0.00	3.90	4.50	10.40	1.50	7.15	0.14	0.06	8453	6.21

资料来源：（1）国家卫生和计划生育委员会编《2017 中国卫生和计划生育统计年鉴》，中国协和医科大学出版社，2017；

（2）《2017 年中国卫生健康事业发展统计公报》，国家卫健委官网 2018 年 6 月 12 日发布；

（3）各省份有关政府网站 2018 年发布的 2017 年卫生计生统计公报/数据等；

（4）其他部门、研究机构、学会/协会官网公开的数据；

（5）艾力彼数据库。

十九　2017粤港澳大湾区最佳医院50强

粤港澳大湾区最佳医院：位于粤港澳大湾区（9+2城市）的综合医院和中医医院，不含专科医院和部队医院。

名次	医院	得分	城市	医院认证（级别/JCI/星级医院 HIC/HIMSS/ACHS等）	是否公立	联网总医院/委属医院	医学院直属医院
1	玛丽医院	948.53	香港	ACHS	是	是	是
2	中山大学附属第一医院	904.76	广州	三甲	是	是	是
3	威尔斯亲王医院	854.25	香港	ACHS	是	是	是
4	南方医科大学南方医院	818.25	广州	三甲/HIC*	是		是
5	养和医院	782.81	香港	ACHS			
6	东区尤德夫人那打素医院	722.72	香港	ACHS	是	是	
7	香港伊丽莎白医院	705.86	香港	ACHS	是	是	
8	广东省人民医院	671.82	广州	三甲	是		
9	基督教联合医院	669.14	香港	ACHS	是	是	
10	中山大学孙逸仙纪念医院	660.68	广州	三甲	是	是	是
11	玛嘉烈医院	646.76	香港	ACHS	是	是	
12	屯门医院	627.04	香港	ACHS	是	是	
13	广州医科大学附属第一医院	612.89	广州	三甲	是		是
14	广华医院	611.11	香港		是	是	
15	中山大学附属第三医院	609.13	广州	三甲	是	是	是
16	香港浸信会医院	603.57	香港	ACHS			
17	圣德肋撒医院	600.27	香港	ACHS			
18	南方医科大学珠江医院	600.09	广州	三甲	是		是
19	圣保禄医院	593.98	香港	ACHS			
20	镜湖医院	593.06	澳门				
21	广东省中医院	591.99	广州	三甲	是		是
22	仁伯爵综合医院	589.88	澳门	ACHS	是		
23	广州市第一人民医院	584.88	广州	三甲	是		

续表

名次	医院	得分	城市	医院认证（级别/JCI/星级医院 HIC/HIMSS/ACHS 等）	是否公立	联网总医院/委属医院	医学院直属医院
24	广州中医药大学第一附属医院	582.60	广州	三甲	是		是
25	深圳市人民医院	582.14	深圳	三甲/HIC	是		
26	港怡医院	581.18	香港	JCI/ACHS			
27	广州医科大学附属第二医院	570.06	广州	三甲/HIC*	是		是
28	佛山市第一人民医院	564.45	佛山	三甲	是		
29	东莞市人民医院	535.59	东莞	三甲	是		
30	暨南大学附属第一医院	533.22	广州	三甲	是		是
31	中山市人民医院	529.80	中山	三甲	是		
32	北京大学深圳医院	527.09	深圳	三甲	是		
33	广州医科大学附属第三医院	526.21	广州	三甲	是		是
34	深圳市第二人民医院	520.24	深圳	三甲	是		
35	佛山市中医院	514.27	佛山	三甲	是		
36	惠州市中心人民医院	504.98	惠州	三甲	是		
37	江门市中心医院	503.46	江门	三甲	是		
38	广东省第二人民医院	499.71	广州	三甲	是		
39	中山大学附属第六医院	496.87	广州	三甲	是	是	是
40	广州市红十字会医院	494.00	广州	三甲	是		
41	佛山市禅城中心医院	490.40	佛山	三甲/JCI/星级医院			
42	深圳市南山区人民医院	489.87	深圳	三甲	是		
43	东莞东华医院	488.40	东莞	三甲			
44	深圳市中医院	486.86	深圳	三甲	是		
45	香港大学深圳医院	486.01	深圳	三甲/ACHS	是		
46	珠海市人民医院	485.22	珠海	三甲/星级医院/HIC*	是		
47	肇庆市第一人民医院	484.19	肇庆	三甲	是		
48	中山大学附属第五医院	478.92	珠海	三甲	是	是	是
49	东莞康华医院	474.79	东莞	三甲			
50	中山市中医院	469.66	中山	三甲	是		

注：* 指处在认证中。

二十　2017亚洲华人地区最佳医院100强

亚洲华人地区最佳医院：涵盖中国大陆、中国台湾、中国香港、中国澳门和新加坡（陆台港澳新）的顶级综合医院，含中医医院，不含专科医院。

名次	医院	得分	地区	城市	医院认证（级别/JCI/星级医院HIC/HIMSS/ACHS等）	是否公立	医学中心/联网总医院部/委属医院	医学院直属医院
1	北京协和医院	941.12	大陆	北京	三甲	是	是	是
2	四川大学华西医院	933.27	大陆	成都	三甲	是	是	是
3	玛丽医院	915.59	港澳	香港	ACHS	是	是	是
4	复旦大学附属中山医院	912.71	大陆	上海	三甲/HIMSS6	是	是	是
5	新加坡中央医院	910.88	新加坡	新加坡	JCI/HIMSS6	是	是	是
6	林口长庚医院	900.08	台湾	林口	JCI/HIMSS6		是	是
7	上海交通大学医学院附属瑞金医院	897.18	大陆	上海	三甲	是		是
8	新加坡国立大学医院	888.56	新加坡	新加坡	JCI/HIMSS6	是	是	是
9	北京大学第一医院	883.10	大陆	北京	三甲	是	是	是
10	中山大学附属第一医院	880.78	大陆	广州	三甲	是	是	是
11	台湾大学医学院附设医院	869.40	台湾	台北	JCI	是	是	是
12	威尔斯亲王医院	853.36	港澳	香港	ACHS	是	是	是
13	复旦大学附属华山医院	844.27	大陆	上海	三甲/JCI	是	是	是
14	北京大学人民医院	831.69	大陆	北京	三甲/HIMSS7	是	是	是
15	华中科技大学同济医学院附属同济医院	827.67	大陆	武汉	三甲/KTQ	是	是	是
16	浙江大学附属第一医院	816.62	大陆	杭州	三甲/JCI/HIMSS6	是		是
17	北京大学第三医院	816.49	大陆	北京	三甲	是	是	是
18	南方医科大学南方医院	811.11	大陆	广州	三甲/HIC*	是		是
19	中国医科大学附属第一医院	810.62	大陆	沈阳	三甲	是	是	是

续表

名次	医院	得分	地区	城市	医院认证（级别/JCI/星级医院HIC/HIMSS/ACHS 等）	是否公立	医学中心/联网总医院部/委属医院	医学院直属医院
20	华中科技大学同济医学院附属协和医院	800.07	大陆	武汉	三甲	是	是	是
21	养和医院	791.30	港澳	香港	ACHS			
22	新加坡陈笃生医院	790.61	新加坡	新加坡	JCI/HIMSS6	是	是	
23	中南大学湘雅医院	782.08	大陆	长沙	三甲	是	是	是
24	东区尤德夫人那打素医院	773.07	港澳	香港	ACHS	是	是	
25	上海交通大学医学院附属仁济医院	771.49	大陆	上海	三甲	是		是
26	中国医药大学附设医院	763.51	台湾	台中	JCI/HIMSS6		是	是
27	台北荣民总医院	758.84	台湾	台北		是	是	
28	香港伊丽莎白医院	746.54	港澳	香港	ACHS	是	是	
29	中国医科大学附属盛京医院	741.33	大陆	沈阳	三甲/HIMSS7	是	是	是
30	中南大学湘雅二医院	734.65	大陆	长沙	三甲	是	是	是
31	新加坡樟宜综合医院	722.21	新加坡	新加坡	JCI/HIMSS6	是	是	
32	高雄医学大学附设中和纪念医院	720.72	台湾	高雄	HIMSS6		是	是
33	高雄长庚纪念医院	719.64	台湾	高雄			是	是
34	山东大学齐鲁医院	718.06	大陆	济南	三甲	是	是	是
35	上海交通大学医学院附属第九人民医院	712.85	大陆	上海	三甲	是		是
36	成功大学医学院附设医院	708.80	台湾	台南		是	是	是
37	江苏省人民医院	703.55	大陆	南京	三甲	是		
38	国泰综合医院	701.67	台湾	台北			是	
39	浙江大学医学院附属第二医院	695.50	大陆	杭州	三甲/JCI/HIMSS6	是		是
40	广东省人民医院	690.30	大陆	广州	三甲	是		
41	基督教联合医院	686.21	港澳	香港	ACHS	是	是	
42	黄廷芳综合医院	681.46	新加坡	新加坡	HIMSS7	是	是	

续表

名次	医院	得分	地区	城市	医院认证（级别/JCI/星级医院 HIC/HIMSS/ACHS 等）	是否公立	医学中心/联网总医院部/委属医院	医学院直属医院
43	上海交通大学医学院附属新华医院	679.67	大陆	上海	三甲	是		是
44	首都医科大学附属北京安贞医院	672.34	大陆	北京	三甲	是		
45	高雄荣民总医院	671.45	台湾	高雄		是	是	
46	台中荣民总医院	668.33	台湾	台中		是	是	
47	上海市第六人民医院	664.80	大陆	上海	三甲/HIMSS6	是		
48	中山大学孙逸仙纪念医院	663.47	大陆	广州	三甲	是	是	是
49	彰化基督教医院	658.95	台湾	彰化	JCI		是	
50	玛嘉烈医院	655.01	港澳	香港	ACHS	是	是	
51	山东省立医院	650.88	大陆	济南	三甲	是		
52	屯门医院	647.92	港澳	香港	ACHS	是	是	
53	广州医科大学附属第一医院	641.96	大陆	广州	三甲	是		是
54	三军总医院	639.00	台湾	台北		是	是	
55	广华医院	632.75	港澳	香港		是	是	
56	新光吴火狮纪念医院	632.10	台湾	台北			是	
57	天津医科大学总医院	630.12	大陆	天津	三甲	是		是
58	吉林大学白求恩第一医院	629.11	大陆	长春	三甲	是	是	是
59	新加坡伊丽莎白医院	628.55	新加坡	新加坡	JCI			
60	新加坡邱德拔医院	619.72	新加坡	新加坡	JCI/HIMSS6	是	是	
61	台北市立万芳医院	614.53	台湾	台北	JCI/HIMSS6	是	是	
62	中山大学附属第三医院	613.95	大陆	广州	三甲	是	是	是
63	香港浸信会医院	611.95	港澳	香港	ACHS			
64	首都医科大学附属北京天坛医院	607.93	大陆	北京	三甲	是		
65	苏州大学附属第一医院	605.90	大陆	苏州	三甲	是		是
66	马偕纪念医院	599.12	台湾	台北			是	
67	郑州大学第一附属医院	597.49	大陆	郑州	三甲	是		是
68	南京鼓楼医院	595.06	大陆	南京	三甲/HIMSS6	是		
69	北京朝阳医院	594.70	大陆	北京	三甲	是		

续表

名次	医院	得分	地区	城市	医院认证（级别/JCI/星级医院 HIC/HIMSS/ACHS 等）	是否公立	医学中心/联网总医院部/委属医院	医学院直属医院
70	武汉大学人民医院	590.72	大陆	武汉	三甲	是		是
71	首都医科大学宣武医院	588.20	大陆	北京	三甲/HIMSS7	是		是
72	哈尔滨医科大学附属第一医院	586.87	大陆	哈尔滨	三甲	是		是
73	伊丽莎白诺维娜医院	585.57	新加坡	新加坡	JCI			
74	首都医科大学附属北京同仁医院	583.72	大陆	北京	三甲	是		
75	中日友好医院	583.09	大陆	北京	三甲	是	是	
76	上海市第一人民医院	580.15	大陆	上海	三甲	是		
77	中山医学大学附设医院	578.92	台湾	台中			是	是
78	西安交通大学第一附属医院	577.41	大陆	西安	三甲	是	是	是
79	新加坡莱佛士医院	576.05	新加坡	新加坡	JCI			
80	重庆医科大学附属第一医院	570.83	大陆	重庆	三甲	是		是
81	亚东纪念医院	568.01	台湾	新北			是	
82	北京医院	567.76	大陆	北京	三甲	是	是	
83	奇美医院(永康总院)	558.34	台湾	台南			是	
84	首都医科大学附属北京友谊医院	556.46	大陆	北京	三甲	是		
85	花莲慈济医院	549.74	台湾	花莲			是	
86	北京积水潭医院	543.86	大陆	北京	三甲	是		
87	哈尔滨医科大学附属第二医院	542.33	大陆	哈尔滨	三甲	是		是
88	西安交通大学第二附属医院	538.38	大陆	西安	三甲	是	是	是
89	安徽医科大学第一附属医院	534.08	大陆	合肥	三甲	是		是
90	圣德肋撒医院	530.31	港澳	香港	ACHS			
91	南方医科大学珠江医院	520.60	大陆	广州	三甲	是		是
92	东南大学附属中大医院	516.40	大陆	南京	三甲	是		是

续表

名次	医院	得分	地区	城市	医院认证（级别/JCI/星级医院HIC/HIMSS/ACHS等）	是否公立	医学中心/联网总医院部/委属医院	医学院直属医院
93	新加坡安微尼亚山医院	514.07	新加坡	新加坡	JCI			
94	青岛大学附属医院	513.37	大陆	青岛	三甲	是		是
95	新疆医科大学第一附属医院	503.44	大陆	乌鲁木齐	三甲/JCI/HIMSS6	是		是
96	圣保禄医院	499.45	港澳	香港	ACHS			
97	镜湖医院	497.47	港澳	澳门				
98	武汉大学中南医院	492.35	大陆	武汉	三甲	是		是
99	广东省中医院	483.82	大陆	广州	三甲	是		是
100	仁伯爵综合医院	473.43	港澳	澳门	ACHS	是		

注：＊指处在认证中。

B.2

国家医疗地理——分级诊疗现状分析

庄一强　姚淑芳　邓兆盈*

摘　要： 为提高全民健康水平，国家已经将“健康强国”提升至国家战略高度，政策层面的利好将极大地推动医疗行业的发展。从2016年起，每一年艾力彼都会根据中国医院竞争力排名数据，对分级诊疗的区域均衡程度进行分析。经过多年观察发现，我国目前医疗资源分布仍不均衡，医疗资源多集中在经济较发达、人口较集中和行政级别较高的城市。分级诊疗的推进工作有待进一步加强。

关键词： 分级诊疗　医疗地理　医疗均衡性

随着我国医疗卫生体制改革的不断深入，政府对分级诊疗的推进越来越重视，当前医疗资源分布不均衡，且集中在经济较发达地区，希望通过落实分级诊疗模式，优化服务结构，建立合理的就医阶梯，让患者信任当地医院。

本报告将通过竞争力指数及均衡指数俯瞰各区域医疗地理现状。

（一）区域医疗地理现状

1. 省域、直辖市医院竞争力总体评价

2018届各省竞争力对比增加了肿瘤医院的竞争力指数计算，前三名分

* 庄一强，博士，艾力彼医院管理研究中心主任；姚淑芳，在读博士，艾力彼医院管理研究中心副主任；邓兆盈，工学学士，艾力彼医院管理研究中心。

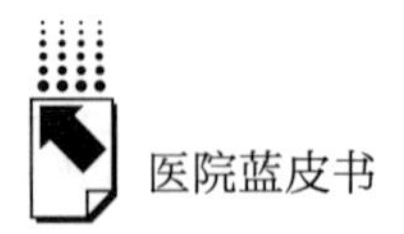

别是广东、江苏和山东，相比于2017届，山东由第四位跃升为第三位，这和该省6家肿瘤医院的竞争力指数贡献度高达8%有直接的关系。广东省连续两届排在第一位，浙江由第三位降为第四位。从各省不同级别的医院综合竞争力指数贡献度的高低，可以比较各省优质医疗资源的分布状况（见表1）。如表2所示，广东的顶级医院（23%）和地级城市医院（29%）对省域竞争力得分贡献较大，而县级医院贡献度只有7%。数据显示，虽然综合竞争力广东排名第一，但广东优质医疗资源主要集中在顶级医院和地级医院，显示出广东医疗资源分布的不均衡性。江苏地级城市医院（34%）和县级医院（25%）对竞争力指数贡献度较大，顶级医院（12%）和省会市属/计划单列市医院（以下简称“省/单医院”，6%）的贡献度不高，非公医院（11%）的贡献度比较适中。该数据表明江苏对地、县级医院的投入和建设力度较大，同时非公医院同步发展，医疗资源分布整体比较均衡，值得其他省份借鉴和学习。山东能从2017届的第四名跃居到2018届的第三名，与县级医院发展迅速有密切关系，其贡献度高达31%。前十名中，除浙江、山东情况与江苏类似，县级优质医疗资源贡献度较高外，其他各省份县级医院贡献度均较低。另外，所有省份中除浙江、山东和江苏，其他省份顶级和省/单医院占比均较高，如辽宁的顶级和省/单医院贡献度之和达到61%，医疗资源集中在大医院。

非公医院贡献度在各省份普遍偏低。2018届非公医院贡献度最高的是云南（20%），其次为河南（18%）。而省域竞争力排名前十的省份中，上海（3%）、湖南（2%）、四川（2%）非公医院贡献度明显偏低，表明这些省份的优质医疗资源主要集中在公立医院。综合竞争力排名靠后的省份几乎没有非公医院进入艾力彼非公医院100强榜单，非公医院的发展还有巨大的发展空间。

中医医院贡献度在排名靠前的省份中比较低，如广东为10%，江苏为6%。但是在竞争力排名靠后的省份中，中医医院贡献度明显较高，如山西为36%，甘肃为31%，青海为23%。结合当地GDP和人均GDP的数据（见表3），中医医院和非公医院在某些经济欠发达地区贡献度较高，甚至在该省份优质医疗资源竞争力排名中占主导地位。

各省顶级和省/单医院综合竞争力整体贡献度较高，除去直辖市，大于60%的省份为宁夏、辽宁和海南。其中宁夏（100%）的优质医疗资源全部集中在省会城市，两极分化现象比较明显，区域医疗资源配置有提升空间。

表1　区域医疗地理：2018届省域医院综合竞争力指数

名次	变化	人均GDP排名	省份	顶级医院	省/单医院	地级城市医院	县级医院	肿瘤医院	中医医院	非公医院	省竞争力指数
1	—	7	广东	0.258	0.165	0.317	0.078	0.074	0.105	0.102	1.099
2	—	4	江苏	0.130	0.061	0.363	0.267	0.080	0.063	0.118	1.081
3	↑1	8	山东	0.084	0.054	0.197	0.225	0.057	0.059	0.041	0.717
4	↓1	5	浙江	0.110	0.090	0.151	0.174	0.032	0.074	0.072	0.703
5	—	1	北京*	0.364	0.000	0.000	0.000	0.061	0.087	0.051	0.563
6	—	11	湖北	0.096	0.075	0.141	0.044	0.012	0.045	0.063	0.477
7	↑1	16	湖南	0.089	0.054	0.100	0.035	0.051	0.057	0.007	0.393
8	↓1	2	上海*	0.295	0.000	0.000	0.000	0.022	0.061	0.011	0.389
9	—	19	河南	0.041	0.072	0.093	0.015	0.046	0.050	0.070	0.388
10	—	22	四川	0.050	0.075	0.108	0.041	0.021	0.045	0.005	0.345
11	—	6	福建	0.074	0.091	0.065	0.009	0.012	0.040	0.030	0.320
12	—	14	辽宁	0.084	0.112	0.027	0.020	0.038	0.022	0.016	0.317
13	—	18	河北	0.037	0.023	0.109	0.017	0.030	0.024	0.043	0.282
14	↑1	24	安徽	0.039	0.036	0.039	0.032	0.043	0.029	0.042	0.259
15	↓1	12	陕西	0.042	0.073	0.028	0.000	0.011	0.056	0.035	0.246
16	—	25	黑龙江	0.043	0.034	0.039	0.000	0.030	0.034	0.016	0.195
17	—	26	广西	0.018	0.021	0.038	0.017	0.019	0.034	0.000	0.149
18	—	13	吉林	0.060	0.019	0.012	0.010	0.012	0.019	0.010	0.142
19	↑1	3	天津*	0.061	0.000	0.000	0.000	0.019	0.035	0.000	0.115
20	↑1	30	云南	0.018	0.022	0.015	0.000	0.013	0.010	0.019	0.097
21	↓2	29	贵州	0.000	0.020	0.023	0.009	0.010	0.020	0.008	0.089
22	—	20	江西	0.019	0.011	0.000	0.000	0.027	0.020	0.006	0.084
23	—	21	新疆	0.038	0.009	0.000	0.000	0.011	0.013	0.010	0.080
24	↑1	27	山西	0.017	0.010	0.000	0.000	0.022	0.027	0.000	0.076

续表

名次	变化	人均GDP排名	省份	顶级医院	省/单医院	地级城市医院	县级医院	肿瘤医院	中医医院	非公医院	省竞争力指数
25	↑1	31	甘肃	0.015	0.009	0.000	0.000	0.018	0.022	0.006	0.070
26	↓2	10	重庆*	0.042	0.000	0.000	0.000	0.012	0.014	0.000	0.067
27	↑3	9	内蒙古	0.000	0.009	0.000	0.000	0.018	0.000	0.000	0.027
28	↓1	15	宁夏	0.015	0.010	0.000	0.000	0.000	0.000	0.000	0.025
29	—	23	青海	0.000	0.009	0.000	0.000	0.009	0.005	0.000	0.023
30	↓2	17	海南	0.000	0.014	0.000	0.000	0.009	0.000	0.000	0.023
31	—	28	西藏	0.000	0.000	0.000	0.000	0.000	0.000	0.000	0.000

注：*为直辖市。综合竞争力指数是数据标准化之后各层次、各类型医院竞争力加权之和。
资料来源：艾力彼医院管理研究中心数据库。

表2　区域医疗地理：2017～2018届省域医院综合竞争力指数贡献度对比

单位：%

名次	省份	顶级医院		省/单医院		地级城市医院		县级医院		肿瘤医院	中医医院		非公医院	
		2017届	2018届	2017届	2018届	2017届	2018届	2017届	2018届	2018届	2017届	2018届	2017届	2018届
1	广东	24	23	16	15	31	29	8	7	7	10	10	11	9
2	江苏	13	12	6	6	38	34	26	25	7	7	6	10	11
3	山东	11	12	8	8	31	27	37	31	8	9	8	4	6
4	浙江	16	16	14	13	23	21	26	25	5	11	10	10	10
5	北京*	72	65	—	0	—	0	—	0	11	18	15	10	9
6	湖北	24	20	16	16	31	30	10	9	3	10	9	10	13
7	湖南	26	23	17	14	30	25	10	9	13	14	14	3	2
8	上海*	76	76	—	0	—	0	—	0	6	21	16	3	3
9	河南	13	11	22	18	29	24	5	4	12	17	13	14	18
10	四川	15	15	23	22	34	31	13	12	6	14	13	1	2
11	福建	25	23	27	28	22	20	3	3	4	12	13	10	9
12	辽宁	30	26	40	35	10	8	7	6	12	6	7	7	5
13	河北	15	13	10	8	43	39	7	6	11	10	8	15	15
14	安徽	18	15	17	14	18	15	15	12	17	12	11	20	16
15	陕西	19	17	34	30	12	11	0	0	4	22	23	13	14
16	黑龙江	29	22	22	17	26	20	0	0	15	23	18	0	8
17	广西	14	12	17	14	29	26	13	11	13	27	23	0	0

续表

名次	省份	顶级医院		省/单医院		地级城市医院		县级医院		肿瘤医院	中医医院		非公医院	
		2017届	2018届	2017届	2018届	2017届	2018届	2017届	2018届	2018届	2017届	2018届	2017届	2018届
18	吉林	50	42	17	14	9	9	8	7	8	13	13	4	7
19	天津*	63	54	—	0	—	0	—	0	16	37	30	0	0
20	云南	19	18	27	23	18	16	7	0	13	10	10	19	20
21	贵州	15	0	21	22	24	25	9	10	11	18	22	13	9
22	江西	26	22	17	13	15	0	0	0	32	27	24	14	8
23	新疆	56	47	13	11	0	0	0	0	14	20	16	11	12
24	山西	30	22	21	14	0	0	0	0	29	48	36	0	0
25	甘肃	32	22	20	13	0	0	0	0	26	48	31	0	9
26	重庆*	73	62	—	0	—	0	—	0	17	27	20	0	0
27	内蒙古	0	0	61	32	0	0	0	0	68	39	0	0	0
28	宁夏	61	61	39	39	0	0	0	0	0	0	0	0	0
29	青海	0	0	60	38	0	0	0	0	39	40	23	0	0
30	海南	0	0	70	61	0	0	0	0	39	30	0	0	0
31	西藏	0	0	0	0	0	0	0	0	0	0	0	0	0

注：*为直辖市。
资料来源：艾力彼医院管理研究中心数据库。

各省份医院的综合竞争力与该地区经济、人口关系密切。统计分析结果显示，综合竞争力排名与各省 GDP 强相关，相关系数为 0.85。江苏 GDP 排名第二，人均 GDP 也排在前列，医院综合竞争力指数排名第二。广东常住人口数量全国最高，GDP 排名第一，医院综合竞争力指数排名全国第一。山东常住人口数量全国排名第二，GDP 全国排名第三，医院综合竞争力指数排名全国第三。医院综合竞争力指数排名靠后的省份，其 GDP 或人均 GDP 排名均比较靠后。

在直辖市的医院竞争力指数排名中，北京和上海的综合竞争力优势明显，与天津、重庆差距较大。北京的医院竞争力指数综合得分最高，顶级医院的优势最明显，中医医院和非公医院的贡献度仍然较低，说明北京的优势医疗资源主要集中在顶级公立医院以及西医综合医院。天津和重庆存在同样问题，没有医院进入非公医院竞争力100强名单。在各直辖市中，北京GDP排名最高，上海GDP排名第二，天津排名第三，医院综合竞争力由高到低分别是北京、上海、天津、重庆。然而天津、重庆的医院综合竞争力指数远远低于北京和上海，仍有很大进步空间。

表3　区域经济地理：2017年各省份经济与人口概况

名次	省份	GDP(亿元)	常住人口(万人)	人均GDP(元)
1	广东	89879	11169	81089
2	江苏	85901	8029	107189
3	山东	72678	10006	72851
4	浙江	51768	5657	92057
5	北京*	28000	2171	128927
6	湖北	36523	5902	61972
7	湖南	34591	6860	50563
8	上海*	30134	2418	124571
9	河南	44988	9559	47130
10	四川	36980	8302	44651
11	福建	32298	3911	82976
12	辽宁	23942	4369	54745
13	河北	35964	7520	47985
14	安徽	27519	6255	44206
15	陕西	21899	3835	57266
16	黑龙江	16200	3789	42699
17	广西	20396	4885	41955
18	吉林	15289	2717	56102
19	天津*	18595	1557	119238
20	云南	16531	4801	34545
21	贵州	13541	3580	37956
22	江西	20819	4622	45187
23	新疆	10920	2445	45099
24	山西	14974	3702	40557
25	甘肃	7677	2626	29326
26	重庆*	19500	3075	63689
27	内蒙古	16103	2529	63786

续表

名次	省份	GDP(亿元)	常住人口(万人)	人均 GDP(元)
28	宁夏	3454	682	50917
29	青海	2643	598	44348
30	海南	4463	926	48430
31	西藏	1311	337	39259

注：＊为直辖市。

资料来源：《2018 中国卫生健康统计年鉴》。

2. 省会城市、计划单列市医院竞争力评价

各省份的政治、文化、经济中心一般设在省会城市，同时，省会城市通常聚集了全省最优质的医疗资源。如表 4 所示，排在省会城市医院竞争力前五位的是依次是广州、武汉、杭州、长沙和南京。五强城市三个位于东部，两个来自中部。成都比 2017 届上升两位，位居第六，西安比 2017 届下滑两名，排名第八。医院竞争力排名后五个城市中，四个来自西部。从地区分布而言，省/单医院竞争力依然存在明显不均衡状态，东西部差异性较大。拉萨没有任何一家医院进入全国 100 强。

省/单医院竞争力综合得分最高的是广州，而且与其他省会城市相比优势明显。但各医院类型贡献度较不均衡，顶级医院贡献度达到 55%，而非公医院只有 5%（见表 5）。相比之下，武汉的竞争力排名第二，而非公医院贡献度为 16%，优质医疗资源均衡性好于广州。各省会城市顶级医院贡献度普遍较高，非公医院和中医医院的贡献度整体偏低，说明各类型医院发展存在较明显的不均衡性。相对而言，西部各省会的非公医院和中医医院贡献度较高，如太原中医医院贡献度为 40%，兰州中医医院贡献度为 39%。该数据表明，在某些经济欠发达的省会城市，中医医院竞争力相对较强，甚至该省会的医院竞争力主要靠中医医院带动，如太原和兰州。

在计划单列市中，深圳、厦门、大连、青岛均有医院进入顶级医院 100 强名单，然而宁波依然没有医院进入顶级医院 100 强，同时其也没有中医医院或肿瘤医院进入榜单，在计划单列市中医院竞争力排名靠后。厦门也没有医院进入肿瘤医院榜单。

表 4　区域医疗地理：2018 届省会城市、计划单列市医院综合竞争力指数

名次	变化	人均 GDP 排名	城市	顶级医院	省/单医院	县级医院	肿瘤医院	中医医院	非公医院	市竞争力指数
1	—	2	广州	0. 241	0. 086	0. 000	0. 049	0. 041	0. 020	0. 438
2	—	7	武汉	0. 096	0. 075	0. 000	0. 012	0. 035	0. 042	0. 261
3	—	5	杭州	0. 090	0. 058	0. 000	0. 024	0. 057	0. 025	0. 254
4	↑1	4	长沙	0. 089	0. 054	0. 027	0. 021	0. 040	0. 007	0. 239
5	↓1	3	南京	0. 087	0. 061	0. 000	0. 022	0. 025	0. 028	0. 224
6	↑2	19	成都	0. 050	0. 075	0. 021	0. 021	0. 025	0. 005	0. 197
7	—	14	郑州	0. 041	0. 072	0. 007	0. 022	0. 033	0. 013	0. 187
8	↓2	21	西安	0. 042	0. 073	0. 000	0. 011	0. 020	0. 024	0. 170
9	—	25	沈阳	0. 051	0. 055	0. 000	0. 022	0. 022	0. 005	0. 154
10	—	1	深圳*	0. 017	0. 078	0. 000	0. 008	0. 012	0. 021	0. 135
11	—	29	哈尔滨	0. 043	0. 034	0. 000	0. 022	0. 034	0. 000	0. 133
12	↑3	16	合肥	0. 039	0. 036	0. 007	0. 027	0. 013	0. 000	0. 123
13	↓1	10	厦门*	0. 016	0. 071	0. 000	0. 000	0. 011	0. 023	0. 121
14	↓1	13	福州	0. 058	0. 020	0. 000	0. 012	0. 029	0. 000	0. 119
15	↑2	11	大连*	0. 033	0. 057	0. 014	0. 008	0. 000	0. 005	0. 117
16	—	12	济南	0. 049	0. 015	0. 000	0. 024	0. 023	0. 000	0. 110
17	↓3	18	长春	0. 060	0. 019	0. 000	0. 012	0. 019	0. 000	0. 110
18	—	28	石家庄	0. 037	0. 023	0. 000	0. 022	0. 012	0. 008	0. 101
19	↑2	24	昆明	0. 018	0. 022	0. 000	0. 013	0. 010	0. 019	0. 082
20	↓1	8	乌鲁木齐	0. 038	0. 009	0. 000	0. 011	0. 013	0. 010	0. 080
21	↑6	6	宁波*	0. 000	0. 031	0. 034	0. 000	0. 000	0. 013	0. 078
22	—	9	青岛*	0. 021	0. 039	0. 009	0. 008	0. 000	0. 000	0. 077
23	—	30	南宁	0. 018	0. 021	0. 000	0. 011	0. 024	0. 000	0. 075
24	—	22	太原	0. 017	0. 010	0. 000	0. 013	0. 027	0. 000	0. 067
25	↓5	23	贵阳	0. 000	0. 020	0. 000	0. 010	0. 020	0. 008	0. 058
26	↓1	26	兰州	0. 015	0. 009	0. 000	0. 009	0. 022	0. 000	0. 055
27	↓1	15	南昌	0. 019	0. 011	0. 000	0. 012	0. 012	0. 000	0. 054
28	—	20	银川	0. 015	0. 010	0. 000	0. 000	0. 000	0. 000	0. 025
29	↑1	31	西宁	0. 000	0. 009	0. 000	0. 009	0. 005	0. 000	0. 023
30	↓1	27	海口	0. 000	0. 014	0. 000	0. 009	0. 000	0. 000	0. 023
31	—	17	呼和浩特	0. 000	0. 009	0. 000	0. 010	0. 000	0. 000	0. 018
32	—	32	拉萨	0	0	0	0	0	0	0

注：*为计划单列市。综合竞争力指数是数据标准化之后各层次、各类型医院竞争力加权之和。
资料来源：艾力彼医院管理研究中心数据库。

表5　区域医疗地理：2017～2018届省会城市、计划单列市医院综合竞争力指数贡献度对比

单位：%

名次	城市	顶级医院		省/单医院		县级医院		肿瘤医院	中医医院		非公医院	
		2017届	2018届	2017届	2018届	2017届	2018届	2018届	2017届	2018届	2017届	2018届
1	广州	60	55	23	20	—	0	11	11	9	6	5
2	武汉	43	37	29	29	—	0	5	14	13	14	16
3	杭州	39	36	27	23	—	0	9	25	22	9	10
4	长沙	47	37	31	23	—	11	9	17	17	5	3
5	南京	44	39	30	27	—	0	10	17	11	9	13
6	成都	32	25	47	38	—	11	11	18	13	3	3
7	郑州	26	22	45	38	—	4	12	21	17	7	7
8	西安	27	25	48	43	—	0	6	12	12	13	14
9	沈阳	38	33	42	36	—	0	14	12	14	7	3
10	深圳*	13	12	64	58	—	0	6	10	9	14	15
11	哈尔滨	39	32	30	25	—	0	17	31	26	0	0
12	合肥	39	32	39	29	—	6	22	15	11	7	0
13	厦门*	14	13	56	59	—	0	0	10	9	20	19
14	福州	56	49	19	17	—	0	10	25	24	0	0
15	大连*	36	28	59	49	—	12	7	0	0	5	5
16	济南	56	44	17	14	—	0	22	27	21	0	0
17	长春	61	54	20	18	—	0	11	15	17	4	0
18	石家庄	42	36	27	23	—	0	21	15	12	16	8
19	昆明	25	22	36	27	—	0	15	13	12	26	24
20	乌鲁木齐	56	47	13	11	—	0	14	20	16	11	12
21	宁波*	0	0	79	40	—	43	0	0	0	21	17
22	青岛*	32	27	58	51	—	11	10	0	0	10	0
23	南宁	28	24	35	29	—	0	15	38	32	0	0
24	太原	30	25	21	15	—	0	20	48	40	0	0
25	贵阳	23	0	31	34	—	0	17	27	34	19	14
26	兰州	32	28	20	16	—	0	17	48	39	0	0
27	南昌	42	35	28	21	—	0	21	29	23	0	0
28	银川	61	61	39	39	—	0	0	0	0	0	0
29	西宁	0	0	60	38	—	0	39	40	23	0	0
30	海口	0	0	70	61	—	0	39	30	0	0	0
31	呼和浩特	0	0	61	48	—	0	52	39	0	0	0
32	拉萨	0	0	0	0	—	0	0	0	0	0	0

注：*为计划单列市。

资料来源：艾力彼医院管理研究中心数据库。

如表6所示，医院竞争力排名前五的省会城市人均GDP均超过12万元。排名第一的是广州，不管是经济收入还是人口数量，均在省会城市中排名第一（见表6）。排名靠后的西部省会城市，其GDP或人口数量也相对靠后。在计划单列市中，深圳常住人口最多、经济实力最强，其医院竞争力在计划单列市中名列榜首。相关性分析表明，艾力彼省会医院竞争力指数排名与该市GDP总量呈正相关趋势。

表6 区域经济地理：2017年省会、计划单列市人口和经济概况

名次	城市	省份	GDP(亿元)	常住人口(万人)	人均GDP(元)
1	广州	广东	21503	1450	150678
2	武汉	湖北	13410	1089	123831
3	杭州	浙江	12556	947	134607
4	长沙	湖南	10536	792	135388
5	南京	江苏	11715	834	141103
6	成都	四川	13889	1605	86911
7	郑州	河南	9130	988	93143
8	西安	陕西	7470	982	78346
9	沈阳	辽宁	5865	829	70722
10	深圳*	广东	22438	1253	183127
11	哈尔滨	黑龙江	6355	1093	58148
12	合肥	安徽	7213	797	91113
13	厦门*	福建	4351	401	109740
14	福州	福建	7104	766	93290
15	大连*	辽宁	7364	699	105387
16	济南	山东	7202	732	98967
17	长春	吉林	6530	749	86931
18	石家庄	河北	6461	1088	59645
19	昆明	云南	4858	678	71906
20	乌鲁木齐	新疆	2744	223	123257
21	宁波*	浙江	9847	801	124017
22	青岛*	山东	11037	929	119357
23	南宁	广西	4119	757	57948
24	太原	山西	3382	438	77536
25	贵阳	贵州	3538	480	74493
26	兰州	甘肃	2524	373	67882

续表

名次	城市	省份	GDP(亿元)	常住人口(万人)	人均 GDP(元)
27	南昌	江西	5003	546	91575
28	银川	宁夏	1803	223	81656
29	西宁	青海	1285	236	54800
30	海口	海南	1390	227	61583
31	呼和浩特	内蒙古	2744	312	88080
32	拉萨	西藏	从缺	从缺	从缺

注：＊为计划单列市。

资料来源：各地统计年鉴、各地国民经济和社会发展统计公报。

3. 地级城市医院竞争力评价

在地级城市医院竞争力指数前 30 强中，江苏入围数量最多，有 9 个，其次是广东，有 7 个城市入围（见表 7）。与 2017 届相比，徐州市上升三名跃居全国地级城市第三，进步最大的是江苏的宿迁，从 24 名上升到 18 名，宿迁的非公医院发展非常迅速。其次是陕西的咸阳，从 30 名上升到 25 名。广东的中山、浙江的绍兴下降幅度较大，福建泉州下降 2 名，排名第 30。苏州在地级医院和县级医院得分最高，持续领先。大多数地级城市没有肿瘤医院进入榜单，汕头地区肿瘤医院贡献度比较大，达到 15%（见表 8）。

表 7　区域医疗地理：2018 届地级城市医院综合竞争力指数 30 强

名次	变化	人均GDP排名	城市	省份	顶级医院	地级城市医院	县级医院	肿瘤医院	中医医院	非公医院	市竞争力指数
1	—	2	苏州	江苏	0.023	0.067	0.104	0.000	0.008	0.022	0.224
2	—	19	温州	浙江	0.020	0.049	0.035	0.000	0.009	0.011	0.124
3	↑3	15	徐州	江苏	0.020	0.050	0.017	0.009	0.010	0.007	0.112
4	↓1	4	佛山	广东	0.000	0.061	0.019	0.000	0.013	0.014	0.107
5	—	18	潍坊	山东	0.000	0.021	0.071	0.000	0.011	0.000	0.103
6	↑1	1	无锡	江苏	0.000	0.040	0.041	0.007	0.008	0.000	0.097
7	↓3	12	东莞	广东	0.000	0.037	0.019	0.000	0.010	0.032	0.097
8	—	13	金华	浙江	0.000	0.020	0.041	0.009	0.008	0.015	0.094
9	↑1	28	临沂	山东	0.000	0.025	0.039	0.009	0.009	0.000	0.082

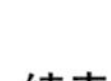
续表

名次	变化	人均GDP排名	城市	省份	顶级医院	地级城市医院	县级医院	肿瘤医院	中医医院	非公医院	市竞争力指数
10	↑1	8	南通	江苏	0.000	0.022	0.033	0.009	0.000	0.015	0.078
11	↓2	21	济宁	山东	0.000	0.048	0.018	0.000	0.000	0.007	0.073
12	—	3	常州	江苏	0.000	0.042	0.007	0.009	0.011	0.000	0.068
13	↑3	9	烟台	山东	0.015	0.026	0.025	0.000	0.000	0.000	0.066
14	↑3	27	汕头	广东	0.000	0.042	0.000	0.009	0.000	0.010	0.061
15	↑4	30	湛江	广东	0.000	0.038	0.012	0.008	0.000	0.000	0.057
16	↑4	17	柳州	广西	0.000	0.038	0.000	0.008	0.010	0.000	0.057
17	↓4	11	泰州	江苏	0.000	0.019	0.037	0.000	0.000	0.000	0.056
18	↑6	23	宿迁	江苏	0.000	0.000	0.011	0.000	0.000	0.042	0.053
19	↓5	7	中山	广东	0.000	0.022	0.019	0.000	0.011	0.000	0.053
20	↓5	10	绍兴	浙江	0.000	0.017	0.036	0.000	0.000	0.000	0.053
21	↓3	20	江门	广东	0.000	0.020	0.021	0.000	0.010	0.000	0.051
22	—	29	新乡	河南	0.000	0.040	0.000	0.000	0.000	0.008	0.048
23	↓2	24	沧州	河北	0.000	0.036	0.000	0.000	0.012	0.000	0.048
24	↑1	25	十堰	湖北	0.000	0.044	0.000	0.000	0.000	0.000	0.044
25	↑5	22	咸阳	陕西	0.000	0.014	0.000	0.000	0.018	0.011	0.044
26	↑1	5	镇江	江苏	0.000	0.031	0.010	0.000	0.000	0.000	0.041
27	↓4	6	扬州	江苏	0.000	0.036	0.000	0.000	0.000	0.004	0.040
28	↑1	16	襄阳	湖北	0.000	0.020	0.008	0.000	0.010	0.000	0.038
29	↓3	26	茂名	广东	0.000	0.013	0.016	0.000	0.009	0.000	0.038
30	↓2	14	泉州	福建	0.000	0.038	0.000	0.000	0.000	0.000	0.038

注：佛山、东莞、中山没有设县，因此县级医院竞争力以全国百强均值代替。综合竞争力指数是数据标准化之后各层次、各类型医院竞争力加权之和。

资料来源：艾力彼医院管理研究中心数据库。

表8　区域医疗地理：2017～2018届地级城市医院综合竞争力指数贡献度对比

名次	城市	顶级医院		地级城市医院		县级医院		肿瘤医院	中医医院		非公医院	
		2017届	2018届	2017届	2018届	2017届	2018届	2018届	2017届	2018届	2017届	2018届
1	苏州	11	10	32	30	46	46	0	3	4	9	10
2	温州	16	16	42	40	29	28	0	6	7	7	9
3	徐州	20	18	54	45	11	15	8	10	9	6	6
4	佛山	0	0	57	57	18	18	0	14	12	11	13

续表

名次	城市	顶级医院		地级城市医院		县级医院		肿瘤医院	中医医院		非公医院	
		2017届	2018届	2017届	2018届	2017届	2018届	2018届	2017届	2018届	2017届	2018届
5	潍坊	0	0	21	20	69	69	0	10	11	0	0
6	无锡	0	0	46	41	46	43	8	8	9	0	0
7	东莞	0	0	36	38	18	20	0	8	10	38	33
8	金华	0	0	23	22	46	44	9	7	9	23	16
9	临沂	0	0	37	31	52	47	11	11	11	0	0
10	南通	0	0	32	28	48	42	12	0	0	20	19
11	济宁	0	0	68	66	25	25	0	0	0	7	9
12	常州	0	0	72	62	11	10	13	17	16	0	0
13	烟台	0	23	52	40	48	38	0	0	0	0	0
14	汕头	0	0	83	69	0	0	15	0	0	17	16
15	湛江	0	0	76	65	24	21	14	0	0	0	0
16	柳州	0	0	78	68	0	0	14	22	18	0	0
17	泰州	0	0	34	35	66	65	0	0	0	0	0
18	宿迁	0	0	0	0	23	20	0	0	0	77	80
19	中山	0	0	44	43	35	36	0	20	21	0	0
20	绍兴	0	0	32	32	68	68	0	0	0	0	0
21	江门	0	0	40	39	41	41	0	19	20	0	0
22	新乡	0	0	86	84	0	0	0	0	0	14	16
23	沧州	0	0	76	76	0	0	0	24	24	0	0
24	咸阳	0	0	37	32	0	0	0	40	42	23	26
25	十堰	0	0	100	100	0	0	0	0	0	0	0
26	镇江	0	0	75	75	25	25	0	0	0	0	0
27	扬州	0	0	80	89	0	0	0	0	0	20	11
28	襄阳	0	0	54	53	21	20	0	25	26	0	0
29	茂名	0	0	31	35	38	42	0	19	23	13	0
30	泉州	0	0	92	100	0	0	0	0	0	8	0

资料来源：艾力彼医院管理研究中心数据库。

医院竞争力指数排名靠前的地级市，其 GDP 总量或人口数量也比较靠前（见表9）。苏州的 GDP 总量和人均 GDP 遥遥领先，医院竞争力排名连续多年保持第一，可见医疗卫生发展水平和当地 GDP 密切相关。

表 9　区域经济地理：2018 届医院竞争力指数前 30 强地级城市人口、经济概况

名次	城市	省份	GDP(亿元)	常住人口(万人)	人均 GDP(元)
1	苏州	江苏	17000	1068	159116
2	温州	浙江	5453	922	59306
3	徐州	江苏	6606	876	75611
4	佛山	广东	9550	766	124722
5	潍坊	山东	5859	936	62592
6	无锡	江苏	10512	655	160700
7	东莞	广东	7582	834	91329
8	金华	浙江	3687	556	87899
9	临沂	山东	4345	1150	41611
10	南通	江苏	7735	731	105903
11	济宁	山东	4651	838	55595
12	常州	江苏	6622	472	140517
13	烟台	山东	7339	709	103706
14	汕头	广东	2351	561	42025
15	湛江	广东	2824	731	38744
16	柳州	广西	2756	400	69249
17	泰州	江苏	4745	465	102058
18	宿迁	江苏	2611	491	53317
19	中山	广东	3450	326	106327
20	绍兴	浙江	5108	501	102200
21	江门	广东	2690	456	59089
22	新乡	河南	2385	577	41338
23	沧州	河北	3817	755	50522
24	十堰	湖北	1632	342	47756
25	咸阳	陕西	2341	438	53546
26	镇江	江苏	3834	318	120603
27	扬州	江苏	5065	451	112559
28	襄阳	湖北	4065	565	71894
29	茂名	广东	2924	620	47443
30	泉州	福建	7548	865	87615

资料来源：各地统计年鉴、各地国民经济和社会发展统计公报。

（二）区域均衡性分析

1. 地级城市医院均衡指数分析

本报告以均衡指数（A/B 值）衡量医院分布的均衡性。A/B 值中的 A 是入围地级医院 100 强、300 强或 500 强所在地级城市的数量，B 为本省的地级城市总数。A/B 值越接近 1，表明医疗资源分布越均衡。

如表 10 所示，2018 届中国地级城市医院 100 强分布在 77 个地级城市，东部地区 100 强均衡指数明显高过西部地区。地级城市医院均衡指数最高的前三位分别是江苏、浙江和广东，与 2017 届排名一致。江苏省地级城市几乎都有医院进入 100 强。全国目前有内蒙古、江西、新疆、山西、甘肃、宁夏、海南、青海和西藏 9 个省份没有医院进入地级城市 100 强，所以这些省份 100 强均衡指数为 0。

表 10　2018 届各省地级城市医院均衡指数

省份	B:地级城市总数	A100:100 强入围城市数	100 强均衡指数（名次）	A300:300 强入围城市数	300 强均衡指数（名次）	A500:500 强入围城市数	500 强均衡指数（名次）
江苏	12	11	0.917(1)	12	1.000(1)	12	1.000(1)
浙江	9	6	0.667(2)	9	1.000(1)	9	1.000(1)
广东	19	11	0.579(3)	15	0.789(9)	18	0.947(13)
山东	15	8	0.533(4)	15	1.000(1)	15	1.000(1)
湖北	12	6	0.500(5)	11	0.917(6)	12	1.000(1)
河北	10	5	0.500(5)	9	0.900(7)	10	1.000(1)
湖南	13	6	0.462(7)	8	0.615(13)	13	1.000(1)
福建	7	3	0.429(8)	7	1.000(1)	7	1.000(1)
河南	16	4	0.250(9)	16	1.000(1)	16	1.000(1)
四川	20	5	0.250(9)	13	0.650(12)	18	0.900(14)
陕西	9	2	0.222(11)	7	0.778(10)	9	1.000(1)
辽宁	12	2	0.167(12)	10	0.833(8)	12	1.000(1)
黑龙江	12	2	0.167(12)	6	0.500(16)	6	0.500(25)
安徽	15	2	0.133(14)	10	0.667(11)	15	1.000(1)
贵州	8	1	0.125(15)	4	0.500(16)	8	1.000(1)
吉林	8	1	0.125(15)	3	0.375(20)	6	0.750(18)

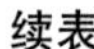

省份	B:地级城市总数	A100:100 强入围城市数	100 强均衡指数(名次)	A300:300 强入围城市数	300 强均衡指数(名次)	A500:500 强入围城市数	500 强均衡指数(名次)
广西	13	1	0.077(17)	8	0.615(13)	10	0.769(17)
云南	15	1	0.067(18)	7	0.467(19)	11	0.733(20)
内蒙古	11	0	0.000(19)	6	0.545(15)	8	0.727(21)
江西	10	0	0.000(19)	5	0.500(16)	8	0.800(15)
新疆	13	0	0.000(19)	4	0.308(21)	9	0.692(22)
山西	10	0	0.000(19)	3	0.300(22)	8	0.800(15)
甘肃	13	0	0.000(19)	2	0.154(23)	7	0.538(24)
宁夏	4	0	0.000(19)	0	0.000(24)	3	0.750(18)
海南	3	0	0.000(19)	0	0.000(24)	2	0.667(23)
青海	7	0	0.000(19)	0	0.000(24)	0	0.000(26)
西藏	6	0	0.000(19)	0	0.000(24)	0	0.000(26)

注：统计地级城市数量时不包括省会城市、计划单列市。
资料来源：艾力彼医院管理研究中心数据库。

2018 届中国地级城市医院 300 强分布在 190 个地级城市，较上一年有所增加，全国有 23 个省份入围 300 强，总体均衡指数为 0.63，较 100 强均衡指数有大幅提升。地级城市医院 300 强均衡指数最高的是江苏、浙江、山东、福建和河南，均达到 1.000，即所有地级城市均有医院入围地级城市医院 300 强。值得一提的是，广东虽然优势医疗资源各项竞争力排名领先，并且 100 强均衡指数靠前，但是 300 强均衡指数和 500 强均衡指数排名均有大幅下降，说明广东省优势医疗资源主要集中在少数城市，从而造成全省范围内医疗资源分布不均衡。

2018 届中国地级城市医院 500 强分布在 252 个地级城市，较 2017 届增加 3 个城市，入围医院所在省份增加到 25 个。总体均衡指数为 0.82。12 个省份地级医院均衡指数达到 1.000，即所有地级城市均有医院入围地级城市医院 500 强。

2. 县级医院均衡指数分析

2018 届中国县级医院 100 强分布在 91 个县，整体均衡指数为 0.05。均衡指数排名前五的分别是江苏、浙江、山东、广东、重庆（见表 11）。只有

4 个省的均衡指数在 0.1 以上。江苏 100 强县级医院分布最均衡，优势最明显。整体来讲，某些 GDP 发展滞后省份几乎没有医院入选县级医院 100 强，并且县级 100 强均衡指数东部区域明显好于中西部区域。

表 11　2018 届各省县级医院均衡指数

省份	B:县域总数	A100:100 强入围数	100 强均衡指数（名次）	A300:300 强入围县域数	300 强均衡指数（名次）	A500:500 强入围县域数	500 强均衡指数（名次）
江苏	41	19	0.463(1)	33	0.805(1)	37	0.902(1)
浙江	52	15	0.288(2)	31	0.596(3)	34	0.654(3)
山东	82	23	0.280(3)	49	0.598(2)	63	0.768(2)
广东	57	6	0.105(4)	16	0.281(5)	30	0.526(4)
重庆	12	1	0.083(5)	1	0.083(14)	6	0.500(6)
辽宁	41	3	0.073(6)	9	0.220(6)	17	0.415(7)
湖北	64	4	0.063(7)	24	0.375(4)	33	0.516(5)
安徽	61	3	0.049(8)	10	0.164(9)	20	0.328(8)
四川	130	5	0.038(9)	19	0.146(11)	31	0.238(13)
湖南	87	3	0.034(10)	16	0.184(7)	28	0.322(9)
广西	71	2	0.028(11)	4	0.056(16)	7	0.099(16)
吉林	39	1	0.026(12)	5	0.128(12)	10	0.256(12)
河南	106	2	0.019(13)	16	0.151(10)	32	0.302(11)
福建	56	1	0.018(14)	10	0.179(8)	17	0.304(10)
河北	121	2	0.017(15)	11	0.091(13)	25	0.207(14)
贵州	73	1	0.014(16)	1	0.014(23)	4	0.055(24)
海南	15	0	0.000(17)	1	0.067(15)	2	0.133(15)
新疆	92	0	0.000(17)	3	0.033(17)	8	0.087(17)
黑龙江	63	0	0.000(17)	2	0.032(18)	5	0.079(18)
江西	75	0	0.000(17)	2	0.027(19)	5	0.067(21)
云南	113	0	0.000(17)	3	0.027(20)	7	0.062(23)
陕西	77	0	0.000(17)	2	0.026(21)	6	0.078(19)
内蒙古	80	0	0.000(17)	2	0.025(22)	5	0.063(22)
宁夏	13	0	0.000(17)	0	0.000(24)	1	0.077(20)
甘肃	69	0	0.000(17)	0	0.000(24)	2	0.029(25)
山西	96	0	0.000(17)	0	0.000(24)	2	0.021(26)
青海	37	0	0.000(17)	0	0.000(24)	0	0.000(27)
西藏	66	0	0.000(17)	0	0.000(24)	0	0.000(27)

资料来源：艾力彼医院管理研究中心数据库。

县级医院300强分布在270个县，整体均衡指数为0.14。均衡指数排名前五的分别是江苏、山东、浙江、湖北、广东，均衡指数在0.2以上。与100强相比，300强县级医院分布更加均衡。

500强县级医院分布在437个县，整体均衡指数为0.23。均衡指数排名前五的是江苏、山东、浙江、广东、湖北。在县级医院均衡指数排名中，广东省未能跻身前3名，表明广东县级医院建设有待加强。无论是300强还是500强县级医院均衡指数排名靠后的都是西部地区的省份，比如宁夏、新疆、山西、陕西、内蒙古等。艾力彼数据显示上述省份只有零星几家县级医院竞争力较强，优势医疗资源相对缺乏，基层医疗卫生服务水平有待提高。

（三）最缺医院地理分布

2018年5月，英国权威医学杂志《柳叶刀》发布HAQ（Healthcare Access and Quality Index）指数，该指数得分越高表示该国家或地区的医疗可及性和质量越好。我国的HAQ指数从1990年的49.5分跃升到2016年的78分，全球排名也从第110位迅速提升至第48位。然而，各省份医疗资源仍存在较大差距。因此艾力彼医院管理研究中心成立了中国最缺医院省份（Provinces of Hospital Insufficiency，PHI）研究课题组，针对各省份医疗资源分布情况，设计一套涵盖供给侧、需求侧、卫生费用和健康结果四个维度的资源配置指标体系，探讨各省之间的差异。

研究发现各省医疗资源分布存在以下问题。

1. 资源分布不平衡问题仍然突出

在PHI排行榜中，得分越低，表明该省份医疗资源越缺乏，医疗可及性越低。得分最高的为北京（0.704），得分最低的为西藏（0.097），而且东部地区的得分明显高于西部地区。《柳叶刀》HAQ指数研究结果显示，北京得分最高（91.5），西藏最低（48.0），这与艾力彼PHI研究结论相类似。

2. 可及性与医院综合竞争力关系

对各省的PHI得分和竞争力指数分段设色作图可得到图1，图中圆圈面积较小（PHI 得分较低）的区域，该区域色块的颜色一般也较浅（竞争力指数较小），说明当地医疗资源的可及性与当地医院的综合竞争力具有一定的同向性，即当地医疗资源可及性越高、供给量越大，则当地医院的综合竞争力越强。入围 100 强的医院都是当地同类/同层级医院的标杆，可见建设和培育医疗技术高地对增加优质医疗资源的供给和填补医疗资源空白都有积极的意义。

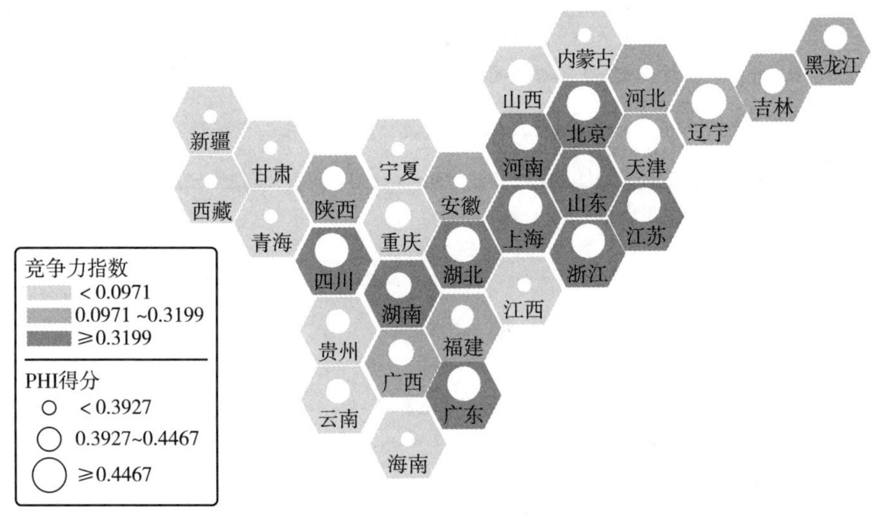

图 1　2017 届各省 PHI 得分和省竞争力指数对比

资料来源：艾力彼医院管理研究中心数据库。

考虑到 2017 届 PHI 是从《2017 中国卫生和计划生育统计年鉴》中提取的 2016 年的卫生数据，所以结合 2017 届各省在“四横两纵”（顶级医院、省/单医院、地级城市医院、县级医院、中医医院和非公医院）榜单中的医院竞争力指数、全省竞争力指数进行皮尔森相关性分析，两者呈正相关关系（见表 12）。

从表中还发现 PHI 得分与顶级医院竞争力指数、中医医院竞争力指数相关性最强，即入围医院的顶级医院、中医医院机构数越多、竞争力越强，则该省份医疗资源供给越充足。在医疗资源供给不足的区域，由于不便就

医，当地居民往往等到疾病发展到较为严重的程度才去就医，而各地的顶级医院多数为区域疑难重症诊疗中心，因此顶级医院成为守护当地居民生命健康安全的最后和最关键的一环。至于中医医院的原因则有待进一步观察，艾力彼的原则是“数字说话，时间说话”。

表 12　2017 届 PHI 得分与竞争力指数相关性分析

	全省竞争力指数	顶级医院竞争力指数	省/单医院竞争力指数	地级城市医院竞争力指数	县级医院竞争力指数	中医医院竞争力指数	非公医院竞争力指数
皮尔森相关系数	0.545	0.780	0.640	0.530	0.479	0.729	0.399

资料来源：艾力彼医院管理研究中心数据库。

（四）医疗资源与行政级别

1. 城市级别越高，医院竞争力总体越强

我国在城市管理的过程中一直实行多层次、严格的行政等级序列。行政级别依次划分为正部级（4 个直辖市）、副部级（10 个省会城市、5 个计划单列市）、正厅级（部分省会城市和地级市）和正处级城市（县与县级市）。行政级别高的城市，在资源分配时往往拥有优先权，可获得更多更优的资源。医院发展离不开各种资源的投入，因此行政级别越高的城市，当地的医院综合竞争力也会越强。

对全国 334 个地级行政区（包括副部级城市、部分省会城市、地级市等）的市竞争力指数进行排序，发现全国 15 个副部级城市中有 13 个城市排名前 20 强（见图 2）。

对这 20 个城市的卫生支出情况进行进一步分析可以发现，这 20 个城市的卫生支出平均占所在省份卫生支出的 15%，其中武汉、西安、哈尔滨和长春甚至超过 20%，如此庞大的投入集中于一个城市，缓慢形成该城市的医疗资源在所在省内“一枝独秀”的局面（见图 3）。

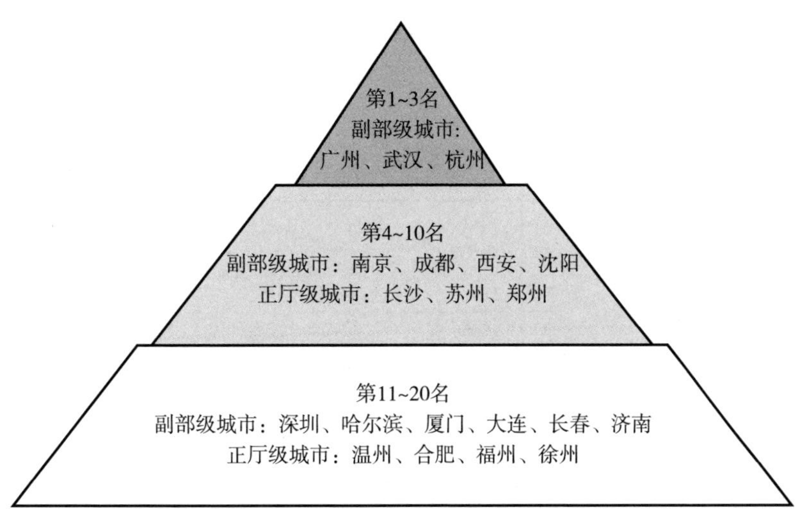

图 2　2018 届全国城市医院综合竞争力指数 20 强

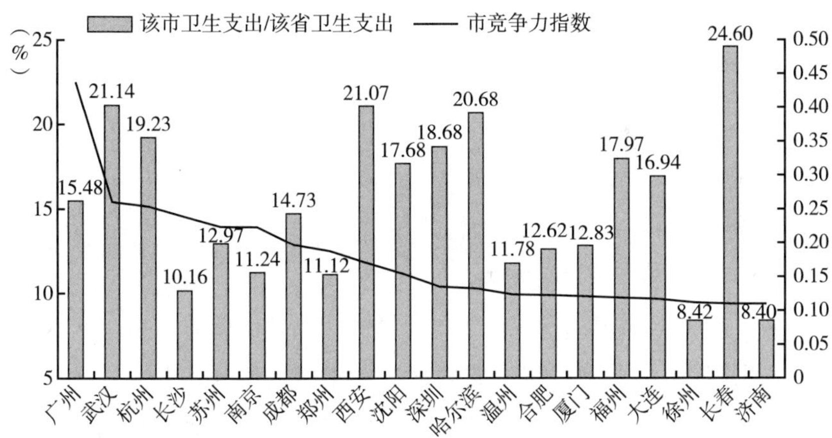

图 3　2018 届城市医院竞争力指数前 20 强当地卫生支出占比

注：武汉、长沙、成都、郑州、哈尔滨和大连的卫生支出占比数据为 2016 年数据。

资料来源：艾力彼医院管理研究中心数据库、各地统计年鉴、各地国民经济和社会发展统计公报。

为了比较中美优质医疗资源分布是否存在差异，对顶级医院 10 强与全美最佳医院 10 强分布的城市、所在城市的人口进行对比（见表 13）。可以发现，美国的最佳医院在人口较少和人口较多的城市均有分布，而我国的顶级医院则集中分布在人口密集的直辖市、副省级市。

表 13　顶级医院 10 强与全美最佳医院 10 强对比

顶级医院 10 强	所在城市	人口（万人）	名次	全美最佳医院 10 强	所在城市	人口（万人）
北京协和医院	北京	2171	1	梅奥诊所	罗切斯特	12
四川大学华西医院	成都	1605	2	克利夫兰医学中心	克利夫兰	39
复旦大学附属中山医院	上海	2418	3	约翰·霍普金斯医院	巴尔的摩	61
上海交通大学医学院附属瑞金医院	上海	2418	4	麻省总医院	波士顿	69
北京大学第一医院	北京	2171	5	密歇根大学医院	安娜堡	12
中山大学附属第一医院	广州	1450	6	加州大学旧金山分校医学中心	旧金山	88
复旦大学附属华山医院	上海	2418	7	加州大学洛杉矶分校医学中心	洛杉矶	400
北京大学人民医院	北京	2171	8	Cedars－西奈医学中心	洛杉矶	400
华中科技大学同济医学院附属同济医院	武汉	1089	9	斯坦福大学医院	帕罗奥多	7
浙江大学附属第一医院	杭州	947	10	纽约长老会医院	纽约	862

资料来源：艾力彼医院管理研究中心数据库、各地统计年鉴、United States Census Bureau。

2. 医院级别越高，竞争力越强

对 2016～2018 届顶级医院进行行政级别构成分析可知（见图 4），三年来，省部属医院（含位于地级市的省部级大学直属附属医院）一直保持绝对的竞争优势。考虑到它们的医疗辐射能力，当行政部门拟建疑难病症诊治中心或对财政预算进行分配时，可能向该等医院倾斜，导致该等医院的实力得到提升和巩固，进一步拉开与其他医院的差距。行政级别越高级的医院，其综合竞争力越强。

（五）结语

我国医疗资源分布依然存在多方面的不均衡性，主要表现在以下几个

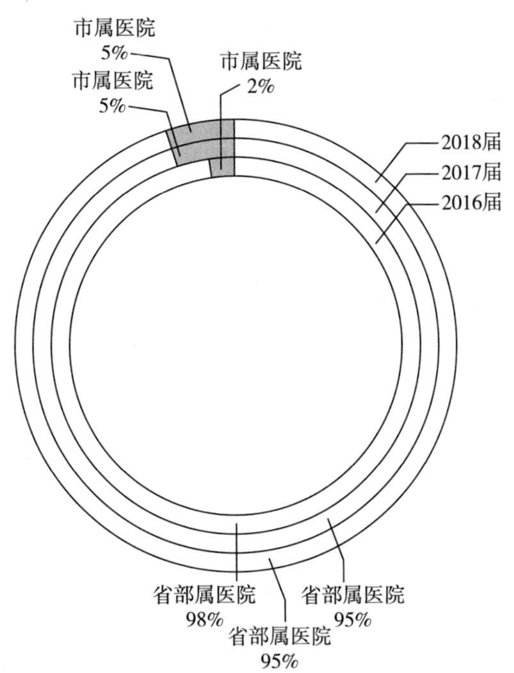

图4　2016～2018届顶级医院行政级别构成

方面。

（1）PHI研究的结果显示，各省医疗资源的可及性仍有较大差异。

（2）行政级别不同的城市资源分布不均衡。

（3）行政级别不同的医院发展不均衡。

（4）医院竞争力强的省份依旧是经济与人口大省。医院竞争力不均衡，东部普遍优于中西部。

（5）省内优质医疗资源分布不均衡。从地级和县级均衡指数看，分布相对均衡的省份为江苏和浙江。

通过以上分析，发现影响医院发展的外部要素为：本地常住人口数；本地人均GDP；城市及医院的行政级别；本地与上级城市之间交通的便利程度。在分级诊疗推行以前，省部属医院的虹吸现象严重。近三年，虽然各地医疗资源不均衡的现象依然存在，但是通过县级医院500强和地级城市医院

500 强的建设，部分缓解了地级和县级就医难问题。

分级诊疗，路虽难行但势在必行。

参考文献

1. 庄一强主编《中国医院竞争力报告（2017 ~ 2018）》，社会科学文献出版社，2018。
2. 庄一强、曾益新主编《中国医院竞争力报告（2017）》，社会科学文献出版社，2017。
3. 庄一强、曾益新主编《中国医院竞争力报告（2016）》，社会科学文献出版社，2016。
4. 庄一强主编《中国民营医院发展报告（2015）》，社会科学文献出版社，2015。
5. 国家卫生健康委员会编《2018 中国卫生健康统计年鉴》，中国协和医科大学出版社，2018。
6. 中华人民共和国民政部编《中华人民共和国行政区划简册 2018》，中国地图出版社，2018。
7. 中华人民共和国国家统计局编《2018 中国统计年鉴》，中国统计出版社，2018。
8. 贾春梅等：《城市行政级别、资源集聚能力与房价水平差异》，《财经问题研究》2015 年第 10 期。

B.3

分级诊疗标杆：地级、县级医院运营现状

王兴琳　唐洪磊　张娟娟*

摘　要：“地级城市医院300强”和“县级医院300强”代表着我国地级城市、县级市这两个层级医院发展的最佳水平，本报告依据艾力彼数据库中该层级医院2013～2017年数据进行分析，通过横向、纵向对比来解读地级、县级标杆医院的竞争力优势和存在的问题，为该层级医院的进一步发展提供数据支撑。分析结果显示，地/县300强医院床位数持续增长，但是增速放缓。2017年地/县300强医院规模超过中国台湾、中国香港、中国澳门和新加坡最佳医院，其中中国台湾最佳医院规模仅为我国地级300强医院床位规模平均水平的76%。艾力彼通过多年数据积累和分析发现，地/县级别医院的扩张规模边际线为3000床。3000床以上的地/县级医院，2017年几乎不再增加床位，转而改善人员配置，加强内涵建设。该层级医院人力资源呈增加态势，医师人数增幅较大，拥有博士学位的人数增幅最大。医院运行层面，床位使用率升高，平均住院天数缩减，运营压力持续增加。地/县300强医院服务总量持续上升，但是增速相对放缓。并且，更侧重医疗技术内涵建设，门急诊负荷降低，出院和手术量持续增加，

* 王兴琳，广东省卫生经济学会绩效管理与评估分会会长，艾力彼医院管理研究中心；唐洪磊，生物统计硕士、理学硕士，艾力彼医院管理研究中心；张娟娟，工学学士，艾力彼医院管理研究中心。

分级诊疗效果初现。该层级医院收入持续增加，平均医疗卫生总收入增幅达到11%，超过国家控费标准。但是，运营呈现高负债、高风险状态。在利润率逐年下降过程中，2017年负债比超过30%的医院超过70%，超过50%的医院达到32%。

关键词： 地级医院　县级医院　运营能力　分级诊疗

2018年是新医改实施第九年，我国医疗卫生体制改革已进入“卫健委+医保局”时代。医联体建设全面铺开、医保局挂牌成立、公立医院全部取消药品加成、异地就医能够及时结算……随着某些阶段性成果的凸显，有的医改领域已驶入快车道。地/县级医院能否紧跟时代步伐，找到一个适应自身生存发展的模式？艾力彼地/县级医院综合排名、专科排名的目的，是促进地/县级医院竞争力整体提升。

本报告针对艾力彼“地级城市医院300强”和“县级医院300强”2013~2017年的数据展开分析，主要从资源配置、医疗服务和技术能力、运营状况三方面对医院竞争力展开对比。期望从不同角挖掘、分析地/县级优势医疗机构现阶段存在的优势、劣势，为这部分医院的进一步发展提供数据支撑。

一　地/县300强医院：规模呈持续扩大趋势

国家卫计委于2015年发布《全国医疗卫生服务规划纲要（2015~2020年）》，叫停了审批公立医院新增床位，已审批的（床位数），严禁擅自增加床位、扩大建设规模，期望明确各级各类医疗卫生机构的功能定位和资源配置标准。纲要中严格控制公立医院单体规模的不合理增长，县办综合性医院床位数一般以500张左右为宜，市办综合性医院床位数一般以800张左右为宜，原则上不超过1200张，省办及以上综合性医院床位数一般以1000张左右为宜，原则上不超过1500张。

（一）床位持续增长，但是增速放缓

图1显示，当前我国公立医院的总体规模呈明显的扩大趋势，这一特征在地/县300强医院中表现明显。根据2017年数据，地/县300强医院中床位数大于2500张的医院有55家，床位数超过3000张的医院达到23家。地/县300强医院的床位数均值从2012年的1381张增加到2017年的1786张，规模逐年膨胀，已远超过国家三甲医院的床位要求。从增速来看，2017年床位数平均增加1.3%，比上一年增速（5.1%）放缓。这势必对地/县300强医院的未来发展提出要求：工作重点不再是规模扩张，而是重视内涵建设，提升医疗质量和服务，发展思路由规模建设向质量提升转变。

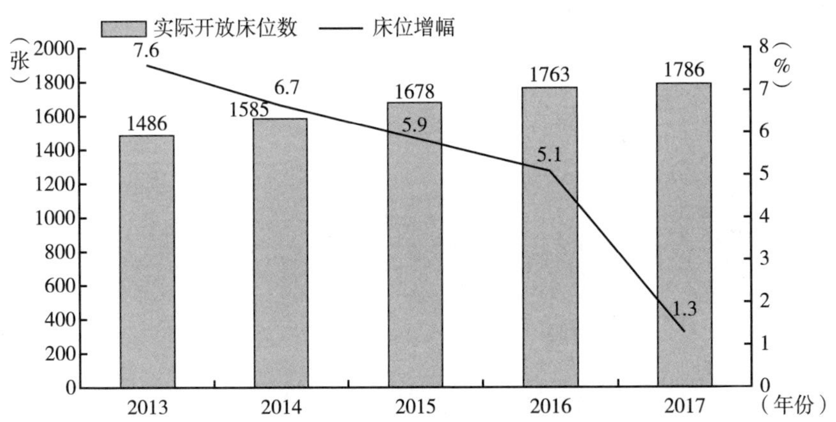

图1　地/县300强医院床位数均值（2013～2017年）

资料来源：艾力彼医院管理研究中心数据库。

重症医学建设和发展能直接反映医院的综合救治能力，是现代化医院的重要标志。2016年，地/县300强医院平均每家医院设置重症医学床位54张，占医院总床位的3.1%，2017年平均56张，占比依然是3.1%。根据《三级综合医院评审标准实施细则（2011年版）》，地/县300强医院的重症医学床位比重属于 C 级标准[①]。地/县级优势医疗机构重症医学科建设依然有很大的提升空间。

（二）与对照组比，规模高于中国台湾、中国香港、中国澳门和新加坡华人最佳医院

图 2 显示，以地/县 300 强医院的床位规模为标准，与代表亚洲华人地区医院发展最高水平的首届亚洲华人地区最佳医院 100 强[②]相比，中国大陆地区最佳医院的床位规模为 1.58，中国台湾地区为 0.92，中国香港为 0.76，中国澳门和新加坡仅为 0.46。这意味着，地/县 300 强医院的平均床位规模仅低于中国大陆最佳医院，高于中国台湾、中国香港、中国澳门和新加坡的最佳医院，越来越多的地/县医院床位规模超过国外顶级医院，成为超级医院。这一现象在地级 300 强医院层面尤为明显，台湾最佳医院规模仅为我国地级 300 强医院床位规模的 76%（见图 3）。

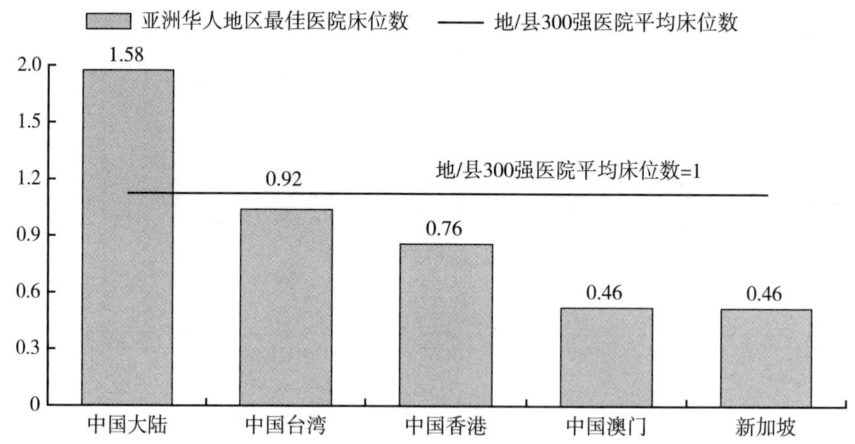

图 2　地/县 300 强医院与亚洲华人地区最佳医院 100 强床位数对比（2017 年）

① 重症医学床位数占医院总床位数的比例大于 8% 评级为 A，占 5% ~8% 评级为 B，占 2% ~5% 评级为 C。地/县 300 强医院属于 C 级水平。

② 艾力彼医院管理研究中心于 2017 年 9 月发布首届亚洲华人地区最佳医院 100 强，包括中国大陆医院 57 家、中国台湾医院 19 家、中国香港和澳门医院 14 家、新加坡医院 10 家。

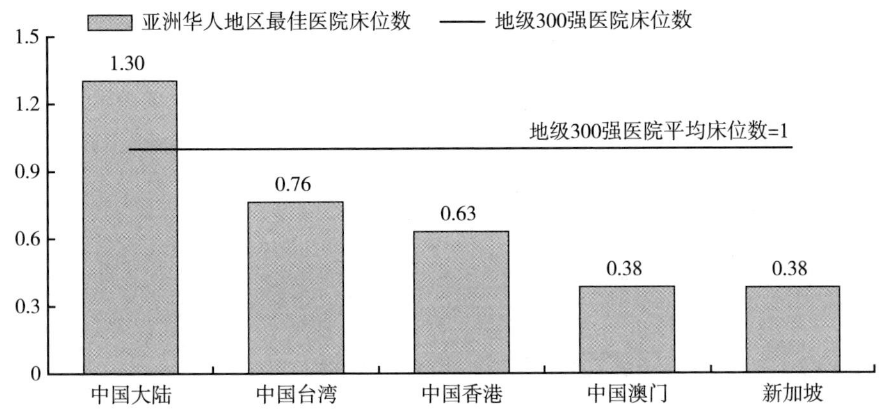

图3　地级300强医院与亚洲华人地区最佳医院100强床位数对比（2017年）

并且，我国大陆地区最佳医院的规模与地/县医院的差距逐年增大，比例关系由2016年的1.47∶1攀升到2017年的1.58∶1。可以看到虽然政策上严控医院体量规模扩大，但是，某些公立医院规模过快扩张的问题凸显，甚至有些医院一味追求床位规模的大幅增加，而罔顾医院体制机制、内部管理及财务等风险，从而对整体医疗卫生服务体系的资源配置和效率产生影响。

（三）床位的运行负荷大

与不断增长的床位规模相对应的是超负荷的床位使用率。如图4所示，2013～2017年地/县300强医院的床位使用率均保持在100%以上，最高为2013年的104.9%，至2015年略有下滑，为100.5%。但这仍然高于全国三级综合医院平均床位使用率，亦高于《三级综合医院评审标准实施细则（2011年版）》中床位使用率小于93%的要求。2017年，地/县300强医院床位使用率有反弹趋势，达到102.4%。

医院收治的患者来源、病种和诊疗复杂程度不同，住院天数也不同，但是合理降低住院天数依然是医院管理的有力抓手。如图4所示，地/县300

强医院的平均住院天数不断下降，从2013年的9.5天下降到2017年的8.5天。与《中国卫生和计划生育统计年鉴》所披露的全国三级综合医院平均住院天数相比，地/县300强医院的床位使用压力更大、服务效率更高。与历年数据相比，可以看到2017年地/县300强医院服务了更多的患者，运营压力进一步增大。

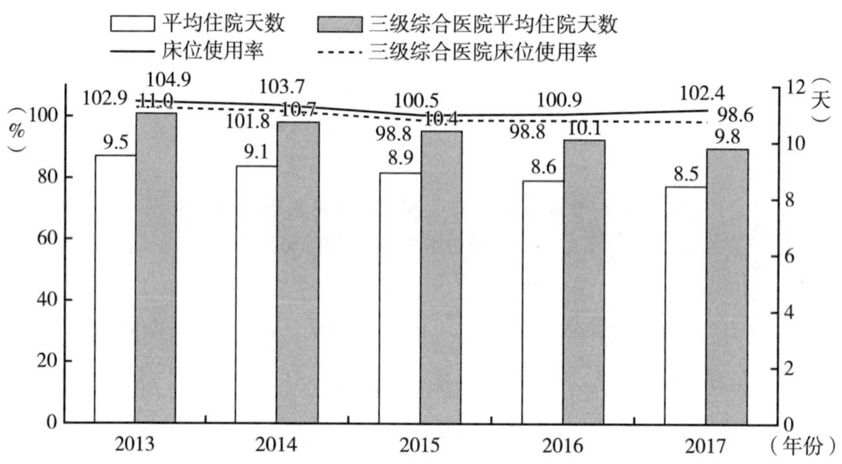

图4　地/县300强医院床位使用率和平均住院天数（2013～2017年）

资料来源：艾力彼医院管理研究中心数据库、2013～2017年《中国卫生和计划生育统计年鉴》。

（四）医护技人数呈持续增长态势，医护比不足

伴随着医院床位的扩张，医院人力资源亦不断增加，职工总数均值比2016年增加1.7%，超过床位的增速1.3%。从2013～2017年地/县300强医院的人员配置数据来看，全院职工从1878人上升到2326人（见图5）。另外，与2016年数据相比，医师人数增长速度最快，增幅达到3.5%。

从人员结构来看，2017年地/县300强医院中，医师人数占全院人数的29%，护士占46%，医技占10%，行政人员占6%，后勤人员占9%（见图6），专业卫生技术人员高达85%。其中，行政、后勤人员占比比2016年低了2个百分点。这意味着地/县300强医院的行政、后勤功能更为精简，把

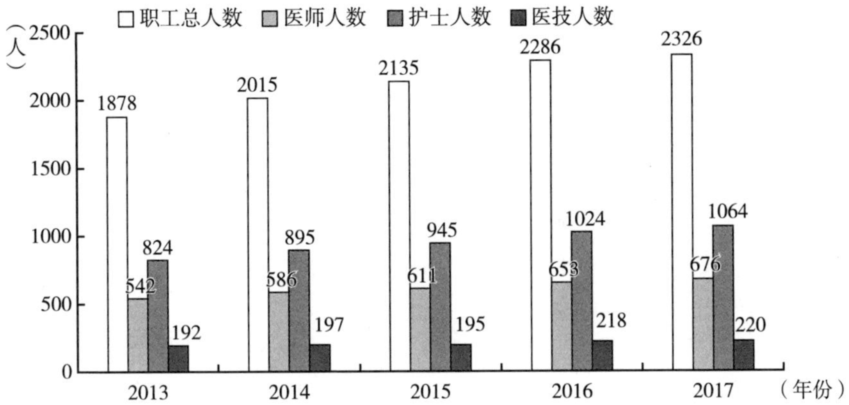

图 5　地/县 300 强医院人员配置指标均值（2013～2017 年）

资料来源：艾力彼医院管理研究中心数据库。

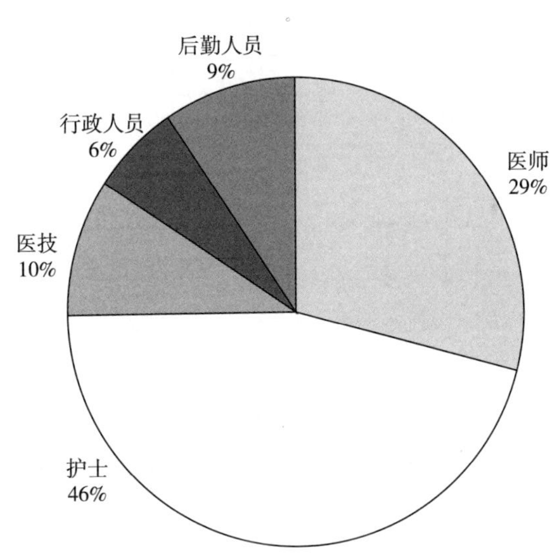

图 6　地/县 300 强医院人员构成（按岗位分，2017 年）

资料来源：艾力彼医院管理研究中心数据库。

更多的人力资源集中在临床上，服务更多的患者。艾力彼认为这一改变与国家各种控费举措相关，直接造成医院的经营管理进入以成本控制为主的发展阶段。依靠市场实现收支平衡，势必会在人力成本上体现出来。社会经济的实际支付能力制约着医院的收入，现实迫使医院不得不把维持收支平衡的重点转向自身的成本控制，实现降低成本和提高效益的目的。这一点在护士人数占比上体现得尤为突出，2017 年地/县 300 强医院该占比达到 45.7%，比 2016 年高了近 1 个百分点，医师人数占比提升了 0.5 个百分点（见图 7）。随着医改政策的落实，药品、耗材收入被压缩，医院需要提高业务收入中技术劳务性收入的比重，对专业卫生人员的需求变得更大。

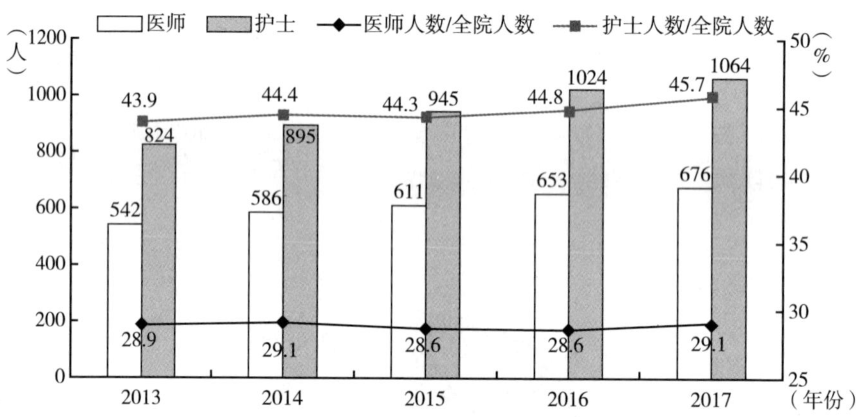

图 7　地/县 300 强医院医师、护士人数及其占比（2013～2017 年）

资料来源：艾力彼医院管理研究中心数据库。

2017 年医床比为 0.38，护床比为 0.6，即平均每张床配备 0.38 个医师和 0.6 个护士，均高于三级医院评审标准规定值。而医护比呈逐年下降趋势，从 2013 年的 0.66 下降到 2017 年的 0.64（见图 8）。与国家三级医院医护比的平均值比较，地/县 300 强医院医护比略低，说明基层医疗卫生人员配置还有提升空间。

（五）双高（高职称、高学历）人才增长快速

医院的竞争归根结底是人才的竞争。2013～2017 年，地/县 300 强医院拥有博士学位的人数增幅最大。拥有博士学位的人数增长快与国家促进优质医疗资源下沉的战略分不开，更与地/县级医院重视基层医疗机构人才培养、重视

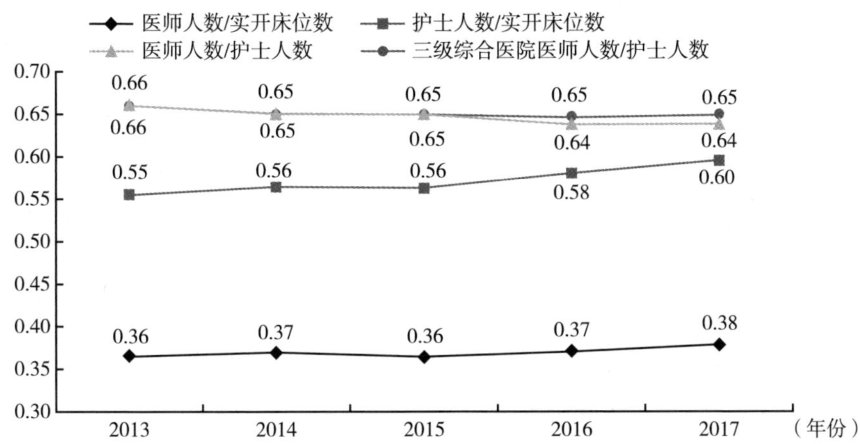

图 8　地/县 300 强医院医床比、护床比和医护比（2013～2017 年）

资料来源：艾力彼医院管理研究中心数据库、相关年份《中国卫生和计划生育统计年鉴》。

人才引进分不开。相信在不久的将来，“大病不出县”的战略目标将会实现。

从人员结构来看，拥有高级职称的人数占全院员工的比重呈上升趋势，拥有初级、中级职称的人员占比也都有所提升。医院人员整体职称水平提高。2017 年，平均每家地/县 300 强医院拥有中高级职称人员 932 人，占全院人数的 40.1%。

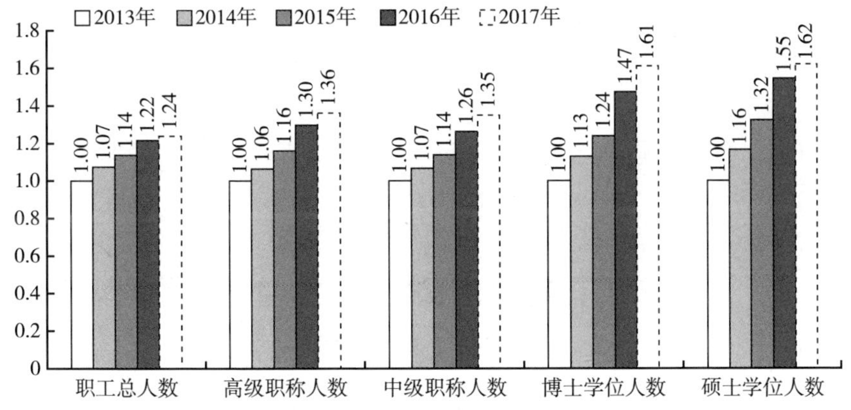

图 9　地/县 300 强医院人员配置指标均值和增速（2013～2017 年）

资料来源：艾力彼医院管理研究中心数据库。

（六）地/县医院3000床为床位规模边际线

艾力彼数据库数据显示，当床位数大于3000张时，地/县300强医院床位增速明显下降（见图10）。2017年我国卫生健康事业发展统计公报显示，相较2016年，2017年我国床位增加53万张，其中，医院床位增加43.1万张，基层医疗卫生机构床位增加8.7万张。每千人口医疗卫生机构床位数由2016年的5.37张增加到2017年的5.72张。结合两组数据，艾力彼认为，地/县医院体量规模的天花板是3000床。艾力彼2016年数据显示，当床位规模达到2500张或全院职工人数超过3000人后，医院扩张速度明显放慢。艾力彼2017年数据显示，床位超过3000张的地/县医院，床位几乎不再扩张，会转而提升人员配置，减轻工作负荷。

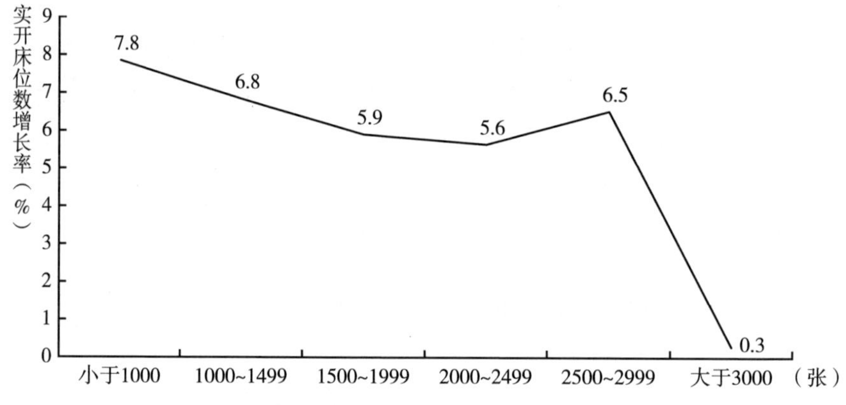

图10　地/县300强医院实开床位数（分组）及其对应增长率均值

二　地/县300强医院：服务量持续增长，重视医疗技术的内涵建设

（一）服务总量持续上升，但是增速放缓

与2016年相比，地/县300强医院2017年服务量持续增长（见表1），

但是增速全面放缓。平均年手术量增速由2016年的14.13%下降到2017年的10.50%，平均年出院量增速由8.81%下降到7.15%。从增幅趋势可以看出，年手术量增幅大于年出院量，大于年门急诊量，体现出地/县300强医院的发展方向，即向能够提供医疗技术和服务的方向转变。

表1 地/县300强医院医疗服务量（2013～2017年）

单位：人次

年份	年门急诊量	年出院量	年手术量	年住院手术
2013	1229346	56445	28382	19061
2014	1316841	62516	33085	21617
2015	1360511	65815	35989	23112
2016	1429433	70913	40162	25870
2017	1477058	74416	42321	28311

资料来源：艾力彼医院管理研究中心数据库。

（二）医疗服务含金量增加，地级300强医院三、四级手术占比达到55%

从能体现技术含量的服务量占比看，地/县300强医院年出院量占年门急诊量的比例、年住院手术量占年出院量的比例亦出现上升：前者从2013年的4.59%上升到2017年的5.04%，后者从2013年的33.77%上升到2017年的38.04%（见图11）。以三、四级手术为例，2017年地/县300强医院三、四级手术量占年住院手术量的40%（见图12）。其中，地级300强医院三、四级手术占比达到55%，县级300强医院三、四级手术占比达到21%（见图13和图14）。虽然与顶级医院三、四级手术占比有较大差异，但是可以看到，地/县300强医院在不断提高服务含金量，体现了医院更关注提升技术实力，把更多的“大病”留在地/县，向着分级诊疗方向前行。

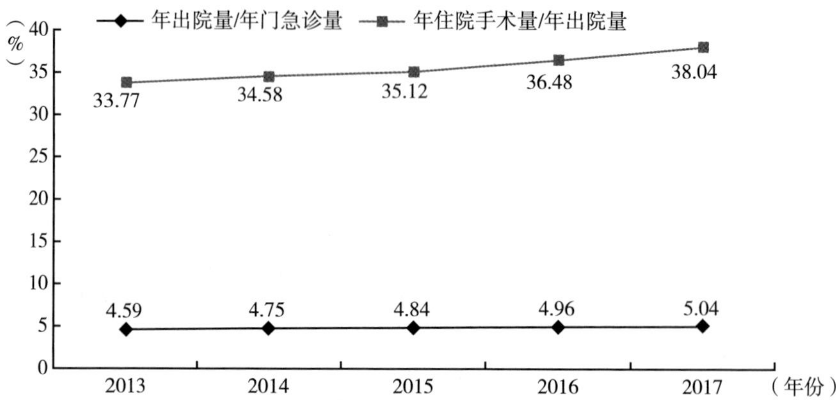

图 11　地/县 300 强医院各项医疗服务量占比（2013～2017 年）

资料来源：艾力彼医院管理研究中心数据库。

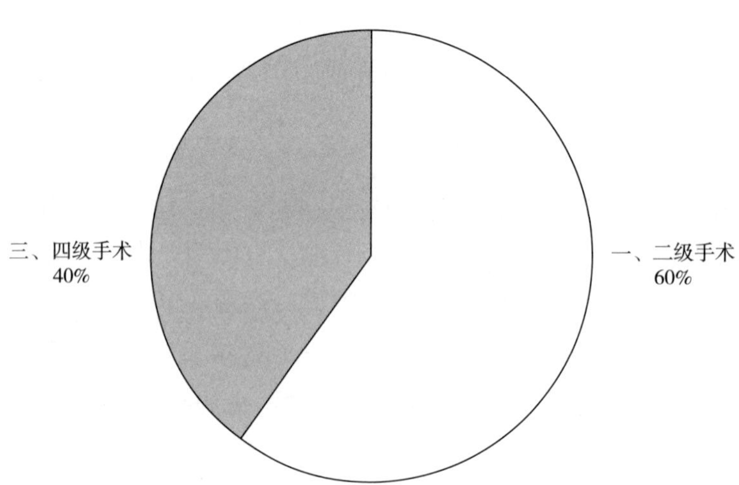

图 12　2017 年地/县 300 强医院各级手术占比

资料来源：艾力彼医院管理研究中心数据库。

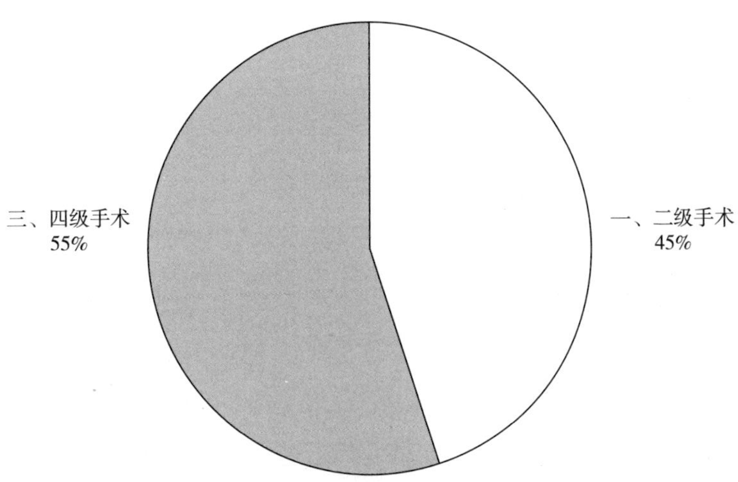

图 13　2017 年地级 300 强医院各级手术占比

资料来源：艾力彼医院管理研究中心数据库。

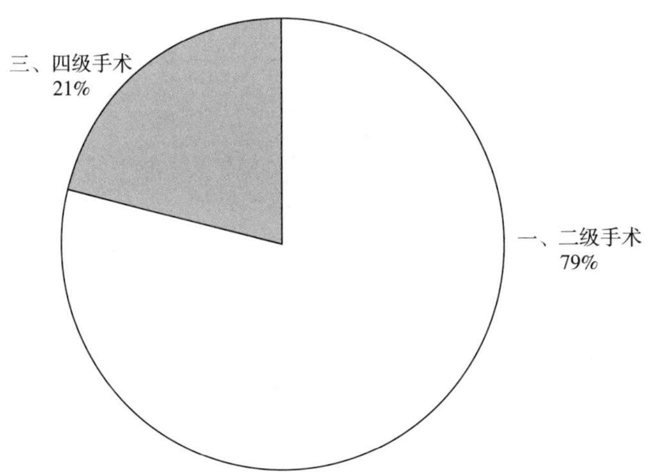

图 14　2017 年县级 300 强医院各级手术占比

资料来源：艾力彼医院管理研究中心数据库。

（三）门急诊负荷降低，住院和手术量持续增加，分级诊疗效果初现

地/县 300 强医院在服务总量上升的同时，医师总人数也在上升，地/县级优势医疗机构的医师门诊服务压力降低，住院和手术压力增强。图 15 显示，医师人均门急诊服务量呈现下降趋势，2013 年医师人均门急诊服务量最高，为 2267 人次，随后下降，2017 年下降到 2184 人次，这得益于分级诊疗的方向指引，以及强基层引导患者有序就医的各方面建设成果。

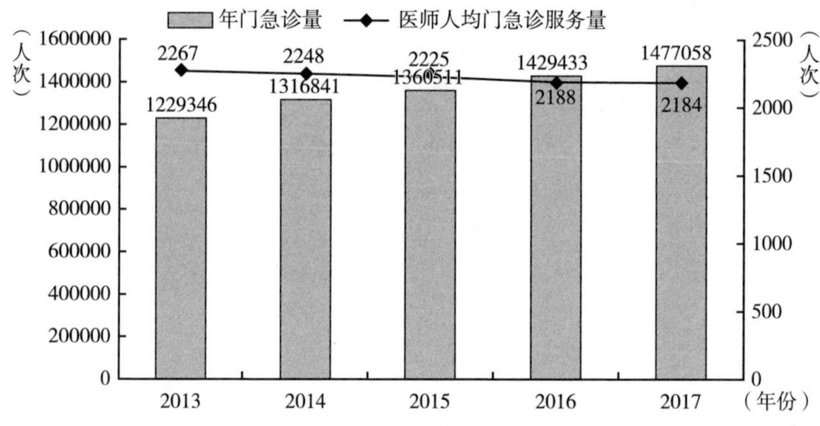

图 15　地/县 300 强医院年门急诊量和医师人均门急诊服务量（2013～2017 年）

资料来源：艾力彼医院管理研究中心数据库。

图 16 和图 17 显示，地/县 300 强医院的年住院量和年住院手术量均出现上升，并且医师人均年住院量和医师人均年住院手术量都有攀升，体现出地区性优势医疗机构侧重提供医疗服务的发展方向。

（四）均次费用增加，但增幅放缓，控费初见成效

多年来患者就医费用持续上升，图 18 显示，2013～2017 年，我国三级综合医院门诊均次费用从 257 元上升到 306 元，住院均次费用从 11722 元上升到 13087 元。与全国平均水平相比，地/县 300 强医院患者门诊均

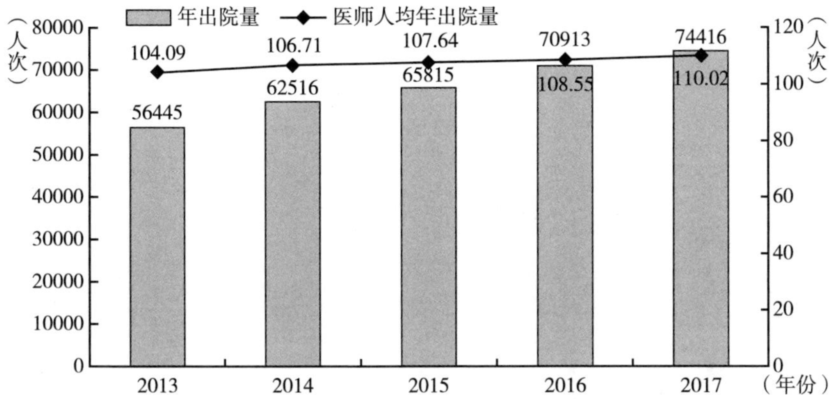

图 16　地/县 300 强医院年住院量和医师人均年出院量（2013～2017 年）

资料来源：艾力彼医院管理研究中心数据库。

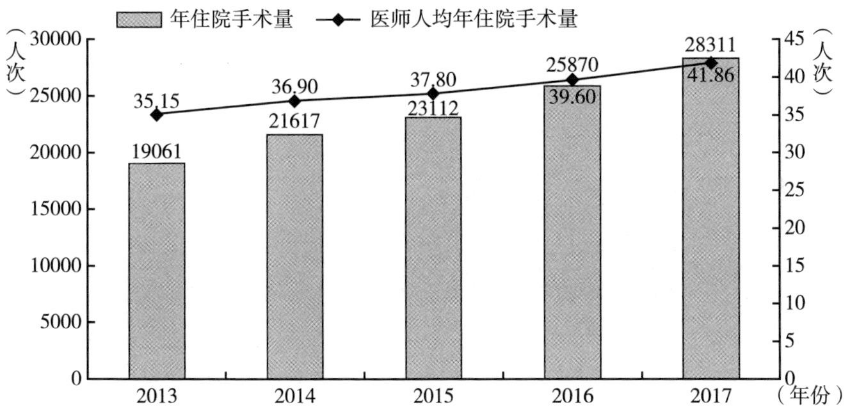

图 17　地/县 300 强医院年住院手术量和医师人均年住院手术量（2013～2017 年）

资料来源：艾力彼医院管理研究中心数据库。

次费用和住院均次费用均偏低：门诊均次费用从 235 元上升到 266 元，住院均次费用从 9860 元上升到 11835 元。从增长速度看，地/县 300 强医院的患者门诊、住院均次费用的增速自 2015 年以来呈现下降趋势，尤其是 2017 年度，门诊均次费用增长幅度为 0.8%，控费初见成效（见图 19）。

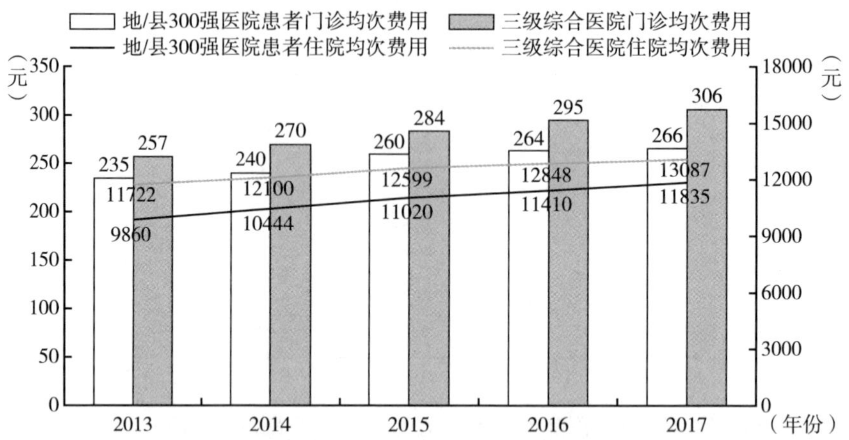

图 18　地/县 300 强医院门诊、住院均次费用对比（2013～2017 年）

资料来源：相关年份《中国卫生和计划生育统计年鉴》。

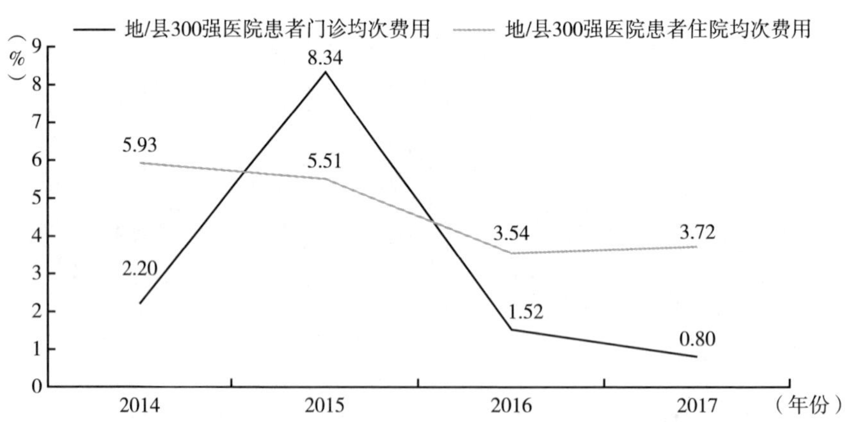

图 19　地/县 300 强医院门诊、住院均次费增幅（2014～2017 年）

资料来源：艾力彼医院管理研究中心数据库、相关年份《中国卫生和计划生育统计年鉴》。

（五）科研能力提升，SCI 论文数量增加较为明显

与顶级医院相比，地/县 300 强医院的科研实力较为薄弱，但是进步明显。由于地/县医院更多的工作重点在于临床诊疗服务，在科研方面投入力

度较小，因而科研成果产出较少。如图 20 所示，2017 年，地/县 300 强医院平均每家医院发表 169 篇国家级期刊论文、51 篇 SCI 论文。在 SCI 论文发表方面，数量呈上升趋势，增长率达到 24%，进步较大。

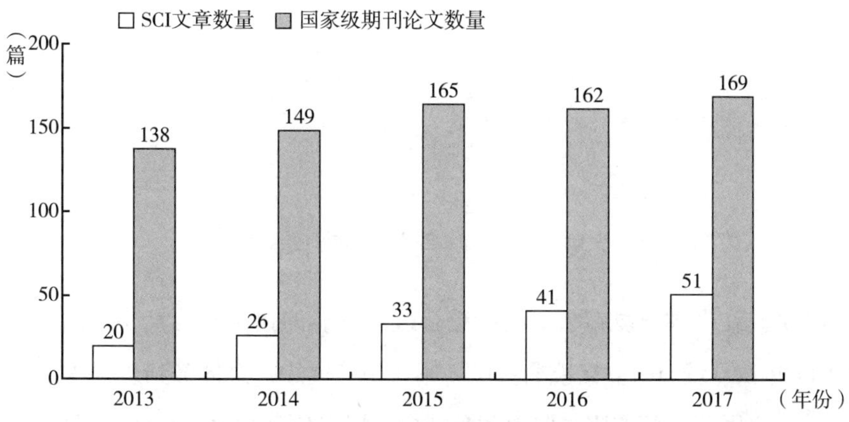

图 20　地/县 300 强医院科研指标（2013～2017 年）

资料来源：艾力彼医院管理研究中心数据库。

三　地/县300强医院：收入持续增加，运营呈高负债、高风险状态

（一）总收入增幅达到11%，超过国家控费标准

依据《“十三五”深化医药卫生体制改革规划》，到 2017 年，全国公立医院医疗费用增长幅度力争降到 10% 以下，到 2020 年，增长幅度稳定在合理水平。地/县 300 强医院属于地县级优势医疗机构，根据表 2 数据，2017 年总费用增长幅度为 11%，略高于目标值。对比 2017 年我国 GDP 增速 6.9%（国家统计局 2018 年 1 月 18 日发布数据），医疗卫生产业收入增幅跑赢 GDP。从这组数据可以看到，尽管我国各种控费方案不断推行，但是总体费用控制成效不明显。

表 2　地/县 300 强医院业务收入（2013～2017 年）

年份	总收入(万元)	门急诊收入(万元)	住院收入(万元)
2013	86764	28839	55654
2014	103668	31572	65294
2015	113693	35338	72527
2016	127064	37694	80915
2017	141295	39263	88070

资料来源：艾力彼医院管理研究中心数据库。

（二）药占比控费见成效，检查收入逐年增加

国务院在《关于城市公立医院综合改革试点的指导意见》中指出，力争到 2017 年试点城市公立医院药占比（不含中药饮片）总体降到 30% 左右，力图管控公立医院的药占比，取消药品加成，以挤压药价水分。图 21 显示，药占比控制成效显著，但是地/县 300 强医院 2017 年药占比平均值为 34.3%，没有达到预期目标。由于在实行药品管控的同时并未采取配套控费措施，公立医院药占比下降的同时，检查收入占比逐年攀高，到 2017 年，检查收入占比均值达到 16.1%。数据显示，在取消公立医院药品加成而政府补偿不能到位的情况下，医院更倾向于通过增加检查、中药饮片占比等方式来应对风险。

（三）利润率逐年下降，七成医院负债率超过30%

图 22 显示地/县 300 强医院的净利润额及利润率。医院平均净利润多年稳定在 5000 万元左右。从利润率看，受医改政策的限制，医院利润空间逐渐被压缩，利润率呈逐年下降趋势。

2017 年，净资产占比为 61%，负债占比为 39%（见图 23）。我国公立医院高负债运营的现象普遍存在。2016 年负债占比超过 50% 的医院达到 32%，负债占比超过 70% 的医院达到 6%（见图 24）。负债占比过高不仅增加了运营的财务风险，还会直接或间接影响临床工作，甚至损害医院基建、医疗药品器械供应方和患者的切身利益。某些医院为了还债，使用过度检查

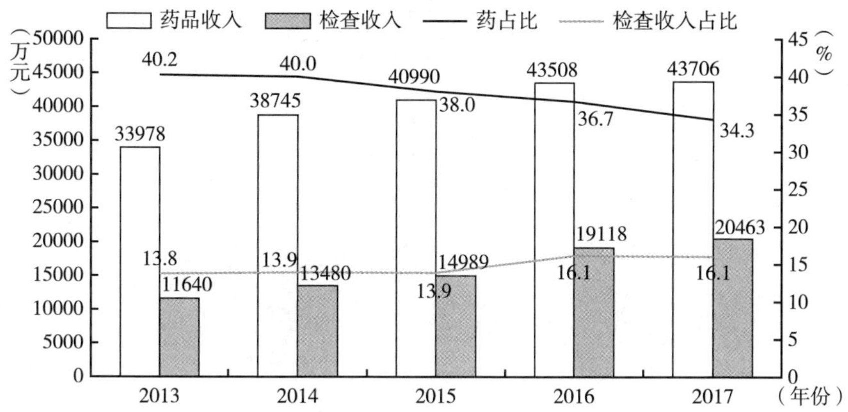

图 21　地/县 300 强医院药品收入和检查收入（2013 ~ 2017 年）

资料来源：艾力彼医院管理研究中心数据库。

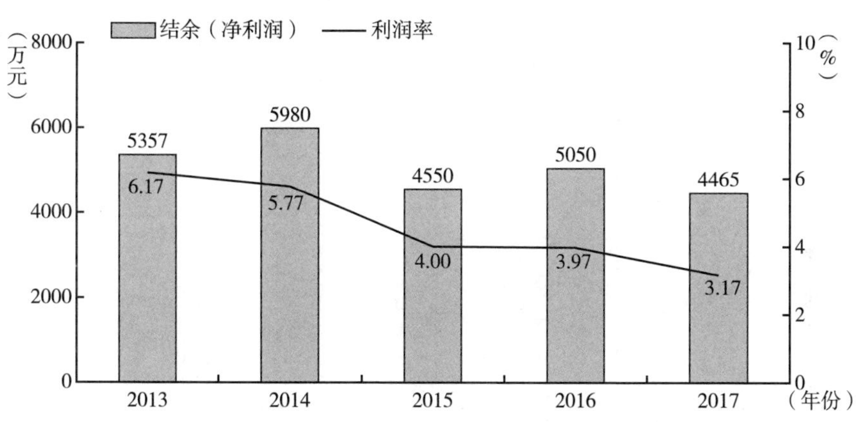

图 22　地/县 300 强医院净利润额及利润率（2013 ~ 2017 年）

资料来源：艾力彼医院管理研究中心数据库。

甚至过度医疗的方式增强还债能力，直接成为“看病贵”的推手。艾力彼认为，债务问题会影响医疗卫生机构的正常运转以及各项医改政策的落地。庄一强教授认为，如果资产负债率在 30% 以下，不仅属于正常的经济行为，而且有利于激发医院的管理潜能，在投资利润率大于债务利息率的情况下，还能给医院带来额外的收益。然而，目前我国县级公立医院资产负债率较高，应该引起各级政府的重视。

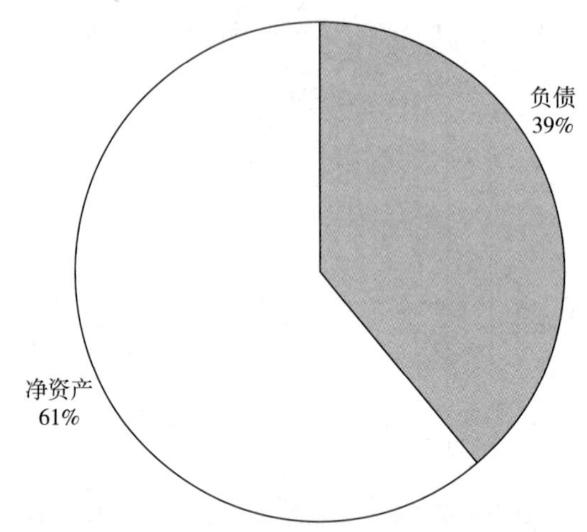

图 23　地/县 300 强医院净资产与负债占比（2017 年）

资料来源：艾力彼医院管理研究中心数据库。

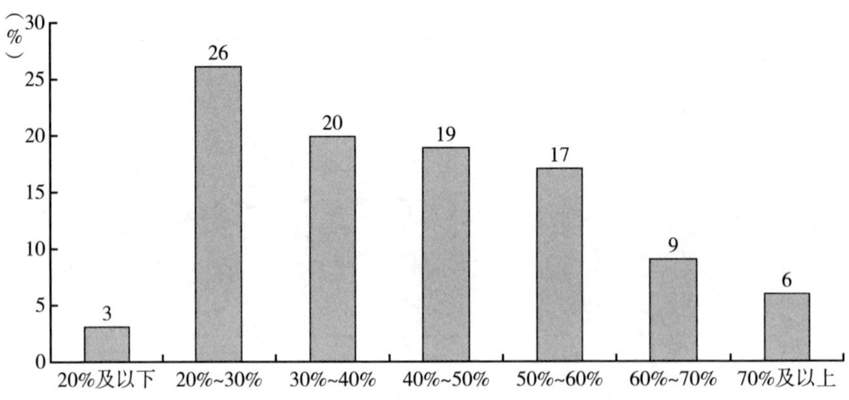

图 24　地/县 300 强医院负债情况分布（2016 年）

资料来源：艾力彼医院管理研究中心数据库。

四　结语

1. 地/县 300 强医院床位持续增长，但是增速放缓，2017 年床位数平均增加 1.3%，比 2016 年增速（5.1%）放缓。

2. 地/县 300 强医院床位均值超过中国台湾、中国香港、中国澳门和新加坡最佳医院，台湾地区最佳医院规模仅为我国地级 300 强医院床位规模的 76%，大陆地区最佳医院规模扩张相对明显。

3. 地/县 300 强医院床位使用率升高，平均住院天数缩减，运营压力持续增加。

4. 人力资源呈现增长态势，医师人数占比较 2016 年高了 0.5 个百分点。并且，拥有博士学位的人数增幅为 8.89%，达到医师总人数的 7.26%。

5. 艾力彼数据库 2016 年数据显示，当床位规模达到 2500 张或全院职工人数超过 3000 人后，医院扩张速度明显放慢。艾力彼 2017 年数据显示，床位超过 3000 张的地/县级医院，床位几乎不再扩张，会转而提升人员配置，加强内涵建设。

6. 地/县 300 强医院服务总量持续上升，但是增速放缓。平均年手术量增速由 2016 年的 14.13% 下降到 2017 年的 10.50%，平均年出院量增速由 8.81% 下降到 7.15%。年手术量增幅大于年出院量增幅，大于年门急诊量增幅，体现地/县 300 医院正在向能够提供医疗技术和服务的方向发展。

7. 重视医疗技术的内涵建设。年住院手术患者占年出院量的比例从 2013 年的 33.77% 上升到 2017 年的 38.04%。2017 年，地级 300 强医院三、四级手术占比达到 55%。体现了医院更关注提升技术实力，把更多的“大病”留在地县，向着分级诊疗方向前行。

8. 地/县 300 强医院门急诊负荷降低，住院/手术负荷持续增强，分级诊疗效果初显。

9. 地/县 300 强医院患者就医均次费用呈上升趋势，但是增幅放缓，控费初见成效。2017 年度门诊均次费用增长幅度为 0.8%，控费成效显著。

10. 地/县 300 强医院科研能力提升，SCI 论文数量增加较为明显。

11. 收入持续增加，呈现吸金力强的特点，平均总收入增幅达到 11%，超过国家控费标准。

12. 财务运营呈现高负债、高风险状态，并且利润率呈逐年下降趋势。

2017 年负债占比超过 30% 的医院超过 70%，负债占比超过 50% 的医院达到 32%。

参考文献

1. 庄一强主编《中国医院竞争力报告（2017～2018）》，社会科学文献出版社，2018。
2. 庄一强主编《中国医院竞争力报告（2017）》，社会科学文献出版社，2017。
3. 国家卫生和计划生育委员会编《2017 中国卫生和计划生育统计年鉴》，中国协和医科大学出版社，2017。
4. 国家卫生和计划生育委员会编《全国医疗卫生服务规划纲要（2015～2020 年）》。
5. 张涛等：《我国公立医院规模扩张现状分析及政策建议》，《中国医院建筑与装备》2018 年第 3 期。

B.4
医院竞争力评价的现状与前景

刘先德　陈 忠　郑会荣*

摘　要： 艾力彼医院管理研究中心围绕"医院竞争力"这个核心打造了星级医院评价、智慧医院 HIC 评价等旨在提升医院整体水平和医院竞争力的评价项目，通过将国际标准与本土国情相结合的方式，制定了科学、客观、系统、全面的评价体系，从多个维度为医院"把脉"，为国内医院提供了持续改进质量安全、提升信息化应用结果和效率的抓手。目前，在不到三年的时间里与艾力彼合作星级医院评价的医院已有 70 余家，而在约短短半年的时间里启动智慧医院 HIC 评价的医院已有 10 余家。本报告主要概述星级医院评价、智慧医院 HIC 评价的发展现状，并对这两个医院竞争力评价项目的前景进行展望。

关键词： 星级医院评价　智慧医院 HIC 评价　医院管理　质量安全　医院信息化

一　医院竞争力评价的整体情况

医院评价主要有三类，其一，序化评价，主要有医院的综合排名和专科

---

* 刘先德，艾力彼医院管理研究中心星级认证评价专家；陈忠，艾力彼医院管理研究中心智慧医院 HIC 评价部专家；郑会荣，艾力彼医院管理研究中心大数据研究部副经理。

排名，如美国的 US News & World Report 排名、中国医院竞争力排名、复旦大学医院排名、医科院医院科技影响力排名等。其二，过关式评价，具体有两类：①以质量安全为核心的评审/认证，如等级医院评审、JCI、KTQ、星级医院评价等；②医院信息化/智慧医院评价，如 HIMSS 评级、电子病历评级、互联互通测评、智慧医院 HIC 评价等。其三，标准化管理的评价，如品管圈、临床路径、HQ-Share（医疗质量与患者安全共享平台）等。

艾力彼医院管理研究中心自创建以来，围绕“医院竞争力”这个核心打造了一系列旨在提升医院整体水平与医院竞争力的评价项目，包括中国医院竞争力排名、星级医院评价、智慧医院 HIC 评价。其中，星级医院评价是艾力彼借鉴国际标准同时结合国内等级医院评审标准与我国国情的评价项目，旨在从医院管理、质量与安全、服务与就医体验、财务与控费等方面全面加强医院的内涵建设，通过一套科学、系统、全面的评价标准对医院的能力建设提出一系列要求，促进医院形成一个高效安全、成本合理的健康发展生态。智慧医院 HIC 评价是艾力彼将国际标准进行本土实践的又一个成功项目，以信息化评价为抓手，评价医院信息互联互通的应用水平与管理效果，对医院的整体信息化建设提出要求，提升医院信息互联的效率，更重要的是打破医院原有的管理思维，指引医院往未来智慧医院的方向发展。

二　星级医院评价

（一）星级医院评价的起源

艾力彼在中国医院竞争力排名的过程中探索出一套科学、客观、以数据为基础的指标体系，积累了大量医院管理数据，了解医院提升竞争力过程中遇到的难点、痛点与盲点。与此同时，我国国内医院水平差距较大。因此，在国际社会已经涌现 JCI、KTQ、ACHS、DNV 等国外第三方医院评价之后，艾力彼意识到独立的第三方评价机构易于获得国际社会和行业的认可，也是医疗行业发展的整体趋势，在消化吸收了国际医院认证标准的优点，遵循质量与成本平衡原则、先进性与实用性平衡原则的基础上，结合国内法律法规和等级医院评审标准，将国际标准本土化，制定了星级医院评价标准，并于2016 年推出了艾力彼星级医院评价项目，通过一系列精细化的评价要求促进医院从内涵建设做起。表 1 主要展示了星级医院评价与等级医院评审、JCI 认证的不同发展历程。

（二）星级医院评价的实施

星级医院评价标准共分四大模块，分别是专业化管理（Management）、医疗质量与患者安全（Quality & Safety）、服务与就医体验（Service）、财务与控费（Finance），从医院质量管理体系、指标体系的建立及运行、组织架构图的规范、科室服务范围的公开，到 6S 管理、应急代码的实践、不良事件的上报、患者满意度的提升等方面全方位覆盖医院运营的各个领域，保证评审员及医院可以通过评价标准对医院进行 360 度扫描，全面推行质量管理。

星级医院评价的整个评价过程主要分为四个阶段：模拟评价（输入）、督促推进、正式评价（输出验收）、全周期追踪。评审员将现场评价视为“介入”医院管理的重要机会，将模拟评价看作标志的输入，将正式评价看作标志的输出验收，打造一个输入新理念、落实新实践、拓宽新思路的持续改进的闭环，推动医院全面的提升和持久的改进。

在现场评价的过程中，评审员分为 A、B、C 三个小组，以接受检查的科室为单位，根据人员、机器、物料、方法、环境、测量六要素，对医院进行全方位的评价，同时应用追踪法、文件回顾、人员访谈等手法，评估医院在医疗、护理、院感、消防、应急管理、患者服务等环节的工作，重点考核星级医院评价条款的落实程度和患者体验，明确还需改进的问题。每个评审员每天汇总所在组的检查情况，互相补充、互相印证，如有疑义则次日补充检查，对于核心条款的评价则需要充足的依据。

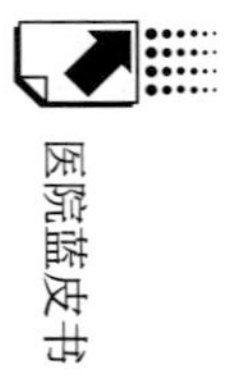

表 1　星级医院评价与等级医院评审、JCI 认证的对比

类别	宗旨	2003 年	2011 年	2015 年	2016 年	2017 年	2018 年
星级医院评价	四个维度:专业化管理; 医疗质量与患者安全; 服务与就医体验; 财务与控费。 旨在以评促改,促进医院整体管理水平提升与持续改进			制定完成《星级医院评价标准(2015)》	星级医院评价项目正式走向市场		修订完成《星级医院评价标准(2018)》; 截至 2018 年 12 月,已与 70 余家医院签约合作,其中 30 余家医院通过正式评价
等级医院评审	围绕质量、安全、服务、管理、绩效,体现以病人为中心	发布《医院评审标准》(第二版)	发布《医院评审暂行办法》,正式开始医院评审第二周期			国务院印发《关于取消一批行政许可事项的决定》(国发〔2017〕46 号),决定取消三级医院评审结果复核与评价	
JCI 认证	以患者为中心、以结果为导向,持续改进	进入中国					截至 2018 年 9 月,国内通过 JCI 认证的医院已经达到 104 家

资料来源:艾力彼医院管理研究中心星级医院评价信息库。

（三）星级医院评价的发展

自 2016 年推出以来，艾力彼星级医院评价越来越受到市场的认可，截至 2018 年 12 月艾力彼在三年不到的时间内已与 70 余家医院合作。

医院评价的初衷就是关注医院的医疗质量、患者安全、病人就医体验等医疗环节，全面提升医疗管理水平，以评促建、以评促改，因此，医院的规模大小、位次前后并不影响参与星级医院评价的申请，也就是说，规模小、地理位置偏僻的医院也可通过星级医院评价来提升自身综合竞争力。如图 1 所示，参与星级医院评价的医院涵盖不同等级，在所有参与星级医院评价的医院当中，三级及以上的医院占了约 2/3，其他等级（包括二甲、二级、未定级等）占了约 1/3。

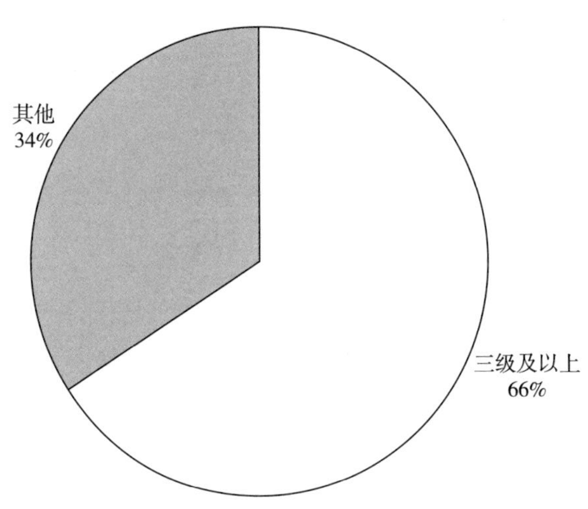

图 1　参与星级医院评价的医院等级情况

资料来源：艾力彼医院管理研究中心星级医院评价信息库。

如图 2 所示，截至 2018 年 12 月，已通过星级医院评价的医院共有 37 家，同样涵盖公立医院与非公立医院。说明星级医院评价以一套客观的标准去衡量所有医院，并不会针对某一特定性质的医院进行评估，而是坚持以提升行业整体水平为目标进行实践。

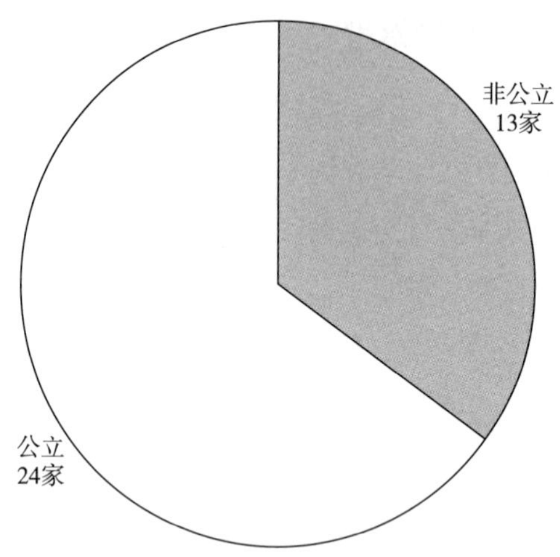

图 2　已通过星级医院评价的医院性质分布

资料来源：艾力彼医院管理研究中心星级医院评价信息库。

（四）星级医院评价的前景：第三方医院评审渐成趋势，星级医院评价等第三方评价与官方评审并驾齐驱业态可期

从国际社会医院评审目前的发展来看，第三方医院评价已成为国际社会提升医院整体水平的主要抓手，诸如美国 JCI 认证、澳大利亚 ACHS 认证等医院认证项目已在全球范围内广为传播。JCI、ACHS、KTQ、DNV 等医院评价机构践行专业化、科学化的第三方评价理念，因科学严谨的评价标准与公正透明的评价过程广受认同。相比较而言，在 2017 年 9 月 29 日，国务院印发《关于取消一批行政许可事项的决定》（国发〔2017〕46 号），决定取消三级医院评审结果复核与评价，要求政府的角色从评审主体转变为规则制定者和监管者，将“裁判员”的角色让渡给第三方。在这一系列利好环境下，星级医院评价一直以来秉持中立、客观、独立的原则，践行第三方医院评价的准则，有效、全方位地提升了医院的水平，是一个备受业界认可的第三方评价项目。因此，在政府逐步放开第三方评价的大环境下，星级医院评价有

望成为中国医院第三方评价的代表项目之一，在医院评审行业扮演着越发重要的角色。

三　智慧医院 HIC 评价

（一）起源

星级医院评价是以患者为中心、以持续质量改进为导向的医院能力提升项目，从医院建设、管理和运营等方面提出深入的执行要求（Do Right Things）。为了实现改进流程可持续的目标，信息化建设是不可或缺的。因此，艾力彼本着医院管理质量持续改进的初衷，结合星级医院评价标准对信息互联和智慧支持的要求、三级医院评审对信息化建设的要求，以及自身对未来智慧医院的理解，在 2018 年初推出“智慧医院 HIC 评价”，把星级医院评价的“督导、检查、总结、反馈、改进”变成制度并将其固化，协助医院把制度落地（Do Things Right）。表 2 展示了智慧医院 HIC 评价与电子病历系统功能应用水平分级评价、医院信息互联互通标准化成熟度测评、HIMSS EMRAM 评级的异同。

表 2　国内信息化评价体系的比较

比较的主要方面	智慧医院 HIC 评价	电子病历系统功能应用水平分级评价	医院信息互联互通标准化成熟度测评	HIMSS EMRAM 评级
评价对象	国内医疗机构	国内医疗机构	国内单个 + 区域医疗机构	全球医疗机构
主管机构	艾力彼医院管理研究中心	国家卫健委医院管理研究所	国家卫健委统计信息中心	美国医疗信息与管理系统学（HIMSS）
评价重点	信息化与医管维度；信息治理与数据决策维度；互联互通维度	电子病历局部功能状态与整体应用水平	数据集标准与共享文档、信息平台技术规范	电子病历应用模型、信息化建设综合水平

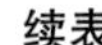
续表

比较的主要方面	智慧医院 HIC 评价	电子病历系统功能应用水平分级评价	医院信息互联互通标准化成熟度测评	HIMSS EMRAM 评级
评价方法	定量评分 整体分级	定量评分 整体分级	标准测试、定量评分 整体分级	定量评分 整体分级
评价结果	九级	九级	五级七档	八级
实现手段	辅导 + 评价	评审	评审	辅导 + 认证

资料来源：艾力彼医院管理研究中心 HIC 评价信息库。

（二）实施

智慧医院 HIC 评价主要从系统设计、有效应用和管理结果和效率三个方面对医院信息系统和智能支持进行全面梳理和验证，评价该系统对医院在专业化管理、质量安全、服务与就医体验、财务与控费领域的作用。

智慧医院 HIC 评价主要有三个维度，分别是信息化与医管维度、信息治理与数据决策维度、互联互通维度。信息化与医管维度包括“医院管理”、“医疗质量与安全”、“服务与就医体验”、“财务与控费”；信息治理与数据决策维度包括“有没有”“联不联”“用不用”“好不好”；互联互通维度包括“院内互联”“院际互联”“第三方互联”“大众互联”。评价结果分为 0 ~8 级共九个级别，如表 3 所示。

表 3　HIC 认证分级标准（2018）

级别	HIC 分级标准
8	大数据与健康信息整合；医疗安全质量及运营水平持续提升；AI 有效应用；AI 助力全面提升医院质量、安全及效益
7	大数据管理分析应用；全院病历无纸化、高级互联、互联网医院；完整电子病历、HRP、物联网；核心业务系统实现异地容灾备份；大数据驱动精细化管理，降低医疗成本，提升经济效益，保障医疗质量和医疗安全
6	全流程医疗数据闭环管理；高级医疗决策支持、中级互联；建立 HIP、CDSS、预算管理、供应链；大部分系统有独立的灾难恢复体系；全流程医疗数据闭环，明显提升医疗质量、医疗安全水平、员工满意度及社会效益

续表

级别	HIC 分级标准
5	全院信息系统互操作;全院统一数据管理;中级决策支持、基础互联;建立 CP、CDR、成本核算;重点业务系统有独立的灾难恢复体系;全院数据共享服务,提升医疗质量、医疗安全和患者满意度
4	院级主要信息系统互操作;初级决策支持;建立 EMR、财务系统;有较完善的系统应急预案;系统流程规范化,提升医疗安全和工作效率
3	局部科室间信息系统互操作;智能提示;建立 CPOE;有系统应急预案
2	部门内信息系统互操作
1	信息系统有互操作基础
0	未形成信息系统的互操作基础

资料来源：艾力彼医院管理研究中心 HIC 评价信息库。

（三）发展

HIC 评价可让医院了解到本院信息化现状与目标的距离，快速升级少走弯路。HIC 评价自面世以来，逐步受到业界的认可，在短时间内合作医院数量的增长也说明了这点。

截至 2018 年 12 月，智慧医院 HIC 评价在推出约半年的时间已启动的医院有 10 余家，分别是烟台毓璜顶医院、广州医科大学附属第二医院、南方医科大学南方医院、深圳市人民医院、瑞安市人民医院、珠海市人民医院、普宁市人民医院、新疆佳音医院、沧州市中心医院、深圳龙城医院、武汉普仁医院、仙桃市第一人民医院、大同市第三人民医院等。

（四）前景：智慧医院 HIC 评价是医院利用信息化建设“变道超车”的抓手

在现代化医院的建设中，医院信息化已经从最初的功能评价阶段发展至性能评价阶段，但“应用效果评价”这个最终目标仍未实现。信息化评价的目的其实是在于评价信息化应用的效果，只有应用结果好、使用效率高的信息化平台才能有效提升医院的水平。因此，对医院信息应用效果的评价将成为医院信息化评价未来的主要宗旨，而 HIC 评价坚持评价医院信息系统在“医护技 + 人财物”领域的管理结果和效率，能够有效指出医院信息化建设的误区与低效问题，帮助医院通过信息化建设提升医疗质量、提高效率。

与此同时，随着“云大物移智”（即云计算、大数据、物联网、移动医疗、智慧医疗）等高新技术的发展，基于大数据的收集、分析、共享正在得到广泛的实践应用，医院信息化也在朝着智能化的方向发展。随着医院智能化的发展，只有智慧医院才能在未来的智能化时代脱颖而出，通过智能化的信息建设实现变道超车。针对这个趋势，HIC 评价以“智慧医院的开端”为定位，指引构建智慧医院，正好能帮助医院未雨绸缪，是医院“变道超车”的有力抓手。

参考文献

1. 庄一强主编《中国医院竞争力报告（2017～2018）》，社会科学文献出版社，2018。
2. 庄一强、刘庭芳主编《中国医院评价报告（2018）》，社会科学文献出版社，2018。
3. 庄一强、曾益新主编《中国医院竞争力报告（2017）》，社会科学文献出版社，2017。
4. 庄一强、曾益新主编《中国医院竞争力报告（2016）》，社会科学文献出版社，2016。

分报告一　分层分类报告

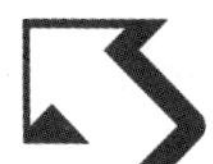

1st Sub-report: Reports of Hospitals in Every Level

B.5
县级医院报告

王兴琳　梁婉莹　邓兆盈*

摘　要： 本报告的研究对象为位于县域的综合医院，含中医医院。本报告从医院分布、竞争力要素等方面，对2018届县级医院100强、300强、500强进行分析。通过地理分布分析可知，县级医院竞争力有着明显的地区差异，华东位于七大区之首。江苏、山东、浙江三省的竞争力位居前三。通过对县级医院100强竞争力要素的分析可见，东部医疗技术有明显优势，但门急诊量大，人员负荷高。近5年指标对比中，医护人员数和业务量等指标呈逐渐增长趋势，其中高级职称人数年均增速显著，床位数量变化最小。

关键词： 县级医院　地理俯瞰　竞争力要素

---

* 王兴琳，广东省卫生经济学会绩效管理与评估分会会长，艾力彼医院管理研究中心；梁婉莹，管理学学士，艾力彼医院管理研究中心；邓兆盈，工学学士，艾力彼医院管理研究中心。

一　2018届县级医院100强分析

与2017届县级医院100强相比，2018届县级医院100强名次变动如下：47家医院名次上升，16家医院名次下降，37家医院名次维持不变，2家医院新进100强，2家医院跌出100强。

（一）分布分析

1. 七大区分布：华东独占鳌头

县级医院100强集中分布在华东，且与其他大区拉开较大距离，西北没有医院能够入围县级医院100强（见图1）。

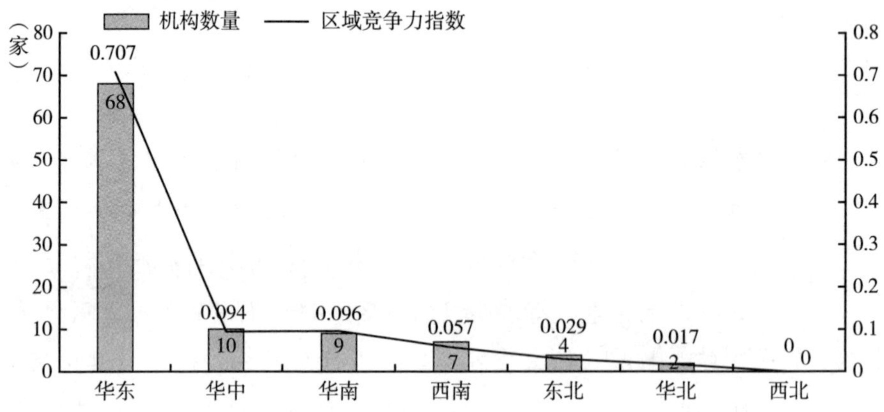

图1　2018届七大区县级医院100强数量和区域竞争力指数

资料来源：艾力彼医院管理研究中心数据库。

华东入围100强的68家医院较均匀地分布在各阶梯分组（1～10名为第一组，11～20名为第二组，以此类推），每组均有5～9家医院。华南有9家医院入围，但区域竞争力指数比有10家医院入围的华中高，因其入围医院主要位于前5组阶梯分组，而华中的入围医院主要位于后5组阶梯分组。西南、东北和华北这三大区入围的医院数量不多。

从县级医院100强七大区分布情况可以看出，县域优质医疗资源分布不均，集中在华东，其他六大区县域医疗资源水平需提升。

2. 省份分布：百强七成来自苏鲁浙粤，12个省份缺席

如表1所示，县级医院100强主要分布在东部沿海省份，江苏、山东和浙江三个省份均有15家及以上县级医院入围100强，其中江苏入围数量为25家，为入围数量最多的省份，其次是山东，入围数量为23家。另外，共12个省份没有入围（北京、天津和上海没有设县，不在评选范围内），其中8个为西部省份，3个为中部省份，1个为东部省份。

表1　2018届县级医院100强省份分布

省份	江苏	山东	浙江	广东	四川	安徽	湖南	湖北
省竞争力指数	0.267	0.225	0.174	0.078	0.041	0.032	0.035	0.044
入围机构数(家)	25	23	15	7	5	4	4	4
省份	辽宁	河南	广西	河北	重庆	福建	吉林	贵州
省竞争力指数	0.020	0.015	0.017	0.017	0.008	0.009	0.010	0.009
入围机构数(家)	3	2	2	2	1	1	1	1

资料来源：艾力彼医院管理研究中心数据库。

截至2017年底，全国共有1889个县（不包括市辖区，包括县、县级市、自治县、自治旗、旗、特区、林区，本报告统称为县）。将入围县级医院100强的医院所在县数量和各省县总数做对比，得出均衡指数（又称A/B指数，A为某个省份入围县级医院100强的医院所在县数量，B为该省县总数）。均衡指数表示某省入围县级医院100强的分布均衡程度，均衡指数越大，表示优质县级医疗资源分布越均衡。

如图2所示，均衡指数排名前三的省份依次是江苏、浙江和山东，且与其他省份的均衡指数拉开较大距离。

如表2所示，入围100强县总数最多的前三个省份依次是山东、江苏和浙江。

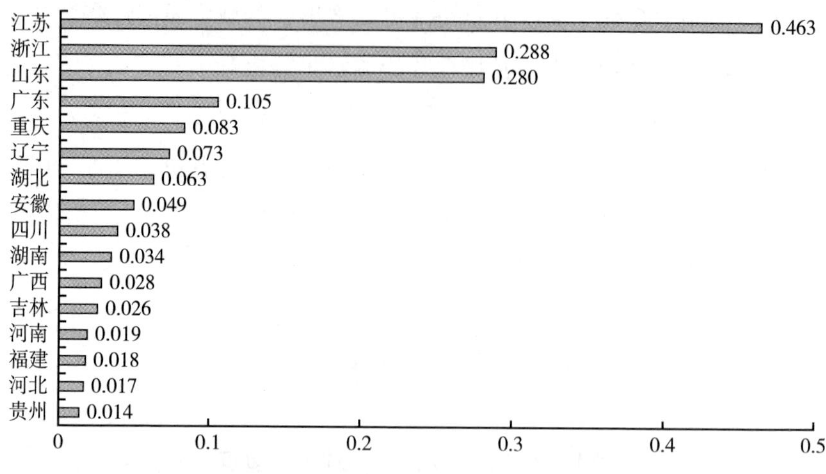

图 2　县级医院 100 强省份均衡指数

资料来源：艾力彼医院管理研究中心数据库。

表 2　2018 届县级医院 100 强省份均衡度分析

省份	山东	江苏	浙江	广东	四川	湖北	安徽	辽宁
A:入围 100 强县总数(个)	23	19	15	6	5	4	3	3
B:全省县总数(个)	82	41	52	57	130	64	61	41
均衡指数	0. 280	0. 463	0. 288	0. 105	0. 038	0. 063	0. 049	0. 073
入围机构数(家)	23	25	15	7	5	4	4	3
省份	湖南	广西	河北	河南	重庆	吉林	贵州	福建
A:入围 100 强县总数(个)	3	2	2	2	1	1	1	1
B:全省县总数(个)	87	71	121	106	12	39	73	56
均衡指数	0. 034	0. 028	0. 017	0. 019	0. 083	0. 026	0. 014	0. 018
入围机构数(家)	4	2	2	2	1	1	1	1

资料来源：艾力彼医院管理研究中心数据库。

无论是从 A 值、B 值，还是从入围机构数来看，江苏、山东和浙江三省的县级医院水平均处于全国领先地位。而这三个省份也各有其优势：江苏的入围机构数最多、均衡指数最高，山东入围的县总数最多，浙江的均衡指数略胜山东。

3. 县域分布：位列前四的百强县，拥有多家百强县医院

县级医院 100 强来自 91 个县，其中 7 个县有 2 家及以上县级医院入围。

通过与2018年全国中小城市综合实力百强县市对比可知，县级医院100强中有38家医院来自百强县。其中居百强县前四位的依次是昆山市、江阴市、张家港市和常熟市，这4个县的医院已包揽了县级医院100强中的10个席位（见表3）。

表3　2018届县级医院100强县域分布（≥2家）

单位：家

所在地区	所在省	所在地	所在县	机构数
华东	江苏	苏州	常熟市	3
			昆山市	2
			张家港市	3
		无锡	江阴市	2
	安徽	阜阳	太和县	2
华中	湖南	长沙	浏阳市	2
华南	广东	揭阳	普宁市	2

资料来源：艾力彼医院管理研究中心数据库。

4. 人口及经济分析：GDP和人口数与百强县医院实力相关

如图3、图4所示，县级医院名次与所在县的GDP和人口呈现县级医院名次越靠前，其GDP越高、人口越多的态势。

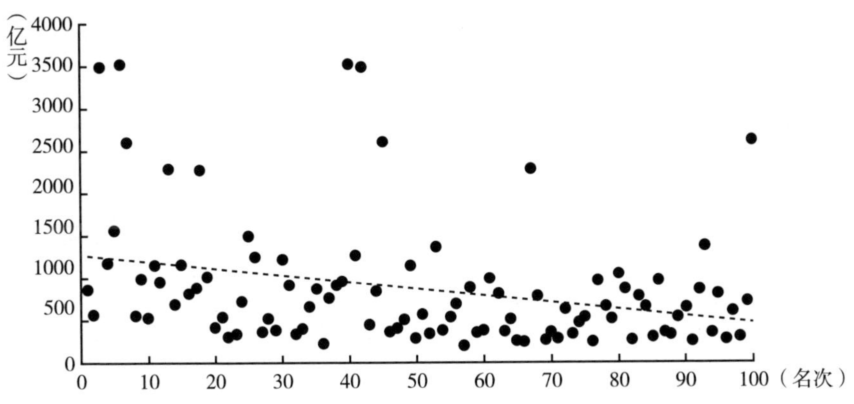

图3　2018届县级医院100强名次及其所在县GDP

资料来源：各县国民经济和社会发展统计公报和艾力彼医院管理研究中心数据库。

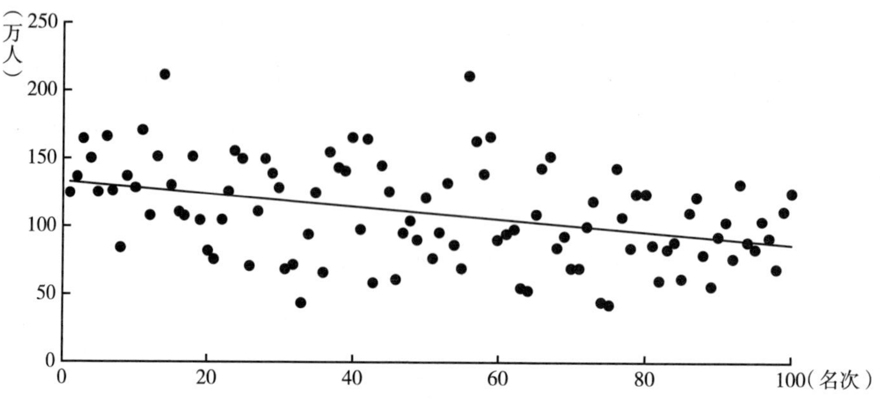

图 4　2018 届县级医院 100 强名次及其所在县人口

资料来源：各县国民经济和社会发展统计公报和艾力彼医院管理研究中心数据库。

综合上述可知，县级医院的竞争力受县的发展情况、经济实力和人口数量的影响。

5. 其他特征分析

县级医院 100 强中有 86 家为三级医院（其中三甲医院有 18 家），其余 14 家医院均为二甲医院。在医院所有制类型方面，县级医院 100 强中有 3 家非公立医院，其中有 2 家为公立医院改制而来，1 家为原创非公立医院。

（二）竞争力要素分析

县级医院竞争力排名指标体系包括医疗技术、资源配置和医院运行三个维度，下文将逐一对这三个维度进行分析。

在县级医院 100 强中，76 家医院来自东部，15 家医院来自中部，9 家医院来自西部。取东中部前 10 强县级医院和 100 强县级医院各指标的中位数进行对比分析，以了解各地区间县级医院的差异。

1. 医疗技术要素：东部总体领先，区域间手术量占比差异小

医疗技术要素由正高医师人数/医师人数、博士学位医师数/医师总数、医师人数/全院职工人数、护士人数/全院职工人数、年住院手术量/年出院

量、省级临床重点专科/总专科数、国家卫计委临床重点专科/总专科数、ICU 床占比 8 个指标组成，下面将选取部分指标对其进行统计分析。

高级职称人数/全院职工人数、正高医师人数/医师人数反映医院的人才素质高低，ICU 床占比反映医院处理危重病人的能力强弱，年住院手术量/年出院量反映医院是外科强还是内科强，外科强的医院医疗技术相对会高。如表 4、图 5 所示，东部在高级职称人数/全院职工人数、正高医师人数/医师人数、ICU 床占比三个指标上占绝对优势，尤其东部 10 强，其水平已远超 100 强。县级医院 ICU 床占比一般在 1% 左右，地级城市医院为 3% 左右，省会城市医院为 5% 左右，省部级医院为 8% 左右。县级医院 100 强中位数为 2.03%，而东部 10 强的 ICU 床占比已达到地级城市医院的水平。中部的医疗技术指标各有优劣，高级职称人数/全院职工人数为东中西部最低，但年住院手术量/年出院量最高。而西部在正高医师人数/医师人数、ICU 床占比这两个指标上则相对处于较低水平。

表 4　2018 届东中西部县级医院 100 强医疗技术指标

单位：%

	高级职称人数/全院职工人数	正高医师人数/医师人数	ICU 床占比	年住院手术量/年出院量
东部	11.92	9.12	2.30	29.56
其中:东部 10 强	15.67	12.49	3.44	36.90
中部	10.07	6.92	2.02	30.19
其中:中部 10 强	13.17	7.82	2.02	34.34
西部	11.45	5.76	1.31	29.53
100 强中位数	11.66	8.11	2.03	29.55

注：西部仅有 9 家县级 100 强医院，不再单独列出西部 10 强数据做对比。

资料来源：艾力彼医院管理研究中心数据库。

2. 资源配置要素：东部门急诊量大，人员负荷高

资源配置要素由医师人数/床位数、临床护士人数/床位数、全院职工人数/年门诊量、全院职工人数/年急诊量、全院职工人数/年出院量、医疗设备资产值/总资产值 6 个指标组成，下面将选取部分指标进行统计分析。

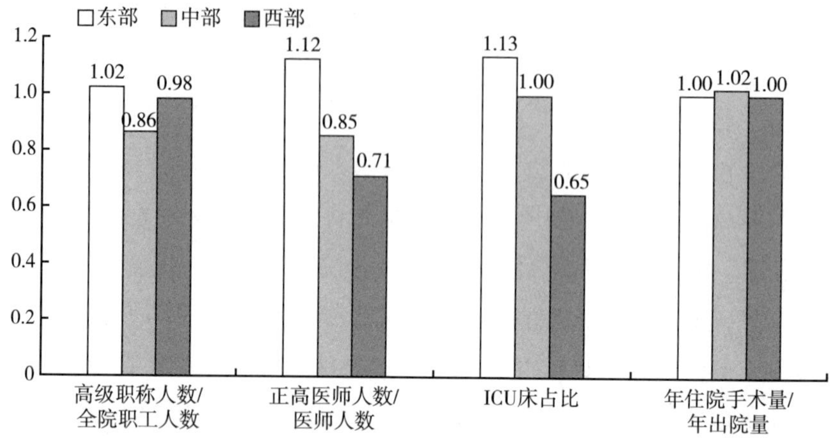

图5　医疗技术相关指标东中西部对比（100强中位数为1）

资料来源：艾力彼医院管理研究中心数据库。

从资源配置维度来看，东部不再占绝对优势，中部和西部各有比其优胜的指标。中部的全院职工人数/年门急诊量最高，西部的临床护士人数/床位数最高。《县医院医疗服务能力基本标准》对实开床位数和病区护士之比最低要求为1∶0.4。如表5、图6所示，县级医院100强中位数已达标，但东

表5　2018届东中西县级医院100强资源配置指标均值

单位：人/张，人/万人次

	医师人数/床位数	临床护士人数/床位数	全院职工人数/年门急诊量	全院职工人数/年出院量
东部	0.369	0.445	15.833	292.985
其中：东部10强	0.412	0.445	13.714	294.653
中部	0.355	0.448	21.101	251.451
其中：中部10强	0.356	0.472	20.052	253.780
西部	0.355	0.529	19.507	278.289
100强中位数	0.357	0.446	17.778	288.717

注：西部仅有9家县级100强医院，不再单独列出西部10强数据做对比。

资料来源：艾力彼医院管理研究中心数据库。

部不及中部和西部。东部年门急诊量多，中位数为100万人次，但其全院职工人数/年门急诊量最低。中部年出院量多，中位数为6万人次，但其全院职工人数/年出院量最低。东部和中部的县级医院100强在规模上和医疗技术上均优于西部，但资源配置稍弱。医院只强调规模扩张对其发展是不利的，规模医院应主动向质量医院转变。

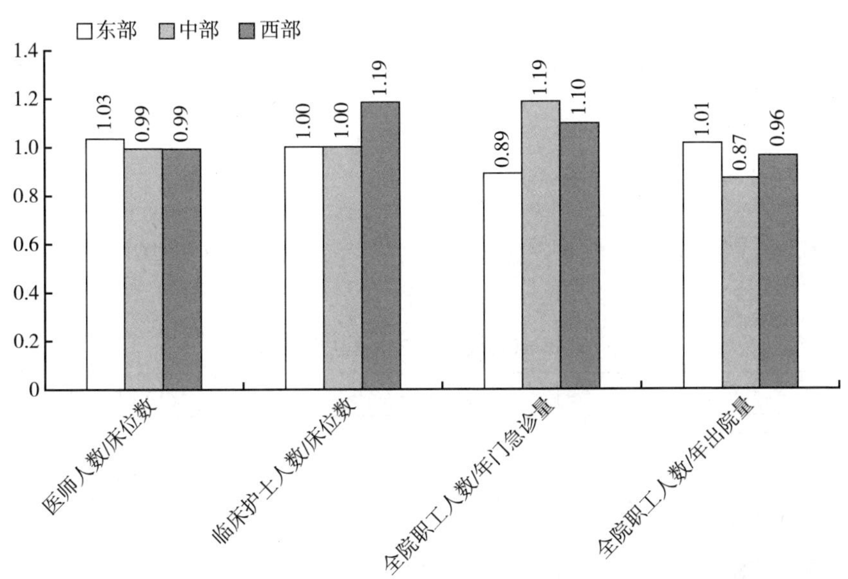

图6　资源配置相关指标东中西部对比（100强中位数为1）

资料来源：艾力彼医院管理研究中心数据库。

3. 医院运行要素：东部呈现运行效率和住院费用双高状态

医院运行要素由平均住院天数、床位使用率、门诊均次费用、住院均次费用4个指标组成。下面选取部分指标对其进行统计分析。

如表6所示，东部平均住院天数和床位使用率低于中部和西部，三者的床位使用率都超过《三级综合医院评审标准》的适宜范围84%~93%。在费用方面，门诊均次费用为中部最高，住院均次费用用东部最高。

表 6　2018 届东中西县级医院 100 强医院运行指标均值

	平均住院天数（天）	床位使用率（%）	门诊均次费用（元）	住院均次费用（元）
东部	8.19	97.82	220.53	9142.53
中部	8.30	105.43	249.49	7028.33
西部	8.77	108.05	220.00	7792.36
100 强中位数	8.30	101.21	222.03	8686.99

资料来源：艾力彼医院管理研究中心数据库。

（三）交叉榜单分析

县级医院 100 强中有 6 家医院进入中医医院 500 强（见表 7）。

表 7　2018 届县级医院与中医医院交叉评价

医院	县级医院名次	中医医院名次
昆山市中医医院	40	80
江阴市中医院	42	150
张家港市中医医院	45	197
常熟市中医院	67	199
太和县中医院	76	200
浏阳市中医医院	93	201

资料来源：艾力彼医院管理研究中心数据库。

县级医院 100 强中有 3 家医院进入非公医院 100 强（见表 8）。

表 8　2018 届县级医院与非公医院交叉评价

医院	县级医院名次	非公医院名次
沭阳县人民医院	37	13
梅河口市中心医院	46	22
张家港澳洋医院	100	24

资料来源：艾力彼医院管理研究中心数据库。

二　2014 ~2018届5年县级医院 100强纵贯分析

（一）分布分析：百强所在省5年纵贯分布变化小

如图 7 所示，华东有 6 个省份的县级医院入围县级医院 100 强，西南有 4 个省份的医院入围（除西藏以外）。从各省入围数量变化看，县级医院 100 强近 5 年省份分布变化不大。安徽、福建、湖北、广西、贵州和吉林近 5 年入围数量稳定不变。除四川的入围数量从 2014 届的 2 家增加到 5 家外，其他省份入围数量变动均在 2 家之内。

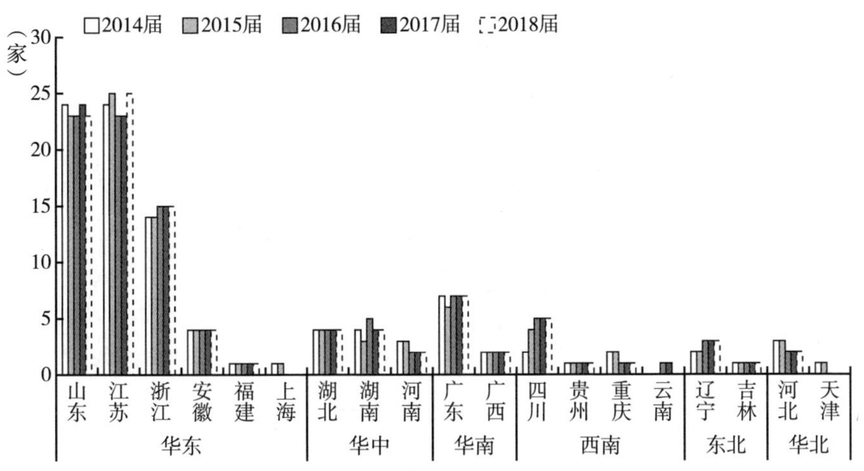

图 7　2014 ~2018 届 5 年县级医院 100 强各省份医院数

资料来源：艾力彼医院管理研究中心数据库。

（二）竞争力要素分析：年均高级职称人数增速显著，床位数量变化最小

比较近 5 年县级医院 100 强高级职称人数、年手术量、年门急诊量、年出院量、全院职工人数、全院职工人数/实开床位数、高级职称人数/全院职

工人数、实开床位数的指标均值，可知大体呈逐渐增长趋势（见图8）。

近年来陆续有《关于县级公立医院综合试点改革意见》和《全国医疗卫生服务体系规划纲要（2015～2020年）》等相关文件提到，要控制医院规模的不合理增长。对比县级医院100强实开床位数和业务量等指标的年均增速，床位数量增速最小。另外，高级职称人数年均增速最快（见表9）。

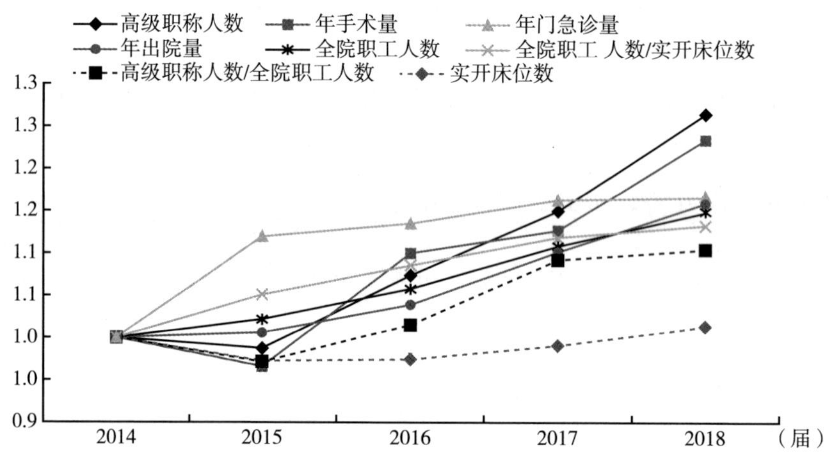

图8　2014～2018届5年县级医院100强竞争力指标
（令各指标2014届数据=1）

资料来源：艾力彼医院管理研究中心数据库。

表9　2014～2018届5年县级医院100强竞争力指标增速

单位：%

指标 \ 届别	2014	2015	2016	2017	2018
实开床位数	16.8	-2.8	0.2	1.7	2.3
年门急诊量	13.6	12.0	1.4	2.4	0.2
年出院量	15.0	0.6	3.3	6.0	5.2
年手术量	35.8	-3.4	13.9	2.4	9.5
全院职工人数	11.9	2.2	3.5	4.8	3.6
高级职称人数	16.1	-1.3	8.8	7.1	10.0
高级职称人数/全院职工人数	3.2	-2.9	4.5	7.6	1.1
全院职工人数/实开床位数	-4.2	5.1	3.3	3.0	1.3

资料来源：艾力彼医院管理研究中心数据库。

三　2018届县级医院300强、500强分析

（一）分布分析

1. 七大区分布：华东入围100/300/500强医院占比呈降序排列

如图9所示，县级医院100强中有68%来自华东，领先其他大区，而将榜单扩大到300强、500强后，华东的入围医院占比逐渐减少。县级医院100强中华南入围医院占比高于西南。而从300强开始，西南入围医院占比高于华南。由此可知，虽然西南入围县级医院100强的医院没有华南多，但是入围101～500强的县级医院比华南多。

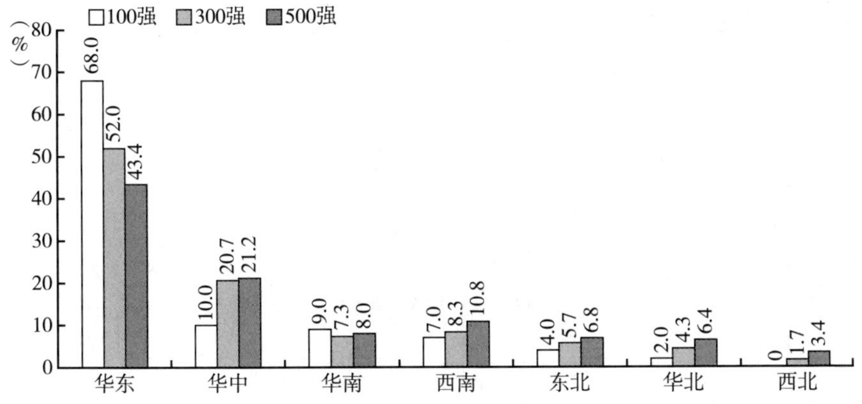

图9　2018届县级医院100/300/500强七大区分布

资料来源：艾力彼医院管理研究中心数据库。

2. 省份分布：苏鲁浙鄂优势明显，藏青缺席

如表10和表11所示，有23个省份的医院入围县级医院300强，有26个省份的医院入围县级医院500强，随着县级医院榜单排名数量的增加，省份的分布面越来越广。而缺席县级医院500强的省份有西藏和青海。

表10　2018届300强医院各省份分布均衡度分析

省份	江苏	山东	浙江	湖北	广东	辽宁	湖南	福建
A:入围300强县总数(个)	33	49	31	24	16	9	16	10
B:全省县总数(个)	41	82	52	64	57	41	87	56
均衡指数	0.80	0.60	0.60	0.38	0.28	0.22	0.18	0.18
入围机构数(家)	42	52	38	27	17	10	17	10
省份	安徽	河南	四川	吉林	河北	重庆	海南	广西
A:入围300强县总数(个)	10	16	19	5	11	1	1	4
B:全省县总数(个)	61	106	130	39	121	12	15	71
均衡指数	0.16	0.15	0.15	0.13	0.09	0.08	0.07	0.06
入围机构数(家)	12	18	19	5	11	2	1	4
省份	新疆	黑龙江	江西	云南	陕西	内蒙古	贵州	
A:入围300强县总数(个)	3	2	2	3	2	2	1	
B:全省县总数(个)	92	63	75	113	77	80	73	
均衡指数	0.03	0.03	0.03	0.03	0.03	0.03	0.01	
入围机构数(家)	3	2	2	3	2	2	1	

资料来源：艾力彼医院管理研究中心数据库。

表11　2018届500强医院各省份分布均衡度分析

省份	江苏	山东	浙江	广东	湖北	重庆	辽宁	安徽	湖南
A:入围500强县总数(个)	37	63	34	30	33	6	17	20	28
B:全省县总数(个)	41	82	52	57	64	12	41	61	87
均衡指数	0.90	0.77	0.65	0.53	0.52	0.50	0.41	0.33	0.32
入围机构数(家)	54	72	43	31	38	7	19	24	31
省份	福建	河南	吉林	四川	河北	海南	广西	新疆	黑龙江
A:入围500强县总数(个)	17	32	10	31	25	2	7	8	5
B:全省县总数(个)	56	106	39	130	121	15	71	92	63
均衡指数	0.30	0.30	0.26	0.24	0.21	0.13	0.10	0.09	0.08
入围机构数(家)	19	37	10	36	25	2	7	8	5
省份	陕西	宁夏	江西	内蒙古	云南	贵州	甘肃	山西	
A:入围500强县总数(个)	6	1	5	5	7	4	2	2	
B:全省县总数(个)	77	13	75	80	113	73	69	96	
均衡指数	0.08	0.08	0.07	0.06	0.06	0.05	0.03	0.02	
入围机构数(家)	6	1	5	5	7	4	2	2	

资料来源：艾力彼医院管理研究中心数据库。

江苏、山东和浙江仍然是均衡指数排名前三的省份。其中江苏的均衡指数高达0.8，在500强中甚至高达0.9，即江苏90%的县有医院入围县级医院500强。相比之下，山西、甘肃和贵州等地的均衡指数较低，山西和甘肃甚至没有县级医院入围300强，500强的均衡指数也不超过0.05。

全国有4个省份拥有100个以上的县，分别是四川、河北、云南和河南，但其入围县级医院的数量不及江苏和浙江这两个县数量较少的省份。从均衡指数、入围机构数来看，全国各省的县级医院水平参差不齐，离全国实现“大病不出县”目标仍有一段距离。

3. 县域分布：500强近三成来自百强县

县级医院300强分布在全国270个县，其中27个县有2家医院入围，3个县有3家医院入围，均来自华东（见表12）。

表12　2018届拥有3家及以上300强医院的县

单位：家

所在地区	所在省	所在地	所在县	机构数
华东	江苏	苏州	常熟市	3
			张家港市	3
	浙江	金华	义乌市	3

资料来源：艾力彼医院管理研究中心数据库。

县级医院500强分布在全国437个县，其中58个县有2家医院入围，5个县有3家医院入围，其中西南的江油市有3家医院入围（见表13），打破了300强中仅有华东的县有多家医院入围的格局。另外，县级医院500强中有135家医院来自百强县市，且百强县市均有医院入围500强县级医院榜单。

4. 其他特征分析

从所有制类型看，县级公立医院竞争力遥遥领先于县级非公医院，其入围机构数占比超过90%，在500强中的占比比300强高出1.13个百分比（见图10和图11）。

表 13　2018 届拥有 3 家及以上 500 强医院的县

单位：家

所在地区	所在省	所在地	所在县	机构数
华东	江苏	苏州	常熟市	3
			张家港市	3
	浙江	金华	义乌市	3
	福建	泉州	晋江市	3
西南	四川	绵阳	江油市	3

资料来源：艾力彼医院管理研究中心数据库。

从医院等级看，县级医院 100 强中有 86 家三级医院，300 强中有 167 家，500 强中有 210 家，500 强中的三级医院占比已达 42%。县级医院等级的提升，说明县级医院达标建设，符合全面提升县级医院综合能力第二阶段的目标。国家卫健委和国家中医药管理局于 2018 年 11 月联合发布的《关于印发全面提升县级医院综合能力工作方案（2018～2020 年）的通知》提出：到 2020 年，500 家县医院和县中医医院分别达到“三级医院”和“三级中医医院”服务能力要求。

从医院类别看，中医医院入围数量占比也比 2017 届有所增加，可见中医医院的实力在提升。

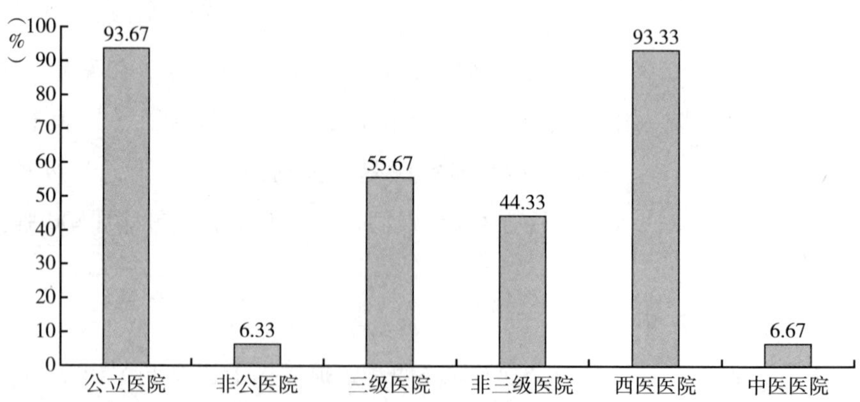

图 10　2018 届县级医院 300 强其他特征分析

资料来源：艾力彼医院管理研究中心数据库。

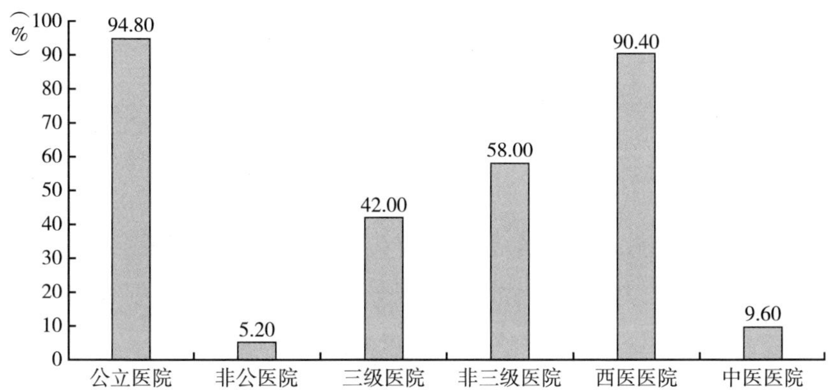

图 11　2018 届县级医院 500 强其他特征分析

资料来源：艾力彼医院管理研究中心数据库。

（二）交叉榜单分析

在县级医院 101～300 强中，与非公医院榜单交叉的医院有 16 家，与中医医院榜单交叉的医院有 12 家。

在县级医院 301～500 强中，与非公医院榜单交叉的医院有 7 家，与中医医院榜单交叉的医院有 27 家。

四　结语

（一）横向比较

（1）地域分布比较：华东竞争力最强，其他六大区随名次梯队往后，入围占比逐渐增加；在省份分布中，江苏、山东、浙江三个省份的竞争力居于前三位；在县域分布中，百强县市常熟市、张家港市、昆山市有多家医院入围县级医院榜单。

（2）竞争力要素比较：东部县级医院医疗技术和运行状况优于中西部，

但门急诊量大，人员负荷高。

（3）其他特征比较：县级医院500强中超过40%为三级医院，100强中更有超过80%为三级医院；中医医院和非公医院占比均较低。

（二）纵向比较

（1）地域分布比较：华东近5年包揽县级医院100强近七成席位，西北一直缺席；县级医院100强近5年省份分布趋于稳定，主要分布在山东、江苏、浙江三个省份，且各省份入围数量变化不超过3家。

（2）竞争力要素比较：近5年，县级医院100强的床位数、医护人员数和业务量均在增长，其中高级职称人数年均增速显著，床位数量变化最小。

参考文献

1. 庄一强主编《中国医院竞争力报告（2017～2018）》，社会科学文献出版社，2018。
2. 庄一强、曾益新主编《中国医院竞争力报告（2017）》，社会科学文献出版社，2017。
3. 庄一强、曾益新主编《中国医院竞争力报告（2016）》，社会科学文献出版社，2016。
4. 国家卫生健康委员会编《2018中国卫生健康统计年鉴》，中国协和医科大学出版社，2018。
5. 中华人民共和国民政部编《2018中华人民共和国行政区划简册》，中国地图出版社，2018。
6. 中华人民共和国国家统计局编《2018中国统计年鉴》，中国统计出版社，2018。
7. 刘剑文、王兴琳、严卓然、蔡华：《2013“中国县级医院·竞争力排名”总榜单分析》，《现代医院管理》2014年第4期。
8. 严卓然、王兴琳、蔡华、刘剑文：《医联体——医疗资源整合下的区域组织实践》，《现代医院管理》2013年第11期。
9. 庄一强：《论多元化办医的困境与出路》，《现代医院管理》2013年第10期。

10. 王兴琳、钟晨、蔡华、严卓然：《2011年中国竞争力百强县级医院分布情况分析——新医改中县级医院竞争力状况报告（一）》，《现代医院管理》2012年第6期。

11. 钟晨、龙凤、蔡华、严卓然、王婵：《2011年中国百强县级医院竞争力维度分析——新医改中县级医院竞争力状况报告（二）》，《现代医院管理》2012年第6期。

B.6
地级城市医院报告

庄一强　张娟娟　刘剑文*

摘　要： 本报告的研究对象为地级城市（不含省会城市、计划单列市）的综合医院，其中包括中医医院、医学院附属综合医院和区级医院，不含专科医院和部队医院。本报告从地理分布、竞争力指数、均衡度等方面对地级城市医院进行分析，地级城市医院500强覆盖全国80%以上的地级城市，江苏、广东、山东、浙江等省地级城市医院竞争力较强，其中江苏省分布最均衡。

关键词： 地级城市医院　医疗地理　均衡指数

一　2018届地级城市医院100强

（一）医疗地理分布

1. 七大区

地级城市医院100强机构数和竞争力指数大致呈三级阶梯状分布。第一阶梯的华东地区是七大区中的医疗高地，竞争力指数和入围机构数遥遥领先，入围机构数达到41家（与上届对比减少1家），其中超过一半的医院在前50名。华中、华南地区归为第二阶梯，入围机构数相近，但因为华南

* 庄一强，管理学博士，艾力彼医院管理研究中心；张娟娟，工学学士，艾力彼医院管理研究中心；刘剑文，理学学士，艾力彼医院管理研究中心。

地区入围地级城市医院100强的18家医院中有12家医院排在前50名，而华中地区入围地级城市医院100强的19家医院中有12家医院位于50名之后，因此区域竞争力指数低于华南地区。第三阶梯的西南、华北、东北、西北四大区入围医院数均较少，区域竞争力指数偏低。其中，华北与上届相比增加1家100强医院，西北地区仍仅有2家医院上榜，且2家都排在较后名次，区域竞争力指数最低（见图1）。

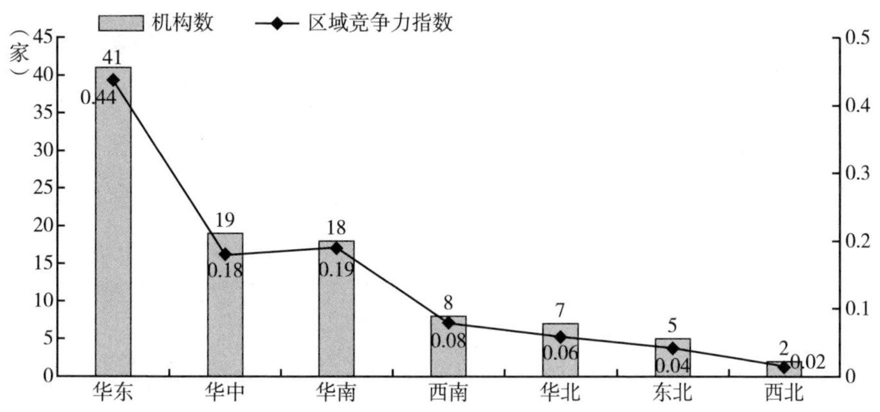

图1　七大区地级城市医院100强入围机构数和竞争力指数

资料来源：艾力彼医院管理研究中心数据库。

2. 省份

地级城市医院100强分布于18个省份，各省份入围100强机构数和竞争力指数与上届相比变化不大。入围机构数和竞争力指数与各省经济、人口相关性较强（见表1）。

表1　各省份地级城市医院100强机构数、竞争力指数与经济、人口的相关系数

指标	GDP	常住人口	人均GDP
机构数	0.950**	0.734**	0.769**
竞争力指数	0.963**	0.738**	0.770**

注：**表示在0.01水平（双侧）上显著相关。

资料来源：艾力彼医院管理研究中心数据库。

结合七大区分布情况，地级城市医院100强所在的18个省份中，经济较活跃、人民生活水平较高的江苏、广东、山东、浙江四个省份入围机构数和竞争力指数具有明显优势，江苏省入围机构数和竞争力指数持续领先，广东省紧随其后，可见华东地区的优势主要来源于江苏、山东和浙江这三个省份。华中地区和华南地区入围机构数和竞争力指数相差不大，华南地区的优势主要源自广东省，而华中三省（河南、湖北、湖南）的竞争力指数和入围机构数较接近。西南地区竞争力最强的是四川省，贵州和云南入围机构数较少、竞争力指数较低。华北地区竞争力最强的是河北省，山西和内蒙古没有医院入围地级城市医院100强。东北的黑龙江、辽宁、吉林三个省份都有医院入围100强，且竞争力较接近，但整体竞争力较弱。西北地区仅陕西省有2家医院入围且竞争力指数不高，可见西北地区其他省份的地级城市医院竞争力都较弱，这些省份也是全国经济发展较落后、地处偏远、人口较少的省份，可见医院的发展与经济、人口、交通等因素紧密联系（见表2）。

表2　各省份地级城市医院100强入围机构数和竞争力指数

省份	江苏	广东	山东	浙江	湖北	河北	四川	湖南	河南
省竞争力指数	0.194	0.170	0.105	0.081	0.076	0.059	0.058	0.054	0.050
入围机构数(家)	18	16	9	8	8	7	6	6	5
省份	福建	黑龙江	安徽	广西	陕西	辽宁	贵州	云南	吉林
省竞争力指数	0.035	0.021	0.021	0.021	0.015	0.014	0.012	0.008	0.007
入围机构数(家)	4	2	2	2	2	2	1	1	1

资料来源：艾力彼医院管理研究中心数据库。

3. 城市

地级城市医院100强分布在77个城市。拥有多家地级城市医院100强的城市共21个，其中苏州和佛山各有3家医院入围100强（见图2）。

（二）竞争力要素分析

1. 医疗技术

以高级职称人数/全院职工人数、年住院手术量/年出院量、省级及以上

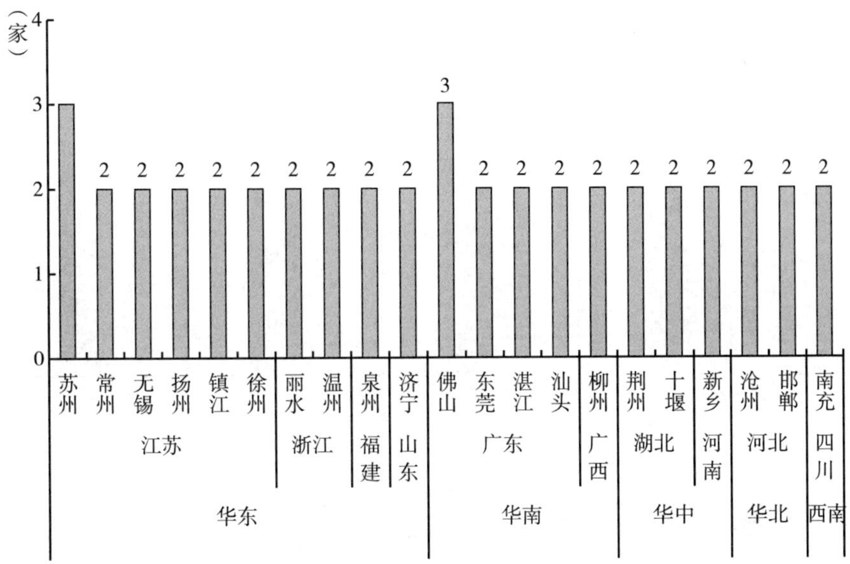

图2 地级城市医院100强城市（≥2家）

资料来源：艾力彼医院管理研究中心数据库。

重点专科数/总专科数、ICU床占比4个指标中位数为代表对地级城市医院100强东中西部医疗技术进行对比，西部地区需进一步优化ICU床配置（见表3和图3）。

表3 东中西部医疗技术指标对比（中位数）

单位：%

东中西部	高级职称人数/全院职工人数	年住院手术量/年出院量	省级及以上重点专科数/总专科数	ICU床占比
东部	16.31	40.70	0.26	3.86
其中:东部10强	16.43	40.53	0.37	4.86
中部	15.60	39.35	0.24	3.38
其中:中部10强	16.34	39.66	0.28	3.39
西部	13.49	38.65	0.25	2.32
其中:西部10强	13.49	38.43	0.26	2.73
100强中位数	15.49	40.24	0.25	3.39

资料来源：艾力彼医院管理研究中心数据库。

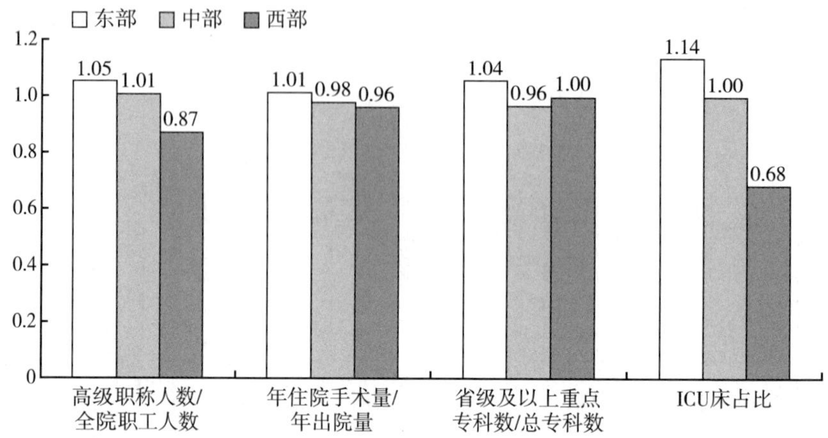

图3 东中西部医疗技术相关指标对比（100强中位数=1）

资料来源：艾力彼医院管理研究中心数据库。

2. 资源配置

以全院职工人数/实开床位数、全院职工人数/年门急诊量、全院职工人数/年出院量这几个指标为代表了解地级城市医院100强的资源配置情况（见表4和图4）。

表4 资源配置指标东中西部对比（中位数）

单位：人/张，人/万人次

东中西	全院职工人数/实开床位数	全院职工人数/年门急诊量	全院职工人数/年出院量
东部	1.455	15.59	336.21
其中:东部10强	1.508	15.90	304.15
中部	1.170	19.52	312.77
其中:中部10强	1.199	20.50	318.94
西部	1.322	17.72	339.34
其中:西部10强	1.377	17.93	339.34
100强中位数	1.356	17.29	325.71

资料来源：艾力彼医院管理研究中心数据库。

3. 医院运行

观察地级城市医院100强的运行指标，2017年全国综合医院平均住院

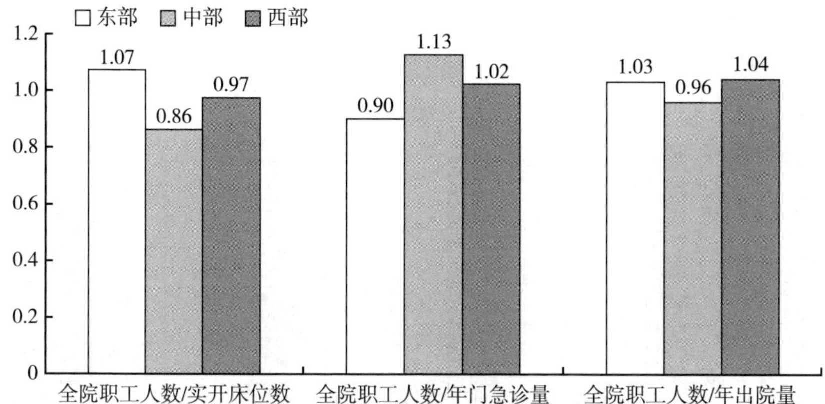

图 4　资源配置相关指标东中西部对比（100 强中位数 =1）

资料来源：艾力彼医院管理研究中心数据库。

天数为 8.6，相比来看，仅东部地级城市医院 100 强的平均住院天数小于全国。地级城市医院 100 强的床位使用率过高，尤其是西部地区。西部地级城市医院 100 强所在省份人均 GDP 中位数最低，但门诊均次费用和住院均次费用并不低（见表 5 和图 5）。

表 5　医院运行指标东中西部对比（中位数）

东中西部	平均住院天数（天）	床位使用率（%）	门诊均次费用（元）	住院均次费用（元）	人均 GDP（元）
东部	8.5	100.3	260	13599	81089
中部	10.3	102.5	239	11201	48847
西部	9.3	108.8	256	12177	41955
100 强中位数	8.7	101.8	254	13146	72851

资料来源：艾力彼医院管理研究中心数据库和《2018 中国卫生健康统计年鉴》。

二　2014 ~2018 届地级城市医院 100 强纵贯分析

地级城市医院 100 强大部分指标持续增长。年住院手术量和年出院量增

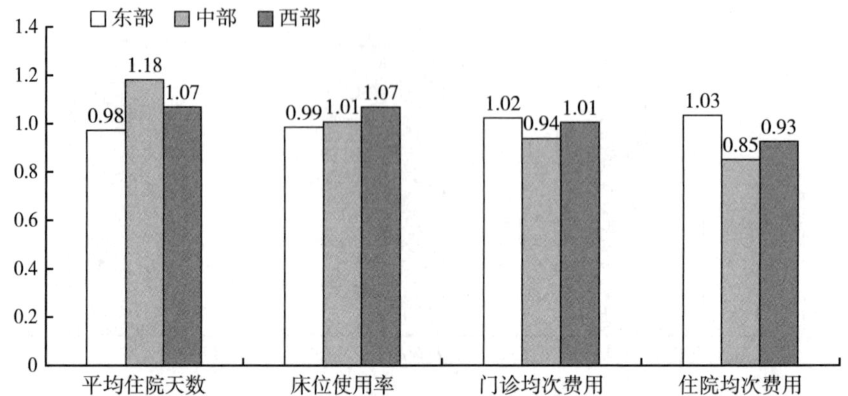

图5　医院运行相关指标东中西部对比（100强中位数=1）

资料来源：艾力彼医院管理研究中心数据库。

长最快。业务量的增长速度要比人员、床位的增长快，说明床位周转和工作人员负荷增大（见图6）。

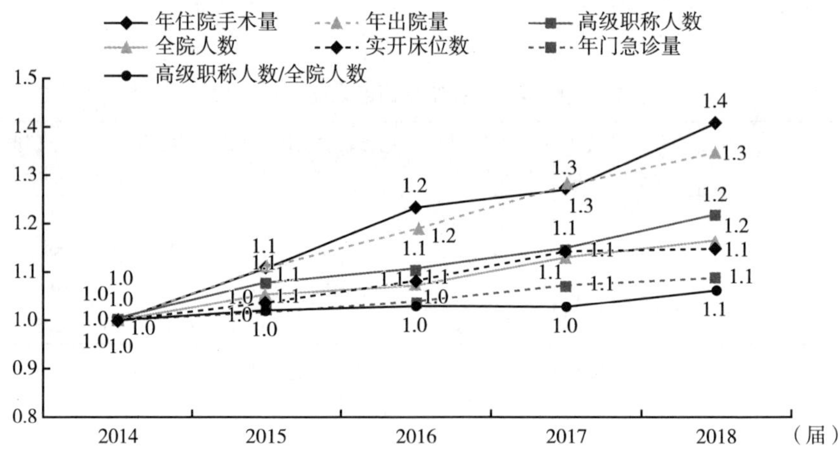

图6　2014～2018届地级城市医院100强医院竞争力指标趋势（2014届数据均值=1）

资料来源：艾力彼医院管理研究中心数据库。

三　2018届地级城市医院100～500强

（一）医疗地理分布

观察地级城市医院100强、300强、500强的省份覆盖率和城市覆盖率，可见从100强到500强，地理覆盖范围逐步扩大。地级城市医院500强分布在25个省份中（青海和西藏没有医院入围），覆盖超过80%的地级城市（见图7）。

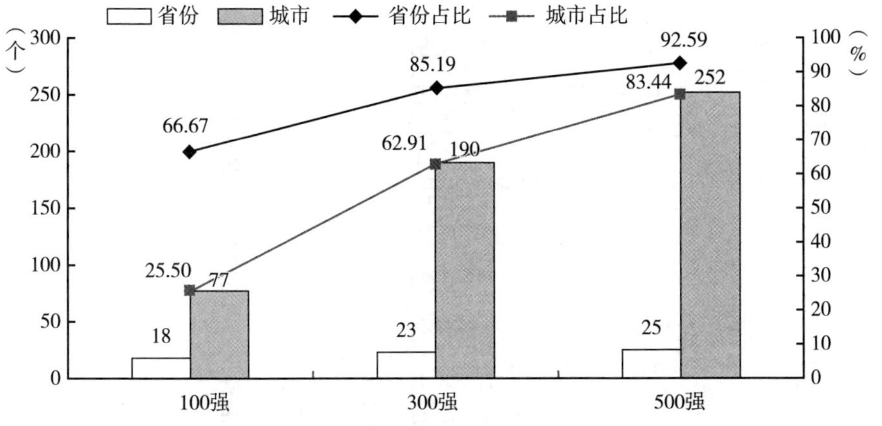

图7　地级城市医院100～500强省份和城市分布

注：统计省份时含省、自治区，不包括直辖市，共计27个，统计地级城市数量时不包括省会城市、计划单列市，共计302个。

资料来源：艾力彼医院管理研究中心数据库。

（二）入围机构数

对比七大区和各省份地级城市医院100～500强入围机构数，100强中江苏省入围机构数最多，扩充到300强后，广东最多，江苏位居第二，山东和河南迅速增多；扩充到500强后，广东省仍然最多，河南跻身第二位（见图8）。

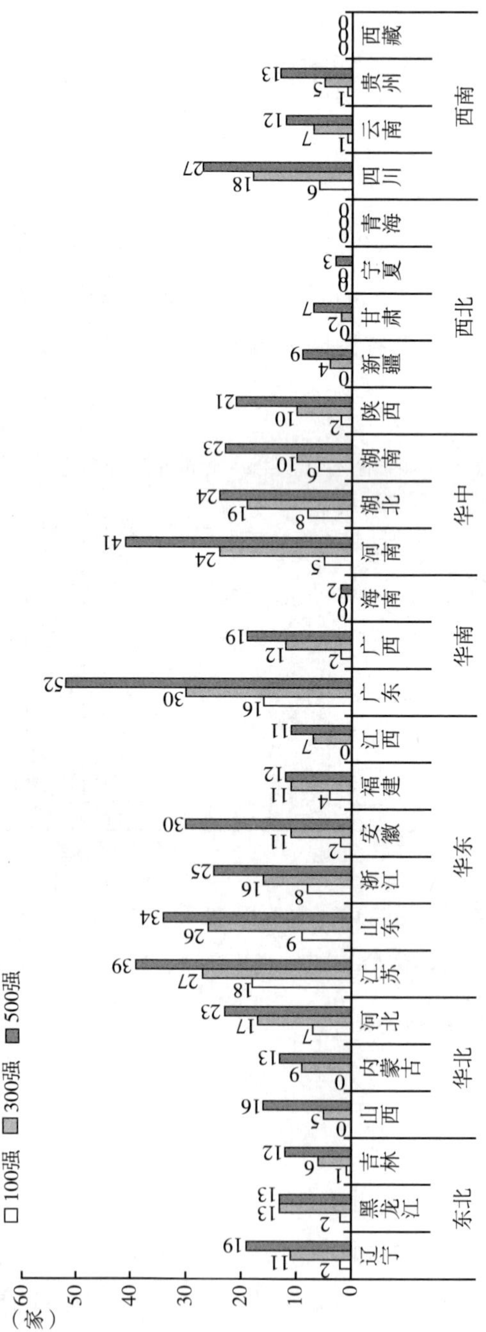

图 8 各省份入围地级城市医院 100～500 强机构数

资料来源：艾力彼医院管理研究中心数据库。

（三）均衡指数

均衡指数是衡量一个省份医疗资源分布情况的指标，也称 A/B 指标，A 表示入围的地级市个数，B 表示该省地级城市总数。

100 强中江苏省均衡指数最高，仅 1 个地级城市没有医院入围；广东省入围机构数仅次于江苏省，但均衡指数远远小于江苏省；浙江省入围机构数并不突出，但是均衡指数较大，仅次于江苏省；300 强 5 个省份（江苏、山东、浙江、福建、河南）的均衡指数达到 1；500 强中均衡指数达到 1 的省份增加到 12 个，且入围省份的均衡指数基本大于 0. 50（黑龙江 500 强均衡指数 =0. 50），即地级城市医院 500 强在我国每个省份（除直辖市、青海和西藏）的城市覆盖率都已过半，而不是集中在少数地级城市（见表 6）。

表 6　地级城市医院 100 ~ 500 强均衡指数对比

七大区	省份	100 强	300 强	500 强
东北	辽宁	0. 17	0. 83	1
	黑龙江	0. 17	0. 50	0. 50
	吉林	0. 13	0. 38	0. 75
华北	山西	0	0. 30	0. 80
	内蒙古	0	0. 55	0. 73
	河北	0. 50	0. 90	1
华东	江苏	0. 92	1	1
	山东	0. 53	1	1
	浙江	0. 67	1	1
	安徽	0. 13	0. 67	1
	福建	0. 43	1	1
	江西	0	0. 50	0. 80
华南	广东	0. 58	0. 79	0. 95
	广西	0. 08	0. 62	0. 77
	海南	0	0	0. 67
华中	河南	0. 25	1	1
	湖北	0. 50	0. 92	1
	湖南	0. 46	0. 62	1

续表

七大区	省份	100 强	300 强	500 强
西北	陕西	0.22	0.78	1
	新疆	0	0.31	0.69
	甘肃	0	0.15	0.54
	宁夏	0	0	0.75
	青海	0	0	0
西南	四川	0.25	0.65	0.90
	云南	0.07	0.47	0.73
	贵州	0.13	0.50	1
	西藏	0	0	0

资料来源：艾力彼医院管理研究中心数据库。

（四）等级和公有制属性

地级城市医院 100 强均为三甲医院，500 强非三甲医院虽然增多，但 80% 以上还是三甲医院（见图 9）。地级城市医院 500 强大部分是公立医院（见图 10）。

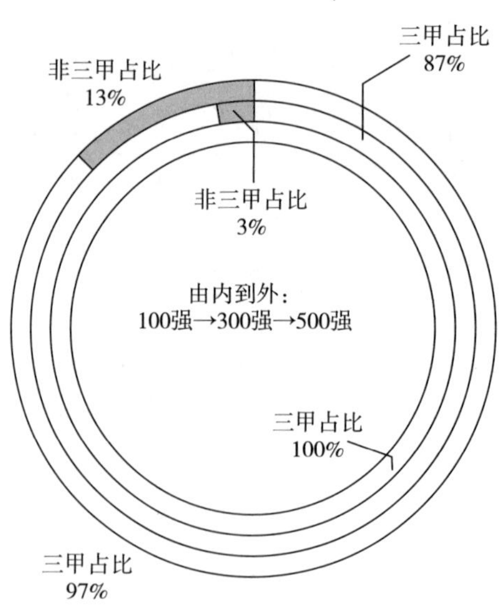

图 9　地级城市医院 100～500 强等级分布

资料来源：艾力彼医院管理研究中心数据库。

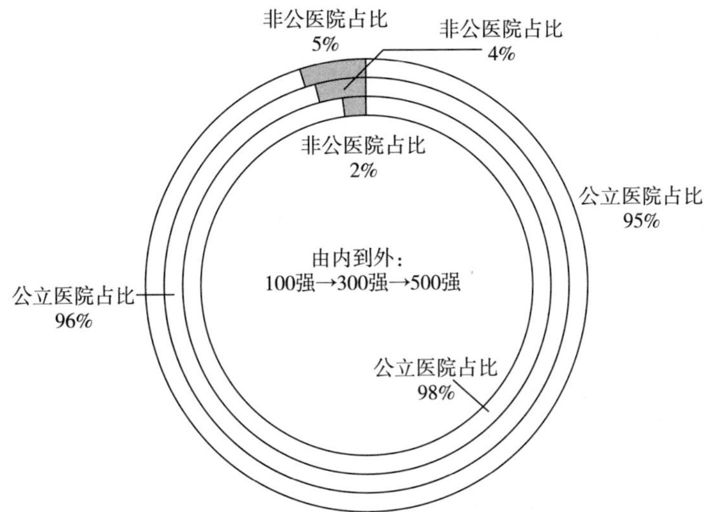

图 10　地级城市医院 100～500 强公有制属性分布

资料来源：艾力彼医院管理研究中心数据库。

（五）交叉榜单分析

地级城市医院 100 强与中医医院榜单和非公医院榜单交叉较少，但 300 强和 500 强交叉较多，尤其是中医医院榜单。地级城市医院前 4 名跻身顶级医院 100 强（见图 11 和表 7 至表 9）。

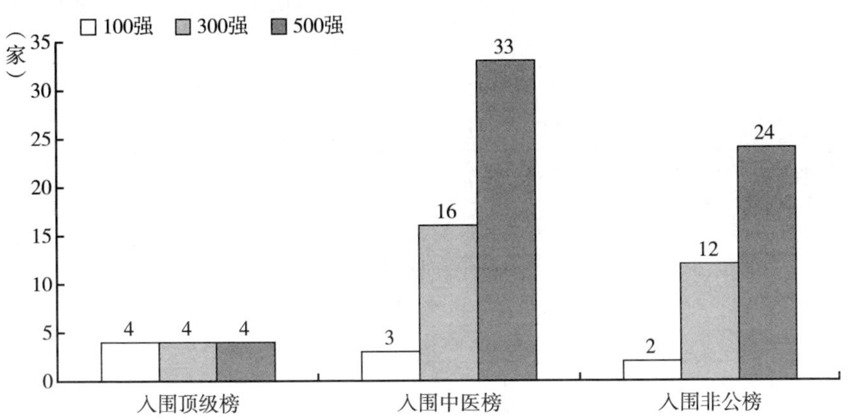

图 11　地级城市医院榜单与其他榜单交叉机构数

资料来源：艾力彼医院管理研究中心数据库。

表 7　地级城市医院榜单与顶级医院榜单交叉情况

医院	地级名次	顶级名次
苏州大学附属第一医院	1	33
徐州医科大学附属医院	2	63
温州医科大学附属第一医院	3	66
烟台毓璜顶医院	4	100

资料来源：艾力彼医院管理研究中心数据库。

表 8　地级城市医院榜单与非公医院榜单交叉情况

医院	地级名次	非公立名次	医院	地级名次	非公立名次
佛山市禅城中心医院	86	1	淮南朝阳医院	301 ~ 500	30
东莞东华医院	92	2	黄石市爱康医院	301 ~ 500	36
东莞康华医院	128	3	南通瑞慈医院	301 ~ 500	39
濮阳市油田总医院	154	4	淮南东方医院集团总医院	301 ~ 500	46
苏州九龙医院	207	8	南通市通州区人民医院	301 ~ 500	51
南京鼓楼医院集团宿迁市人民医院	214	12	洛阳东方医院	301 ~ 500	52
延安大学咸阳医院	266	15	徐州矿务集团总医院	301 ~ 500	54
淮北矿工总医院	268	18	枣庄矿业集团中心医院	301 ~ 500	55
汕头潮南民生医院	282	26	平顶山煤业公司总医院	301 ~ 500	56
马鞍山市中心医院	286	27	河南能源焦煤中央医院	301 ~ 500	58
南阳南石医院	289	28	济宁医学院附属医院兖州院区	301 ~ 500	59
胜利油田中心医院	291	29	莱芜钢铁集团医院	301 ~ 500	61

资料来源：艾力彼医院管理研究中心数据库。

表 9　地级城市医院榜单与中医医院榜单交叉情况

医院	地级名次	中医名次	医院	地级名次	中医名次
佛山市中医院	22	17	西南医科大学附属中医医院	150	39
陕西中医药大学附属医院	85	26	中山市中医院	151	42
沧州中西医结合医院	88	37	潍坊市中医院	158	44

续表

医院	地级名次	中医名次	医院	地级名次	中医名次
常州市中医医院	200	47	无锡市中医医院	301～500	81
柳州市中医院	221	48	金华市中医医院	301～500	82
徐州市中医院	251	54	日照市中医医院	301～500	84
襄阳市中医医院	252	55	泰安市中医医院	301～500	86
江门市五邑中医院	258	57	九江市中医医院	301～500	87
东莞市中医院	265	65	常德市第一中医医院	301～500	89
宝鸡市中医医院	274	68	芜湖市中医医院	301～500	90
临沂市中医医院	280	71	六安市中医院	301～500	91
茂名市中医院	293	73	遂宁市中医院	301～500	92
湖南省直中医医院	295	74	陕西中医药大学第二附属医院	301～500	97
开封市中医院	301～500	75	漯河市中医院	301～500	113
安康市中医医院	301～500	76	泰州市中医院	301～500	115
温州市中医院	301～500	78	周口市中医院	301～500	119
安阳市中医院	301～500	79			

资料来源：艾力彼医院管理研究中心数据库。

四　结语

（1）地级城市医院100强集中分布在东部地区。到300强和500强时，分布范围迅速扩大，更多中西部地区医院上榜，地区差距缩小。

（2）地级城市医院500强中，华东地区入围机构数最多，竞争力最强。从省份来看，地级城市医院500强主要分布在人口较多、经济条件较好的江苏、广东、山东等省份，其中江苏省均衡指数最高，青海和西藏没有医院入围。地级城市医院500强覆盖了全国80%以上的城市。

（3）地级城市医院500强以公立医院和三甲医院为主。非公医院与公立医院竞争力差距明显。

（4）地级城市医院100强竞争力指标在近5年总体呈上升趋势。业务量的增长速度更快，医护人员工作负荷较大。

参考文献

1. 庄一强主编《中国医院竞争力报告（2017～2018）》，社会科学文献出版社，2018。
2. 庄一强、曾益新主编《中国医院竞争力报告（2017）》，社会科学文献出版社，2017。
3. 国家卫生健康委员会编《2018 中国卫生健康统计年鉴》，中国协和医科大学出版社，2018。
4. 中华人民共和国民政部编《中华人民共和国行政区划简册 2018》，中国地图出版社，2018。
5. 中国医院协会编《三级综合医院评审标准（2011 年版）》，人民卫生出版社，2011。
6. 严卓然、王兴琳、蔡华、刘剑文：《2011 年地级城市医院与县级医院竞争力百强分析——新医改中地级城市医院竞争力状况报告（一）》，《现代医院管理》2013 年第 11 期。
7. 严卓然、王兴琳、蔡华、陈婕、陈锋、郭镇魁：《区域协同地级城市医院的尴尬与出路：新医改中地级城市医院竞争力状况报告（二）》，《现代医院管理》2013 年第 11 期。
8. 刘剑文、严卓然、王兴琳、钟晨：《2013“中国地级城市医院·竞争力排名”总分析》，《现代医院管理》2013 年第 11 期。

B.7
省会市属/计划单列市医院报告

唐洪磊　陈卓雯　邓兆盈　苏丽婷*

摘　要： 本报告通过经济地理区域、竞争力要素分析中国省会市属/计划单列市医院综合竞争力情况。100强的区域分布呈现明显的地区差距，按经济区域分析，东部最强、西部最弱，前50强中东部地区具有压倒性优势。按地理七大区域分析，华东最强，其次是华中，华南降至第三位，华北最弱。广州、深圳和武汉的省会市属/计划单列市医院竞争力较强，厦门和青岛不管在入围机构数还是市竞争力指数方面均优于其所在省省会，拉萨仍没有医院入围省会市属/计划单列市医院100强。从竞争力要素分析发现，东、西部地区医院规模增长控制较好，但是中部地区床位规模年增长12.5%，中部通过规模扩张有较快发展，缩小与东部差距，但东、中部与西部差距仍然较大。省会市属/计划单列市医院百强中位数和西部地区医院的高级职称人数占比均呈负增长，反映出省会市属和计划单列市层级的医院高层次人才流失较严重。非公医院交叉医院从2016届的10家持续下降至2018届的7家，非公医院的生存发展受到挤压。中国省会市属/计划单列市医院的发展不均衡问题仍未解决。

关键词： 省会市属/计划单列市医院　综合竞争力　非公医院

---

* 唐洪磊，纽约大学生物统计学硕士，中国科学院理学硕士，艾力彼医院管理研究中心；陈卓雯，公共卫生医学硕士，艾力彼医院管理研究中心；邓兆盈，工学学士，艾力彼医院管理研究中心；苏丽婷，理学学士，艾力彼医院管理研究中心。

一　2018届省会市属/计划单列市医院100强分析

本报告研究的对象为省会市属/计划单列市医院（以下简称“省/单医院”）：医院位于省会城市/计划单列市，包括由市卫计委管辖的综合医院、中医医院、市办医学院附属综合医院和该市区级医院。

（一）10强格局：分布于4个大区，华南入围最多

2018 届省/单医院前 10 强分布见图 1。前 10 强医院集中分布在东北、华东、华中和华南 4 个大区，华南入围医院数量最多，共 4 家。而华北、西北和西南没有医院入围省/单医院前 10 强，这说明不同区域省会市属医院的综合竞争力还有较大差距，优质的省会市属医院分布不均衡的格局仍未被打破。

在 5 个计划单列市中，只有宁波依然没有医院入围省/单医院前 10 强，说明宁波市医院的综合竞争力还有较大的提升空间。

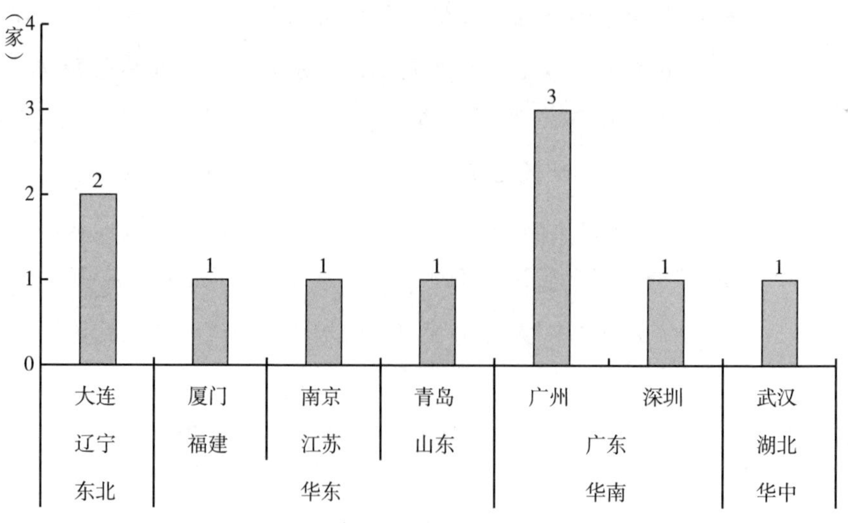

图 1　2018 届省/单医院前 10 强分布

资料来源：艾力彼医院管理研究中心数据库。

（二）经济地理区域俯瞰

1. 经济区域分析：东部与中西部差距持续加大，前50强中东部优势明显

东部地区的省/单医院 100 强在数量上已占据榜单的半壁江山，数量与 2017 届保持一致。在竞争力指数方面，与 2017 届相比，东部地区有明显提升，中部和西部地区均略有下降，东部与中西部差距持续加大（见图 2）。

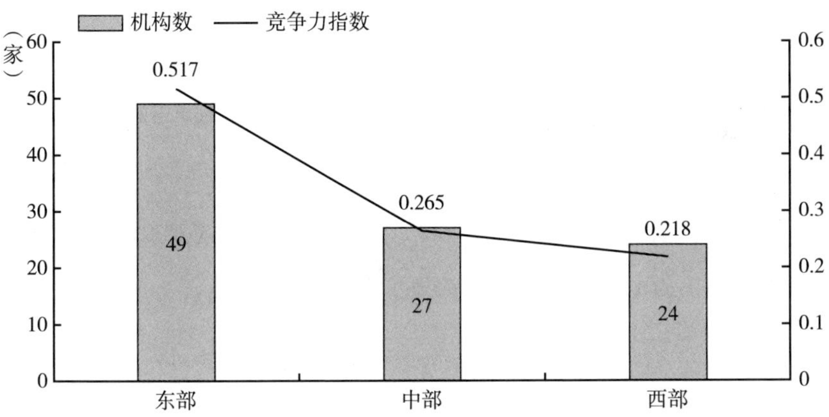

图 2　2018 届东中西部省/单医院 100 强机构数量和竞争力指数

资料来源：艾力彼医院管理研究中心数据库。

对省/单医院 100 强按排名 1～50 和 51～100 分两组进行分析（见图 3），可以看出，东部地区省/单医院 100 强中 1～50 名具有压倒性优势，51～100 名中东、中、西部相对均衡，西部地区机构数略高于中部地区，这说明省/单医院中的优质医院高度集中在东部。

2. 地理区域分析：华东区强于华中区，华南区降至第三位

从省/单医院 100 强在七大区的分布来看（见图 4），华东区医院数量最多（比 2017 届增加了 1 家），区域竞争力指数也最高，华中区和华南区紧随其后。对比 2017 届数据，华南区比上一届减少 1 家，竞争力排名由第二位降至第三位。而东北区处于中游，西南和西北处于靠后的位置，华北区在

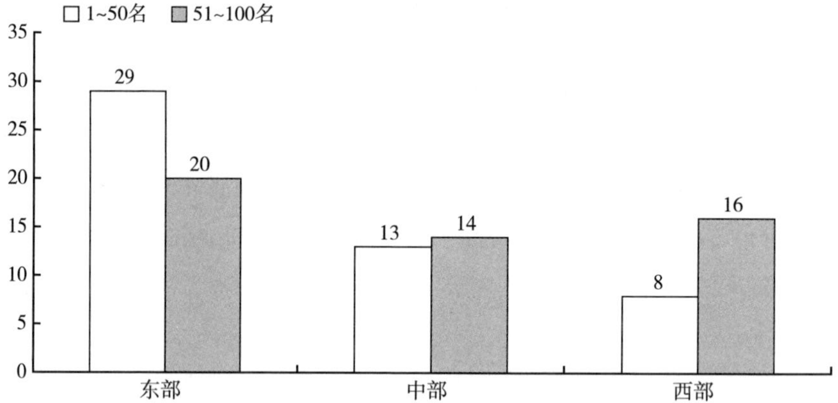

图3　2018届省/单医院100强中1~50名和51~100名两组医院在东中西部地区的分布

资料来源：艾力彼医院管理研究中心数据库。

七大区中最弱，这是由于北京和天津是直辖市不在评价范围内，而河北、内蒙古以及山西的省会市属医院竞争力相对较弱。

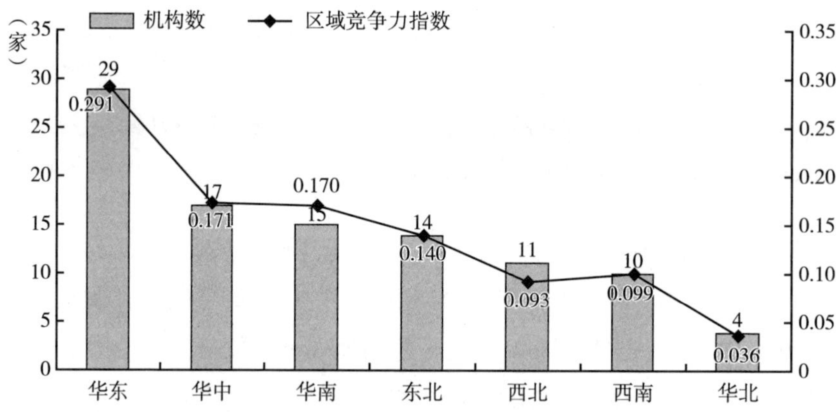

图4　2018届七大区省/单医院100强机构数量和竞争力指数

资料来源：艾力彼医院管理研究中心数据库。

阶梯分组结果如表1所示。在全国7个大区中，华东区和华中区的梯队分组覆盖面最广，均覆盖了9个分组。同时，其他大区均有不同程度的断层现象，其中华北区是断层现象最严重的大区。相比2017届的阶梯分组情况，之前各分组均有医院入围的华东区，2018届出现了21～30名分组的断层，同时21～40名区间内医院减少了2家。另外，东北区、西南区、华北区的断层情况较2017届有所加剧，均新增1个分组的断层。

表1　2018届省/单医院100强各组医院在七大区的分布

阶梯分组	华东		华中		华南		东北		西北		西南		华北	
	2017届	2018届	2017届	2018届	2017届	2018届	2017届	2018届	2017届	2018届	2017届	2018届	2017届	2018届
1～10名	3	3	1	1	4	4	2	2	0	0	0	0	0	0
11～20名	5	5	3	2	0	1	0	0	0	0	2	2	0	0
21～30名	1	0	2	3	3	3	2	2	0	0	1	1	1	1
31～40名	2	1	1	1	3	3	1	2	1	1	2	2	0	0
41～50名	4	5	2	2	2	2	0	0	1	1	1	0	0	0
51～60名	3	4	2	1	1	0	0	0	2	2	1	2	1	1
61～70名	1	2	1	2	1	1	5	4	2	1	0	0	0	0
71～80名	2	1	1	1	0	0	3	4	2	2	2	2	0	0
81～90名	4	5	4	4	0	0	0	0	1	1	0	0	1	0
91～100名	3	3	0	0	2	1	1	0	2	3	1	1	1	2

资料来源：艾力彼医院管理研究中心数据库。

3. 城市分布分析：几乎全覆盖，广州、深圳稳居前二甲

2018届省/单医院100强的覆盖面较广，除拉萨以外，全国26个省会城市和5个计划单列市均有医院入围。

在2017届省/单医院100强中，前三强依次为广州（7家/0.078）、深圳（6家/0.066）和西安（7家/0.066）。而到了2018届，从市竞争力指数看，前三强分别是广州、深圳和武汉。入围省/单医院100强机构数最多的城市是西安，有7家医院入围。广州和深圳连续两年稳居前二甲，但西安的市竞争力指数较2017届下滑明显，故而被武汉、成都超越。

表 2　2018 届省/单医院 100 强城市分布

城市	广州	深圳	武汉	成都	西安	郑州	厦门	南京	杭州	大连	沈阳
机构数(家)	6	6	6	6	7	6	6	5	5	4	5
竞争力指数	0.073	0.066	0.064	0.064	0.062	0.061	0.060	0.052	0.049	0.048	0.047
城市	长沙	青岛	合肥	哈尔滨	宁波	石家庄	昆明	南宁	贵阳	福州	长春
机构数(家)	5	3	3	3	3	2	2	2	2	2	2
竞争力指数	0.046	0.033	0.031	0.029	0.027	0.019	0.019	0.018	0.017	0.017	0.016
城市	济南	海口	南昌	太原	银川	兰州	西宁	呼和浩特	乌鲁木齐		
机构数(家)	1	1	1	1	1	1	1	1	1		
竞争力指数	0.013	0.012	0.009	0.009	0.008	0.008	0.008	0.007	0.007		

资料来源：艾力彼医院管理研究中心数据库。

将省/单医院 100 强按照名次分为四个方阵，1~25 名为第一方阵，26~50 名为第二方阵，51~75 名为第三方阵，76~100 名为第四方阵。对省/单医院 100 强所在城市的医院数量和市竞争力指数按照方阵分析，结果见图 5。总体而言，市竞争力指数越高，该城市入围医院处于第一和第二方阵的越多。

结合表 2 和图 5 不难看出，市竞争力指数居于前十强的计划单列市有深圳、厦门和大连，而且在计划单列市与该省省会城市分别两两对比中，我们发现厦门和青岛不管在入围机构数还是市竞争力指数方面均优于其所在省省会。大连的市竞争力指数虽优于其所在省省会，但入围医院数较少；而深圳和宁波的入围机构数和市竞争力指数则均稍逊于其所在省省会。此外，从市竞争力指数看，5 个计划单列市均处于中上甚至领先位置，这或与计划单列市具有省一级的经济管理权限，经济发展较快，从而能把更多资源投入医疗整体建设有关。

4. 其他特征：省/单医院100强以三级医院为主

从等级来看，省/单医院 100 强绝大多数为三级医院，仅中部一家二甲的医院连续两年入围，反映出省会市属医院和计划单列市医院的综合实力提升速度一直保持领先。

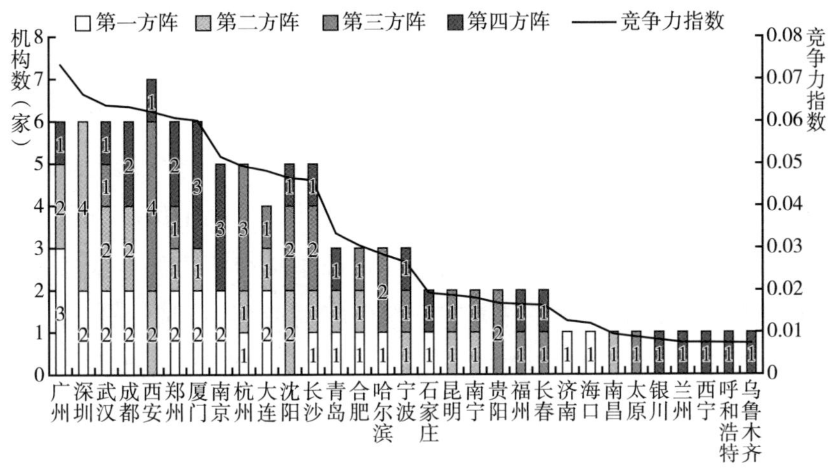

图5　2018 届省/单医院 100 强城市分布

资料来源：艾力彼医院管理研究中心数据库。

（三）竞争力要素分析

根据竞争力排名 TOPSIS 模型，医院竞争力包括资源配置、医疗技术、医院运行 3 个维度。中位数是以它在所有标志值中所处的位置确定的全体单位标志值的代表值，不受分布数列的极大或极小值影响，从而在一定程度上提高了中位数对分布数列的代表性，故下文均取部分指标的中位数进行分析。

比较实开床位数、全院职工人数、年门急诊量、年出院量和高级职称人数/全院职工人数 5 个指标的数据，东部入围医院的中位数均高于中西部地区入围医院的中位数，也高于省/单医院 100 强的中位数（见表 3）。

结合表 3 和表 4，对比 2017 届数据发现，2018 届省/单医院 100 强东中西部地区实开床位数、全院职工人数、年门急诊量、年出院量都呈上涨趋势。东西部地区医院规模增长控制较好，中部地区则规模扩张明显，床位数年增长 12.5%，与东部地区规模差距逐步缩小。在年门急诊量和年出院量方面，2018 届东部入围医院的中位数大约为西部入围医院的 2 倍。东部地区在规模没有明显增长的情况下，业务量增长较快，特别是年出院量增长10.48%。中部地区业务量增长速度也较快，年门急诊量增长48.75%，年出院量增长9.71%。西部地区年门急诊量增长较大，但年出院量增长相对较少，存在部分急危重症不能留在当地就医往东中部转诊的情况。以上数据反映东部地区的优质省会市属医院和计划单列市医院将承担更多的业务量，平均分配到每个患者的医疗资源则较少，中部地区通过规模扩张有较快发展，缩小与东部差距，东中部与西部差距仍然较大。在高级职称人数占比方面，东中部略有提升，但百强中位数和西部地区的高级职称人数占比均呈负增长，反映出省会市属和计划单列市高层次人才流失较严重，如何吸引和留住高层次人才是该层级医院共同需要关注的问题。

表3　2017～2018届省/单医院100强东中西部地区部分指标对比

	实开床位数（张）		全院职工人数（人）		年门急诊量（万人次）		年出院量（万人次）		高级职称人数/全院职工人数(%)	
	2017届	2018届	2017届	2018届	2017届	2018届	2017届	2018届	2017届	2018届
东部	1500	1517	2315	2327	150	201	5.82	6.43	17.40	17.50
中部	1280	1440	1736	1969	80	119	5.25	5.76	11.80	11.90
西部	1110	1125	1534	1672	64	96	3.21	3.45	13.20	12.80
100强中位数	1280	1296	1924	1930	90	160	5.18	5.42	15.10	14.40

资料来源：艾力彼医院管理研究中心数据库。

表4　2017～2018届省/单医院100强东中西部地区部分指标增长率

单位：%

	实开床位数增长率	全院职工人数增长率	年门急诊量增长率	年出院量增长率	高级职称人数/全院职工人数增长率
东部	1.13	0.52	34.00	10.48	0.57
中部	12.50	13.42	48.75	9.71	0.85
西部	1.35	9.00	50.00	7.48	－3.03
100强中位数	1.25	0.31	77.78	4.63	－4.64

资料来源：艾力彼医院管理研究中心数据库。

（四）交叉评价

省/单医院100强与顶级医院100强、中医医院100强、非公医院100强、肿瘤医院80强都有交叉。

1. 与顶级医院100强交叉：9家与顶级医院100强交叉

与2017届相比，2018届省/单医院100强与顶级医院100强交叉的医院数量减少了1家，共有9家（见表5）。其中，省会市属医院交叉的有4家，计划单列市医院交叉的有5家。省会市属医院的名次较计划单列市医院的名次靠前，这说明，省会市属医院的综合竞争力比计划单列市医院略胜一筹。

表5　2018届省/单医院100强与顶级医院100强交叉情况

医院	顶级医院名次
广州医科大学附属第一医院 南京鼓楼医院	1～50名
青岛大学附属医院 广州市第一人民医院 大连医科大学附属第一医院 深圳市人民医院 厦门大学附属第一医院 大连医科大学附属第二医院 广州医科大学附属第二医院	51～100名

资料来源：艾力彼医院管理研究中心数据库。

2. 与中医医院100强交叉：11家与中医医院100强交叉

2018届省/单医院100强与中医医院100强交叉的医院数量为11家，与2017届保持一致（见表6）。

3. 与非公医院100强交叉情况：省/单医院100强以公立医院为主，与非公医院100强交叉数持续下降至7家

与省/单医院100强交叉的非公医院从2016届的10家下降至2017届的8家，2018届再下降1家，仅剩7家（见表7），非公医院的生存发展受到一

表 6　2018 届省/单医院 100 强与中医医院 100 强交叉情况

医院	中医医院名次
武汉市第一医院	1～50 名
成都市第一人民医院	
深圳市中医院	
厦门市中医院	
杭州市红十字会医院	
杭州市中医院	51～100 名
长沙市中医医院	
西安市中医医院	
南京市中医院	
福州市第二医院	
郑州市中医院	

资料来源：艾力彼医院管理研究中心数据库。

定挤压。但交叉的 7 家医院在非公医院榜单中排名都比较靠前，这说明省/单医院 100 强中的非公医院综合实力较强。

表 7　2018 届省/单医院 100 强与非公医院 100 强交叉情况

医院	非公医院名次
西安长安医院	1～50 名
武汉市普仁医院	
浙江萧山医院	
西安高新医院	
华润武钢总医院	
南京明基医院	
南京同仁医院	

资料来源：艾力彼医院管理研究中心数据库。

4. 与肿瘤医院80强交叉：2家与肿瘤医院50强交叉，1家与51～80强交叉

肿瘤医院 50 强排行榜是艾力彼 2018 届新增排行榜，其中 3 家上榜的肿瘤医院与 2018 届省/单医院 100 强与交叉，具体见表 8。

表 8　2018 届省/单医院 100 强与肿瘤医院 80 强交叉情况

医院	肿瘤医院名次
石家庄市第一医院 沈阳市第五人民医院	1～50 名
郑州市第三人民医院	51～80 名

资料来源：艾力彼医院管理研究中心数据库。

二　结语

竞争力地区分析：不同区域省会市属医院和计划单列市医院的综合竞争力还有较大差距，优质的省会市属医院分布不均衡的格局仍未被打破。东中西部地区以东部最强，在前 50 强中，东部地区具有压倒性优势，而且与中西部地区在整体竞争力上的差距逐渐加大。而双一流学科中与临床医学相关的学科多分布在东部的名校，这或使东部医院与中西部医院在科研水平、人才梯队和医疗技术等方面进一步拉开差距，优质医疗资源集中在东部，分布不均问题进一步加剧。随着医科院校临床相关学科的崛起，医科院校直属附属医院的综合实力将进一步得到提升，让本来就在省部属医院和医科院校直属医院的夹缝中生存的省会市属医院的发展进一步受限。七大区中华东区强于华中区，华南区降至第三位，华北区最弱。

竞争力城市分析：2018 届市竞争力指数居于前 10 强的计划单列市除了深圳和厦门外，增加了大连。在计划单列市与该省省会城市分别两两对比中，厦门和青岛不管在入围机构数还是市竞争力指数方面均优于其所在省省会；大连在竞争力指数上优于省会；深圳虽然较省会广州稍弱，但竞争力指数仍高于其他省会和计划单列市；计划单列市中宁波竞争力最弱，与省会杭州差距也较大。整体上 5 个计划单列市竞争力指数均处于中上甚至领先位置，这说明计划单列市繁荣的经济是医疗发展的强大助力。

竞争力要素分析：随着人口老龄化加剧，各地就医需求不断增加，各地区业务量增长明显。从年门急诊量和年出院量方面，东部入围医院的中位数约为西部入围医院的2倍。东西部地区医院规模增长控制较好，但是中部地区床位规模年增长12.5%。东部地区的优质省会市属医院和计划单列市医院将承担更多的业务量，中部地区通过规模扩张实现较快发展，缩小与东部的差距，东中部与西部差距仍然较大。在高级职称人数占比方面，省/单百强中位数和西部地区的高级职称人数占比均呈负增长，反映出省会市属和计划单列市医院高层次人才流失较严重，如何吸引和留住高层次人才是该层级医院共同需要关注的问题。

交叉榜单分析：省/单医院100强医院与顶级医院100强、中医医院100强、非公医院100强、肿瘤医院80强都有交叉。非公医院交叉数从2016届的10家持续下降至2018届的仅剩7家，非公医院的生存发展受挤压。

参考文献

1. 庄一强主编《中国医院竞争力报告（2017～2018）》，社会科学文献出版社，2018。
2. 庄一强主编《中国医院竞争力报告（2017）》，社会科学文献出版社，2017。
3. 国家卫生和计划生育委员会编《2017中国卫生和计划生育统计年鉴》，中国协和医科大学出版社，2017。
4. 中华人民共和国国家统计局编《2017中国统计年鉴》，中国统计出版社，2017。
5. 中华人民共和国民政部编《2016中华人民共和国行政区划简册》，中国地图出版社，2016。
6. 庄一强：《论多元化办医的困境与出路》，《现代医院管理》2013年第10期。
7. 刘向红：《以组织变革方式解决省会城市公立非营利性医院困境的探讨》，《中国医院管理》2006年第2期。

B.8 中国顶级医院报告

姚淑芳　罗　芸　苏丽婷　刘嘉豪*

摘　要： 本报告从医疗技术、学术影响力、资源配置等方面分析中国顶级医院100强。分析结果表明：综合情况中，顶级医院10强的格局稳定；学科建设不断加强，顶级医院10强所属的8所高校在医学学科建设上均处于领先地位；顶级医院10强的科研能力较强，科技论文质优量多；医院越来越重视网络品牌宣传和信息化建设。在地理分布上，上榜医院数量和竞争力指数排名前三的依次为北京、上海、广东，西部地区顶级医院的竞争力较弱。在竞争力要素分析中，顶级第一方阵（Top 25）医院在国家卫健委临床重点专科数占比、学术要素等指标上的优势明显；顶级第四方阵（Last 25）医院的高级职称人数占比最高。

关键词： 顶级医院　综合竞争力　学术影响力

中国顶级医院涵盖中国大陆最佳综合医院，包括中医医院，但不包含部队医院和专科医院。艾力彼的中国大陆顶级医院评价指标有医疗技术、学术影响力、资源配置和医院运行共4个一级指标。本报告以艾力彼发布的

---

* 姚淑芳，在读博士，艾力彼医院管理研究中心副主任；罗芸，管理学硕士，艾力彼医院管理研究中心；苏丽婷，理学学士，艾力彼医院管理研究中心；刘嘉豪，管理学学士，艾力彼医院管理研究中心。

2018 届中国顶级医院 100 强为研究对象，围绕顶级医院 10 强的情况具体展开，从综合情况、地理分布、竞争力要素等几个方面进行分析，以便更好地了解中国大陆顶级医院的医疗现状。

（一）综合情况

1. 顶级医院10强的分布

如表 1 所示，2018 届中国顶级医院前 10 强医院分布于北京、上海、广州、武汉、杭州、成都 6 个城市，其中北京和上海各占 3 家，优势较为明显。而在区域分布上，华东地区有 4 家医院上榜，居首位；华北地区有 3 家医院上榜，均分布在北京；华南、华中、西南地区均有 1 家医院上榜；西北及东北地区没有医院进入前 10 强。总体来看，2018 届的 10 强名单与 2017 届保持一致，可见中国顶级医院 10 强的格局较为稳定。

表 1　2018 届中国顶级医院 10 强名单

医院名称	艾力彼顶级排名	城市	地区
北京协和医院	1	北京	华北
四川大学华西医院	2	成都	西南
复旦大学附属中山医院	3	上海	华东
上海交通大学医学院附属瑞金医院	4	上海	华东
北京大学第一医院	5	北京	华北
中山大学附属第一医院	6	广州	华南
复旦大学附属华山医院	7	上海	华东
北京大学人民医院	8	北京	华北
华中科技大学同济医学院附属同济医院	9	武汉	华中
浙江大学附属第一医院	10	杭州	华东

2. 顶级医院的学科建设

学科建设是医院建设和发展的基石，是医院核心竞争力的综合体现。中国顶级医院 10 强所属的 8 所高校在医学学科建设上均处于领先地位。对 10 强医院所属高校进行分类，统计出同一高校对应的附属医院数量（见表 2）。

对比教育部第四轮临床医学一级学科的评估结果，以及《美国新闻与世界报道》（*U. S. News & World Report*）、英国《泰晤士高等教育》（THE）、英国 Quacquarelli Symonds（QS）的全球大学医学学科排名，可以发现以下几点第一，其均被评为教育部一级学科（临床医学）A 级（排位前 10%）。第二，在美国 U. S. News 全球临床医学学科排名中，除北京协和医学院（该校为非综合性大学，故未被国际综合性大学相关排行榜纳入）外，其余 7 所高校都进入 300 强，且均较上一届榜单的排名有所提高，说明顶级 10 强医院所属高校的医学类学科发展势头较好。第三，在英国 THE 的排名中，复旦大学和北京大学进入 100 强。第四，在英国 QS 的排名中，有 3 所高校入围 150 强。第五，对比国内和国际的医学类学科评估或排名，可以看出在国内的评估中，上海交通大学、浙江大学的医学类学科更优；而在国际的 3 个排名中，北京大学的医学类学科综合表现最好。

表 2　2018 届中国顶级医院 10 强所属高校比较

高校	10 强机构（家）	艾力彼顶级 10 强名次	教育部第四轮学科评估结果—临床医学	《美国新闻与世界报道》全球临床医学学科排名	英国 THE 全球临床医学学科排名	英国 QS 全球临床医学学科排名
北京协和医学院	1	1	A	—	—	—
四川大学	1	2	A -	272	151 ~ 175	251 ~ 300
复旦大学	2	3、7	A	118	62	101 ~ 150
上海交通大学	1	4	A +	118	151 ~ 175	101 ~ 150
北京大学	2	5、8	A -	107	51	51 ~ 100
中山大学	1	6	A -	160	151 ~ 175	151 ~ 200
华中科技大学	1	9	A -	271	201 ~ 250	351 ~ 400
浙江大学	1	10	A +	288	101 ~ 125	151 ~ 200

资料来源：艾力彼医院管理研究中心数据库。

目前医学科研面临的问题，主要是基础研究与临床工作之间的互通和转化障碍。数据表明，学科建设处于领先地位的，其附属医院的综合竞争力也较强。良好的学科基础研究能够成为临床工作强有力的支持，两者互相促进、双赢发展。另外，医院在人员的引进和培养等层面也会与学科建设互相促进、共同进步。

如表 3 所示，从高校直属医院综合竞争力指数来看，前三名高校依次是上海交通大学、北京大学、中山大学，其中上海交通大学直属医院在顶级榜单中的数量最多（4 家）。而从平均指数排名来看，前三名则依次为北京协和医学院、四川大学、复旦大学，前 2 名大学的附属医院（北京协和医院、四川大学华西医院）的竞争力较强。由此可见，高校临床医学学科建设与其附属医院竞争力的提升是双向促进的。

表 3　2018 届中国顶级百强医院所属“双一流”高校及其竞争力指数

高校	教育部“双一流”建设医学类学科*	艾力彼顶级医院 100 强（家）	综合竞争力指数	综合指数排名	平均指数	平均指数排名
上海交通大学	基础医学、临床医学、口腔医学、药学	4	0.0488	1	0.0122	6
北京大学	基础医学、临床医学、口腔医学、公共卫生与预防医学、药学、护理学	3	0.0387	2	0.0129	4
中山大学	基础医学、临床医学、药学	3	0.0349	3	0.0116	7
浙江大学	基础医学、药学	3	0.0332	4	0.0111	8
复旦大学	基础医学、临床医学、中西医结合、药学	2	0.0267	5	0.0134	3
华中科技大学	基础医学、公共卫生与预防医学	2	0.0250	6	0.0125	5
天津医科大学	临床医学（自定**）	2	0.0203	7	0.0101	10
武汉大学	口腔医学	2	0.0199	8	0.0100	11
广州中医药大学	中医学	2	0.0175	9	0.0088	13
上海中医药大学	中医学、中药学	2	0.0169	10	0.0084	14
北京协和医学院	临床医学、药学	1	0.0142	11	0.0142	1

续表

高校	教育部"双一流"建设医学类学科*	艾力彼顶级医院100强（家）	综合竞争力指数	综合指数排名	平均指数	平均指数排名
四川大学	基础医学、口腔医学、护理学	1	0.0141	12	0.0141	2
郑州大学	临床医学(自定**)	1	0.0105	13	0.0105	9
南京中医药大学	中药学	1	0.0091	14	0.0091	12
北京中医药大学	中医学、中西医结合、中药学	1	0.0077	15	0.0077	15

注：*2017年中国教育部发布《关于公布世界一流大学和一流学科建设高校及建设学科名单的通知》，公布世界一流大学和一流学科（简称"双一流"）建设高校及建设学科名单。**加（自定）标示的学科，是根据"双一流"建设专家委员会建议由高校自主确定的学科；不加（自定）标示的学科是根据"双一流"建设专家委员会确定的标准而认定的学科。

资料来源：艾力彼医院管理研究中心数据库。

3. 顶级医院的科研能力

如表4所示，根据中国科学技术信息研究所发布的2018年度中国科技论文统计结果，可看出中国顶级医院10强中有7家进入国内论文被引用次数20强、卓越国际论文篇数30强，有8家进入国际论文被引用篇数20强。同时，在中国医学科学院医学信息研究发布的"中国医院科技量值（STEM）综合排行榜上，顶级10强医院中有7家医院入围该榜前10名，可见学术研究成果获得更多的认可。

表4　2018届中国顶级医院10强科技论文相关排名比较

艾力彼顶级医院10强	国内论文被引用次数20强排名	卓越国际论文篇数30强排名	国际论文被引用篇数20强排名	医科院STEM综合排名	自然指数—国际医疗机构100强排名
四川大学华西医院	3	1	1	3	56
北京大学第一医院	5	—	—	1	—
中山大学附属第一医院	—	—	6	4	—
北京大学人民医院	7	—	—	6	—
浙江大学附属第一医院	—	9	4	14	—
北京协和医院	2	6	8	22	—
华中科技大学同济医学院附属同济医院	11	8	3	17	—

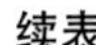
续表

艾力彼顶级医院 10 强	国内论文被引用次数 20 强排名	卓越国际论文篇数 30 强排名	国际论文被引用篇数 20 强排名	医科院 STEM 综合排名	自然指数—国际医疗机构 100 强排名
上海交通大学医学院附属瑞金医院	9	13	9	10	97
复旦大学附属中山医院	17	7	10	7	—
复旦大学附属华山医院	—	29	18	5	—

资料来源：艾力彼医院管理研究中心数据库。

而在英国自然出版集团发布的自然指数—国际医疗机构 100 强排名中，顶级 10 强只有四川大学华西医院、上海交通大学医学院附属瑞金医院 2 家上榜，其中四川大学华西医院在该榜单中排世界第 56 位、中国第 1 位，反映出四川大学华西医院产出质量高、影响较大的论文较多，医院的学术科研能力较强。

4. 顶级医院的网络宣传及透明度

在西班牙教育部 CSIC 的世界医院网络排名中，顶级医院 10 强中共有 8 家上榜，且其中有 7 家入围中国区 100 强（见表 5）。CSIC 的排名中，中国区的前三名依次为北京协和医院、中山大学附属第一医院、复旦大学附属中山医院。该榜单主要衡量医院的网页数量、可见度和影响力，特别强调科学成果，同时考虑其他数据库、多媒体、个人页面等。

表 5　2018 届中国顶级医院 10 强 CSIC 世界医院网络排名

医院名称	艾力彼顶级医院排名	CSIC 中国医院网络排名	CSIC 全球医院网络排名
北京协和医院	1	3	54
四川大学华西医院	2	—	—
复旦大学附属中山医院	3	16	308
上海交通大学医学院附属瑞金医院	4	113	1248
北京大学第一医院	5	76	896
中山大学附属第一医院	6	10	202

续表

医院名称	艾力彼顶级医院排名	CSIC 中国医院网络排名	CSIC 全球医院网络排名
复旦大学附属华山医院	7	28	432
北京大学人民医院	8	99	1136
华中科技大学同济医学院附属同济医院	9	19	333
浙江大学附属第一医院	10	—	—

资料来源：艾力彼医院管理研究中心数据库。

在现代社会中，网络宣传在医院的发展过程中具有十分重要的作用。好的网络宣传能够帮助医院树立良好的外部形象，提高医院的知名度，还能够促进医患之间的交流。

（二）地理分布

对中国顶级医院 100 强进行阶梯式分组，1 ~ 25 名为第一方阵，26 ~ 50 名为第二方阵，51 ~ 75 名为第三方阵，76 ~ 100 名为第四方阵。

从省域分布层面来看，中国顶级医院 100 强分布在中国 26 个省份（见图 1）。其中，北京、上海、广东位居前三，分别有 16、13、12 家医院进入顶级医院 100 强，且北京、上海、广东总共有 14 家医院进入第一方阵。相比之下，江西、广西、云南、宁夏、甘肃、山西均只有 1 家医院进入 100 强，这些省份（除江西外）的入围医院均分布在第四方阵，反映出西部地区的大部分省域顶级医院竞争力较弱。

对各省份上榜医院进行综合得分统计，根据竞争力指数高低对 26 个省份进行排名（见表 6），因机构数为 1 家的情况下标准差不可求，表 6 只列出上榜机构数大于 1 家的 20 个省份。标准差可以反映各省份医院综合得分的离散程度，也就是同一省份内顶级医院间的实力差距。在上榜机构数同是 4 家的湖北、湖南、山东、辽宁、福建中，福建的标准差最小，说明福建 4 家顶级医院的实力差距较小，辽宁的标准差最大，说明辽宁 4 家顶级医院的实力差距较大。天津、吉林均有 3 家医院上榜，相比之下天津 3 家顶级医院

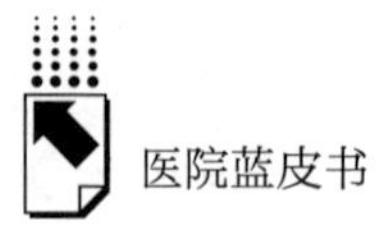

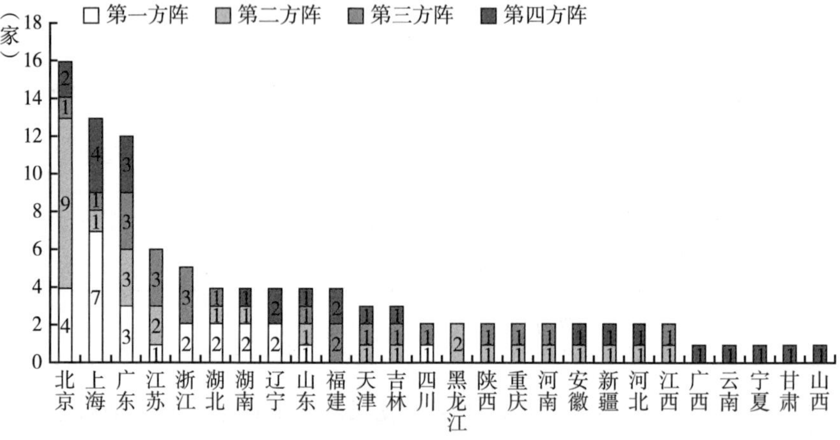

图 1　2018 届中国顶级医院 100 强省份分布

资料来源：艾力彼医院管理研究中心数据库。

的实力差距较小。四川、黑龙江、陕西、重庆、河南、安徽、新疆、河北的上榜医院数都是 2 家，其中黑龙江的医院实力差距最小，四川的医院差距最大。

表 6　2018 届中国顶级医院 100 强各省上榜机构数、竞争力指数比较

省份	上榜机构数（家）	得分均值（分）	标准差（分）	最大值（分）	最小值（分）	省竞争力指数	指数排名
北京	16	706.77	117.64	942.25	517.65	0.170	1
上海	13	703.57	150.68	912.72	460.06	0.138	2
广东	12	667.45	125.85	876.37	461.59	0.121	3
江苏	6	673.09	59.76	770.14	603.84	0.061	4
浙江	5	683.30	109.02	836.42	593.26	0.051	5
湖北	4	746.98	100.99	846.40	635.83	0.045	6
湖南	4	693.73	130.82	813.27	557.97	0.042	7
山东	4	653.35	141.80	784.58	459.35	0.039	8
辽宁	4	651.29	168.03	823.79	481.68	0.039	9
福建	4	575.86	61.31	631.50	491.92	0.035	10

续表

省份	上榜机构数（家）	得分均值（分）	标准差（分）	最大值（分）	最小值（分）	省竞争力指数	指数排名
天津	3	636. 71	79. 47	720. 21	562. 01	0. 029	11
吉林	3	619. 73	83. 47	699. 24	532. 79	0. 028	12
四川	2	776. 34	225. 89	936. 07	616. 61	0. 023	13
黑龙江	2	664. 76	9. 43	671. 43	658. 09	0. 020	14
陕西	2	656. 30	18. 50	669. 38	643. 22	0. 020	15
重庆	2	646. 47	24. 57	663. 85	629. 10	0. 019	16
河南	2	641. 71	82. 38	699. 96	583. 45	0. 019	17
安徽	2	609. 65	63. 35	654. 45	564. 86	0. 018	18
新疆	2	587. 15	73. 24	638. 94	535. 35	0. 018	19
河北	2	569. 28	81. 36	626. 82	511. 75	0. 017	20

资料来源：艾力彼医院管理研究中心数据库。

（三）竞争力要素分析

1. 技术要素

如图 2 所示，在高级职称人数占比指标中，第一方阵医院的占比最低，第四方阵医院的最高，反映出排名靠后的顶级医院更倾向于通过提高高级职称人数占比来获得更多的人才竞争优势。在年住院手术量占比方面，第一、第二方阵医院的年住院手术量占比较第三、四方阵医院的要高，说明第一、第二方阵医院具有较大的地区影响力和辐射力，这些医院通常作为区域的医疗中心，承担了大量的疑难危重病症和三、四级手术的治疗。

对比来看，在高级职称人数/全院职工人数和年住院手术量/年出院量两个指标上四个方阵的差距都不大，而在国家级临床重点专科/总专科数方面，第一方阵的医院占比为 52. 81%，体现出第一方阵医院的临床能力远胜于其他方阵医院的临床能力。

2. 学术要素

在学术影响力方面，评价指标包括院士人数占比、学术领袖（中华医学会或中国医师协会专业分会的主任委员、副主任委员）人数占比、教育部重点学科及重点实验室占比。从图 3 可以看出，第一方阵医院在

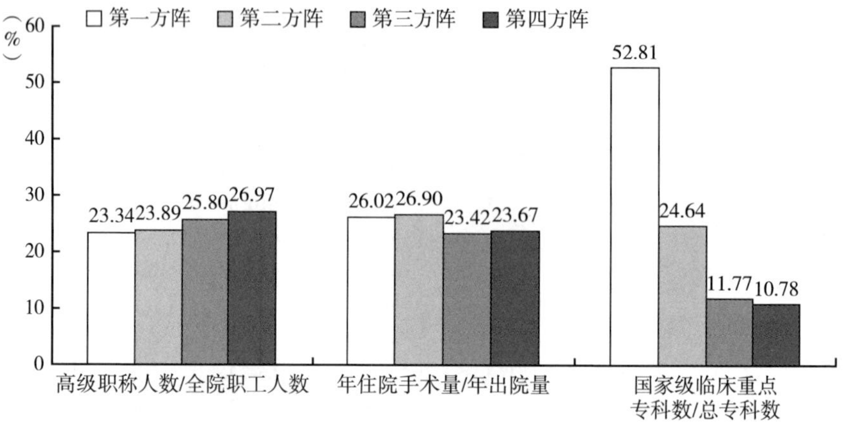

图 2　2018 届中国顶级医院 100 强技术维度方阵比较

注：图中指标统计各方阵均值。

资料来源：艾力彼医院管理研究中心数据库。

各指标上均占据了较大的比重，凸显出第一方阵医院学术影响力明显大于其他方阵医院。

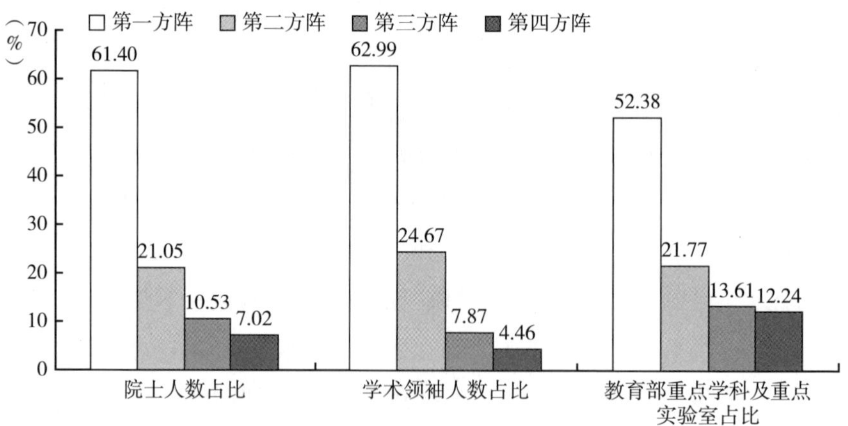

图 3　2018 届中国顶级医院 100 强学术影响力方阵比较

资料来源：艾力彼医院管理研究中心数据库。

3. 配置要素

由图 4 可见，年门急诊量占比、年出院量占比指标均由第一方阵至第四方阵呈递减趋势，可见竞争力较强的医院在年门急诊量占比、年出院量占比方面一般较竞争力弱的医院高。另外，结合实开床位数占比和全院职工人数占比两个指标来看，尽管第一方阵医院的实开床位数占比不是最高，但是其全院职工人数占比较高，因而其人床比亦较高，高人床比有利于第一方阵的医院为患者提供更优质的医疗服务。

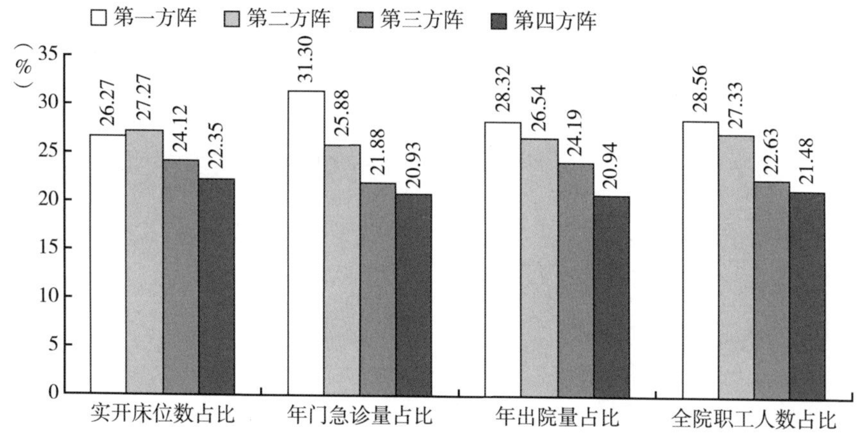

图4　2018届中国顶级医院100强资源配置要素方阵比较

注：图中指标统计各方阵均值。

资料来源：艾力彼医院管理研究中心数据库。

参考文献

1. 庄一强主编《中国医院竞争力报告（2017～2018)》，社会科学文献出版社，2018。
2. 庄一强、曾益新主编《中国医院竞争力报告（2017)》，社会科学文献出版社，2017。
3. 国家卫生和计划生育委员会编《2017中国卫生和计划生育统计年鉴》，中国协和医科大学出版社，2017。
4. 中华人民共和国教育部：《教育部、财政部、国家发展改革委关于公布世界一流大学和一流学科建设高校及建设学科名单的通知》，中华人民共和国教育部网站，2017年9月。

5. 中国科学技术信息研究所：《2018 年度中国科技论文统计结果》，中国科学技术信息研究所网站，2018 年 10 月。
6. 陈晓红、郑筠、王吉善、戴志强：《2018 医疗数据统计分析报告》，东南大学出版社，2018。
7. 美国新闻和世界报道—教育网（U. S. News Education）：www. usnews. com/educatio。
8. 英国泰晤士高等教育网（Times Higher Education）：www. timeshighereducation. com。
9. 英国 QS 世界大学排行网（Quacquarelli Symonds Top Universities）：www. topuniversities. com。
10. 英国自然指数网（Nature Index）：www. natureindex. com。
11. 西班牙 CSIC 世界医院排名网（Ranking Web of Hospitals）：hospitals. webometrics. info。

B.9

粤港澳大湾区及亚洲华人地区最佳医院报告

蔡 华　庄一强　刘嘉豪*

摘　要： 本报告从医疗技术、学术影响力、资源配置、医院运行、竞争力要素以及服务半径等方面分析粤港澳大湾区最佳医院50强和亚洲人华人地区最佳医院100强。粤港澳大湾区是国家级战略，在亚洲华人地区地理位置突出，有着优秀的经济实力以及医疗实力。中国大陆医院在亚洲华人地区最佳医院100强中有着强大的优势，但非公医院的发展水平仍需要有所提升。

关键词： 粤港澳大湾区　华人地区　竞争力　医疗服务半径

粤港澳大湾区最佳医院是指位于粤港澳大湾区（9+2城市）的综合医院和中医医院，不包含专科医院、部队医院。亚洲华人地区最佳医院指中国大陆、中国台湾、中国香港、中国澳门和新加坡的顶级综合医院，不包含专科医院。艾力彼的粤港澳大湾区最佳医院和亚洲华人地区最佳医院的评价指标有医疗技术、学术影响力、资源配置和医院运行4个一级指标。本报告以艾力彼发布的2017届粤港澳大湾区最佳医院50强和2017届亚洲华人地区最佳医院100强为研究对象，从地域分布、综合得分、竞争力要素、服务半

* 蔡华，管理学硕士，艾力彼医院管理研究中心；庄一强，博士，香港艾力彼医院管理研究中心主任；刘嘉豪，管理学学士，艾力彼医院管理研究中心。

径等几个方面进行分析，以便更好地了解粤港澳最佳医院及亚洲华人地区最佳医院的医疗现状。

一　粤港澳大湾区与亚洲华人地区

（一）粤港澳大湾区背景

“9+2”城市是指由广东9个城市（广州、深圳、珠海、佛山、中山、东莞、肇庆、江门、惠州）和2个特别行政区（香港、澳门）组成的城市群。由“9+2”城市组成的粤港澳大湾区是国家打造的继美国纽约湾区、美国旧金山湾区、日本东京湾区之后的世界第四大湾区。大湾区的发展已上升至国家层面，将被建设成有活力的经济区和宜居的优质生活圈，而医疗卫生事业的建设将为其提供支持。在粤港澳三地加强医疗卫生领域的合作、鼓励港澳资本到粤独资办医和与内地合作办医等政策的推动下，三地的合作将越来越紧密。

粤港澳大湾区三地有着不同的社会背景和医疗体制，医院之间也各具特色。广东采取积极开放的态度引进新技术，不断促进医疗水平的提高；香港有着高水平的医疗技术、国际化的医疗制度以及与国际接轨的药品、医疗器械准入制度；澳门有着完善的社区医疗服务网络。

（二）粤港澳大湾区与华人地区的联系

从地理上看，粤港澳大湾区位于中国大陆的东岸，与中国台湾、新加坡的经济交流联系紧密，医疗服务辐射能力较强。从经济发展上看，粤港澳大湾区定位为发展成世界第一的港湾，在经济影响力上辐射整个华人地区，乃至全球。

从医疗水平上看，如表1所示，粤港澳大湾区医院入围亚洲华人地区最佳100强的数量为22家，在数量上有着极大的优势。随着大湾区经济的快速发展，急需提升大湾区的医疗卫生水平，虹吸亚洲地区的医疗资源，建设世界一流的医疗大湾区。

表 1　粤港澳大湾区医院在亚洲华人地区最佳医院 100 强榜单分布

单位：家

城市	亚洲华人地区最佳医院 100 强上榜
广州	8
香港	12
澳门	2
总计	22

资料来源：艾力彼医院管理研究中心数据库。

二　粤港澳大湾区最佳医院50强分析

（一）资源配置与上榜医院数量分析

粤港澳大湾区各城市，人均 GDP 高于广东省平均水平的城市有 8 个。其中港澳人均 GDP 排在前两位，深圳、广州人均 GDP 紧随其后。根据表 2 可知，广州、珠海、香港的每千人卫生机构床位最多。在每千人医护人员构成中，香港有着比例最高的护理人员，广州、珠海有着较高比例的执业（助理）医师。

根据表 3 上榜的医院数量和城市上榜医院占比来看，广州、香港上榜数量排在前两位，澳门医院占上榜医院比例高达 40%。

从经济水平上进行分析，广州、香港、澳门的医疗水平和经济发展符合度较高，深圳在经济水平上高于广州，但在医疗资源方面表现稍差，可见，深圳需加大医疗卫生投入，以提高地方的医疗竞争实力。

表 2　2017 年粤港澳各地区常住人口、GDP、医疗资源配置

地区	人均 GDP（元）	GDP（亿元）	常住人口（万人）	每千人卫生机构床位（张）	每千人执业（助理）医师（人）	每千人注册护士（人）
澳门	475700	3072	64. 49	2. 5	2. 7	3. 6
香港	299621	21990	734	5. 3	1. 9	7. 1
深圳	183645	22438	1252. 83	3. 2	2. 7	2. 9

续表

地区	人均 GDP（元）	GDP（亿元）	常住人口（万人）	每千人卫生机构床位(张)	每千人执业(助理)医师(人)	每千人注册护士(人)
广州	150678	21503	1449. 84	6. 2	3. 4	4. 5
珠海	149082	2565	176. 54	5. 3	3. 6	4. 2
佛山	126322	9550	765. 67	4. 6	2. 4	3. 1
中山	106327	3450	326	4. 7	2. 5	3. 3
东莞	91329	7582	834. 25	3. 6	2. 1	2. 7
广东	81089	89879	11168	4. 4	2. 3	2. 8
惠州	80205	3831	477. 7	4. 7	2. 6	3. 0
江门	59089	2690	456. 17	5. 0	2. 2	2. 8
肇庆	53674	2201	411. 54	4. 0	1. 9	2. 5

注：港澳无执业（助理）医师，因此统计数量相对较少。

资料来源：《2017 广东省卫生和计划生育统计年鉴》《2017 中国统计年鉴》。

表 3　50 强上榜医院城市数量占比

单位：家，%

城市	上榜医院数	地区医院数量	上榜医院地区占比
广州	16	257	6. 23
深圳	6	154	3. 90
东莞	3	99	3. 03
佛山	3	115	2. 61
中山	2	59	3. 39
珠海	2	45	4. 44
江门	1	50	2. 00
肇庆	1	63	1. 59
惠州	1	81	1. 23
香港	13	137	9. 49
澳门	2	5	40. 00

注：香港、澳门医院包括医院管理局辖下医院及机构、私家医院、护养院及惩教机构的医院。

资料来源：《2017 广东省卫生和计划生育统计年鉴》、《2017 中国统计年鉴》、艾力彼医院管理研究中心数据库。

（二）50强医院城市分布及所属高校分析

为了从城市以及高校直属医院发现医疗资源分布问题，我们对上榜医院做了以下分析。由图 1 和表 4 可见，大湾区 11 个城市均有医院入围 2017 届粤港澳大湾区最佳医院 50 强。上榜医院数量排在前两位的是广州（16 家）、香港（13 家），两者合计已占了 58%。高校直属医院上榜占比为 30%，且均分布在广州、香港。

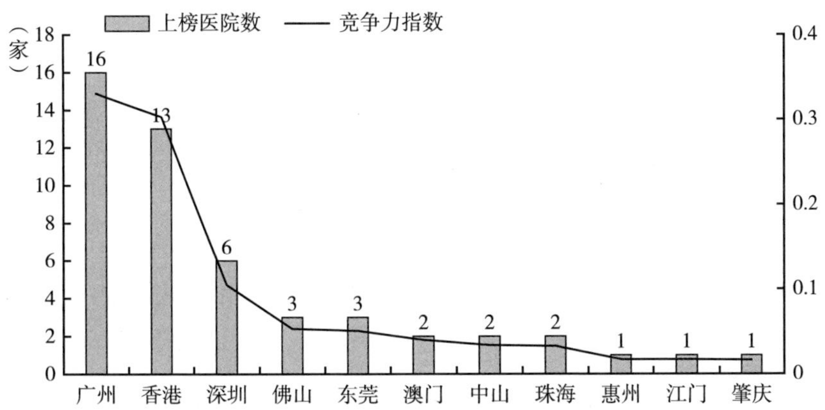

图 1　2017 届粤港澳大湾区最佳医院 50 强上榜医院数和竞争力指数分布

资料来源：艾力彼医院管理研究中心数据库。

表 4　粤港澳大湾区 50 强高校直属医院情况

单位：家

高校	直属医院上榜数量	综合竞争力指数	综合竞争力指数排名	平均竞争力指数	平均竞争力指数排名	所在城市
香港大学	1	0.032	5	0.032	1	香港
中山大学	5	0.107	1	0.021	4	广州
香港中文大学	1	0.029	6	0.029	2	香港
南方医科大学	2	0.048	3	0.024	3	广州
广州医科大学	3	0.058	2	0.019	6	广州
广州中医药大学	2	0.040	4	0.020	5	广州
暨南大学	1	0.018	7	0.018	7	广州

资料来源：艾力彼医院管理研究中心数据库。

广州和香港加上深圳，入围医院数量已占大湾区最佳医院 50 强的 70%。第一梯队的广州、香港超过深圳的数量较多，同在大陆地区的第一梯

队，深圳入围医院数量不足广州的一半，广东的优质医疗资源多集中在广州。其中惠州、江门和肇庆均只有1家医院入围。从入围医院情况来看，三个地级城市的医疗实力在大湾区中处于靠后位置。

从城市竞争力以及高校直属医院分布情况来看，粤港澳地区医学教学资源和医疗资源分布不均，地级市的医院竞争力以及医疗教育水平急需提升。

（三）医院性质分析

自2015年全国非公医院数量已超过公立医院数量，而且非公医院占比逐年上升。2016年粤港澳大湾区中广东9个城市的非公医院占比为47%，低于同年全国的56%。如图2所示，非公医院占比最高的城市是珠海，高达67%，其次为惠州，占59%，其他城市均低于全国水平，其中江门市最低，仅占26%。

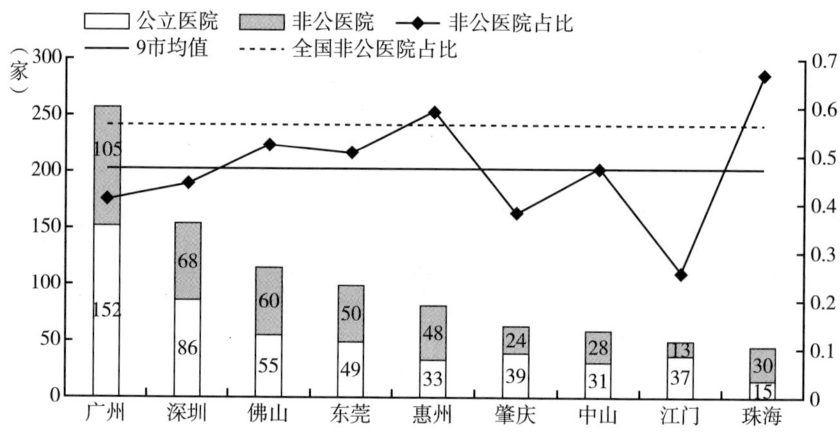

图2　2017广东9个城市公立与非公医院分布

资料来源：艾力彼医院管理研究中心数据库。

结合入围医院性质分析，如图3所示，非公医院占比排前两位的珠海和惠州没有非公医院入围粤港澳大湾区最佳医院50强，东莞和佛山则共有3家非公医院入围。广东9个城市有3家非公医院入围，另外6家来自港澳，其中香港5家，澳门1家。

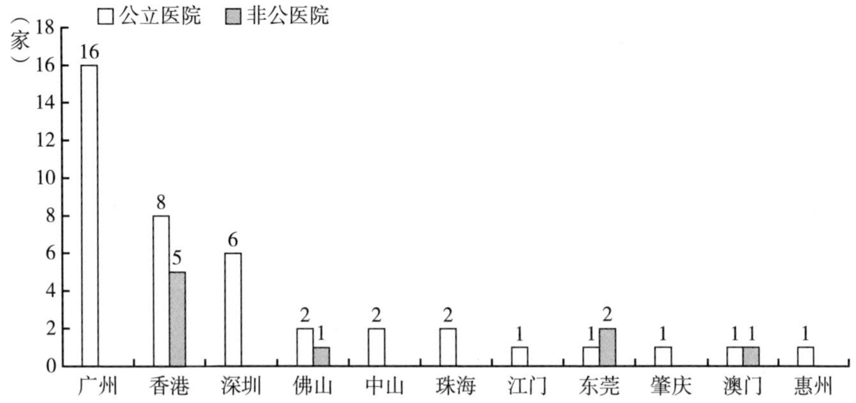

图 3　粤港澳大湾区最佳医院 50 强公立与非公医院数量分布

资料来源：艾力彼医院管理研究中心数据库。

广东 9 市与港澳相比，入围非公医院数量较少，可看出港澳的非公医院发展较好。“公私营双轨制”是香港医疗体系的显著特点，公立医院的公益性给香港市民提供低价医疗，但资源相对有限。私立医院虽费用相对较高，但能补充医疗资源，提供更加优质的医疗服务。而目前大陆的非公医院有数量多但不够强的特点，其总体实力无法与公立医院相比。为鼓励非公医院的发展，国家采取了一系列鼓励社会办医的措施，如放宽准入条件、落实多方面的公立与非公医疗机构同等待遇政策。另外，鼓励港澳资本到粤独资办医和与内地合作办医，三地加强合作和交流，在国家政策的大力支持下，大湾区的非公医院发展将迎来新的机遇。

（四）竞争力要素分析

如图 4 所示，在全院职工人数方面，香港最高，澳门最低。广东九市的医院规模较大，相对应的医疗人力配置仍有提升空间。

从人员以及规模来看，广东九市需要合理规划医院规模，提高医护人员的比例，降低医护人员的工作压力，从而提高医疗服务的质量，扩大粤港澳大湾区的医疗影响力。

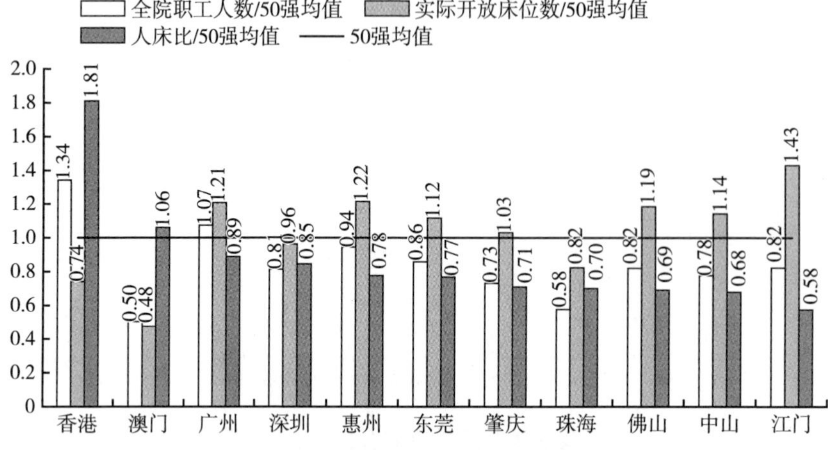

图 4　粤港澳大湾区 50 强医院部分指标

注：以粤港澳大湾区最佳医院 50 强数据的均值为 1，各城市入围医院的数据按比例折算。

资料来源：艾力彼医院管理研究中心数据库。

（五）医疗服务半径分析

实现医院从现有的规模医院转型为质量医院，需要明确医院的医疗服务半径。将粤港澳大湾区最佳医院 50 强分为 5 组，从不同层次的医院情况分析医院长短半径建设的影响，结果如图 5 所示。

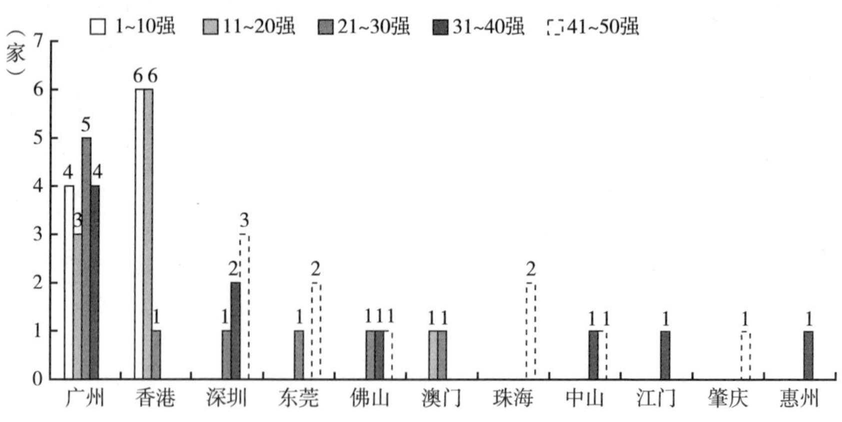

图 5　粤港澳大湾区最佳医院 50 强分组分布

资料来源：艾力彼医院管理研究中心数据库。

从长半径来看，作为国家级战略，粤港澳大湾区的目标是建设成为全球第一大湾区。经济基础决定上层建筑，在已有的经济基础之下，大湾区的医疗服务辐射需要面向全国，乃至全球。在现有的水平下，应加强广州、香港、深圳的长半径专科建设，提升大湾区长半径专科的影响力。

从短半径来看，粤港澳大湾区含有的7个地级城市，在医疗水平上相比于香港、广州、深圳、澳门会处于劣势地位。未来5年珠三角城际轨道交通建设完工，珠三角一小时生活圈随即形成。在公共交通更加便捷的条件下，位于广州、香港的优质医院的短半径服务范围将会扩大，随之地级城市的医院的短半径竞争力会大大降低。因此，为迎接未来的医院竞争挑战，地级城市医院急需加强短半径专科建设，避免流失自身的短半径竞争力。

三　亚洲华人地区最佳医院100强分析

（一）亚洲华人地区最佳医院10强及所属高校分析

2017届亚洲华人地区最佳医院前10强所属高校以及高校在各大排行榜上的名次如表5所示。在上榜的10家医院中，有两家医院是新加坡国立大学的附属医院，新加坡国立大学在表中的学校排名也均为第一。总体上看，各大院校均为国际知名大学，且前10名的医院均为医学院附属医院。

表5　2017届亚洲华人地区最佳医院前10强所属高校

10强名次	医院名称	所属高校	《美国新闻与世界报道》全球临床医学学科排名	英国THE全球大学排名	英国QS世界大学排名
1	北京协和医院	北京协和医学院	—	—	—
2	四川大学华西医院	四川大学	272	601～800	601～650
3	玛丽医院	香港大学医学院	87	36	25
4	复旦大学附属中山医院	复旦大学	118	104	44
5	新加坡中央医院	新加坡国立大学	71	23	11

续表

10强名次	医院名称	所属高校	《美国新闻与世界报道》全球临床医学学科排名	英国THE全球大学排名	英国QS世界大学排名
6	林口长庚医院	台湾大学	112	170	72
7	上海交通大学医学院附属瑞金医院	上海交通大学	118	189	59
8	新加坡国立大学医院	新加坡国立大学	71	23	11
9	北京大学第一医院	北京大学	107	31	30
10	中山大学附属第一医院	中山大学	160	301～350	295

资料来源：艾力彼医院管理研究中心数据库。

（二）医院总体分布情况

1. 区域分布

根据名次分层数量以及公立与非公医院数量情况来看，中国大陆医院在华人地区占绝对优势，在榜单中地区竞争力最强，且均为公立医院。与中国大陆形成鲜明差距的是中国台湾，其非公医院数量和竞争力均超过了公立医院。华人地区除中国大陆外，均有非公医院进入100强，非公医院在榜单中占比为21%。详细情况见表6、图6。

从以上图表分析可看出，在亚洲华人地区最佳医院100强中，大陆公立医院占绝对优势，台湾非公医院较公立医院有优势，中国港澳和新加坡的公立医院优于非公医院。

表6　亚洲华人地区最佳医院100强四个方阵数量分布

单位：家

区域	第1～25强	第26～50强	第51～75强	第76～100强	合计
中国大陆	16	11	15	15	57
中国台湾	2	9	4	4	19
中国港澳	4	3	3	4	14
新加坡	3	2	3	2	10

资料来源：艾力彼医院管理研究中心数据库。

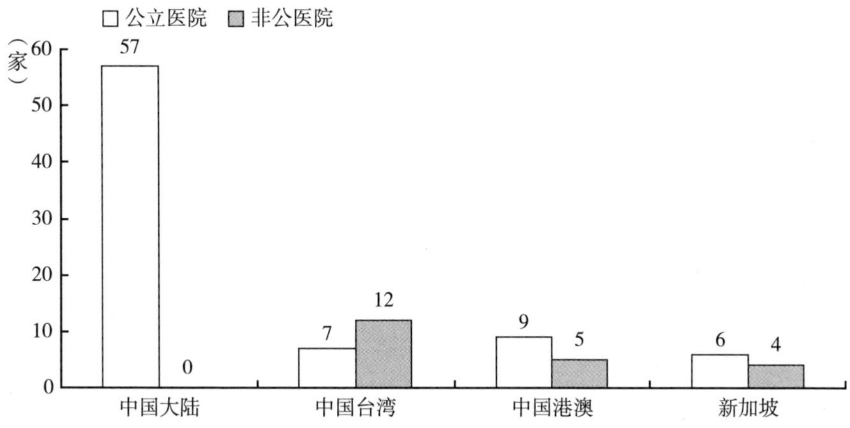

图 6　亚洲华人地区最佳医院 100 强公立与非公医院比较

资料来源：艾力彼医院管理研究中心数据库。

2. 城市分布

亚洲华人地区最佳医院 100 强分布在 31 个城市，从表 7 可看出，上榜医院数量相较 2016 届无太大差异。在数量上，北京、香港、新加坡、上海、广州、台北 6 个城市占了 58%，在亚洲地区医疗水平发展较高。从图 7 的结果来看，这 6 个城市的得分均值与平均值非常接近，上榜医院数量为 1 的城市得分大部分低于平均分，从城市分布来看，亚洲华人地区优势医疗资源集中分布现象较为明显。

表 7　亚洲华人地区最佳医院 100 强城市分布及得分比较

城市	2017 届上榜数（家）	2016 届上榜数（家）	得分均值（分）	最大值（分）	最小值（分）	城市竞争力指数	指数排名
北京	13	14	674. 65	941. 12	543. 86	0. 130	1
香港	12	12	695. 29	915. 59	499. 45	0. 124	2
新加坡	10	10	691. 77	910. 88	514. 07	0. 102	3
上海	8	10	757. 89	912. 71	580. 15	0. 090	4
广州	8	6	663. 25	880. 78	483. 82	0. 079	5
台北	7	3	687. 81	869. 40	599. 12	0. 071	6
武汉	4	3	677. 70	827. 67	492. 35	0. 040	7
高雄	3	3	703. 94	720. 72	671. 45	0. 031	8

续表

城市	2017 届上榜数(家)	2016 届上榜数(家)	得分均值(分)	最大值(分)	最小值(分)	城市竞争力指数	指数排名
台中	3	3	670.25	763.51	578.92	0.030	9
南京	3	3	605.00	703.55	516.40	0.027	10
沈阳	2	2	775.97	810.62	741.33	0.023	11
长沙	2	2	758.37	782.08	734.65	0.022	12
杭州	2	2	756.06	816.62	695.50	0.022	13
济南	2	2	684.47	718.06	650.88	0.020	14
台南	2	1	633.57	708.80	558.34	0.019	15
哈尔滨	2	2	564.60	586.87	542.33	0.017	16
西安	2	3	557.90	577.41	538.38	0.017	17
澳门	2	2	485.45	497.47	473.43	0.014	18

注：上榜城市医院数量为 1 时标准差无法计算。

资料来源：艾力彼医院管理研究中心数据库。

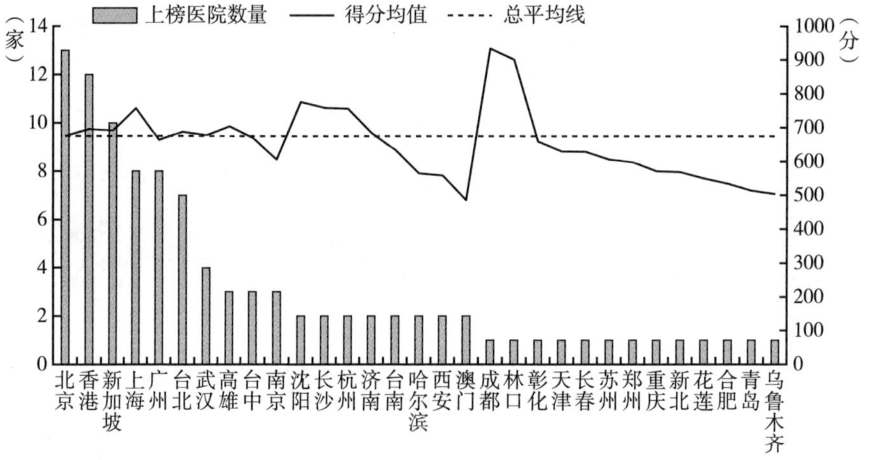

图 7　亚洲华人地区最佳医院 100 强城市分布及得分比较

资料来源：艾力彼医院管理研究中心数据库。

（三）竞争力要素分析

从图 8 和图 9 可以看出，在人均住院产出上中国大陆和中国港澳居前两位，在人床比这个指标上，中国大陆的人床比低于中国港澳台和新加坡。人均住院产出高而人床比较低，可知，中国大陆医护人员的工作负担较大，容易出现医护人员过劳的情况。从医疗安全的角度来看，为病人提供更加优质的医疗服务体验，避免出现职工过劳而导致的医疗事故，中国大陆应增加医护人员的数量，减小医院病床规模。

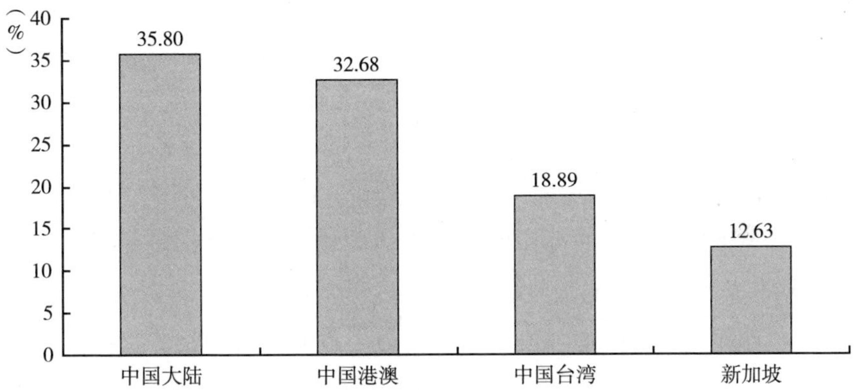

图 8　亚洲华人地区最佳医院 100 强人均住院产出占比

注：人均住院产出为全院职工人数/年住院量。
资料来源：艾力彼医院管理研究中心数据库。

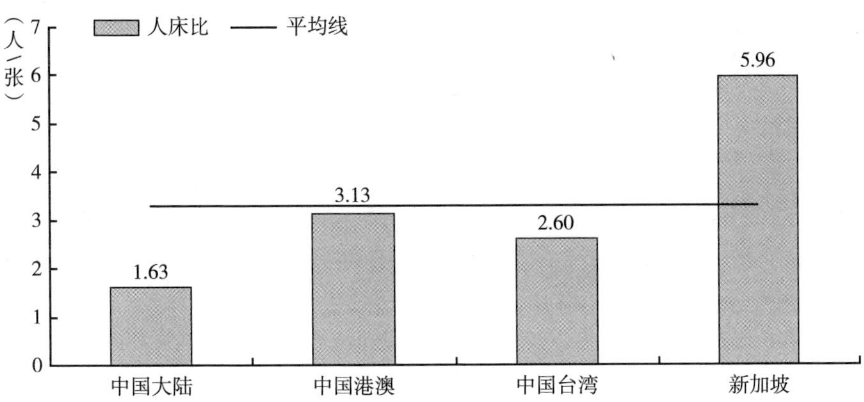

图 9　亚洲华人地区最佳医院 100 强人床比

注：人床比为全院职工人数/实际开放床位数。
资料来源：艾力彼医院管理研究中心数据库。

结　语

（1）粤港澳大湾区位于中国大陆的东岸，与亚洲华人地区经济交流紧密，急需提升自身医疗实力，虹吸亚洲华人地区的医疗资源，打造世界一流的医疗港湾。

（2）粤港澳大湾区以及亚洲华人地区的优质医疗资源分布不均衡，在分布上有集中分布于广州、香港的现象。

（3）大湾区优质医院急需加强长半径专科建设，打造世界一流医疗中心，而大湾区地级市医院急需加强短半径专科建设，保持自身短半径竞争力。

（4）粤港澳大湾区非公医院应在大湾区建设过程中，积极响应国家政策，提升医院自身的竞争力水平。

（5）在亚洲华人地最佳医院 100 强中，中国大陆公立医院在数量上占绝对优势，但没有非公医院上榜。希望中国大陆进一步鼓励非公医院的发展并将政策落到实处，使得公立与非公医院均衡发展。

（6）亚洲华人地区中国大陆医院工作人员工作负担较大，应增加医院临床一线医务人员比例，以缓解过大的工作负荷。

参考文献

1. 庄一强、曾益新主编《中国医院竞争力报告（2018）》，社会科学文献出版社，2018。
2. 庄一强、曾益新主编《中国医院竞争力报告（2017）》，社会科学文献出版社，2017。
3. 国家卫生健康委员会编《2018 中国卫生健康统计年鉴》，中国协和医科大学出版社，2018。
4. 中国国家统计局编《2017 中国统计年鉴》，中国统计出版社，2017。
5. 广东省卫生和计划生育委员会编《2017 广东省卫生和计划生育统计年鉴》。
6. 广东省社会科学院编《粤港澳大湾区建设报告（2018）》，中国社会科学文献出版社，2018。

B.10
中医医院报告

庄一强　李博文　邓兆盈*

摘　要： 本报告以各级中医药管理局管辖的综合性中医医院（包括中西医结合医院、民族医院）为研究对象，从地域分布、竞争力指数、均衡度等方面对中医医院100强、300强、500强进行分析，发现地区间的差距依然存在，东部地区优势中医资源多于中西部地区。省份发展较好的是江苏省、广东省，优势中医资源多，竞争力强；省域内的不均衡在西部地区尤为明显，医疗资源较集中。非公中医医院发展速度慢，社会办中医医院有待开发。在信息化建设上，中医医院与综合西医医院的差距较大，应加强信息化建设。同时，中医医院应加强人才建设，尤其是西部地区，发挥中医和民族医药的特色。

关键词： 中医医院　竞争力指数　均衡指数

一　2018届中医医院100强分析

（一）地理分布分析

1. 省份分布

如表1所示，中医医院100强分布在27个省份。入围医院数较多的省份是

* 庄一强，博士，艾力彼医院管理研究中心主任；李博文，理学学士，艾力彼医院管理研究中心；邓兆盈，工学学士，艾力彼医院管理研究中心。

广东、北京、浙江，从竞争力指数看，广东、北京、浙江位于前三。西藏、宁夏、内蒙古和海南没有医院入围中医医院 100 强。东西部中医医院发展存在不平衡。

表 1　2018 届中医医院 100 强各省份入围医院数和省竞争力指数

省份	广东	北京	浙江	江苏	上海	山东	湖南	陕西	河南
机构数(家)	9	7	7	6	5	6	6	6	5
省竞争力指数	0.099	0.082	0.069	0.059	0.057	0.055	0.053	0.053	0.047
省份	湖北	四川	福建	天津	广西	黑龙江	安徽	山西	河北
机构数(家)	4	4	4	3	3	3	3	3	2
省竞争力指数	0.042	0.042	0.038	0.033	0.032	0.032	0.027	0.026	0.022
省份	甘肃	辽宁	江西	贵州	吉林	重庆	新疆	云南	青海
机构数(家)	2	2	2	2	2	1	1	1	1
省竞争力指数	0.020	0.020	0.019	0.018	0.018	0.013	0.012	0.009	0.005

资料来源：艾力彼医院管理研究中心医院竞争力数据库。

2. 城市分布

全国共有 334 个地级行政区划单位（含省会城市、计划单列市、地区、自治州、盟，以下简称地级市），中医医院 100 强来自 60 个地级市。有 3 家及以上 100 强中医医院的地级市见表 2，其中，杭州市有 5 家 100 强中医医院。在 100 强中医医院中，有 51 家位于省会城市，说明优质的中医医疗资源集中在省会城市，省会城市在医疗资源积累上更加深厚。

表 2　2018 届有多家 100 强中医医院的地级市

单位：家

地区	省份	城市	机构数
华东	浙江	杭州	5
	福建	福州	3
华中	湖南	长沙	4
	湖北	武汉	3
	河南	郑州	3
华南	广东	广州	3
东北	黑龙江	哈尔滨	3
华北	山西	太原	3

资料来源：艾力彼医院管理研究中心医院竞争力数据库。

100 强中医医院分布在 27 个省份（含直辖市），60 个城市。由各省拥有 100 强中医医院的地级市数量除以该省地级市总数得到均衡指数，均衡指数反映了医疗资源在地理分布上的覆盖广泛程度。如表 3 所示，从 100 强入围城市数看，广东省最多，有 7 个地级市。从均衡指数看，陕西省最高，达到 0.400，接着是江苏、广东。东部地区省份 100 强入围城市数较多，均衡指数相对较高，西部地区省份几乎全为省会城市的医院入围。

表 3　2018 届中医医院 100 强各省份均衡指数

省份	陕西	江苏	广东	山东	浙江	福建	湖南	安徽
100 强入围城市数(个)	4	5	7	5	3	2	3	3
均衡指数	0.400	0.385	0.333	0.294	0.273	0.222	0.214	0.188
省份	河北	江西	河南	湖北	四川	广西	青海	吉林
100 强入围城市数(个)	2	2	3	2	3	2	1	1
均衡指数	0.182	0.182	0.176	0.154	0.143	0.143	0.125	0.111
省份	贵州	山西	黑龙江	新疆	辽宁	甘肃	云南	
100 强入围城市数(个)	1	1	1	1	1	1	1	
均衡指数	0.111	0.091	0.077	0.071	0.071	0.071	0.063	

资料来源：艾力彼医院管理研究中心医院竞争力数据库。

（二）竞争力要素分析

医院综合竞争力评价包括医疗技术、资源配置、医院运行等维度，针对中医医院评价加入了优秀中医临床人才相关的指标，下文将选取部分指标对中医医院的不同要素进行比较。

实开床位数是衡量医院实力的基础指标，同时医院作为智力和劳动力密集型组织，人力资源也是考量医院竞争力的重要指标。东中西部 100 强中医医院部分指标对比见表 4。东部地区医院全院职工人数最高，高级职称人数及其占比最高，这与东部地区经济和教育较发达有关。东部地区实开床位数最少，因此人床比较高，说明分配到患者的资源比中西部多。得益于国家对西部地区的扶持，西部地区职工总数较多，实开床位数最高，但是高级职称人数及其占比最低。

表 4　2018 届东中西部中医医院部分指标均值

区域	全院职工人数(人)	高级职称人数(人)	高级职称占比(%)	实开床位数(张)
东部	1827	300	16.20	1364
中部	1524	233	15.51	1441
西部	1805	233	13.57	1487
100 强均值	1754	273	15.50	1404

资料来源：艾力彼医院管理研究中心医院竞争力数据库。

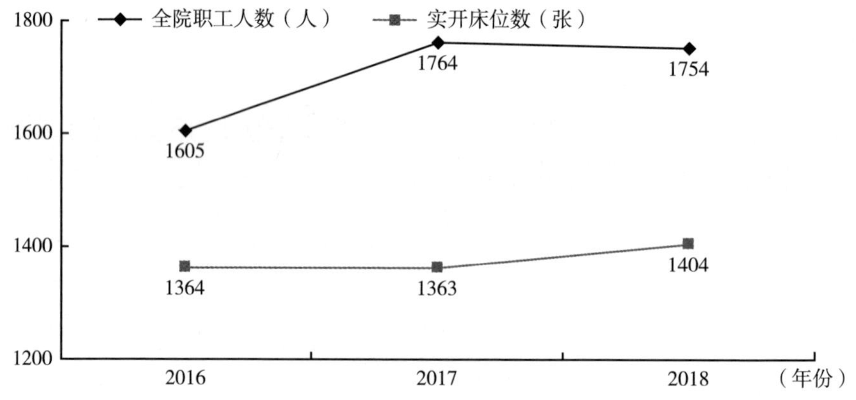

图 1　近 3 届 100 强中医医院人员、床位均值变化

资料来源：艾力彼医院管理研究中心医院竞争力数据库。

如图 1 所示，较上一届，中医医院 100 强全院职工人数均值有所下降，实开床位数均值增加了 3%，床位数超三级中医医院评审标准，发展势头较好。在中医扶持政策下，中医事业得到发展，人民对中医的认可度逐步提升。中医医院应该合理利用已有规模资源，实现向质量型医院的转型，优化人才梯队，加强专科建设，进一步提升医院竞争力。

如图 2 所示，近 3 届中医医院 100 强高级职称人数、高级职称人数占比稳定提升，对人才梯队建设的重视显现。但西部地区高级职称人数从上一届的 250 人减少到 233 人、占比从上一届的 14.56% 下降到 13.57%（见图 3），同时与东中部地区相比也最低，人才有一定流失，还需加强对人才的培养和引进。

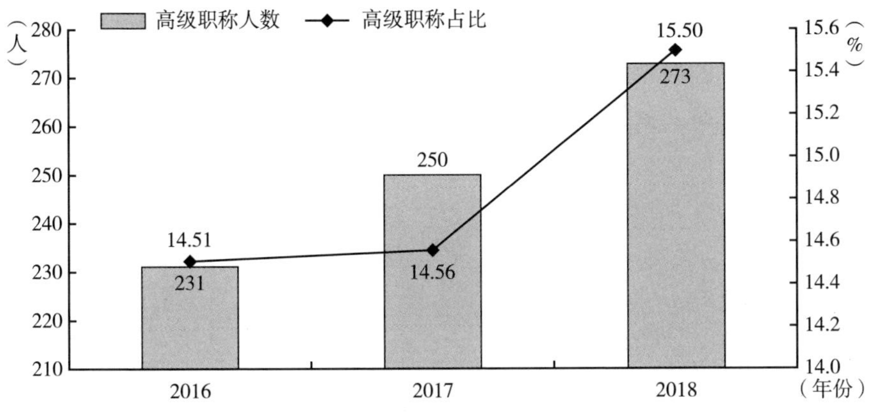

图 2　近 3 届 100 强中医医院高级职称人数及其占比变化

资料来源：艾力彼医院管理研究中心医院竞争力数据库。

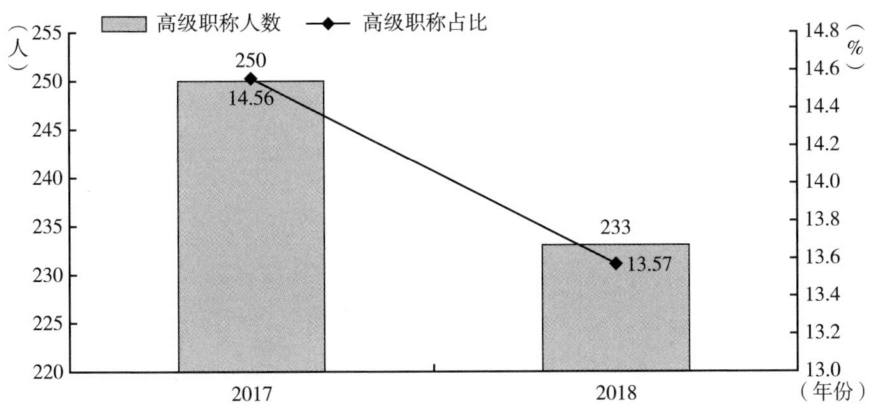

图 3　近 2 届 100 强西部中医医院高级职称人数及其占比变化

资料来源：艾力彼医院管理研究中心医院竞争力数据库。

（三）榜单交叉分析

中医医院 100 强与顶级医院交叉的有 8 家医院，这些医院处在顶级榜单 51～100 名内。与省/单医院 100 强榜单交叉的有 11 家医院，其中有 4 家处于前 50 名，7 家处于后 50 名。与地级榜单交叉的医院数最多，达到 30 家，其中1家处于地级榜单前50名，2家处于51～100名，13家处于101～300名，14家处于301～500名。与县级医院交叉的医院最少，仅为1家，处于县级医院前50强，县级优势中医资源较匮乏。

二　中医医院300强、500强分析

（一）地理分布分析

由图4可知，江苏省入围中医医院300强的医院最多，达到35家，其次是广东省（27家）、山东省（22家）。其中云南、新疆、内蒙古、青海、西藏均有民族医院入围。

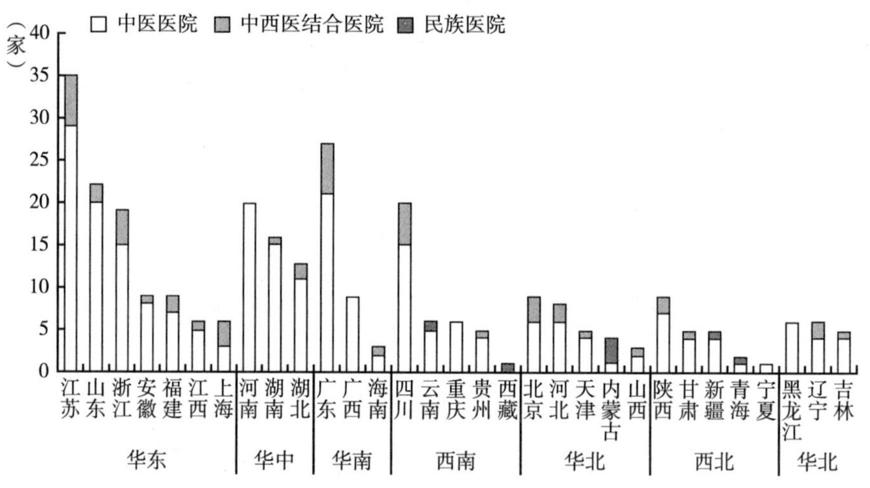

图4　2018届中医医院300强各省份分布

资料来源：艾力彼医院管理研究中心医院竞争力数据库。

由图5可知，江苏省入围中医医院500强的医院最多，为56家，其次是山东省（45家）、广东省（41家）。入围医院数排名前十的省份所入围医院总数占比达到64.6%，这些省份中河南没有中西医结合医院入围。相比

中医医院300强，有民族医院入围的省份增加了宁夏。其中，云南是中医医院、中西医结合医院、民族医院均有入围的省份。

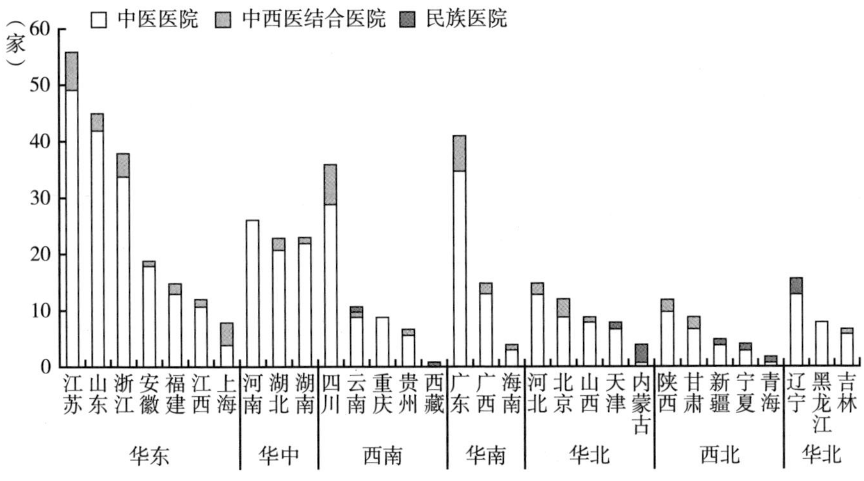

图5　2018届中医医院500强各省份分布

资料来源：艾力彼医院管理研究中心医院竞争力数据库。

（二）均衡度分析

中医医院300强分布在27个省份，其中，江苏省均衡指数最高，达到1.000（见表5）。说明江苏省每个地级市都有医院入围中医医院300强，居民不出地级市就能享受优质的中医医疗服务，减少了一定的经济负担，同时也能减轻省会城市大型医院的病患压力，助力分级诊疗。均衡指数排名前三的省份是江苏省、浙江省、湖南省。入围城市数最多的省份是广东省，有14个地级市的医院入围中医医院300强，但广东省地级城市数较多，导致均衡指数不高。四川省入围城市数与江苏省一样多，但四川省地级市较多，均衡指数低于江苏省。中医医院300强分布在139个地级市，华东地区、华中地区有超过3家医院入围的城市最多。广州入围中医医院300强的医院最多，为9家，杭州、郑州、成都各有7家医院入围（见表6）。

表5　2018届中医医院300强各省份入围城市数和省竞争力指数

省份	江苏	浙江	湖南	山东	广东	福建	河南	四川	陕西
入围城市数(个)	13	10	11	12	14	6	11	13	6
均衡指数	1.000	0.909	0.786	0.706	0.667	0.667	0.647	0.619	0.600
省份	河北	湖北	广西	海南	贵州	安徽	江西	吉林	云南
入围城市数(个)	6	7	7	2	4	6	4	3	5
均衡指数	0.545	0.538	0.500	0.500	0.444	0.375	0.364	0.333	0.313
省份	黑龙江	新疆	辽宁	甘肃	宁夏	内蒙古	西藏	青海	山西
入围城市数(个)	3	3	3	3	1	2	1	1	1
均衡指数	0.231	0.214	0.214	0.214	0.200	0.167	0.143	0.125	0.091

资料来源：艾力彼医院管理研究中心医院竞争力数据库。

表6　2018届有多家300强中医医院的地级市

单位：家

地区	省份	城市	机构数
华东	浙江	杭州	7
	江苏	苏州	6
	江苏	南京	5
	江苏	无锡	4
	江苏	徐州	4
	山东	济南	4
华中	河南	郑州	7
	湖南	长沙	5
	湖北	武汉	4
华南	广东	广州	9
西南	四川	成都	7
东北	黑龙江	哈尔滨	4

资料来源：艾力彼医院管理研究中心医院竞争力数据库。

中医医院500强来自240个地级市，其中广州、成都、杭州入围医院数最多，达到10家，郑州、南京、南通有7家医院入围（见表7）。随着榜单医院数量的增加，地级市的增多，均衡指数为1.000的省份也有所增加，相比于300强中医医院榜单，均衡指数等于1.000的省份增加到5个，分别是江苏省、浙江省、湖南省、河北省、福建省（见表8），这些省份的每一个地级市都有医院入围。入围城市数较多的省份是广东省（19个）、四川省

（18 个）、山东省（16 个）、河南省（16 个）。同一个省内，省会城市入围医院数较多。

500 强中医医院均衡指数较高的省份多位于东部中部经济发展水平较高、人口较多的地方，而西部偏远地区的中医医疗资源分布较集中。

表 7　2018 届有多家 500 强中医医院的地级市

单位：家

地区	省份	城市	机构数
华东	浙江	杭州	10
	江苏	南京	7
	江苏	南通	7
	江苏	苏州	6
	江苏	徐州	5
	江苏	泰州	5
	山东	泰安	5
	山东	青岛	5
	山东	济南	5
	浙江	绍兴	5
华南	广东	广州	10
	广东	深圳	5
华中	河南	郑州	7
	湖北	武汉	5
	湖南	长沙	5
西南	四川	成都	10

表 8　2018 届中医医院 500 强各省份入围城市数和省竞争力指数

省份	江苏	浙江	湖南	河北	福建	山东	河南	湖北	广东
入围城市数(个)	13	11	14	11	9	16	16	12	19
均衡指数	1.000	1.000	1.000	1.000	1.000	0.941	0.941	0.923	0.905
省份	四川	江西	安徽	陕西	广西	海南	辽宁	宁夏	云南
入围城市数(个)	18	9	13	8	11	3	10	3	9
均衡指数	0.857	0.818	0.813	0.800	0.786	0.750	0.714	0.600	0.563
省份	贵州	吉林	山西	甘肃	黑龙江	新疆	内蒙古	西藏	青海
入围城市数(个)	5	5	6	6	5	3	2	1	1
均衡指数	0.556	0.556	0.545	0.429	0.385	0.214	0.167	0.143	0.125

资料来源：艾力彼医院管理研究中心医院竞争力数据库。

（三）交叉榜单分析

到中医医院300强，相对于中医医院100强，与地级榜单交叉的医院增加了3家，这3家医院处于地级301～500名。与县级医院相比增加了36家，其中2家处于县级榜单前50名，3家处于51～100名，12家处于101～300名，19家处于301～500名。

到中医医院500强，相对于300强，仅与县级榜单有交叉，增加了8家医院，这些医院处于301～500名。与非公医院榜单无交叉。

（四）其他特征

从医院属性看，中医医院300强中，非公医院有6家，到中医医院500强，榜单医院总数增加了200家，非公医院仅增加了3家。相比2017届，非公中医医院总数仅增加1家，发展速度较慢，政府鼓励社会资本办医，相比于公立医院，非公医院存在很大差距。在9家非公医院中，有6家来自华东地区，其他3家来自华北地区、华南地区、华中地区。因为华东地区整体医疗资源积累情况较好，社会资本办医热情高，非公中医医院相对其他地区发展较好。

从医院等级看，中医医院300强中，三甲医院257家，占比为86%。中医医院500强中，三甲医院占比为64%，三级及以上为401家。三级以下有99家，占比不到20%。中医医院榜单以三级医院为主。

从医院类型看，中医医院500强中，中医医院、中西医结合医院、民族医院分别占86.8%、11.6%、1.6%。截至2017年，我国中医医院、中西医结合医院、民族医院分别有3695家、587家、284家，这些医院的上榜率分别为11.7%、9.9%、2.8%。500强中医医院中民族医院占比虽较低，但上榜数量有所增加，与《中医药发展战略规划纲要（2016～2030）》中促进民族医药发展的方针相契合。

从医院评审情况看，中医医院500强中，有3家医院通过HIMSS评级，有2家通过JCI评审。在2017届HIC100强榜单中，中医医院仅为5家，且排名靠后，中医医院信息化能力远远低于西医医院，中医院还需加强信息化建设，促进医疗质量提高。

三　中医医院最佳专科评选

为加强中医医院专科内涵建设及能力提升，充分发挥中医专科服务能力，艾力彼结合多年数据库经验，联合中国医院协会中医医院管理分会推出“2018 中国中医医院最佳专科评选”，本次排名结果不分先后。

（一）评价指标的来源

1. 国家级区域医疗中心设置。
2. 国家临床重点专科（中医）评分标准。
3. 等级医院评审（中医医院、中西医结合医院、民族医院）。
4. 艾力彼医院管理数据库。

（二）评价指标

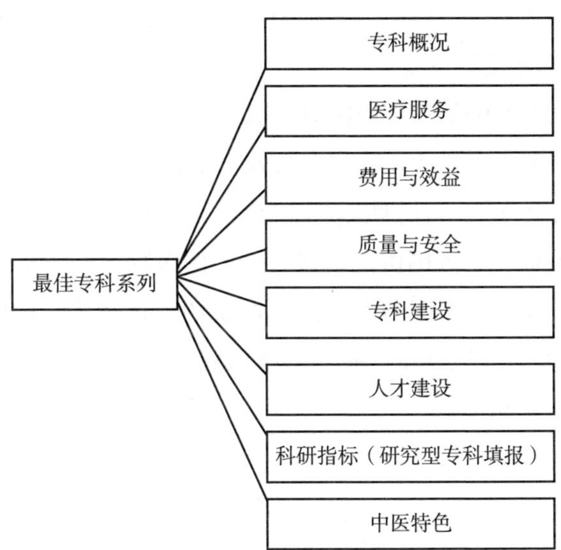

图 6　2018 中国中医医院最佳专科评价指标

注：三级指标略。

（三）参评资格

运营3年以上成建制的二级及以上中医医院（含中西医结合医院、民族医院、中医专科医院以及非公中医医院）的专科（注意：一个专科仅能报一个评选类型）。

（四）评选专科类型

1. 本评选分为：最佳研究型专科、最佳临床型专科和优秀区县临床专科。

2. 最佳研究型专科候选单位为中医药大学附属医院和研究机构所属中医医院。

3. 优秀区县临床专科候选单位为区级和县级中医医院。

（五）结果分析

本次评选共推出最佳研究型专科18个，最佳临床型专科19个，优秀区县临床专科13个。每一个最佳研究型专科入围医院不超过10家，每一个最佳临床型专科和优秀区县临床专科入围医院不超过30家。最终评选出入围最佳研究型专科的医院33家，入围最佳临床型专科的医院110家，入围优秀区县临床专科的医院17家。

对比中医医院500强和中国中医医院最佳专科评选结果，可发现最佳研究型专科和最佳临床型专科所在医院多数处于中医医院100强，而且排名越靠前，入围科室数量越多。这说明医院的综合竞争力和专科竞争力具有协同效应。

优秀区县临床专科入围医院则多处于中医医院101～300强，中医医院100强中省部属医院和中医药大学附属医院的占比较大，101～300强以及301～500强则多为地级城市医院和县级医院，这说明中医医院的行政级别和医院的竞争力正相关。

四　结语

1. 地域发展不平衡，即使随着中医医院榜单的扩大，东部地区也一直占有优势，无论是入围医院数还是区域竞争力指数，东部均远高于中西部。省内发展不均衡，江苏省、浙江省、广东省、山东省、湖南省等省份均衡指数较高。中医医院在治未病、疾病治疗和康复中起到重要作用，对分级诊疗意义重大，地级、县级中医医院应不断加强建设，让常见病、慢性病患者能在当地就医。

2. 优势中医医院床位有增加趋势，医院应由规模化到质量化转变，中医医院应发挥中医特色，加强人才建设，加强专科建设，尤其西部地区应加强对中医人才的培养和引进。

3. 非公中医医院发展较缓。在中医医院 100 强中，没有非公医院入围；在中医医院 300 强中，非公医院仅占 2%；到 500 强时，非公医院仅占 1.8%。榜单医院数量的扩大也没有使更多的非公医院入围，说明非公中医医院仍需进一步开发。

4. 中医院应加强信息化建设。中医医院与综合西医医院在信息化建设上存在较大差距，500 强中医医院中通过 HIMSS 认证的不到 1%。中医医院应重视信息化建设，实现弯道超车。

5. 中医医院的综合竞争力和专科竞争力具有协同效应。最佳专科入围数量越多的医院，排名越靠前。

6. 中医医院的行政级别和医院的竞争力正相关。

参考文献

1. 庄一强主编《中国医院竞争力报告（2017～2018）》，社会科学文献出版社，2017。
2. 庄一强、曾益新主编《中国医院竞争力报告（2016）》，社会科学文献出版社，2016。
3. 国家卫生和计划生育委员会编《2016 中国卫生和计划生育统计年鉴》，中国协和医科大学出版社，2016。
4. 中华人民共和国民政部编《2016 中华人民共和国行政区划简册》，中国地图出版社，2016。

B.11
肿瘤医院报告

张 宁 刘剑文*

摘 要： 随着肿瘤疾病发病率上升，加强肿瘤医院建设、提高肿瘤疾病诊治水平越发重要。艾力彼医院管理研究中心推出首届肿瘤医院竞争力榜单——“2018届肿瘤医院80强”，帮助肿瘤医院树立行业标杆。对榜单进行分析后发现不同省份、不同行政级别城市、不同注册登记类型的肿瘤医院之间存在明显差异。

关键词： 肿瘤医院 竞争力 医疗地理

近年来我国恶性肿瘤发病率不断上升（癌症已成为我国死亡第一大原因，死亡人数占全球癌症死亡人数的1/4），肿瘤疾病诊治能力的发展与国民健康水平密切相关，是实现“健康中国”目标的重要一环。艾力彼医院管理研究中心对我国肿瘤医院进行多年研究，从医疗技术、资源配置、医院运行、学术影响力四大维度进行定量评价，推出首届肿瘤医院竞争力榜单——“2018届肿瘤医院80强”，评价对象为肿瘤专科医院以及第二名称为肿瘤医院的大专科小综合医院，不含“肿瘤院中院”“肿瘤分院”“肿瘤院区”。评价第二名称为肿瘤医院的大专科小综合医院时，仅使用肿瘤专科相关的数据。

---

* 张宁，工商管理硕士，艾力彼医院管理研究中心；刘剑文，理学学士，艾力彼医院管理研究中心。

一　肿瘤医院10强

肿瘤医院 10 强（名单见表 1）都是省部级医院，分布在 9 个不同省份，其中北京有 2 家医院上榜（中国医学科学院肿瘤医院、北京大学肿瘤医院）。肿瘤医院 10 强科技影响力较突出，体现在：在 Nature Index 医疗机构 100 强排名中肿瘤医院共有 7 家，其中 6 家为肿瘤医院 10 强；在 2017 年中国卓越国内论文较多的医疗机构 30 强排名中肿瘤医院仅有 1 家——天津医科大学肿瘤医院，居肿瘤医院第 4 名。中国医学科学院医学信息研究所发布的“2018 年中国医院科技量值研究（STEM）”榜单结果显示，STEM 综合 100 强中肿瘤医院共 5 家，这 5 家全部进入肿瘤医院 10 强并且名次为 1 ~ 5 名，STEM 肿瘤科 100 强中肿瘤医院共 19 家，其中 10 家为肿瘤 10 强医院，说明科研技术较好的肿瘤医院基本集中在肿瘤榜单前列，科研能力与临床诊治能力互相促进巩固和提升了医院的综合竞争力。在肿瘤医院 10 强中，大部分是高校隶属附属医院，高校隶属医院在人才引进和培养、科研和教学等方面都有优势；非高校隶属医院也积极寻求与医学院校的紧密合作，借助高校的优质平台及人才科研优势，提高临床技术水平，甚至从临床型医院转变成学术型医院。总的来说，肿瘤医院 10 强会聚了中国最好的肿瘤专家，代表我国肿瘤治疗的最高水平，承担了各区域甚至全国的肿瘤疑难病例诊治任务。

表 1　肿瘤医院 10 强及其科技影响力

名次	肿瘤医院 10 强	Nature Index 医疗机构 100 强中名次	中国卓越国内论文较多的医疗机构 30 强中名次	医科院 STEM 综合排名（肿瘤科排名）
1	中国医学科学院肿瘤医院	64	—	12(1)
2	中山大学肿瘤防治中心	3	—	18(2)
3	复旦大学附属肿瘤医院	15	—	38(3)
4	天津医科大学肿瘤医院	31	28	57(5)
5	北京大学肿瘤医院	40	—	60(7)
6	山东省肿瘤医院	—	—	—(16)

续表

名次	肿瘤医院 10 强	Nature Index 医疗机构 100 强中名次	中国卓越国内论文较多的医疗机构 30 强中名次	医科院 STEM 综合排名（肿瘤科排名）
7	浙江省肿瘤医院	—	—	—(37)
8	江苏省肿瘤医院	83	—	—(53)
9	河南省肿瘤医院	—	—	—(46)
10	哈尔滨医科大学附属肿瘤医院	—	—	—(25)

二　肿瘤医院80强医疗地理

为了观察肿瘤医院 80 强的地理分布，将肿瘤医院 80 强各省份的入围机构数以及竞争力指数进行分析（见图 1）。除了宁夏和西藏，每个省份至少有一家医院上榜，其中位于东部和中部的、人口较多、经济较发达的省份拥有较多上榜医院。竞争力指数排名前三的省份分别是江苏、广东、北京，算得上是肿瘤医疗地理的高地。

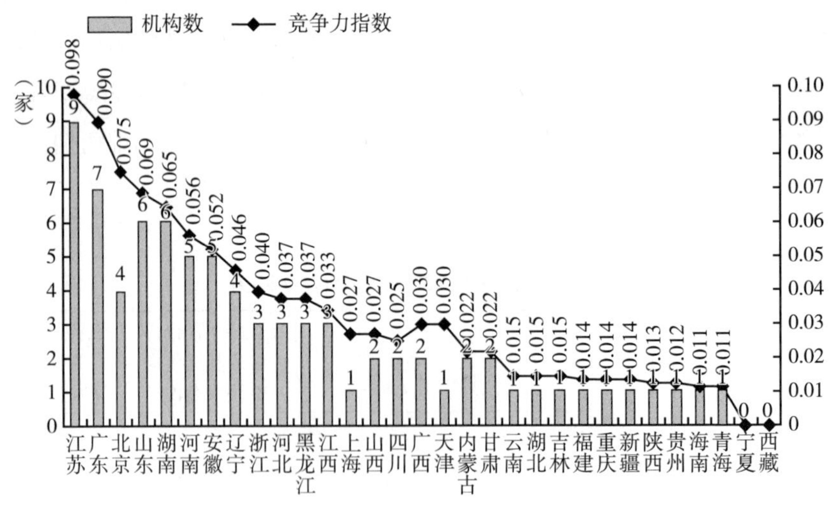

图 1　2018 届肿瘤医院 80 强在各区域的分布及其竞争力指数

资料来源：艾力彼医院管理研究中心数据库。

各省份肿瘤医院80强的机构数、竞争力指数与各省份人口、GDP的相关系数见表2。数据显示各省份上榜机构数、竞争力指数与当地常住人口数、GDP呈显著的相关关系，说明随着肿瘤高发，一个地区的人口数量越多，该地区肿瘤专科医疗需求就越大，于是该地区肿瘤医院应需求发展壮大；而经济发达地区除了人口密度大，还拥有良好的经济基础、丰富的卫生资源、庞大的医疗市场需求，所以经济发达地区肿瘤医院竞争力较强。对比表2中含直辖市与不含直辖市计算得到的相关系数，发现含直辖市的相关系数略低一些，说明直辖市由于行政级别高，医疗综合竞争力强。对比其他省份，直辖市受地理面积限制，医院机构总数量不多但聚集了全国一流的医学院校和医疗技术人才，医院普遍实力较强，这与图1显示的北京、上海、天津肿瘤医院竞争力指数比拥有相同上榜医院数量的省份高的现象是吻合的：北京上榜机构数少于或等于山东、湖南、河南、安徽、辽宁5个省份，但竞争力指数明显比这5个省份高；上海、天津虽然都各仅有1家医院上榜，但竞争力指数与山西、四川、广西、内蒙古、甘肃这5个有2家医院上榜的省份相近。

表2　各省份肿瘤医院80强机构数、竞争力指数与各省份人口、GDP的相关系数

相关系数	各省份人均GDP（含/不含直辖市）	各省份年末常住总人口数（含/不含直辖市）	各省份GDP（含/不含直辖市）
各省份上榜机构数（家）	0.255/0.530*	0.756**/0.777**	0.816**/0.832**
各省份竞争力指数	0.430*/0.560*	0.712**/0.814**	0.830**/0.874**

注：**相关性在0.01水平上显著；*相关性在0.05水平上显著。

资料来源：艾力彼医院管理研究中心数据库。

肿瘤医院80强分布在59个地级城市，其中11个城市拥有2家或以上医院上榜（见图2）。不难发现，这些城市有一个共同点：都是省会城市。省会城市是省肿瘤医院的所在地，并且向来是各省份的医疗资源高地，所以一般还设有竞争力较强的市级肿瘤医院或非公肿瘤医院。比较这些城市的上榜医院，一般都是“省肿瘤医院＋省会市属肿瘤医院或非公医院”的组合形式。

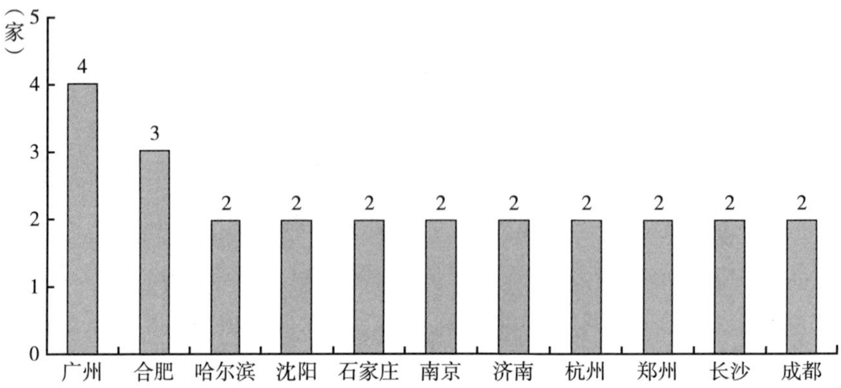

图2　拥有多家肿瘤医院80强的城市

资料来源：艾力彼医院管理研究中心数据库。

统计中华医学会、中国医师协会中与肿瘤诊疗技术关系最密切的肿瘤和放射肿瘤治疗分会的主任委员（会长）、副主任委员（副会长）人数，共32人，其中23人（其余9人任职于非肿瘤医院）任职于表3列出的10家肿瘤医院。这10家都是省部级肿瘤医院，都位于直辖市或省会城市（其中4家位于北京、上海、广州），可见医院级别、城市级别、学术领袖三者是紧密联系的。

表3　拥有学术领袖的肿瘤医院

省份	医院名称	学术领袖数量(人)	肿瘤榜单名次
北京	中国医学科学院肿瘤医院	6	1
上海	复旦大学附属肿瘤医院	4	3
天津	天津医科大学肿瘤医院	3	4
广东	中山大学肿瘤防治中心	2	2
北京	北京大学肿瘤医院	2	5
山东	山东省肿瘤医院	1	6
江苏	江苏省肿瘤医院	1	8
四川	四川省肿瘤医院	1	13
福建	福建省肿瘤医院	1	19
甘肃	甘肃省肿瘤医院	1	29

注：学术领袖人数指在中华医学会肿瘤分会、放射肿瘤治疗分会以及中国医师协会肿瘤医师分会、放射肿瘤治疗医师分会担任主任委员（会长）、副主任委员（副会长）的人数，同时担任多个职务的可重复统计。

从肿瘤医院80强在各省份和城市分布的情况来看，不难发现两个现象：一是肿瘤医疗资源与区域人口、经济发展程度密切相关，人口越多、经济越发达，肿瘤医疗资源越丰富；二是肿瘤医疗资源与城市行政级别高度密切相关，城市行政级别越高（如直辖市、省会城市），高水平的医学院校和医疗人才越多，肿瘤医疗资源就越丰富。

三　竞争力要素分析

在肿瘤医院80强中，医院等级为三级的共70家，三级与二级医院的比例是7∶1；肿瘤专科医院与第二名称为肿瘤医院的大专科小综合医院比例约为6∶1；公立医院与非公医院的比例约为7∶1（见图3）。在肿瘤医院80强中，肿瘤专科医院上榜数量更多并且名次更靠前（肿瘤专科医院共57家，其中39家名次排在前40强），肿瘤专科医院竞争力明显高于第二名称为肿瘤医院的大专科小综合医院。《2018中国卫生健康统计年鉴》数据显示，截至2017年年底，我国共有151家肿瘤专科医院，其中公立医院74家、非公医院77家，公立医院和非公医院机构数量旗鼓相当。但在肿瘤榜单80强中，公立医院69家、非公医院仅11家，公立医院数量远多于非公医院，说明现阶段我国公立肿瘤专科医院竞争力远远强于非公肿瘤专科医院。肿瘤检查和治疗设备昂贵、医疗技术要求高、肿瘤疾病死亡率高等让非公肿瘤医院的发展更为困难。随着限制公立医院规模扩张、鼓励社会资本办医等相关政策的进一步落实，非公肿瘤医院应抓住政策红利快速发展。社会资本与公立肿瘤医院合作建设分院、非公医院与公立肿瘤医院建立医疗联合体、建立高端和特色医疗服务体系等形式都不缺乏成功案例，是值得非公肿瘤医院探索尝试的发展方式。

在肿瘤医院80强中（见表4），实际开放床位数的中位数为1000张，职工总人数的中位数为1203人，高级职称人数的中位数为180人。肿瘤医院80强中，肿瘤专科医院的实际开放床位数的较小分位数为600张（57家肿瘤专科医院中，有43家医院床位多于600张）。《2018中国卫生健康统计年鉴》数据显示，截至2017年底，我国151家肿瘤专科医院中，床位小于

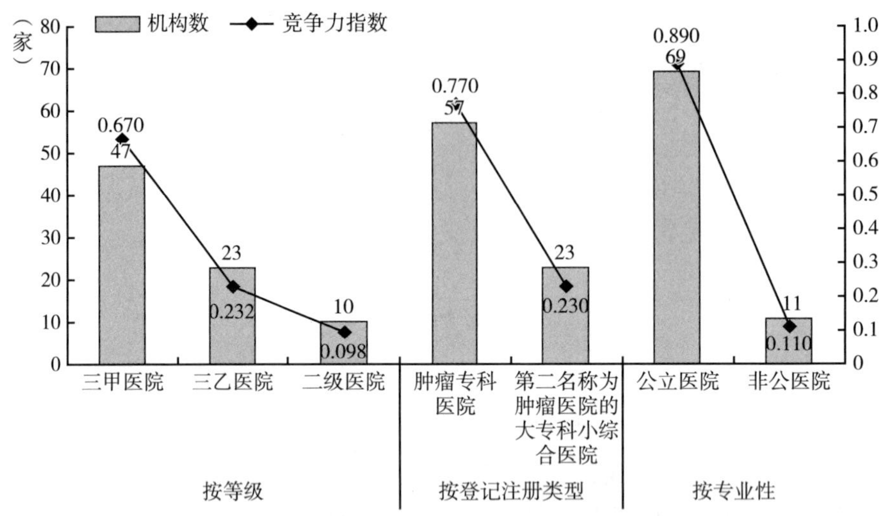

图 3　2018 届肿瘤医院 80 强特征分析

资料来源：艾力彼医院管理研究中心数据库。

500 张的共 104 家，500 ~ 800 张的共 10 家，床位规模大于 800 张的共 37 家。此次上榜的基本上是床位数较大的肿瘤专科医院。床位规模虽然不是医院竞争力强弱的决定性因素，但不可否认，我国现阶段规模偏小的医院竞争力普遍相对较弱。具备较大规模的医院通常配置了齐全的学科、完善的设备、丰富的人力资源，并且有机会接触到更多疑难病例，从而快速提升临床诊治能力，最终增强医院综合竞争力。

表 4　2018 届肿瘤医院 80 强床位、人员配置

单位：张，人

竞争力要素	实际开放床位数		职工总人数		高级职称人数	
医院	80 强医院	其中：肿瘤专科医院	80 强医院	其中：肿瘤专科医院	80 强医院	其中：肿瘤专科医院
较大分位数	1430	1484	1734	1825	306	289
中位数	1000	1000	1203	1165	180	178
较小分位数	675	600	719	574	105	105

资料来源：艾力彼医院管理研究中心数据库。

表5数据显示，在80强医院中，省部级肿瘤医院的职工总人数/床位数高于非省部级医院，这是由于省部级医院承担更多的任务如教学与科研。另外，由于省部级医院诊治疑难重病比例高，所以人员需求也大。公立肿瘤医院的职工总人数/床位数高于非公医院，一方面是公立医院承担更多公益性任务，另一方面则是非公医院在人员投入、运行效率方面更高效。80强高级职称人数/职工总人数的较大分位数为0.18，高于0.18的基本是省部级肿瘤医院或高校附属肿瘤医院，省部级医院向来是医疗资源聚集地，而高校附属医院在培养人才、吸引人才方面更具优势。高级职称人数/职工总人数的80强中位数为0.13，大部分非公肿瘤医院的高级职称人数占比都低于80强中位数，人才建设是非公医院的一个短板。随着医师职称评审制度改革以及医师多点执业政策的进一步推广，希望未来有更多高技术的医师进入非公肿瘤医院，既可缓解公立医院的工作压力，也可以为人们提供有保障且更多元化的医疗服务。表5数据显示，国家级临床重点专科和省级临床重点专科基本集中在省部级肿瘤医院，表明省部级肿瘤医院会聚了较多的人才，相应也提供了较高水平的临床诊疗服务，承担了大部分的科研教学任务。

表5　2018届肿瘤医院80强床位、人员配置（按医院类型分）

医院类型	职工总人数/床位数(人/张)	高级职称人数/职工总人数	国家级临床重点专科数量(个)	省级临床重点专科数量(个)
80强较大分位数	1.35	0.18	1	2
80强中位数	1.11	0.13	0	0
80强较小分位数	0.86	0.11	0	0
省部级中位数	1.31	0.18	1	3
非省部级中位数	1.01	0.13	0	0
公立中位数	1.11	0.14	0	0
非公中位数	1.07	0.08	0	0

资料来源：艾力彼医院管理研究中心数据库。

综上，不同层级、不同类型的肿瘤医院之间存在着明显差距。按就医半径划分，肿瘤疾病可以归为长半径的服务类型：在条件许可的情况下，患者会长途跋涉寻求最优质的医疗服务，那么对医院来说，如果不提高肿瘤诊治能力，将很难留住患者，而缺少患者又反过来制约诊治能力的提高，容易形成恶性循环。2018 年 4 月《国家发展改革委办公厅国家卫生计生委办公厅关于印发疑难病症诊治能力提升工程项目储备库的通知》（发改办社会〔2018〕347 号）正式印发，确定将地方申报的 113 所医院纳入工程项目储备库，其中肿瘤医院共 23 家（比重约为 20%），可见提升肿瘤医院实力以及提高肿瘤疾病防治能力的重要性。这 23 家肿瘤医院全部进入肿瘤医院榜单，并且名次都在前 25 名。疑难病症诊治能力提升工程项目医院主要收治疑难重症患者和实施医学关键技术攻关转型，通过牵头组建跨区域的专科联盟等多种形式的医联体，不断缩小区域间医疗技术水平的差距，提升重大疾病救治能力，缓解群众跨区域就医负担。各层级、各类型肿瘤医院都应积极参与医联体组建，加强医疗技术和运营管理方面的交流，确保医疗技术及时更新进步，完成该层级肿瘤医院的医疗责任。

四　交叉榜单分析

肿瘤医院 80 强中部分医院同时也符合其他某些榜单的评价要求并且榜上有名，如贵州省肿瘤医院在非公医院榜单中排第 35 名，河北省肿瘤医院（河北医科大学第四医院）在河北省域榜单中排第 3 名，图 4 列出了肿瘤医院 80 强在其他榜单的上榜情况。

五　结语

肿瘤医院 80 强呈现以下特点：第一，按地理分布来看，常住人口多、经济发展好的省份肿瘤医院竞争力较强，行政级别高的城市肿瘤医院竞争力较强；第二，按医院行政级别来看，省部级肿瘤医院竞争力较强。第三，按登记注册类型来看，公立肿瘤医院竞争力较强。第四，按专业性来看，肿瘤专科医院竞争力比第二名称为肿瘤医院的大专科小综合医院强。

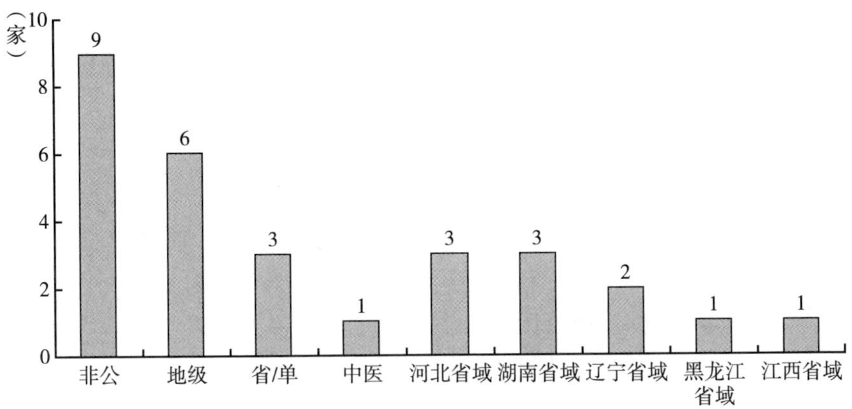

图4　2018届肿瘤医院80强在其他榜单的上榜情况

资料来源：艾力彼医院管理研究中心数据库。

公立三级肿瘤医院承担了我国大部分的肿瘤治疗任务，已经超负荷运转，未来将通过分级诊疗下放部分诊疗任务。公立医院的扩张受到政策约束，预期肿瘤治疗存在较大供需缺口，将向二级医院和非公医院转移。

参考文献

1. 庄一强主编《中国医院竞争力报告（2017～2018）》，社会科学文献出版社，2018。
2. 庄一强、曾益新主编《中国医院竞争力报告（2017）》，社会科学文献出版社，2017。
3. 庄一强、曾益新主编《中国医院竞争力报告（2016）》，社会科学文献出版社，2016。
4. 国家卫生健康委员会编《2018中国卫生健康统计年鉴》，中国协和医科大学出版社，2018。
5. 中华人民共和国民政部编《2018中华人民共和国行政区划简册》，中国地图出版社，2018。

B.12
智慧医院HIC排名报告

陈忠　罗永杰　陈培钿*

摘　要：　本报告对中国医院的三次洗牌情况、智慧医院的特点和HIC评价进行阐述，并对2018年智慧医院HIC排名医院和指标体系进行了分析，这些分析能帮助我们更好地了解医院信息化建设现状。

关键词：　三次洗牌　智慧医院　HIC评价

一　HIC，智慧医院的开端

（一）中国医院的三次洗牌

1. 第一次洗牌：以院系调整为契机的大范围调整

中国医院的第一次洗牌发生在20世纪50年代，国家对高校进行院系调整，对医院也进行了拆分。例如，现在的东南大学附属中大医院的前身是国民政府设立的中央大学医学院附设医院，新中国成立后原中央大学医学院附设医院的人员便被派往西安西京医院工作。新中国成立前的上海震旦大学医学院和圣约翰大学医学院合并成上海第二医学院，即现在的上海交通大学医学院。此外，在新中国成立初期，教会医院也经历了调整和合并，如今的中

* 陈忠，工程学士、EMBA，艾力彼医院管理研究中心；罗永杰，药学硕士，艾力彼医院管理研究中心；陈培钿，信息工程学士，艾力彼医院管理研究中心。

山大学附属第二医院（博济医院）、浙江大学医学院附属第二医院（广济医院）、中国医科大学附属第二医院（盛京施医院）、宁波市第二医院（仁泽医院）、台州医院（恩泽医局）等均是由教会医院发展而来。

2. 第二次洗牌：以规模扩张为特点的医院高速发展

20 世纪 90 年代后期，医院迎来了第二次洗牌的机会。这次洗牌，医院以规模扩张和服务能力提升为主要发展动力。不少医院享受了规模经济的红利，驶入发展快车道，使中国的“超级医院”井喷。目前床位数在 5000 张及以上的医院已经达到了 11 家，3000 张及以上的 66 家。

中国医院规模化发展将进入尾声，目前正在进入“价值医疗”的转型阶段。2018 年国家卫健委发布了《综合医院建设标准（修订版征求意见稿）》，通过区间控制对综合性医院的建设标准进行了灵活调整，有利于综合医院摒弃以床位数为中心的规模化发展思路，转向以质量为先的发展。

3. 第三次洗牌：信息化建设助力医院“换道超车”

随着信息技术的快速发展，艾力彼认为在未来 10 年左右将迎来医院的第三次洗牌。而第三次洗牌离不开“云大物移智”这 5 个字，即云计算、大数据、物联网、移动互联网和人工智能。“云大物移智”的发展将使精准医学、“去时空”医疗、机器人护理、全生命周期健康管理等 e 时代手段成为可能。例如，广东省第二人民医院成立的广东省网络医院自建立的 3 年内已接诊逾 1000 万人次，通过信息技术推动了优质医疗资源下沉；广州市妇女儿童医学中心通过互联互通、AI 技术、EMR + HRP 全面提升医院的运营管理。

信息技术发展的速度是非常迅猛的，医院面临的发展窗口期将更为短暂，医院将面临更大的竞争。在未来第三次洗牌中，与“云大物移智”联系紧密、信息化建设更加完善的医院将在竞争中攀爬上升，实现“换道超车”，成为第三次洗牌的胜出者。

（二）智慧医院的三维度、五要素

“十三五”规划纲要明确提出支持智慧城市建设及健康中国建设的目标

任务。2015 年，国务院在《关于促进智慧城市健康发展的指导意见》中提出要推进智慧医院、远程医疗建设，普及电子健康档案和电子病历的应用。“智慧医院”作为智慧与健康的结合点，近年来得到社会广泛关注。

智慧医院建设的高速发展来自政策、经济、社会以及技术等各方面的驱动，然而人们对“智慧医院”的理解各不相同。艾力彼认为“云大物移智”既是医院第三次洗牌的关键因素，同时是智慧医院关键的 5 个要素，智慧医院的建设离不开这 5 种技术的支持。

智慧医院并不是概念和技术的简单堆积，而是对需求和矛盾有温度的响应，因此智慧医院还具备以下 3 个维度：①信息化与医管维度，主要是以传统信息系统如 HIS、LIS、PACS、EMR、HRP、OA 等支撑医院管理；②信息治理与数据决策维度，主要是 BI、AI、物联网等技术对决策的支持；③互联互通维度。

（三）智慧医院 HIC

智慧医院 HIC 主要分为 HIC 排名和智慧医院 HIC 评价。

艾力彼于 2014 年开始研究医院信息化建设的现状及排名方法，于 2016 年首次发布了 HIC 排名，随即引起高度关注。至今 HIC 排名已经发布了 4 年。在目前医院信息化建设发展的大浪潮中，HIC 排名可帮助国内医院寻找标杆，通过样板效应推进我国医院信息化发展，助力医院管理水平的提升。

中国医院竞争力智慧医院 HIC 评价是以国际医院认证为基础的中国本土第三方评价标准，其特征是非官方、主要针对中国大陆医院，融入了艾力彼医院研究中心近 10 年的各种国际医院认证标准、国内等级医院评审和智慧医院建设相关标准的研究成果，结合了国际医院认证标准全面提升医院水平的成功经验。于 2018 年初完成智慧医院 HIC 评价标准第一版，2018 年第一季度启动，分为 0 ~8 级 9 个级别，目前已有 10 多家医院启动智慧医院 HIC 评价。

智慧医院 HIC 评价：①信息化与医管维度具体表现为信息化建设对 MQSF 的支撑，M 代表管理与规划，Q 代表质量与安全，S 代表服务与协同，F 代表财务与运营；②信息治理与数据决策维度具体表现为“有联用好”，即有没有，联不联，用不用，好不好；③互联互通维度具体表现为“内际三众”，即院内互联（无信息孤岛）、院际互联、第三方互联、大众互联（见图 1）。

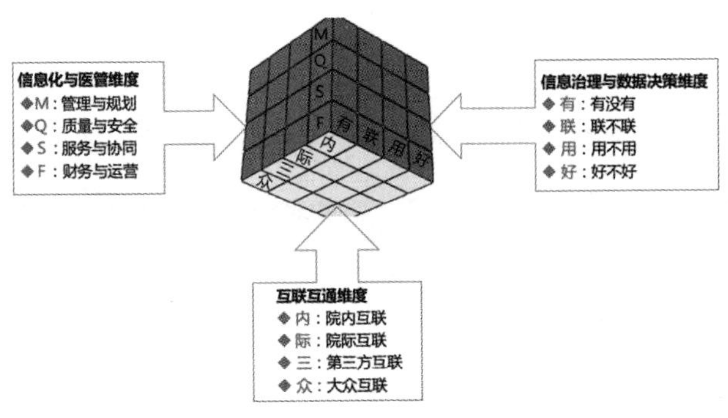

图 1　HIC 评价的 3 个维度

二　HIC 排名分析

（一）区域分布：信息化建设与经济发展情况密切相关

100 强医院指的是 HIC 榜单上 1～100 名的医院，200 强医院指的是 HIC 榜单上 101～200 名的医院。

2018 届 HIC 排名医院分布于 26 个不同的省份。将 HIC 排名医院按国内七大区划分，华东区上榜医院数量最多（100 强 46 家，200 强 44 家），第 2 名是华南区（100 强 14 家，200 强 16 家）、第 3 名是华北区（100 强 14 家，200 强 14 家）、第 4 名是华中区（100 强 10 家，200 强 12 家）、第 5 名是西北区（100 强 7 家，200 强 3 家），东北区（100 强 5 家，200 强 5 家）和西南区（100 强 4 家，200 强 6 家）的上榜医院数量仍列第 5 名和第 6 名，说明医院的信息化建设在不同区域之间仍然严重不均衡，同一区域间同样存在不均衡现象，如华南区 HIC 上榜医院全部集中广东省内（见表 1）。

表1　2018 届 HIC 排名医院七大区分布

单位：家

七大区	省份	100 强机构数	200 强机构数	七大区	省份	100 强机构数	200 强机构数
华东区	浙江	9	9	华中区	河南	4	2
	上海	12	15		湖北	5	8
	江苏	9	9		湖南	1	2
	山东	8	3	西北区	新疆	5	2
	福建	6	2		陕西	2	0
	江西	1	1		宁夏	0	1
	安徽	1	5	东北区	辽宁	5	2
华南区	广东	14	16		黑龙江	0	2
华北区	北京	8	7		吉林	0	1
	天津	2	1	西南区	云南	2	2
	河北	1	1		四川	1	2
	山西	1	3		重庆	1	1
	内蒙古	2	2		贵州	0	1

资料来源：艾力彼医院管理研究中心数据库。

从省份分布情况来看，2018 届 HIC 排名医院主要集中在广东（100 强 14 家，200 强 16 家）、上海（100 强 12 家，200 强 15 家）、浙江（100 强 9 家，200 强 9 家）、江苏（100 强 9 家，200 强 9 家）、北京（100 强 8 家，200 强 7 家）、山东（100 强 8 家，200 强 3 家）等经济发达省份，而经济欠发达省份如宁夏、黑龙江、吉林和贵州等上榜医院数量较少（见图 2），由此可见医院的信息化建设与当地经济发展水平密切相关。

（二）医院等级：三甲医院信息化程度一枝独秀

从医院等级来看，2018 届 HIC 排名医院绝大多数是三甲医院（100 强占 91%，200 强占 84%），但同时也可以看到二级和三级医院异军突起（见图 3），在 200 强医院的情况更为明显，医院信息化建设具有可复制的特性，只要医院重视信息化建设，就有可能实现后发先至，超越传统三甲医院。

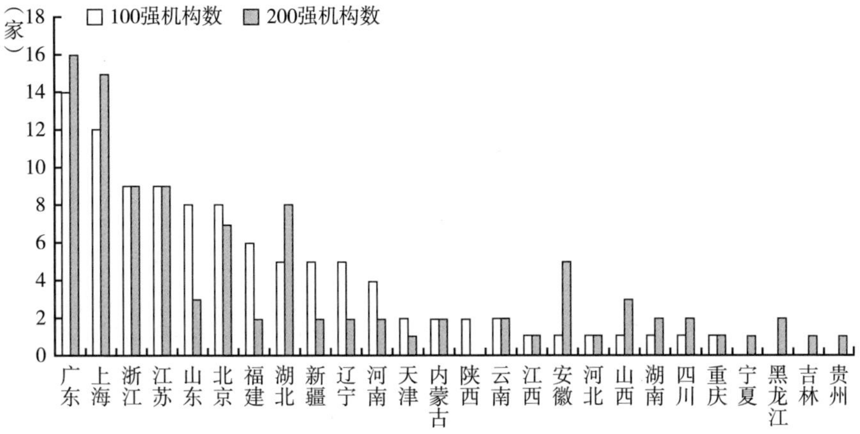

图 2　2018 届 HIC 排名省份分布

资料来源：艾力彼医院管理研究中心数据库。

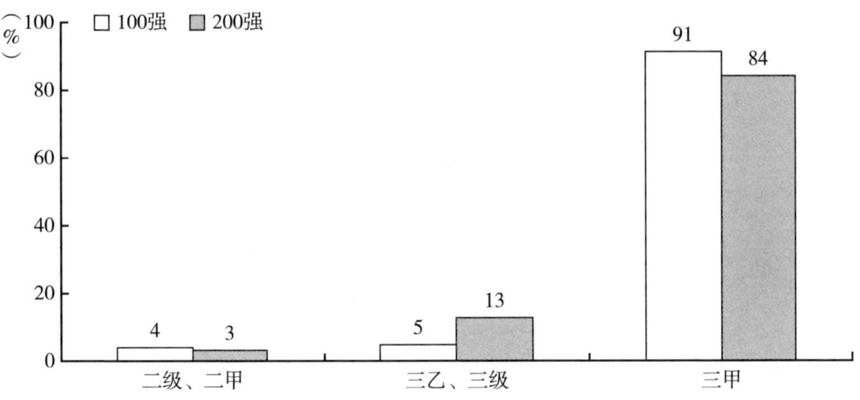

图 3　2018 届 HIC 排名医院等级分布

资料来源：艾力彼医院管理研究中心数据库。

（三）交叉评价：顶级医院信息化程度较高

如图 4 所示，从医院类型来看，2018 届 HIC 排名医院中顶级医院数量最多（100 强 50 家，200 强 23 家），其次是地级市医院（100 强 17 家，200 强 27 家）。由于专科医院系统相对综合医院简单，并且相对容易实现系统间的互联互通，专科医院上榜数量也相对较多（100 强 12 家，200 强 19 家），非公医院信息化建设情况相对落后。

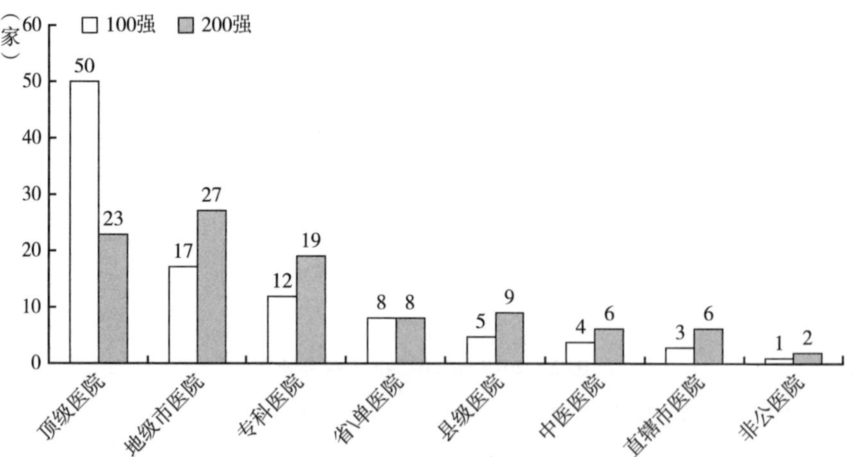

图 4　2018 届 HIC 排名医院交叉评价

资料来源：艾力彼医院管理研究中心数据库。

三　HIC 榜单排名指标分析

（一）HIC 排名医院信息化投入现状

医院信息化投入现状通过人、财、物三个方面的指标进行分析。人：医院信息化建设人员配备的情况及人均服务床位数；财：信息化资金总投入和投入占比；物：人均电脑终端数量。

1. 人员配备

信息部门总人数具体指的是主管信息化建设的机构下属人员数量，包括编制内的和合同工作人员；长期驻点人员数指的是长期（1 年以上）在医院负责工程实施的厂商工程师。医院信息化建设人员等于信息部门总人数和长期驻点人员数之和，人均服务床位数越低说明医院配备的信息人员越多。

2018 届 HIC 榜单 100 强医院信息部门平均总人数为 20 人，比 200 强医院多 1.4 人；在长期驻点人员数上，100 强医院比 200 强医院多 0.85 人（见图 5）。而在人均服务床位数方面，100 强医院（95）略高于 200 强医院（89.5），说明 200 强医院实际上在信息化建设方面配备的人员更充足（见图 6）。

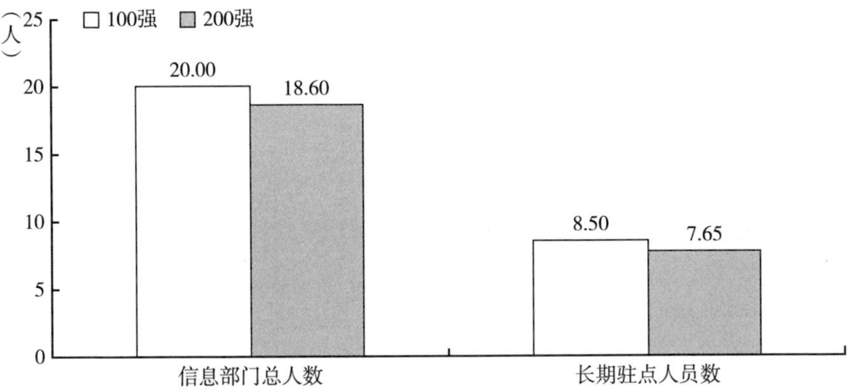

图 5　2018 届 HIC 排名医院信息化建设人员

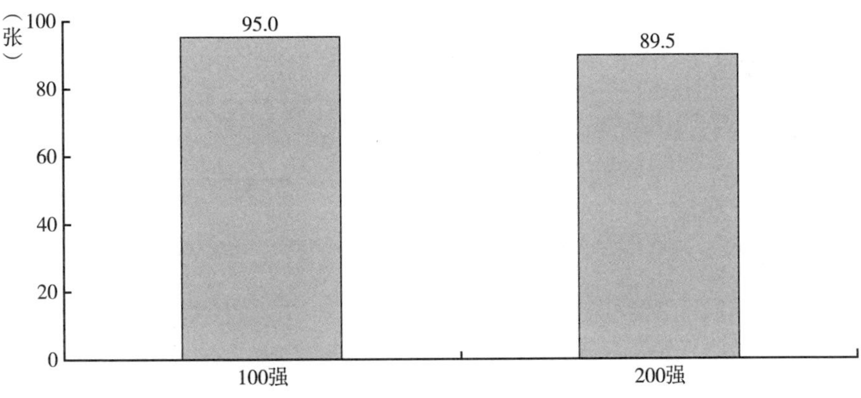

图 6　2018 届 HIC 排名医院人均服务床位数

资料来源：艾力彼医院管理研究中心数据库。

2. 资金投入

医院信息化资金投入收集的是医院近三年每年在软件、硬件和系统运维等方面的资金投入平均数。信息化投入比例指的是医院信息化资金投入占医院全年收入的比例，同样是根据近三年的数据得出平均数。

2018 届 HIC 榜单 100 强医院在信息化资金投入方面比 200 强医院高 30% 左右（见图 7），而在信息化投入比例方面，200 强医院比 100 强医院高 0.11 个百分点（见图 8）。进一步说明 200 强医院实际的信息化投入更加充足，部分 200 强医院 2019 年有希望跻身 100 强。

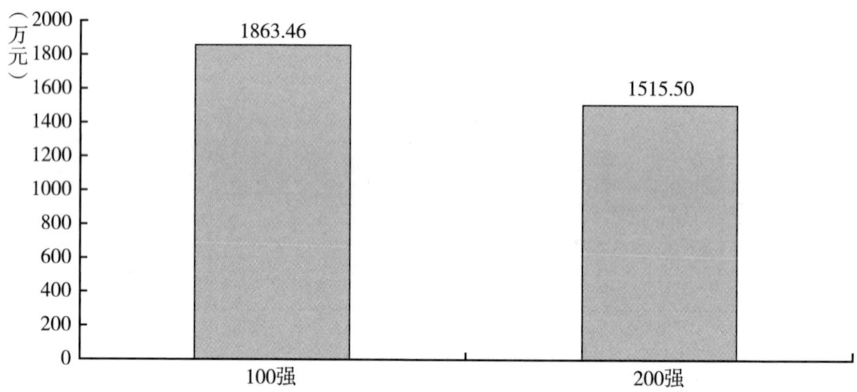

图 7　2018 届 HIC 排名医院信息化投入

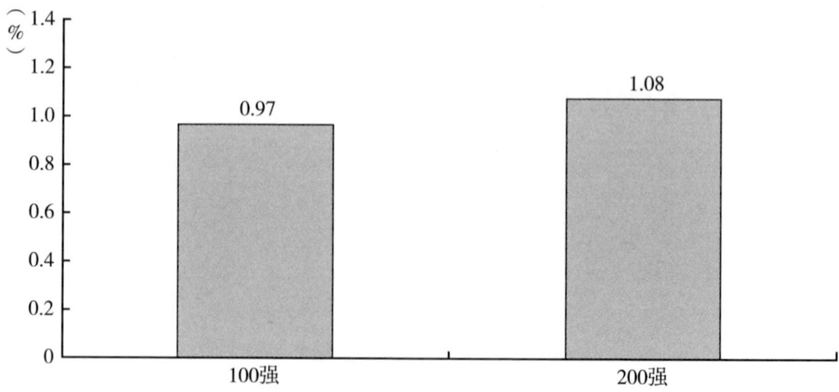

图 8　2018 届 HIC 排名医院信息化投入比例

资料来源：艾力彼医院管理研究中心数据库。

3. 人均电脑终端数量

人均电脑终端数量统计的是目前医院人均使用的电脑、移动护理、移动查房等设备的数量，该数据越大说明人均拥有的信息化设备越多。

2018 届 HIC 榜单 100 强医院在人均电脑终端数量上较 200 强医院多 20% 左右（见图 9）。

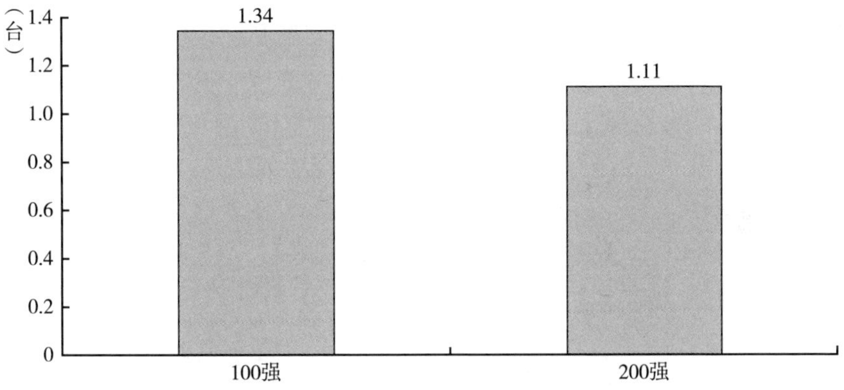

图 9　2018 届 HIC 排名医院人均电脑终端数量

资料来源：艾力彼医院管理研究中心数据库。

（二）HIC 排名医院信息化建设现状

HIC 医院信息化建设现状通过软件系统情况和医院信息化评价情况进行分析。软件系统情况包括医护技系统建设情况、人财物系统建设情况和信息集成平台建设情况。

1. 医护技系统建设情况

医护技系统建设情况主要统计了以下 34 个常见的临床信息系统：HIS、LIS、PACS、RIS、住院电子病历系统、门诊电子病历系统、急诊电子病历系统、病理系统、血库管理系统、手术麻醉系统、重症监护系统、病历质控系统、院感管理系统、不良事件上报系统、医务管理系统、临床路径系统、移动护理系统、移动查房系统、合理用药系统、抗菌药物管理系统、药事审方系统、处方点评系统、预约挂号系统、体检系统、急诊分诊系统、智能导诊系统、远程会诊系统、移动会诊系统、远程影像诊断系统、区域医疗协同服务系统、临床数据中心（CDR）、随访管理系统、健康档案管理系统、区域健康卡系统。

在医院医护技系统建设方面，100 强医院和 200 强医院的系统上线比例均是 88.30%（见图 10）。说明目前 100 强医院和 200 强医院同样重视临床信息系统的建设。目前医院欠缺的主要是以下这些系统：移动护理系统、移动查房系统、移动会诊系统、区域医疗协同服务系统、临床数据中心、健康档案管理系统、区域健康卡系统。

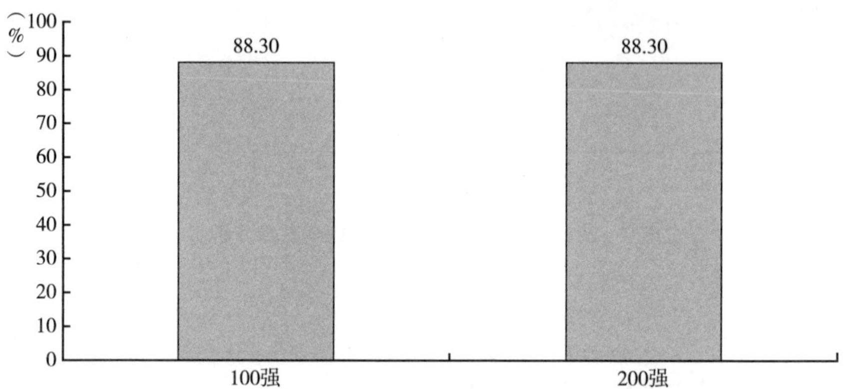

图 10　2018 届 HIC 排名医院医护技系统建设情况

资料来源：艾力彼医院管理研究中心数据库。

2. 人财物系统建设情况

人财物系统建设情况主要统计了以下 20 个常见的临床信息系统：财务管理系统、门急诊收费系统、住院收费系统、医保控费系统、预算成本管理系统、物资管理系统、设备管理系统、消毒供应管理系统、固定资产管理系统、人力资源管理系统、OA 系统、商务智能（BI）系统、DRGS、电子签名系统、科研教学管理系统、考试管理系统、医院门户网站、防火墙、容灾备份系统、楼宇智能管理系统。

医院人财物系统建设情况较医护技系统落后，100 强医院上线比例为 86.90%，200 强医院上线比例为 84.70%（见图 11）。目前医院欠缺的主要是以下这些系统：医保控费系统、预算成本管理系统、设备管理系统、消毒供应管理系统、容灾备份系统、商务智能系统、楼宇智能管理系统。

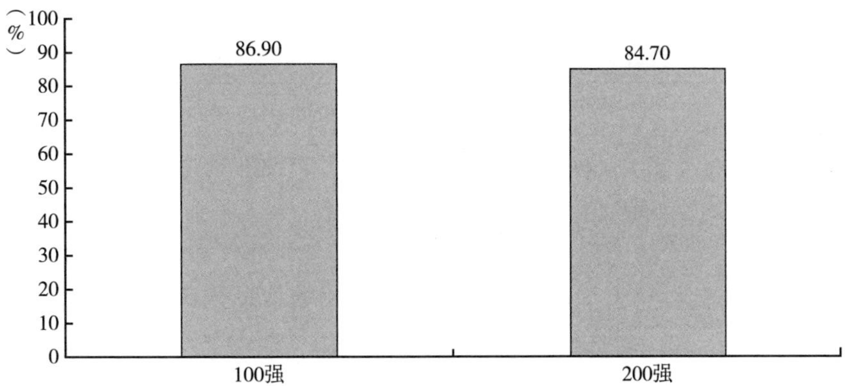

图 11　2018 届 HIC 排名医院人财物系统建设情况

资料来源：艾力彼医院管理研究中心数据库。

3. 信息集成平台建设情况

医院信息集成平台可以代替原来数量众多的点对点数据接口，为医院信息化建设提供统一的数据标准和接口标准，实现医院不同业务系统与集成平台的有效集成与信息共享，提升医护工作者的工作效率及临床诊疗质量，因此医院信息集成平台逐渐成为信息化建设的里程碑。

从医院信息集成平台建设情况来看，大部分 HIC 排名医院已经建成信息集成平台，86.60% 的 100 强医院已经建成信息集成平台，而 200 强医院的建成比例为 79.06%（见图 12）。

4. 医院信息化评价情况

近年来医院信息化建设得到蓬勃发展，为了帮助医疗机构沿正确路线进行信息化建设，引导医院信息系统向着科学、高医疗管理水平、高质量的方

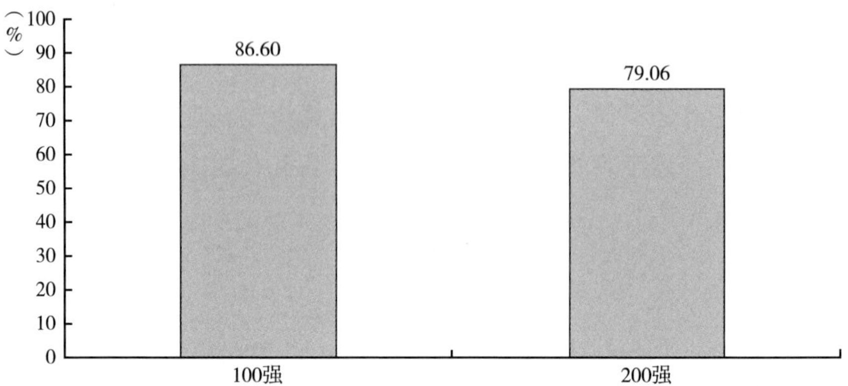

图12 2018届HIC排名医院集成平台建设情况

资料来源：艾力彼医院管理研究中心数据库。

向发展，信息化评价方法应运而生。国外常见的信息化评价方法有HIMSS EMRAM评级，国内常见的信息化评价方法有电子病历系统功能与应用水平分级、医院信息互联互通标准化成熟度测评和HIC评价。

2018届HIC排名医院中获得电子病历系统功能与应用水平分级结果的医院有48家，获得医院信息互联互通标准化成熟度测评结果的有78家，获得HIMSS EMRAM测评结果的有50家（见表2）。

表2 2018届HIC排名医院信息化评价情况一

单位：家

电子病历系统功能与应用水平分级	医院信息互联互通标准化成熟度测评	HIMSS EMRAM评级
48	78	50

资料来源：艾力彼医院管理研究中心数据库。

总体上进行信息化评价的医院共有137家，其中获得一个评级结果的医院有106家，获得两个评级结果的有23家，获得三个评级结果的有8家（见表3），并且这8家医院均是前50强医院，说明医院信息化评价能够很好地助力医院的信息化建设。

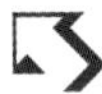

表 3　2018 届 HIC 排名医院信息化评价情况二

单位：家

获得一个评级结果	获得两个评级结果	获得三个评级结果
106	23	8

资料来源：艾力彼医院管理研究中心数据库。

四　结语

第一，医院在未来 10 年左右将迎来医院的第三次洗牌，“云大物移智”既是医院第三次洗牌的关键因素，同时也是智慧医院的关键因素。

第二，智慧医院 HIC 包含 HIC 排名和 HIC 评价。艾力彼 HIC 排名始于2014 年，在积累了多年经验的基础上研发出 HIC 评价，从信息化与医管维度、信息治理与数据决策维度、互联互通维度对智慧医院进行全方位的评价。

第三，在区域层面，华东区上榜医院数量最多，在省份层面，广东、上海、浙江、江苏、北京、山东等上榜医院较多。HIC 排名医院主要来自顶级医院和地级市医院，以三甲医院和西医医院为主。医院信息化建设与当地的经济规模、人口数量、科技教育水平、医院资源历史累积等有较强的正相关性。

第四，2018 届 HIC 排名医院人均服务床位数在 92 张左右，信息化投入比例在 1% 左右，人均电脑终端数量在 1.2 台左右。统计了 54 个常见信息系统，HIC 排名医院平均上线了其中约 85% 的系统。大部分 HIC 排名医院已经建成信息集成平台。大部分 HIC 排名医院参与了医院信息化评价。100 强医院在信息化的绝对投入方面高于 200 强医院，而在相对投入方面低于 200 强医院。

参考文献

1. 庄一强主编《中国医院竞争力报告（2017～2018）》，社会科学文献出版社，

2018。

2. 庄一强、曾益新主编《中国医院竞争力报告（2017）》，社会科学文献出版社，2017。
3. 庄一强主编《中国医院评价报告（2018）》，社会科学文献出版社，2018。
4. 沈崇德：《医院智能化建设》，电子工业出版社，2017。
5. 沈崇德、刘海一：《医院信息与评价》，电子工业出版社，2017。
6. Brink – Huis A. , "Pain Management: A Review of Organization Models with Integrated Processes for the Management of Pain in Adult Cancer Patients," *Clinical Nursing*, 2008, 17 (5): 1986 – 2000.
7. Marti R. , "Providing Early Resource Allocation During Emergencies: The Mobile Triage Tag," *Journal of Network and Computer Applications* , 2009, 32 (6): 1167 – 1182.
8. A HIMSS Analytics TM White Paper, Electronic Medical Records vs. Electronic Health Records: Yes, There Is a Difference, 2006.

分报告二　区域医疗地理

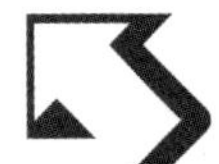

2nd Sub-report：Regional Healthcare Geography

B.13
中国医院竞争力（东北）报告

任耀辉　田　宾　李海贞*

摘　要： 本报告重点对东北区（黑龙江、吉林、辽宁）医院综合竞争力进行分析，通过对“四横三纵”医院（顶级医院、省/单医院、地级城市医院、县级医院、非公医院、中医医院、肿瘤医院）7个排行榜的比较分析，研究东北区域各省医疗资源的分布情况。从区域竞争力看，东北区排名七大区第5；从省域竞争力看，辽宁省为东北区域最强。东北区域内非公医院竞争力有所提升。各省优质医疗资源多集中于省会城市。

关键词： 东北区域　医院竞争力　医疗资源　均衡指数

* 任耀辉，工学学士，艾力彼医院管理研究中心；田宾，管理学硕士，艾力彼医院管理研究中心；李海贞，理学学士，艾力彼医院管理研究中心。

一　东北区医院竞争力

（一）区域综合竞争力：全国七大区域排名第5

东北区医院整体竞争力居全国中下游水平，在七大区域中位列第5。其中，省/单医院竞争力指数为0.165，位居第4；顶级医院、县级医院和肿瘤医院的竞争力指数分别为0.187、0.029和0.080，均位列第5；地级城市医院和非公医院位列第6，中医医院位于最后一名（见表1）。

表1　2018届东北区医院入围榜单机构数及竞争力指数

榜单＼类别	1~50名(家)	51~100名(家)	101~300名(家)	301~500名(家)	区域竞争力指数	区域竞争力指数(最小值~最大值)	区域竞争力指数全国名次
顶级医院	5	4	不适用	不适用	0.187	0.111~0.736	5
省/单医院	6	8	不适用	不适用	0.165	0.042~0.343	4
地级城市医院	2	3	25	14	0.078	0.028~0.813	6
县级医院	1	3	13	17	0.029	0.000~0.707	5
非公医院	1	6	13	12	0.041	0.033~0.322	6
中医医院	4	3	10	14	0.075	0.075~0.345	7
肿瘤医院	4	4	不适用	不适用	0.080	0.049~0.273	5

资料来源：艾力彼医院管理研究中心数据库。

（二）区域竞争力发展趋势：非公医院和中医医院竞争力有所提升

如图1所示，2018届东北区域非公医院和中医医院100强上榜数量均由5家增长到7家，竞争力有所提升，其中非公医院由2017年的最后1名上升到第6名。与2017届相比，2018届顶级医院、省/单医院、地级城市医院、县级医院100强上榜医院数量维持不变（见图2）。

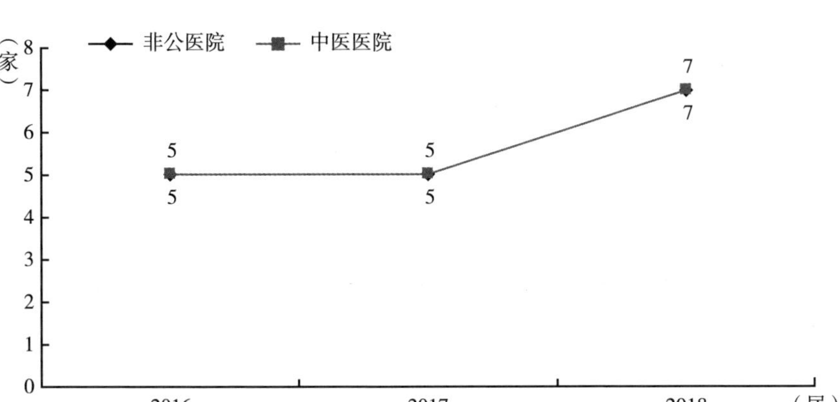

图1　2016～2018届100强榜单东北区（两纵）医院竞争力发展趋势

资料来源：艾力彼医院管理研究中心数据库。

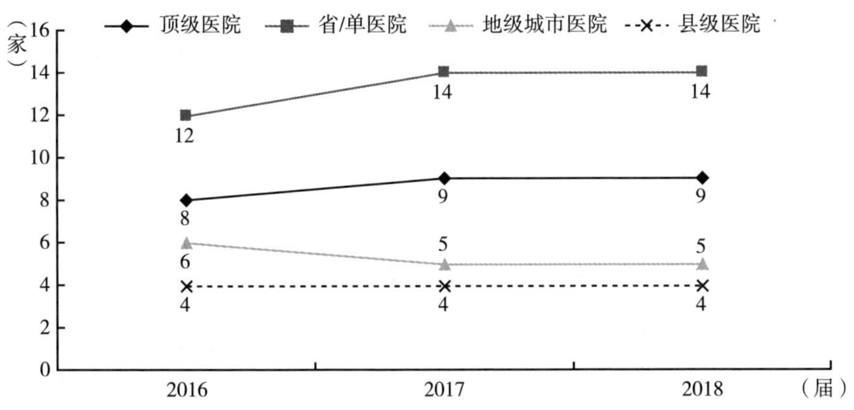

图2　2016～2018届100强榜单东北区（四横）医院竞争力发展趋势

资料来源：艾力彼医院管理研究中心数据库。

二　区域医疗资源整体分布

（一）各省综合竞争力：辽宁整体医院竞争力优于吉林、黑龙江

在东北3个省份中，辽宁省的医疗床位、医师及护士配置水平位列第

一，且高于全国平均水平；吉林省的人均 GDP、人均卫生费用、医师配置水平在三省中最高，护士配置水平位于中间，床位配置水平最低；黑龙江省的人均 GDP、人均卫生费用、医师及护士配置水平均最低，且均低于全国平均水平（见表 2）。

表 2　东北区各省医疗资源配置情况

省份＼指标	常住人口（万人）	GDP（亿元）	人均 GDP（元）	卫生总费用（亿元）	人均卫生费用（元）	卫生总费用占 GDP 比重（%）	每千人口医疗卫生机构床位数（张）	每千人口执业（助理）医师数（人）	每千人口注册护士数（人）
辽　宁	4369	23942	54745	1484	3391	6.67	6.83	2.6	2.9
吉　林	2717	15289	56102	957	3501	6.47	5.66	2.6	2.5
黑龙江	3789	16200	42699	1190	3133	7.74	6.38	2.3	2.4
全　国	139008	827122	59660	46345	3352	6.23	5.72	2.4	2.7

注：GDP 为 2017 年 GDP 数据，卫生总费用为 2016 年数据。

资料来源：《2018 中国卫生健康统计年鉴》。

“四横三纵”榜单 100 强机构数，东北区各省医院综合竞争力均位居全国中下游，辽宁省入围榜单 100 强的数量多于黑龙江和吉林省，省/单医院 100 强上榜 9 家医院，聚集了区域内最多的医疗资源，全国排名第 12，省竞争力指数高于黑龙江和吉林。黑龙江省入围 100 强机构数多于吉林省，全国排名第 16，吉林省全国排名第 18（详见表 3、图 3）。

表 3　2018 届东北区各省“四横三纵”榜单 100 强机构数量和省竞争力指数

省份	顶级医院	省/单医院	地级城市医院	县级医院	非公医院	中医医院	肿瘤医院	省竞争力指数	省竞争力指数全国名次
辽　宁	4	9	2	3	3	2	4	0.317	12
黑龙江	2	3	2	0	3	3	3	0.195	16
吉　林	3	2	1	1	1	2	1	0.142	18

资料来源：艾力彼医院管理研究中心数据库。

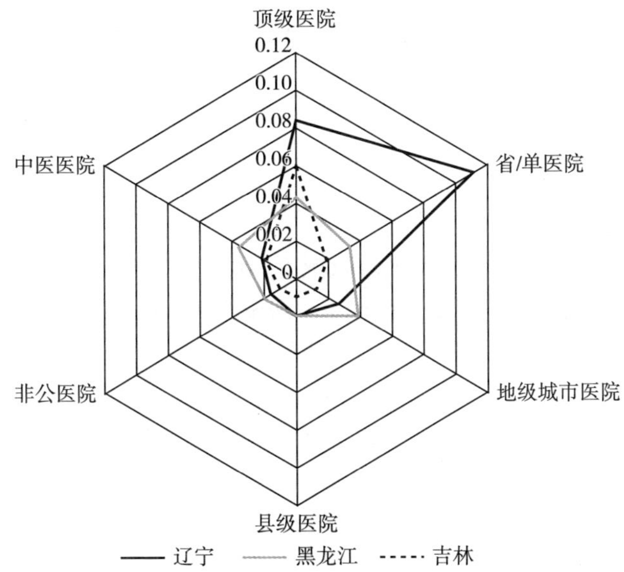

图3　2018届东北区各省“四横两纵”榜单100强医院省竞争力指数

资料来源：艾力彼医院管理研究中心数据库。

（二）各省顶级医疗资源：黑龙江、辽宁三甲医院上榜率低于全国均值

全国顶级医院100强均为三甲医院，东北三省入围机构数量均较少，其中黑龙江和辽宁尽管分别有69、64家三甲医院，但因其分别仅有2家、4家医院入围，三甲医院上榜率低于全国均值；吉林省三甲医院只有30家，3家医院入围100强，上榜率高于全国均值（见表4）。

表4　2018届顶级医院100强东北区各省三甲医院上榜情况

单位：家，%

省份	三甲医院入围机构数	三甲医院总数	三甲医院上榜率
黑龙江	2	69	2.90
吉林	3	30	10.00
辽宁	4	64	6.25
全国	100	1360	7.35

资料来源：艾力彼医院管理研究中心数据库。

（三）各省地级、县级医疗资源不足

如表5所示，黑龙江省有12个地级城市，2家医院入围地级城市医院100强，100强均衡指数0.167，300强和500强均衡指数均为0.500。吉林省有8个地级城市，1家医院入围100强，100强均衡指数0.125，300强、500强均衡指数逐渐增大。辽宁省有12个地级城市，100强、300强、500强均衡指数分别为0.167、0.833和1.000。可见，三省中辽宁省的医疗资源分布最均衡。

表5　2018届东北区各省地级城市医院100强、300强、500强均衡指数

省份	100强			300强			500强		
	入围机构数(家)	入围地级城市数(个)	均衡指数	入围机构数(家)	入围地级城市数(个)	均衡指数	入围机构数(家)	入围地级城市数(个)	均衡指数
黑龙江	2	2	0.167	13	6	0.500	13	6	0.500
吉林	1	1	0.125	6	3	0.375	12	6	0.750
辽宁	2	2	0.167	11	10	0.833	19	12	1.000

注：统计地级城市数量时不包括省会城市、计划单列市。

资料来源：艾力彼医院管理研究中心数据库。

如表6所示，黑龙江省有63个县，没有医院入围县级医院100强，均衡指数为0，300强、500强均衡指数分别为0.032和0.079。吉林省有39个县，100强、300强、500强均衡指数分别为0.026、0.128、0.256。辽宁省有41个县，100强、300强、500强入围医院数和均衡指数均高于其他两省，可见辽宁省的县级医疗资源优于黑龙江和吉林省。

表6　2018届东北各省县级医院100强、300强、500强均衡指数

省份	100强			300强			500强		
	入围机构数(家)	入围县数(个)	均衡指数	入围机构数(家)	入围县数(个)	均衡指数	入围机构数(家)	入围县数(个)	均衡指数
黑龙江	0	0	0	2	2	0.032	5	5	0.079
吉林	1	1	0.026	5	5	0.128	10	10	0.256
辽宁	3	3	0.073	10	9	0.220	19	17	0.415

资料来源：艾力彼医院管理研究中心数据库。

三 各省内医疗资源分布

（一）黑龙江省医院竞争力分布：主要医疗资源集中在省会哈尔滨市

如图4所示，在黑龙江省域30强入围榜单中，哈尔滨市有13家医院入围，其中榜单前10名有6家，其他入围医院分布在齐齐哈尔、大庆、牡丹江、佳木斯、鹤岗、绥化、双鸭山。有5个城市没有医院入围黑龙江省域30强。由此可见，黑龙江省医疗资源分布不均衡，主要医疗资源集中在省会哈尔滨市。

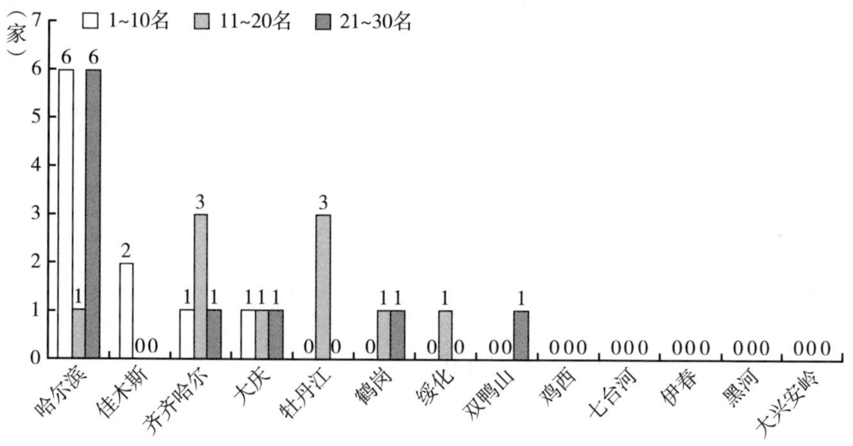

图4 2018届黑龙江省域30强分布

资料来源：艾力彼医院管理研究中心数据库。

（二）吉林省医院竞争力分布：主要医疗资源集中在省会长春市

如图5所示，在吉林省域医院30强入围榜单中，长春有12家医院入围，其他上榜医院分布在吉林、四平、延边、松原、通化、白山、白城和辽源。所有城市均有入围，主要医疗资源集中在省会长春市，其次是吉林市。

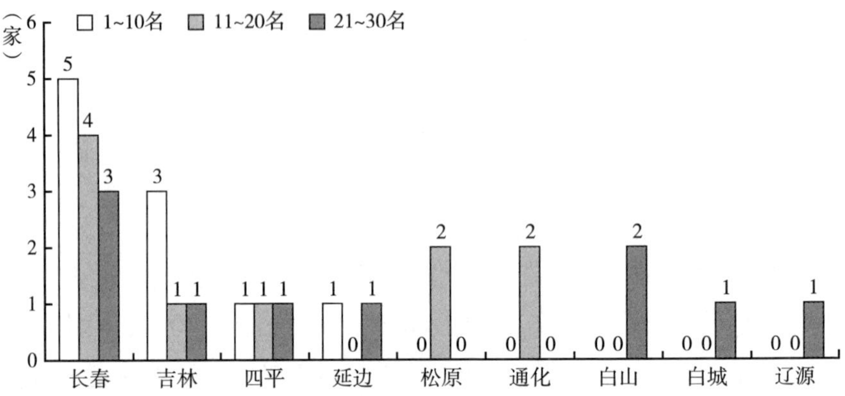

图 5　2018 届吉林省域 30 强分布

注：松原为省辖县。

资料来源：艾力彼医院管理研究中心数据库。

（三）辽宁省医院竞争力分布：主要医疗资源集中在省会沈阳市

如图 6 所示，在辽宁省域医院 30 强榜单中，沈阳有 10 家医院入围，大连有 6 家医院上榜，其他入围医院分布在除营口外的 11 个城市。辽宁省的医疗资源分布不均衡，主要集中在省会沈阳市，其次是计划单列市大连市。

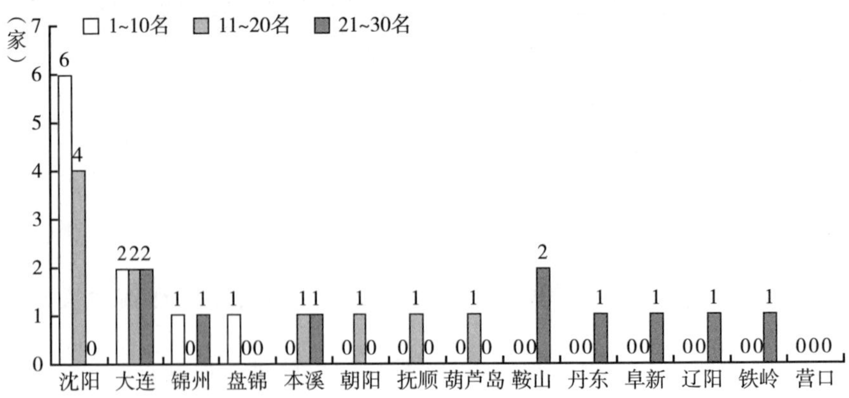

图 6　2018 届辽宁省域 30 强分布

资料来源：艾力彼医院管理研究中心数据库。

参考文献

1. 庄一强主编《中国医院竞争力报告（2017～2018）》，社会科学文献出版社，2018。
2. 庄一强、曾益新主编《中国医院竞争力报告（2017）》，社会科学文献出版社，2017。
3. 庄一强、曾益新主编《中国医院竞争力报告（2016）》，社会科学文献出版社，2016。
4. 国家卫生健康委员会：《2018 中国卫生健康统计年鉴》，中国协和医科大学出版社，2018。
5. 中华人民共和国民政部编《2018 中华人民共和国行政区划简册》，中国地图出版社，2018。
6. 中华人民共和国国家统计局：《2018 中国统计年鉴》，中国统计出版社，2018。

B.14
中国医院竞争力（华北）报告

刘建华　邹慧娟　刘嘉豪*

摘　要： 本报告重点对华北区（北京、天津、河北、山西、内蒙古）医院综合竞争力情况进行分析，通过对“四横两纵”医院（顶级医院、省/单医院、地级城市医院、县级医院、非公医院、中医医院）和肿瘤专科医院7个排名榜的比较分析，研究区域内医疗资源的分布情况。从区域竞争力看，华北区排名七大区第4。其中北京优质医疗资源最丰富，入围顶级榜单的医院数量最多。河北、山西、内蒙古的县级医院分布均衡度仍有待提高。在省域榜单地级市分布中，各省优质医疗资源主要集中在省会城市。

关键词： 华北区域　医院竞争力　医疗资源　均衡指数

一　华北区医院竞争力

（一）区域综合竞争力：华北区域竞争力位于全国七大区中游，而顶级医院、中医医院、肿瘤医院医疗资源丰富

如表1所示，华北区医院竞争力整体位于全国七大区中游水平，其中，顶级医院、中医医院、肿瘤医院在七大区域中位列第2，100强医院超过10家，处

---

* 刘建华，MBA，艾力彼医院管理研究中心；邹慧娟，药学学士，艾力彼医院管理研究中心；刘嘉豪，管理学学士，艾力彼医院管理研究中心。

于上游水平，仅次于华东地区；省/单医院竞争力指数居最后一名；地级城市医院和县级医院的竞争力指数分别位列第5、第6；非公医院竞争力指数排名第4。

表1　2018届华北区医院入围榜单机构数及竞争力指数

单位：家

榜单＼类别	1～50名	51～100名	101～300名	301～500名	区域竞争力指数	区域竞争力指数（最小值～最大值）	区域竞争力指数全国名次
顶级医院	14	8	不适用	不适用	0.479	0.111～0.736	2
省/单医院	1	3	不适用	不适用	0.173	0.042～0.343	7
地级城市医院	1	6	24	21	0.150	0.028～0.813	5
县级医院	0	2	11	19	0.109	0.000～0.707	6
非公医院	6	7	21	31	0.094	0.033～0.322	4
中医医院	10	5	14	19	0.042	0.075～0.345	2
肿瘤医院	10	2	不适用	不适用	0.017	0.049～0.273	2

资料来源：艾力彼医院管理研究中心数据库。

（二）区域竞争力发展趋势：中层级医院竞争力有所提升

2016～2018届华北区的顶级医院、省/单医院、县级医院100强上榜医院数量变化不大，然而，地级城市医院100强上榜医院数量逐年增加，说明地级城市医院竞争力有所提升（见图1）。

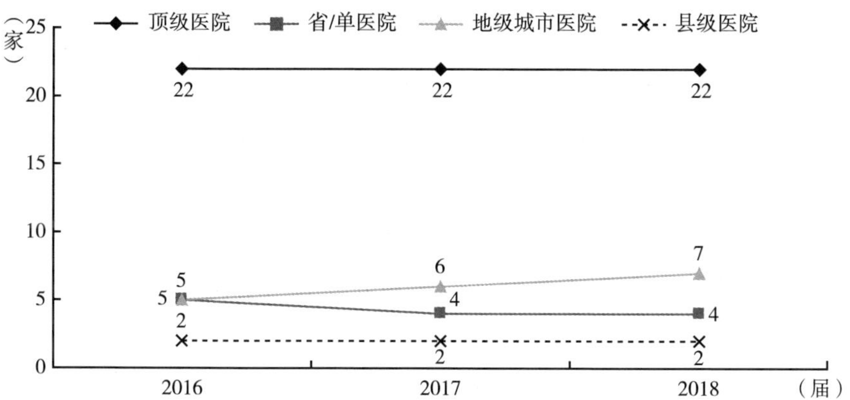

图1　2016～2018届100强榜单华北区“四横”医院竞争力发展态势

资料来源：艾力彼医院管理研究中心数据库。

2016～2018届，华北区“两纵”（非公医院、中医医院）医院竞争力发展趋势如图2所示，入围中医医院和非公医院榜单数量变化不大。

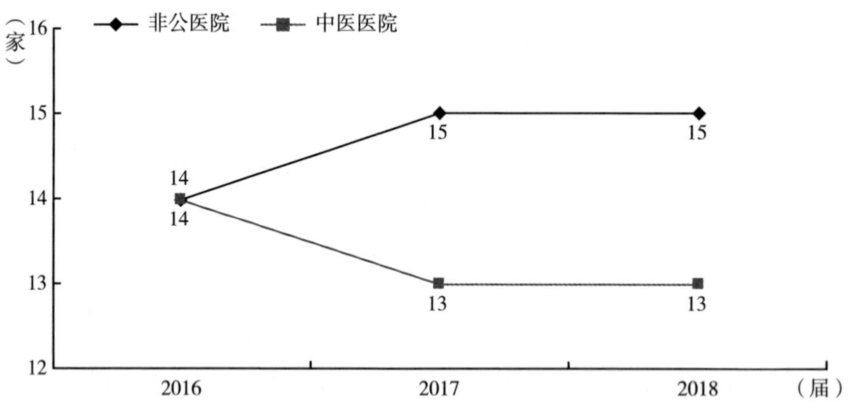

图2　2016～2018届100强榜单华北区“两纵”医院竞争力发展态势

资料来源：艾力彼医院管理研究中心数据库。

二　区域医疗资源整体分布

（一）各省份综合竞争力：北京医疗资源优于其他省域，综合竞争力强

如表2所示，在华北区，北京人均GDP最高，人均卫生费用也最高，每千人口医疗机构床位数、每千人口执业（助理）医师数、每千人口注册护士数高于全国平均水平。天津人均GDP、人均卫生费用均排名第二，每千人口医疗机构床位数最少，医师、护士配置人数较少。河北人均GDP、人均卫生费用仅高于山西，每千人口医疗机构床位数、每千人口执业（助理）医师数低于全国平均水平，每千人口注册护士数最少。

华北区内北京“四横两纵”和肿瘤专科医院入围榜单的医院数量远高于其他省域，成为区域内医疗资源聚集高地；顶级医院数量最多，全国排名第五。河北竞争力位于华北第二，在全国排名居中，地级城市医院上榜数量

表 2　华北区各省份医疗资源配置情况

省份 \ 指标	常住人口（万人）	GDP（亿元）	人均GDP（元）	卫生总费用（亿元）	人均卫生费用（元）	卫生总费用占GDP比重（%）	每千人口医疗卫生机构床位数（张）	每千人口执业（助理）医师数（人）	每千人口注册护士数（人）
北　京	2171	28000	128927	2049	9430	7. 98	5. 56	4. 3	4. 8
天　津	1557	18595	119238	827	5294	4. 62	4. 39	2. 6	2. 5
河　北	7520	35964	47985	2025	2711	6. 31	5. 25	2. 6	2. 1
山　西	3702	14974	40557	976	2650	7. 48	5. 34	2. 5	2. 6
内蒙古	2529	16103	63786	907	3600	5. 00	5. 94	2. 8	2. 8
全　国	139008	827122	59660	46345	3352	6. 23	5. 72	2. 4	2. 7

注：卫生总费用和卫生总费用占 GDP 比重采自 2016 年数据，GDP 采自 2017 年数据。
资料来源：《2018 中国卫生健康统计年鉴》。

较多。虽然天津仅适用于顶级医院、中医医院和肿瘤医院榜单，但天津医院竞争力指数仍位居华北区第三。山西、内蒙古排名靠后，入榜医院数量较少，说明这两个省份的医院实力整体较弱（详见表3、图3）。

表 3　2018 届华北区各省份“四横两纵”榜单 100 强机构数量和省竞争力指数

单位：家

省份	顶级医院	省/单医院	地级城市医院	县级医院	非公医院	中医医院	肿瘤医院	省竞争力指数	省竞争力指数全国名次
北　京	16	不适用	不适用	不适用	6	7	4	0. 563	5
河　北	2	2	7	2	7	2	3	0. 282	13
天　津	3	不适用	不适用	不适用	0	3	1	0. 115	19
山　西	1	1	0	0	0	3	2	0. 076	24
内蒙古	0	1	0	0	0	0	2	0. 027	27

资料来源：艾力彼医院管理研究中心数据库。

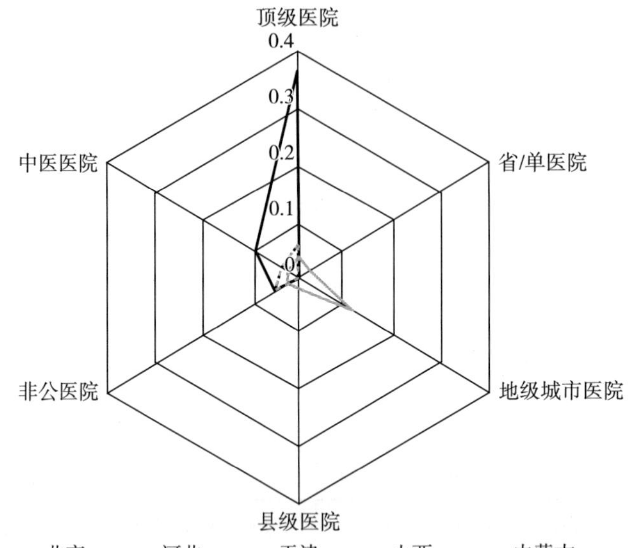

图3　2018 届华北区各省份“四横两纵”榜单 100 强医院省竞争力指数

资料来源：艾力彼医院管理研究中心数据库。

（二）各省份顶级医疗资源：北京三甲医院上榜率华北区最优

如表 4 所示，全国顶级医院 100 强均为三甲医院，北京入围机构数量为 16 家，三甲医院最多，上榜率达到 29%。天津入围 3 家，上榜率达到 10%，高于全国平均上榜率。河北、山西虽然三级医院较多，但上榜率较低。内蒙古没有三甲医院上榜。

表 4　2018 届顶级医院 100 强华北区各省份三甲医院上榜情况

单位：家，%

省份	三甲医院入围机构数	三甲医院总数	三甲医院上榜率
北京	16	55	29
河北	2	45	4
内蒙古	0	24	0
山西	1	41	2
天津	3	31	10
全国	100	1360	7

资料来源：艾力彼医院管理研究中心数据库。

（三）各省份地级、县级医疗资源

地级城市医院100强，仅有河北省入围。500强河北省地级城市分布均衡，每个地级城市均有上榜。内蒙古、山西均衡度相对较低，入围地级城市数均为8个（见表5）。

表5 2018届华北区各省份地级城市医院100强、300强、500强均衡指数

省份	100强			300强			500强		
	入围机构数(家)	入围地级城市数(个)	均衡指数	入围机构数(家)	入围地级城市数(个)	均衡指数	入围机构数(家)	入围地级城市数(个)	均衡指数
河北	7	5	0.500	17	9	0.900	23	10	1.000
内蒙古	0	0	0.000	9	6	0.545	13	8	0.727
山西	0	0	0.000	5	3	0.300	16	8	0.800

资料来源：艾力彼医院管理研究中心数据库。

关于县级城市医院100强，河北县级医院最多，有121个县，仅2家入围，内蒙古、山西均没有县级医院入围。到300强和500强，河北的县级医院均衡指数为华北最高，但仍处于较低的水平，表明华北的县级医疗资源分布均衡度有待提高。另外，山西和内蒙古尽管300强和500强有入围的县级医院，但屈指可数。华北区要做到大病不出县，仍需努力（见表6）。

表6 2018届华北区各省份县级医院100强、300强、500强均衡指数

省份	100强			300强			500强		
	入围机构数(家)	入围县数(个)	均衡指数	入围机构数(家)	入围县数(个)	均衡指数	入围机构数(家)	入围县数(个)	均衡指数
河北	2	2	0.017	11	11	0.091	25	25	0.207
内蒙古	0	0	0.000	2	2	0.025	5	5	0.063
山西	0	0	0.000	0	0	0.000	2	2	0.021

资料来源：艾力彼医院管理研究中心数据库。

三　各省份内医疗资源分布

（一）河北省医院竞争力分布

河北共有 11 个地级市，各地级市均有医院上榜省域 30 强，上榜率达 100%。具体名次分布和地级市分布见图 4。上榜数量最多的地级市为石家庄，有 7 家，且均位于前 10 强。上榜数量排第 2 位的地级市是邯郸，有 5 家，1 家位于前 10 强。唐山和保定上榜数量并列第 3 位，均为 4 家，沧州、承德分别排名第 4、第 5，其他城市均有 1 家医院上榜。

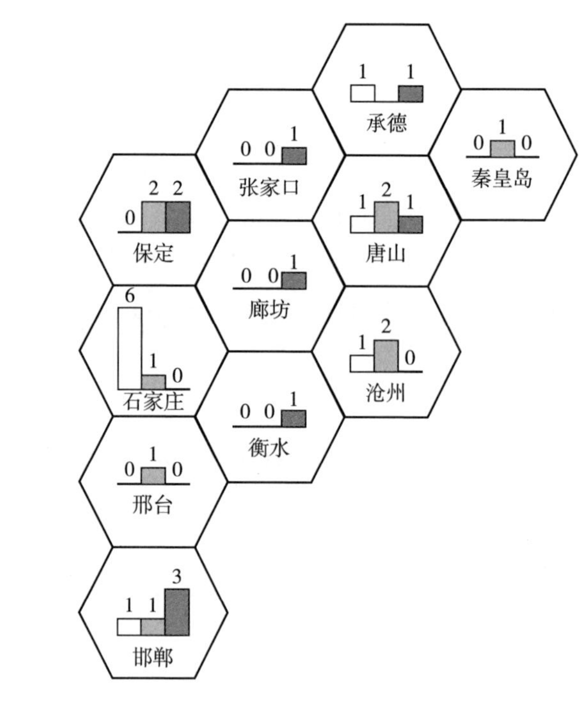

图 4　2018 届河北省域 30 强分布

资料来源：艾力彼医院管理研究中心数据库。

（二）山西省医院竞争力分布

山西共有11个地级市，有10个地级市医院上榜省域30强。具体名次分布和地级市分布见图5。上榜数量最多的地级市为太原，有9家，5家位于前10强。上榜数量排第2位的地级市是长治，有5家。大同位于第3，有4家，3家位于前10强。晋城、临汾、阳泉、晋中均有2家医院上榜。朔州没有医院上榜，说明朔州的医疗实力还有很大的提升空间。

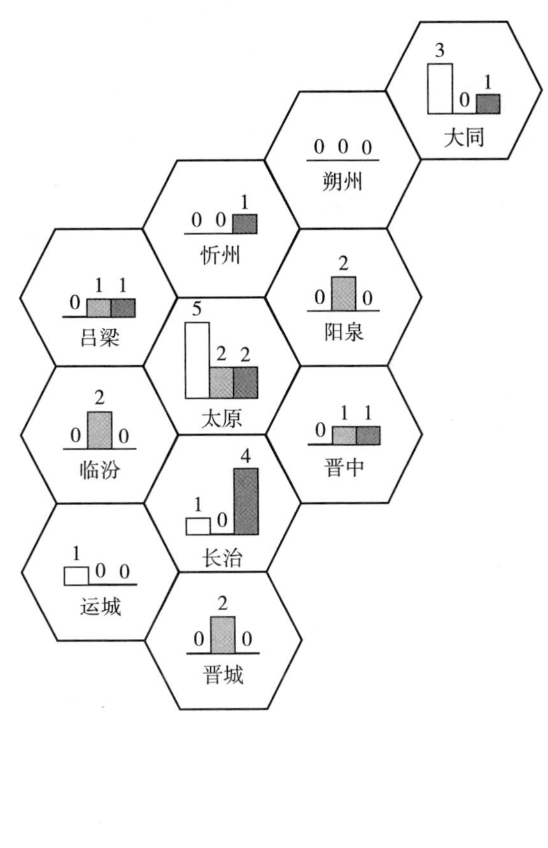

图5　2018届山西省域30强分布

资料来源：艾力彼医院管理研究中心数据库。

参考文献

1. 庄一强主编《中国医院竞争力报告（2017～2018）》，社会科学文献出版社，2018。
2. 庄一强、曾益新主编《中国医院竞争力报告（2017）》，社会科学文献出版社，2017。
3. 庄一强、曾益新主编《中国医院竞争力报告（2016）》，社会科学文献出版社，2016。
4. 国家卫生健康委员会编《2018 中国卫生健康统计年鉴》，中国协和医科大学出版社，2018。
5. 中华人民共和国民政部编《2018 中华人民共和国行政区划简册》，中国地图出版社，2018。
6. 中华人民共和国国家统计局编《2018 中国统计年鉴》，中国统计出版社，2018。

B.15
中国医院竞争力（华中）报告

刘建华　田　宾　高　蓉　刘嘉豪*

摘　要： 本报告重点对华中区（河南、湖北、湖南）医院综合竞争力情况进行分析，通过对“四横两纵”医院（顶级医院、省/单医院、地级城市医院、县级医院、非公医院、中医医院）和肿瘤医院七大层级医院排名榜的比较分析，研究区域各省份医疗资源的分布情况。华中区域医院综合竞争力在我国七大区域中排名第3，非公医院的上榜医院数量同比有所上升。

关键词： 华中区域　医院竞争力　医疗资源　均衡指数

一　华中区医院竞争力

（一）区域综合竞争力：华中区综合竞争力位于全国中上游

在全国七大区中，华中区医院的综合竞争力指数排名全国第3，处于全国的中上位置。如表1所示，华中区省/单医院、非公医院在七大区中排名第2，竞争力指数分别为0.201和0.141。地级城市医院、县级医院、中医医院、肿瘤医院在七大区中排名全国第3，竞争力指数分别为0.334、0.094、0.152和0.110。顶级医院排名全国第4，处于中游位置。

* 刘建华，MBA，艾力彼医院管理研究中心；田宾，管理学硕士，艾力彼医院管理研究中心；高蓉，艾力彼医院管理研究中心；刘嘉豪，管理学学士，艾力彼医院管理研究中心。

表1　2018届华中区医院入围榜单机构数及竞争力指数

单位：家

类别 榜单	1~50名	51~100名	101~300名	301~500名	区域竞争力指数	区域竞争力指数（最小值~最大值）	区域竞争力指数全国名次
顶级医院	6	4	不适用	不适用	0.227	0.111~0.736	4
省/单医院	9	8	不适用	不适用	0.201	0.042~0.343	2
地级城市医院	7	12	34	35	0.334	0.028~0.813	3
县级医院	4	6	52	44	0.094	0.000~0.707	3
非公医院	8	9	36	20	0.141	0.033~0.322	2
中医医院	6	9	34	23	0.152	0.075~0.345	3
肿瘤医院	4	8	不适用	不适用	0.110	0.049~0.273	3

资料来源：艾力彼医院管理研究中心数据库。

（二）区域竞争力发展趋势：顶级医院竞争力同比降低，非公医院竞争力有所提升

如图1和图2所示，2017届华中区省/单医院、地级城市医院、县级医院、中医医院100强上榜医院数量基本没有变化，而顶级医院数量同比有所下降，非公医院数量有所上升，说明非公医院发展良好。

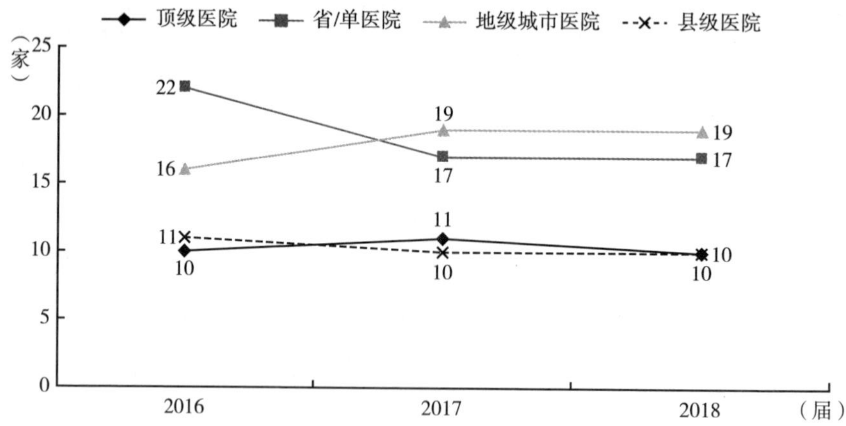

图1　2016~2018届100强榜单华中区“四横”医院竞争力发展态势

资料来源：艾力彼医院管理研究中心数据库。

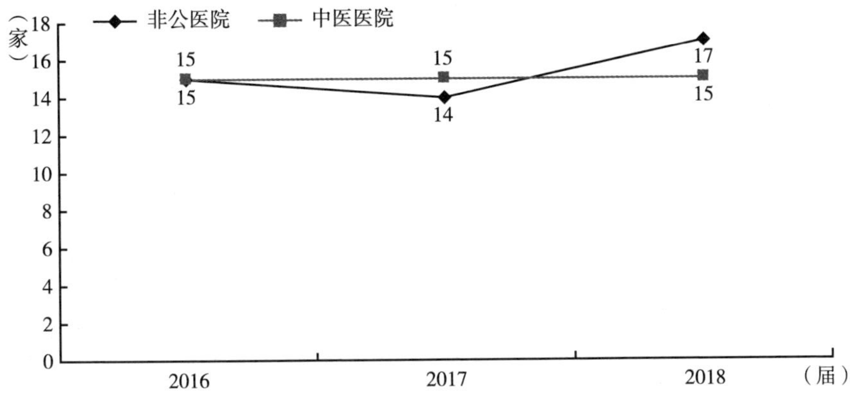

图 2　2016～2018 届 100 强榜单华中区“两纵”医院竞争力发展态势

资料来源：艾力彼医院管理研究中心数据库。

二　区域医疗资源整体分布

（一）各省综合竞争力：鄂湘豫综合竞争力居全国中上游

如表 2 所示，在华中各省中，河南省的 GDP 总额最高，人均卫生费用最低，每千人口医疗机构床位数最少；湖北省的人均 GDP 最高，人均卫生费用最高，每千人口医疗卫生机构床位数、每千人口执业（助理）医师数和每千人口注册护士数相对较高；湖南省的人均卫生费用、护士配置和医师配置水平处于中等，医疗床位配置水平相对较高。

表 2　华中区各省医疗资源配置情况

指标 / 省份	常住人口（万人）	GDP（亿元）	人均 GDP（元）	卫生总费用（亿元）	人均卫生费用（元）	卫生总费用占 GDP 比重（%）	每千人口医疗卫生机构床位数（张）	每千人口执业（助理）医师数（人）	每千人口注册护士数（人）
河　南	9559	44988	47130	2473	2594	6.11	5.85	2.3	2.5
湖　北	5902	36523	61972	1925	3271	5.89	6.37	2.5	3.1
湖　南	6860	34591	50563	1924	2821	6.10	6.59	2.5	2.5
全　国	139008	827122	59660	46345	3352	6.23	5.72	2.4	2.7

注：卫生总费用和卫生总费用占 GDP 比重采自 2016 年数据，GDP 采自 2017 年数据。

资料来源：《2018 中国卫生健康统计年鉴》。

关于“四横两纵”榜单100强机构数，华中区各省医院综合竞争力均位居全国中上游，相互之间差异不大。湖北省竞争力指数高于湖南省和河南省。湖南省在全国排名第7，河南省排名位于第9。新榜单肿瘤医院湖南省入榜6家，湖北只有1家（详见表3和图3）。

表3　2018届华中区各省“四横两纵”榜单100强机构数量和省竞争力指数

单位：家

省份	顶级医院	省/单医院	地级城市医院	县级医院	非公医院	中医医院	肿瘤医院	省竞争力指数	省竞争力指数全国名次
湖　北	4	6	8	4	7	4	1	0.477	6
湖　南	4	5	6	4	1	6	6	0.393	7
河　南	2	6	5	2	9	5	5	0.388	9

资料来源：艾力彼医院管理研究中心数据库。

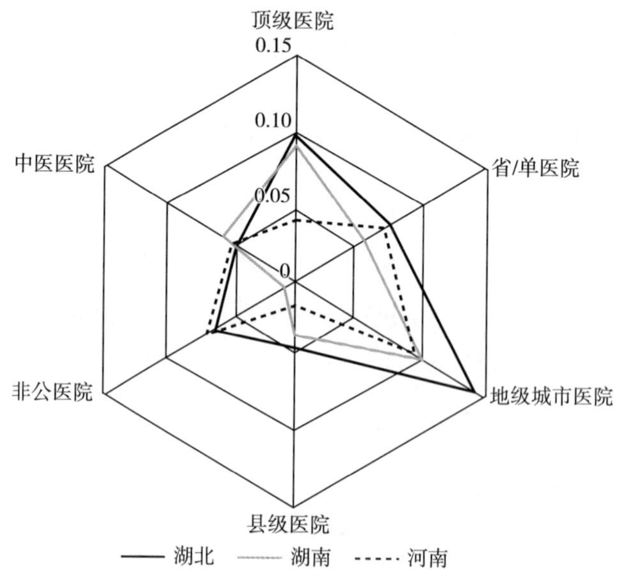

图3　2018届华中区各省“四横两纵”榜单100强医院省竞争力指数

资料来源：艾力彼医院管理研究中心数据库。

（二）各省顶级医疗资源：河南三甲医院上榜率华中区最低

如表4所示，全国顶级医院100强均为三甲医院，河南省的三甲医院总

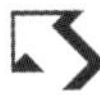

数较多，但上榜医院数只有2家，上榜率较低。湖南和湖北的上榜医院数均为4家，但湖北的三甲医院总数比湖南的多，所以湖北的三甲医院上榜率相对较低。

表4 2018届顶级医院100强华中区各省三甲医院上榜情况

单位：家，%

省份	三甲医院入围机构数	三甲医院总数	三甲医院上榜率
河南	2	53	4
湖北	4	69	6
湖南	4	47	9
全国	100	1360	7

资料来源：艾力彼医院管理研究中心数据库。

（三）各省地级、县级医疗资源

如表5所示，河南省有16个地级城市（不包括省会、计划单列市），在地级城市医院100强中，有5家医院入围，分布在4个地级城市中，均衡指数为0.250，300强、500强均衡指数为1.000（即所有地级城市均有入榜医院）。湖北省有12个地级城市，在地级城市医院100强中，有8家医院入围，分布在6个城市中，100强均衡指数为0.500，300强、500强均衡指数为0.917和1.000。湖南省有13个地级城市，地级城市医院100强中入围医院有6家，入围城市数6个，100强均衡指数为0.462，300强均衡指数低于湖北省，500强均衡指数为1.000。

表5 2018届华中区各省地级城市医院100强、300强、500强均衡指数

省份	100强			300强			500强		
	入围机构数（家）	入围地级城市数（个）	均衡指数	入围机构数（家）	入围地级城市数（个）	均衡指数	入围机构数（家）	入围地级城市数（个）	均衡指数
河南	5	4	0.250	24	16	1.000	41	16	1.000
湖北	8	6	0.500	19	11	0.917	24	12	1.000
湖南	6	6	0.462	10	8	0.615	23	13	1.000

资料来源：艾力彼医院管理研究中心数据库。

如表6所示，河南省有106个县，县级医院100强中，有2家医院入围，分布在2个县域中，100强均衡指数为0.019，300强、500强均衡指数分别为0.151、0.302。湖北省有64个县，入围县级医院100强的有4家，入围城市数4个，100强均衡指数为0.063，300强、500强均衡指数分别为0.375和0.516。湖南省有87个县，入围县级医院100强的有4家，入围城市数3个，100强均衡指数为0.034，300强、500强均衡指数分别为0.184和0.322。说明在华中三省中，湖北省的地级和县级医疗资源优于湖南和河南省。

表6　2018届华中区各省县级医院100强、300强、500强均衡指数

省份	100强			300强			500强		
	入围机构数(家)	入围县数(个)	均衡指数	入围机构数(家)	入围县数(个)	均衡指数	入围机构数(家)	入围县数(个)	均衡指数
河南	2	2	0.019	18	16	0.151	37	32	0.302
湖北	4	4	0.063	27	24	0.375	38	33	0.516
湖南	4	3	0.034	17	16	0.184	31	28	0.322

资料来源：艾力彼医院管理研究中心数据库。

三　各省内医疗资源分布

（一）河南省医院竞争力分布

在河南省域医院30强入围榜单中，郑州有10家医院入围，其中榜单前10名有6家，其他入围榜单医院分布在新乡、洛阳、开封、濮阳等重点城市，只有鹤壁、焦作、济源没有医院入围（见图4）。

（二）湖北省医院竞争力分布

在湖北省域医院30强入围榜单中，武汉有9家医院入围，其中榜单前10名有6家，其他入围榜单医院分布在十堰、襄阳、宜昌、荆州等重点城市（见图5）。

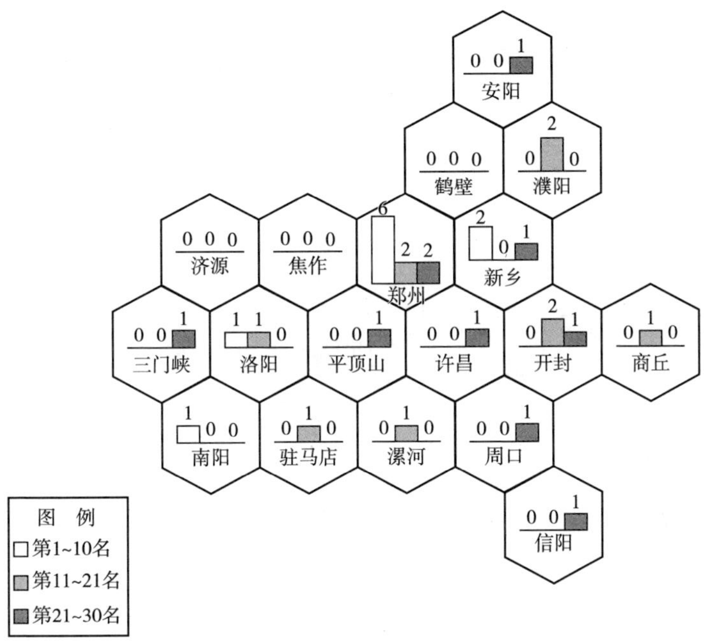

图4　2018届河南省域30强分布

资料来源：艾力彼医院管理研究中心数据库。

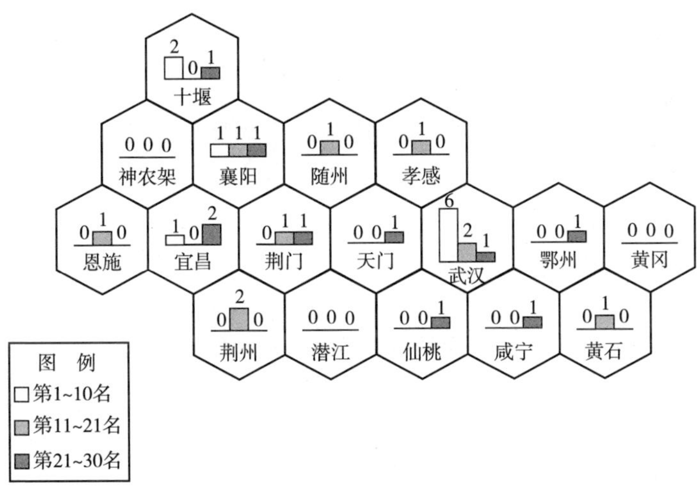

图5　2018届湖北省域30强分布

资料来源：艾力彼医院管理研究中心数据库。

（三）湖南省医院竞争力分布

在湖南省域医院30强入围榜单中，长沙有11家医院入围，其中榜单前10名有5家，其他入围榜单医院分布在衡阳、株洲、郴州等重点城市（见图6）。

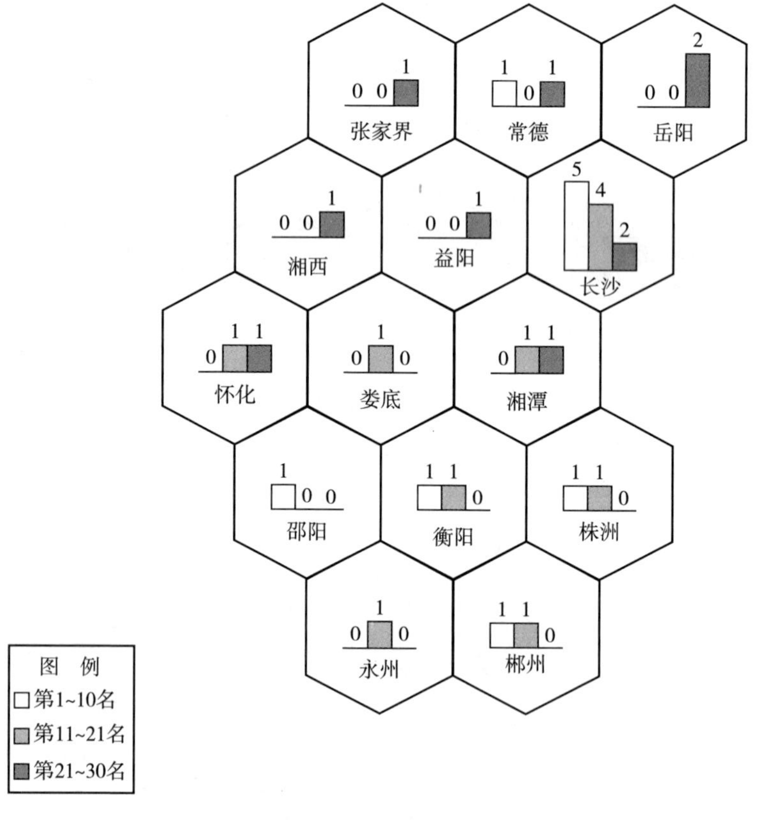

图6　2018届湖南省域30强分布

资料来源：艾力彼医院管理研究中心数据库。

参考文献

1. 庄一强主编《中国医院竞争力报告（2017～2018）》，社会科学文献出版社，

2018。
2. 庄一强、曾益新主编《中国医院竞争力报告（2017）》，社会科学文献出版社，2017。
3. 庄一强、曾益新主编《中国医院竞争力报告（2016）》，社会科学文献出版社，2016。
4. 国家卫生健康委员会编《2018 中国卫生健康统计年鉴》，中国协和医科大学出版社，2018。
5. 中华人民共和国民政部编《2018 中华人民共和国行政区划简册》，中国地图出版社，2018。
6. 中华人民共和国国家统计局编《2018 中国统计年鉴》，中国统计出版社，2018。

B.16
中国医院竞争力（华东）报告

任耀辉　刘建华　田　宾　李海贞*

摘　要： 本报告重点对华东区（上海、江苏、浙江、安徽、福建、江西、山东）医院综合竞争力进行分析，通过对顶级医院、省/单医院、地级城市医院、县级医院、非公医院、中医医院、肿瘤医院7个医院排行榜的比较分析，研究华东区域各省份医疗资源的分布情况。从区域竞争力看，华东区全国排名第1；从省域竞争力看，大部分省份竞争力较强，江苏、山东、浙江分别排名全国第2、第3和第4。

关键词： 华东区域　医院竞争力　医疗资源　均衡指数

一　华东区医院竞争力

（一）区域综合竞争力：华东区综合竞争力位居全国第1

华东区医院整体竞争力较强，位居全国第1。顶级医院、省/单医院、地级城市医院、县级医院、非公医院、中医医院、肿瘤医院竞争力指数均排名全国第1（见表1）。

* 任耀辉，工学学士，艾力彼医院管理研究中心；刘建华，MBA，艾力彼医院管理研究中心；田宾，管理学硕士，艾力彼医院管理研究中心；李海贞，理学学士，艾力彼医院管理研究中心。

表1　2018 届华东区医院入围榜单机构数及竞争力指数

单位：家

类别 榜单	1～50名	51～100名	101～300名	301～500名	区域竞争力指数	区域竞争力指数（最小值～最大值）	区域竞争力指数全国名次
顶级医院	16	19	不适用	不适用	0.751	0.111～0.736	1
省/单医院	14	15	不适用	不适用	0.343	0.042～0.343	1
地级城市医院	24	17	57	53	0.813	0.028～0.813	1
县级医院	38	30	88	61	0.707	0.000～0.707	1
非公医院	21	20	76	51	0.322	0.033～0.322	1
中医医院	14	19	73	87	0.345	0.075～0.345	1
肿瘤医院	17	11	不适用	不适用	0.273	0.049～0.273	1

资料来源：艾力彼医院管理研究中心数据库。

（二）区域竞争力发展趋势：表现平稳

如图 1 和图 2 所示，2018 届华东区域表现平稳，顶级医院、省/单医院、县级医院 100 强上榜医院数量均增加 1 家，非公医院和中医医院 100 强上榜数量均减少 2 家，总体表现平稳。

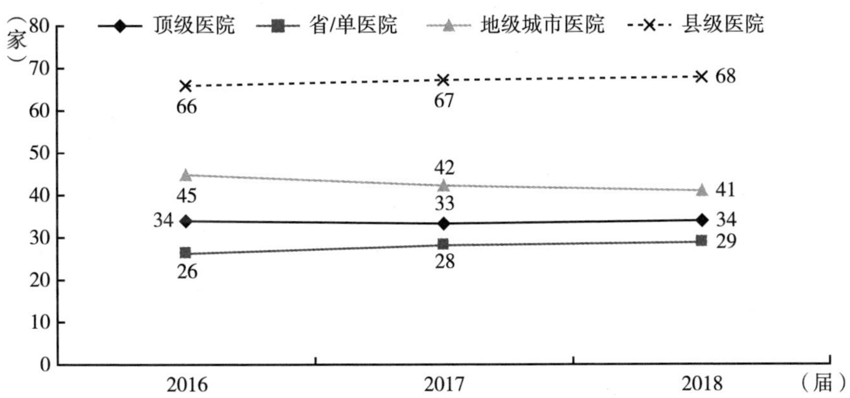

图1　2016～2018 届 100 强榜单华东区“四横”医院竞争力发展趋势

资料来源：艾力彼医院管理研究中心数据库。

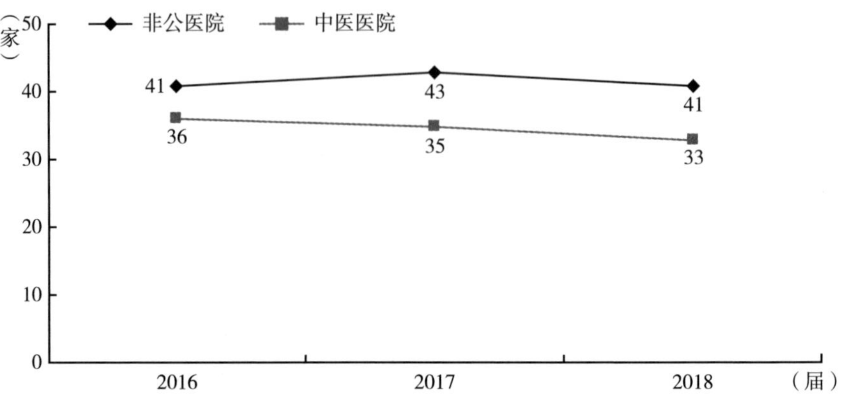

图 2　2016～2018 届 100 强榜单华东区“两纵”医院竞争力发展趋势

资料来源：艾力彼医院管理研究中心数据库。

二　区域医疗资源整体分布

（一）各省份综合竞争力：上海最优，江苏浙江位于华东前列

如表 2 所示，上海市人均 GDP 和人均卫生费用远高于华东其他省份和全国平均水平。江苏省和浙江省的人均 GDP、人均卫生费用、医师和护士配置水平位于华东区域前列，且高于全国平均水平。江西省的人均卫生费用和医师配置水平最低，且均低于全国平均水平。

表 2　华东区各省份医疗资源配置情况

省份＼指标	常住人口（万人）	GDP（亿元）	人均 GDP（元）	卫生总费用（亿元）	人均卫生费用（元）	卫生总费用占 GDP 比重（%）	每千人口医疗卫生机构床位数（张）	每千人口执业（助理）医师数（人）	每千人口注册护士数（人）
上　海	2418	30134	124571	1838	7596	6.52	5.57	2.8	3.5
江　苏	8029	85901	107189	3360	4200	4.34	5.84	2.7	3.0
浙　江	5657	51768	92057	2574	4604	5.45	5.54	3.2	3.3

续表

省份＼指标	常住人口（万人）	GDP（亿元）	人均 GDP（元）	卫生总费用（亿元）	人均卫生费用（元）	卫生总费用占 GDP 比重（%）	每千人口医疗卫生机构床位数（张）	每千人口执业（助理）医师数（人）	每千人口注册护士数（人）
安　徽	6255	27519	44206	1643	2652	6. 73	4. 89	1. 9	2. 2
福　建	3911	32298	82976	1250	3227	4. 34	4. 66	2. 1	2. 6
江　西	4622	20819	45187	1091	2375	5. 90	5. 06	1. 8	2. 3
山　东	10006	72678	72851	3555	3373	4. 93	5. 84	2. 6	2. 9
全　国	139008	827122	59660	46345	3352	6. 23	5. 72	2. 4	2. 7

注：卫生总费用和卫生总费用占 GDP 比重采自 2016 年数据，GDP 采自 2017 年数据。

资料来源：《2018 中国卫生健康统计年鉴》。

如表 3 和图 3 所示，华东区各省份医院综合竞争力居全国中上水平。其中，江苏省入围地级城市医院、县级医院、非公医院和肿瘤医院榜单机构数量最高，远高于华东区域其他省份，竞争力指数全国排名第 2；山东和浙江分列全国第 3 和第 4 位。

表 3　2018 届华东区各省份 100 强机构数和省竞争力指数

单位：家

省份	顶级医院	省/单医院	地级城市医院	县级医院	非公医院	中医医院	肿瘤医院	省竞争力指数	省竞争力指数全国名次
江　苏	6	5	18	25	14	6	9	1. 081	2
山　东	4	4	9	23	6	6	6	0. 717	3
浙　江	5	8	8	15	9	7	3	0. 703	4
上　海	13	不适用	不适用	不适用	2	5	1	0. 389	8
福　建	4	8	4	1	4	4	1	0. 32	11
安　徽	2	3	2	4	5	3	5	0. 259	14
江　西	1	1	0	0	1	2	3	0. 084	22

资料来源：艾力彼医院管理研究中心数据库。

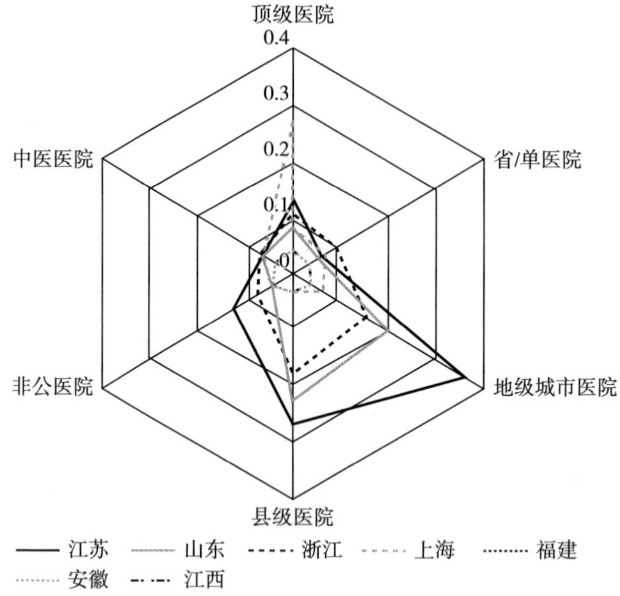

图3　2018 届华东区各省份“四横两纵”榜单 100 强医院省竞争力指数

资料来源：艾力彼医院管理研究中心数据库。

（二）各省份顶级医疗资源：上海最优，江苏第二

如表 4 所示，全国顶级医院 100 强均为三甲医院，华东各省份均有医院上榜，其中上海 13 家医院上榜，江苏 6 家医院上榜，上榜率高于全国均值。安徽和江西分别只有 2 家、1 家医院上榜，上榜率低于全国均值。

表 4　2018 届顶级医院 100 强华东区各省份三甲医院上榜情况

单位：家，%

省份	三甲医院入围机构数	三甲医院总数	三甲医院上榜率
安徽	2	43	5
福建	4	34	12
江苏	6	68	9
江西	1	47	2
山东	4	94	4
上海	13	32	41
浙江	5	71	7
全国	100	1360	7

资料来源：艾力彼医院管理研究中心数据库。

（三）各省份地级、县级医疗资源

江苏省有12个地级市，18家医院入围地级城市医院100强，分布在江苏省的11个城市，100强均衡指数为0.917，300强和500强均衡指数均为1.000；福建、山东、浙江的300强和500强均衡指数均达到1.000。可见，华东各省份地级医疗资源分布较均衡，地级医疗资源最丰富的是江苏省（见表5）。

表5　2018届华东区各省份地级城市医院100强、300强、500强均衡指数

省份	100强			300强			500强		
	入围机构数(家)	入围地级城市数(个)	均衡指数	入围机构数(家)	入围地级城市数(个)	均衡指数	入围机构数(家)	入围地级城市数(个)	均衡指数
安徽	2	2	0.133	11	10	0.667	30	15	1.000
福建	4	3	0.429	11	7	1.000	12	7	1.000
江苏	18	11	0.917	27	12	1.000	39	12	1.000
江西	0	0	0.000	7	5	0.500	11	8	0.800
山东	9	8	0.533	26	15	1.000	34	15	1.000
浙江	8	6	0.667	16	9	1.000	25	9	1.000

资料来源：艾力彼医院管理研究中心数据库。

如表6所示，华东六省县级医疗资源差距较大，排名第1的仍然是江苏省，县级医院100强、300强和500强均衡指数分别为0.463、0.805和0.902。最后1名是江西省，75个县中没有医院入围100强，300强有2家医院入围，500强有5家医院入围，均衡指数分别为0.000、0.027、0.067。

表6　2018届华东六省县级医院100强、300强、500强均衡指数

省份	100强			300强			500强		
	入围机构数(家)	入围县数(个)	均衡指数	入围机构数(家)	入围县数(个)	均衡指数	入围机构数(家)	入围县数(个)	均衡指数
安徽	4	3	0.049	12	10	0.164	24	20	0.328
福建	1	1	0.018	10	10	0.179	19	17	0.304
江苏	25	19	0.463	42	33	0.805	54	37	0.902
江西	0	0	0.000	2	2	0.027	5	5	0.067
山东	23	23	0.280	52	49	0.598	72	63	0.768
浙江	15	15	0.288	38	31	0.596	43	34	0.654

资料来源：艾力彼医院管理研究中心数据库。

三　各省内医疗资源分布

（一）安徽省医院竞争力分布

如图 4 所示，在安徽省域医院 30 强入围榜单中，合肥有 8 家医院入围，其他入围医院分布在安徽省的 15 个城市，所有城市均有医院入围。主要医疗资源集中在省会合肥市。

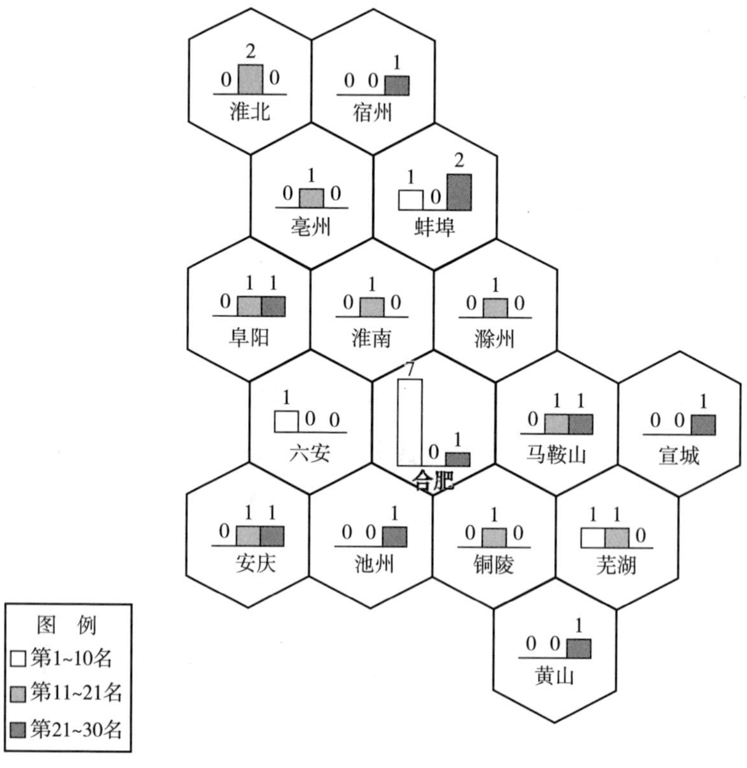

图 4　2018 届安徽省域 30 强分布

资料来源：艾力彼医院管理研究中心数据库。

（二）福建省医院竞争力分布

如图 5 所示，在福建省域医院 30 强入围榜单中，厦门有 8 家医院入围，福州有 7 家医院上榜，主要医疗资源集中在厦门和福州市，前 10 名福州有 4 家医院上榜，厦门 2 家医院上榜，第 21～30 名福州有 1 家医院上榜，厦门有 5 家医院上榜。

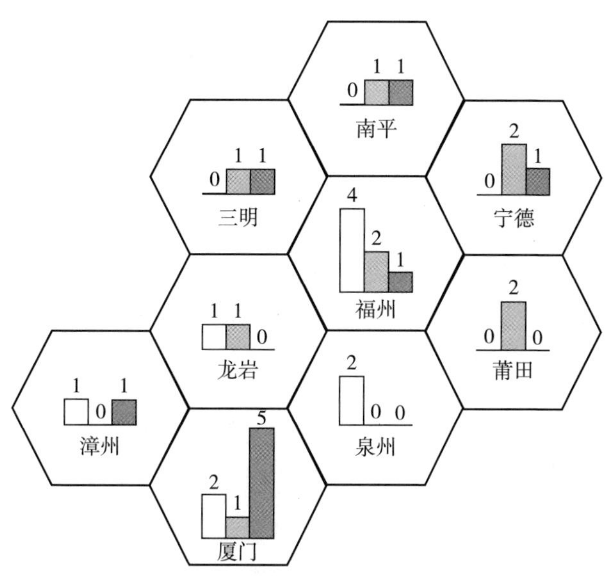

图 5　2018 届福建省域 30 强分布

资料来源：艾力彼医院管理研究中心数据库。

（三）江苏省医院竞争力分布

如图 6 所示，在江苏省域医院 30 强榜单中，南京有 6 家医院入围，苏州有5家医院上榜，无锡有4家医院上榜，其他入围医院分布在除宿迁外的9个城市。

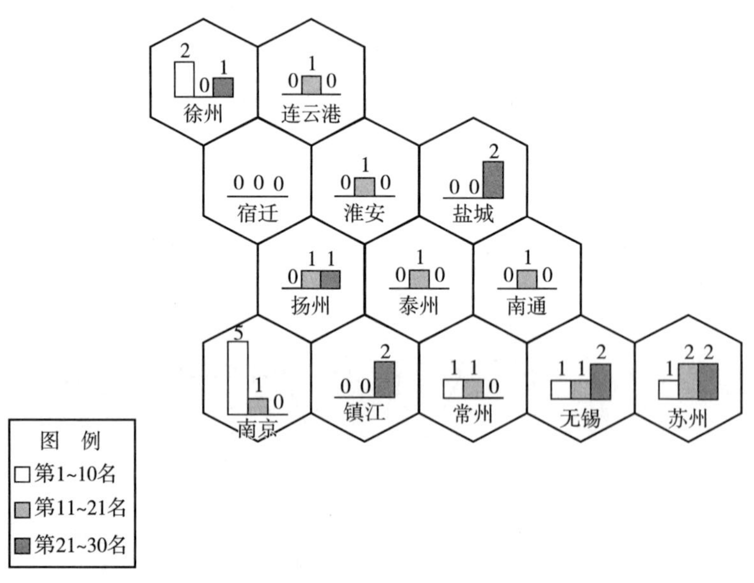

图6　2018届江苏省域30强分布

资料来源：艾力彼医院管理研究中心数据库。

（四）江西省医院竞争力分布

如图7所示，在江西省域医院30强榜单中，南昌有9家医院入围，九江和赣州分别有4家医院上榜，其他入围医院分布在江西省的其他8个城市。

（五）浙江省医院竞争力分布

如图8所示，在省域30强榜单中，浙江省11个城市除舟山外均有医院上榜，主要医疗资源集中在省会杭州市，杭州市有11家医院入围30强，其中6家医院位列前10。

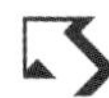

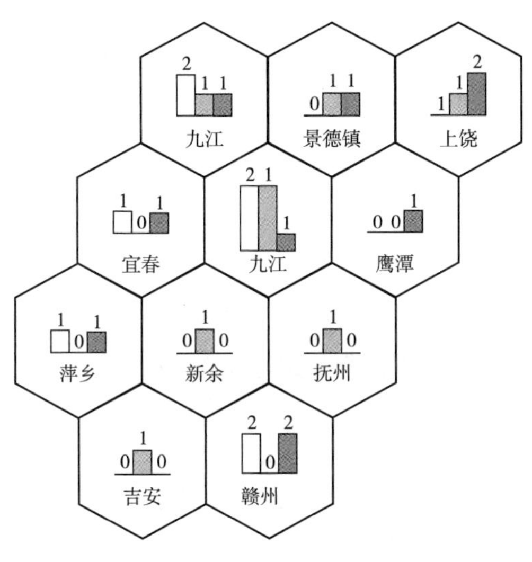

图7　2018届江西省域30强分布

资料来源：艾力彼医院管理研究中心数据库。

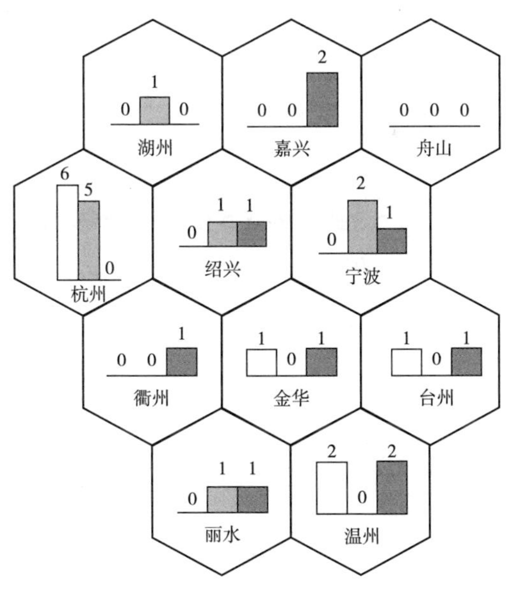

图8　2018届浙江省域30强分布

资料来源：艾力彼医院管理研究中心数据库。

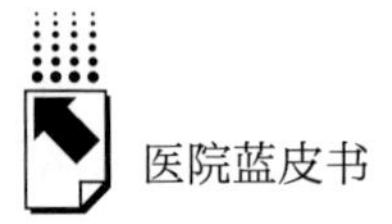

（六）山东省医院竞争力分布

如图 9 所示，在省域 30 强榜单中，山东省 17 个城市除莱芜外均有医院上榜，入围医院最多的是济南市，有 6 家医院上榜。

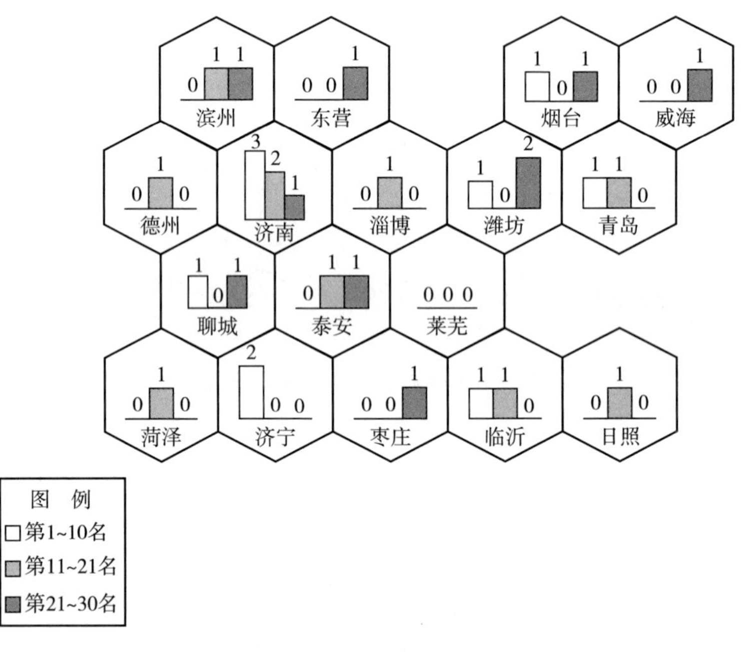

图 9　2018 届山东省域 30 强分布

资料来源：艾力彼医院管理研究中心数据库。

参考文献

1. 庄一强主编《中国医院竞争力报告（2017～2018）》，社会科学文献出版社，2018。
2. 庄一强、曾益新主编《中国医院竞争力报告（2017）》，社会科学文献出版社，2017。
3. 庄一强、曾益新主编《中国医院竞争力报告（2016）》，社会科学文献出版社，2016。
4. 国家卫生健康委员会编《2018 中国卫生健康统计年鉴》，中国协和医科大学出版社，2018。
5. 中华人民共和国民政部编《2018 中华人民共和国行政区划简册》，中国地图出版社，2018。
6. 中华人民共和国国家统计局编《2018 中国统计年鉴》，中国统计出版社，2018。

B.17 中国医院竞争力（华南）报告

高 蓉　任耀辉　梁婉莹*

摘　要： 本报告重点对华南地区（广东、广西、海南）医院综合竞争力情况进行分析，通过对顶级医院、省/单医院、地级城市医院、县级医院、非公医院、中医医院、肿瘤医院7个医院排名榜的比较分析，研究区域各省份医疗资源的分布情况。

关键词： 华南地区　医院竞争力　医疗资源　均衡指数

一　华南地区医院竞争力

（一）区域综合竞争力：华南地区综合竞争力稳居全国中上游，其地级城市医院和县级医院的排名靠前

在全国七大区中，华南地区医院的综合竞争力指数稳居全国中上游位置。该地区各类别医院的排名亦靠前，均在前4名。其中，地级城市医院（0.355）、县级医院（0.096）均排名第2，说明华南地区的地县级医院实力较强，国家分级诊疗的政策得到较好的响应和落实。同时，华南地区的顶级医院、省/单医院和非公医院均排名第3；中医医院和肿瘤医院均排名第4（详见表1）。

* 高蓉，艾力彼医院管理研究中心；任耀辉，工学学士，艾力彼医院管理研究中心；梁婉莹，管理学学士，艾力彼医院管理研究中心。

表1　2018届华南区医院入围榜单机构数及竞争力指数

单位：家

榜单＼类别	1～50名	51～100名	101～300名	301～500名	区域竞争力指数	区域竞争力指数（最小值～最大值）	区域竞争力指数全国名次
顶级医院	6	7	—	—	0.276	0.111～0.736	3
省/单医院	13	2	—	—	0.200	0.042～0.343	3
地级城市医院	12	6	24	31	0.355	0.028～0.813	2
县级医院	6	3	13	18	0.096	0.000～0.707	2
非公医院	8	4	20	38	0.102	0.033～0.322	3
中医医院	9	3	27	21	0.140	0.075～0.345	4
肿瘤医院	6	4	—	—	0.102	0.049～0.273	4

资料来源：艾力彼医院管理研究中心数据库。

（二）区域竞争力发展趋势：顶级医院、地级城市医院和县级医院的竞争力保持平稳，而非公医院的发展不容乐观

从近两年的数据来看（见图1），2018届华南区顶级医院、地级城市医院、县级医院入围数量与上届持平，说明此三个层级的医院发展平稳。综合图1和图2来看，省/单医院和中医医院减少1家，而非公医院减少3家，下降较为明显，反映华南地区非公医院的发展不容乐观。

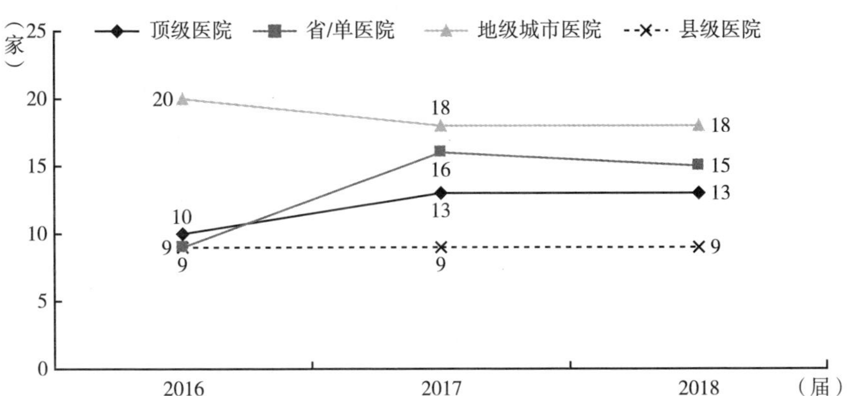

图1　2016～2018届100强榜单华南区“四横”医院竞争力发展趋势

资料来源：艾力彼医院管理研究中心数据库。

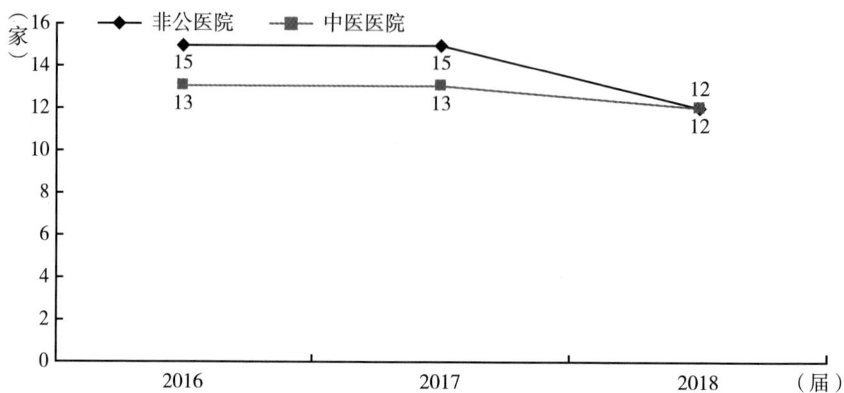

图2　2016～2018届100强榜单华南区“两纵”医院竞争力发展趋势

资料来源：艾力彼医院管理研究中心数据库。

二　区域医疗总体情况

（一）各省份医疗资源：广东省的医疗资源较为充足

从表2可见，广东在人口、经济及医疗资源指标中大部分的数据是最高的，但其每千人口医疗卫生机构床位数最少；广西的每千人口医疗卫生机构床位数最多，但其人均卫生费用、每千人口执业（助理）医师数、每千人口注册护士数最少。对比广东和广西的情况，说明经济发达的省份具备较大的资金和人才资源优势。海南尽管GDP总值相对不高，但是其卫生总费用占GDP的比重最高（7.48%），说明海南医疗卫生行业产值较高，而且该省近年推行的国际旅游医疗政策收效明显。

（二）各省份综合竞争力：广东省依然处于领先地位

广东省入围的医院数量远高于广西和海南，医院的整体综合竞争力远优于这两个省份，并且在全国竞争力指数中也排名第1。详见表3和图3。

表 2　华南区各省份人口、经济及医疗资源情况

省份＼指标	常住人口（万人）	GDP（亿元）	人均 GDP（元）	卫生总费用（亿元）	人均卫生费用（元）	卫生总费用占 GDP 比重(%)	每千人口医疗卫生机构床位数(张)	每千人口执业(助理)医师数(人)	每千人口注册护士数(人)
广　东	11169	89879	81089	4193	3812	5. 19	4. 41	2. 3	2. 8
广　西	4885	20396	41955	1237	2557	6. 75	4. 94	2. 1	2. 7
海　南	926	4463	48430	303	3307	7. 48	4. 53	2. 2	3. 1
全　国	139008	827122	59660	46345	3352	6. 23	5. 72	2. 4	2. 7

注：卫生总费用和卫生总费用占 GDP 比重采自 2016 年数据，GDP 采自 2017 年数据。
资料来源：《2018 中国卫生健康统计年鉴》。

表 3　2018 届华南区各省份“四横三纵”榜单 100 强机构数量和省竞争力指数

单位：家

省份	顶级医院	省/单医院	地级城市医院	县级医院	非公医院	中医医院	肿瘤医院	省竞争力指数	省竞争力指数全国名次
广　东	12	12	16	7	12	9	7	1. 099	1
广　西	1	2	2	2	0	3	2	0. 149	17
海　南	0	1	0	0	0	0	1	0. 023	30

资料来源：艾力彼医院管理研究中心数据库。

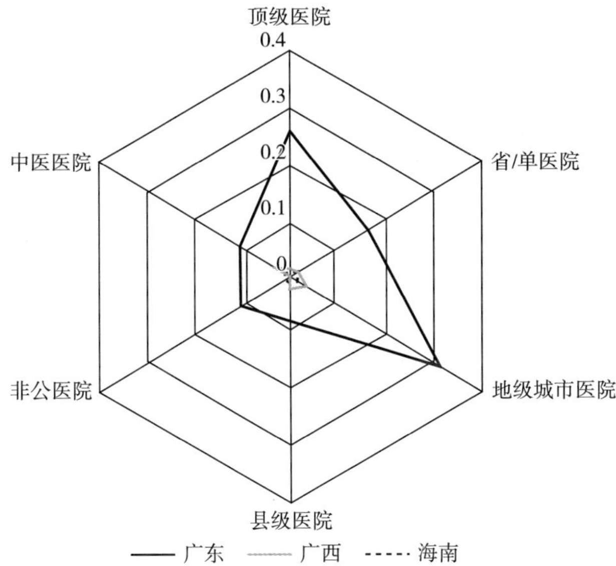

图 3　2018 届华南区各省份“四横两纵”榜单 100 强医院省竞争力指数

资料来源：艾力彼医院管理研究中心数据库。

（三）各省份顶级医疗资源：广东三甲医院上榜率高于全国均值

全国顶级医院100强均为三甲医院，广东共115家，其中上榜12家，上榜率达10%，高于全国均值。广西共45家，上榜仅1家（详见表4）。

表4　2018届顶级医院100强中华南区各省份三甲医院上榜情况

单位：家，%

省份	三甲医院总数	三甲医院入围数	三甲医院上榜率
广东	115	12	10
广西	45	1	2
海南	10	0	0
全国	1360	100	7

资料来源：艾力彼医院管理研究中心数据库。

（四）各省份地级、县级医疗资源

从表5可看到，广东地级城市共19个，其中500强的均衡指数较高；广西地级城市有13个，其中100强的均衡指数较低，严重分布不均；海南整体都不太均衡，医疗资源不丰富。县级医院均衡指数见表6。

表5　2018届华南区各省份地级城市医院100强、300强、500强均衡指数

省份	100强			300强			500强		
	入围机构数（家）	入围地级城市数（个）	均衡指数	入围机构数（家）	入围地级城市数（个）	均衡指数	入围机构数（家）	入围地级城市数（个）	均衡指数
广东	16	11	0.579	30	15	0.789	52	18	0.947
广西	2	1	0.077	12	8	0.615	19	10	0.769
海南	0	0	0.000	0	0	0.000	2	2	0.667

资料来源：艾力彼医院管理研究中心数据库。

表 6　2018 届华南区各省份县级医院 100 强、300 强、500 强均衡指数

单位：家，个

省份	100 强			300 强			500 强		
	入围机构数(家)	入围县数(个)	均衡指数	入围机构数(家)	入围县数(个)	均衡指数	入围机构数(家)	入围县数(个)	均衡指数
广东	7	6	0.105	17	16	0.281	31	30	0.526
广西	2	2	0.028	4	4	0.056	7	7	0.099
海南	0	0	0.000	1	1	0.067	2	2	0.133

资料来源：艾力彼医院管理研究中心数据库。

三　各省份内医疗资源分布

（一）广东医院竞争力分布

在广东省域医院 30 强入围榜单中，广州有 15 家医院入围，其中榜单前 10 名都在广州，其他入围榜单医院分布在深圳、佛山、东莞、汕头、中山、惠州、江门、茂名、梅州、清远、韶关、湛江等重点城市（详见图 4）。

（二）广西医院竞争力分布

在广西省域医院 30 强入围榜单中，南宁有 7 家医院入围，其中榜单前 10 名有 5 家，其他入围榜单医院分布在柳州、桂林、钦州、百色、梧州、玉林、北海、贵港、贺州、河池、来宾等重点城市（详见图 5）。

（三）海南医院竞争力分布

在海南省域医院 20 强入围榜单中，海口有 8 家医院入围，其中榜单前 10 名有 5 家，其他入围榜单医院分布在三亚、儋州、琼海、万宁、文昌、澄迈、五指山等重点城市，可见海南整体医疗资源比较欠缺（详见图 6）。

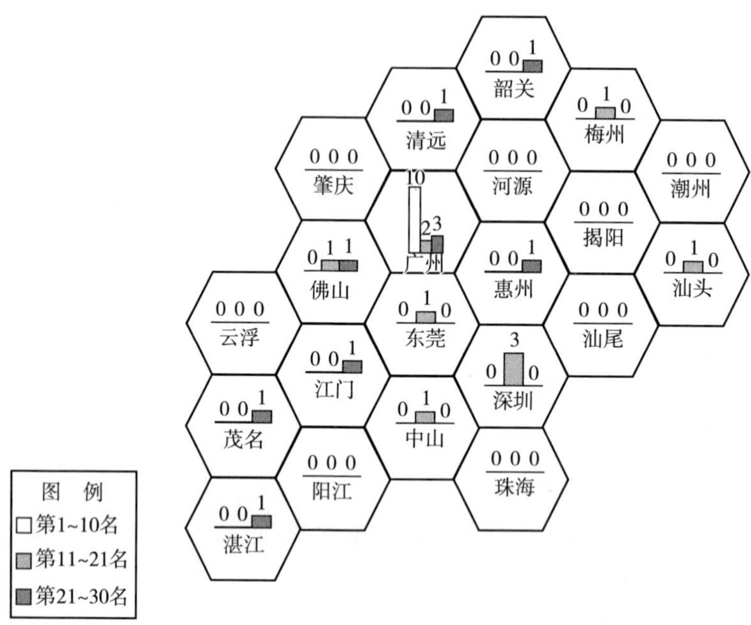

图 4　2018 届广东省域 30 强分布

资料来源：艾力彼医院管理研究中心数据库。

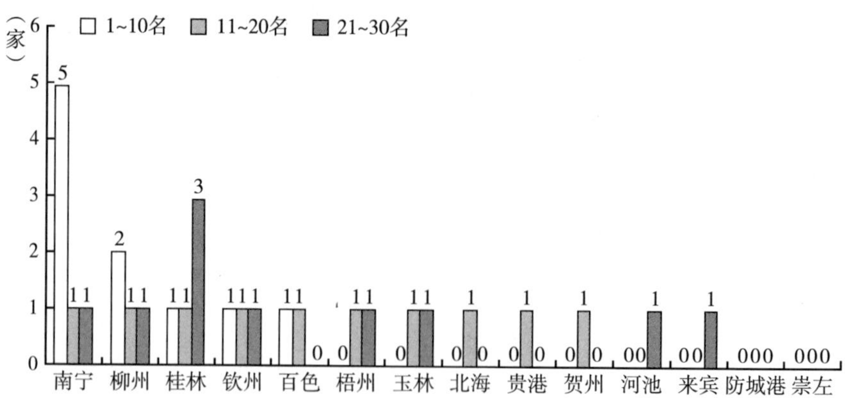

图 5　2018 届广西省域 30 强分布

资料来源：艾力彼医院管理研究中心数据库。

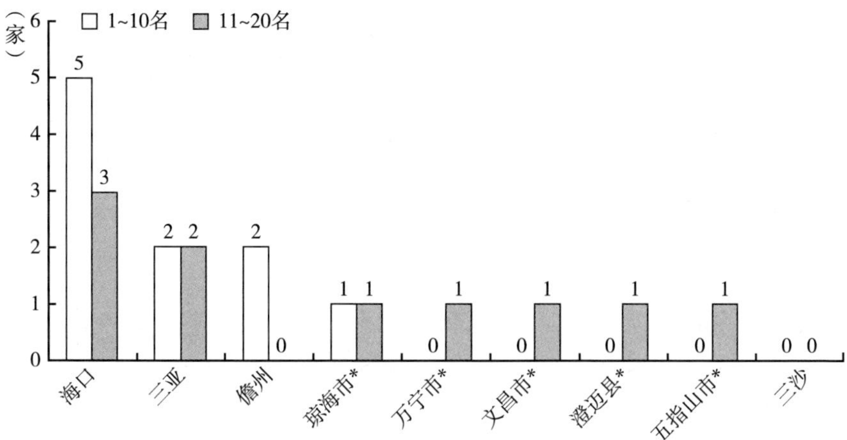

图 6　2018 届海南省域 20 强分布

注：＊为省辖县。

资料来源：艾力彼医院管理研究中心数据库。

参考文献

1. 庄一强主编《中国医院竞争力报告（2017 ~ 2018）》，社会科学文献出版社，2018。
2. 庄一强、曾益新主编《中国医院竞争力报告（2017）》，社会科学文献出版社，2017。
3. 庄一强、曾益新主编《中国医院竞争力报告（2016）》，社会科学文献出版社，2016。
4. 国家卫生健康委员会编《2018 中国卫生健康统计年鉴》，中国协和医科大学出版社，2018。
5. 中华人民共和国民政部编《2018 中华人民共和国行政区划简册》，中国地图出版社，2018。
6. 中华人民共和国国家统计局编《2018 中国统计年鉴》，中国统计出版社，2018。

B.18
中国医院竞争力（西北）报告

田 宾　姚淑芳　张娟娟*

摘　要： 本报告对西北区（陕西、新疆、甘肃、宁夏、青海）医院综合竞争力情况进行分析，研究区域内医疗资源的分布情况。从全国七大区域综合竞争力看，西北区排名靠后，无医院入围县级医院100强，其中陕西省优质医疗资源强于其他4个省份，处于全国中游，其他省份优质医疗资源匮乏。与2017届相比，陕西和宁夏综合竞争力排名下降1位，甘肃上升1位。除新增加的肿瘤医院榜单外，2018届各层级医院的区域竞争力指数全国排名同比没有变化。西北区非公医院和中医医院100强上榜医院数量有所上升，且发展趋势优于东北和西南区域。西北区仅陕西有2家医院入围地级城市医院100强，甘肃2家医院入围肿瘤医院80强，领跑西北。从地区优质医疗资源分布均衡度来看，各省份优质资源主要集中在省会城市/首府，西北地区地级城市医院和县级医院均衡指数较低。西北区中陕西省的地级城市医院分布最均衡，其他省份地级城市医院均衡指数均有待提高。新疆的县级医院均衡指数最高，其他省份县级医院均衡指数均需要提高。

关键词： 西北区域　竞争力　医疗资源　均衡指数

---

* 田宾，MBA，艾力彼医院管理研究中心；姚淑芳，管理学在读博士，艾力彼医院管理研究中心；张娟娟，工学学士，艾力彼医院管理研究中心。

一　西北区医院竞争力

（一）区域综合竞争力：西北区域竞争力位居全国七大区最后，仍无医院入围全国县级医院100强

西北区医院综合竞争力指数居全国七大区末位，无医院入围县级医院100强，因此该区域需要加强县级医院医疗服务能力建设，提升县级医院竞争力。西北地区地级城市、县级、肿瘤医院的区域竞争力指数均为七大区最低，顶级、省/单医院的区域竞争力指数排第6位（仅强于华北区域），非公和中医医院的区域竞争力指数排第5位（高于东北和西南区域）。

除新增加的肿瘤医院榜单外，2018届其他各层级医院的区域竞争力指数全国名次与2017届相同（详见表1）。

表1　2018届西北区医院入围榜单机构数及竞争力指数

单位：家

榜单＼类别	1~50名	51~100名	101~300名	301~500名	区域竞争力指数	区域竞争力指数（最小值~最大值）	区域竞争力指数全国名次
顶级医院	1	5	不适用	不适用	0.111	0.111~0.736	6
省/单医院	2	9	不适用	不适用	0.110	0.042~0.343	6
地级城市医院	0	2	14	24	0.028	0.028~0.813	7
县级医院	0	0	5	12	0.000	0.000~0.707	7
非公医院	4	1	11	12	0.052	0.033~0.322	5
中医医院	3	7	12	10	0.096	0.075~0.345	5
肿瘤医院	5	0	不适用	不适用	0.049	0.049~0.273	7

资料来源：艾力彼医院管理研究中心数据库。

（二）区域竞争力发展趋势：西北区非公和中医医院百强上榜医院数量有所上升

2018届西北区顶级、省/单、地级城市、县级医院100强上榜医院数量同比没有变化，县级医院100强仍未有突破（详见图1）。

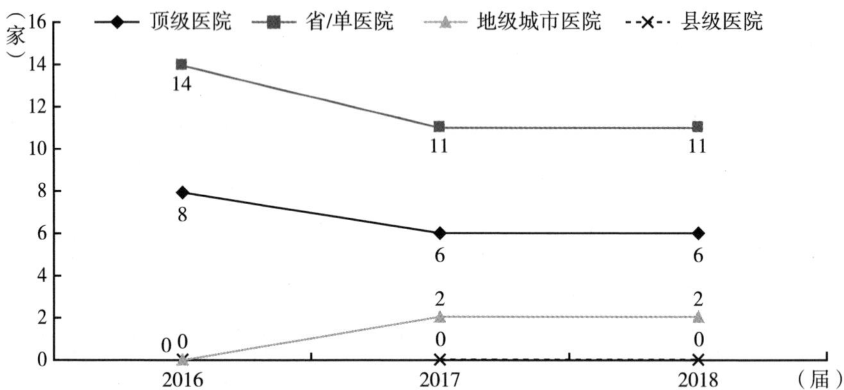

图 1　2016～2018 届 100 强榜单西北区“四横”医院竞争力发展态势

资料来源：艾力彼医院管理研究中心数据库。

2018 届西北区非公和中医医院 100 强上榜医院数量同比各增加 1 家，且发展趋势优于东北和西南区域（详见图 2）。

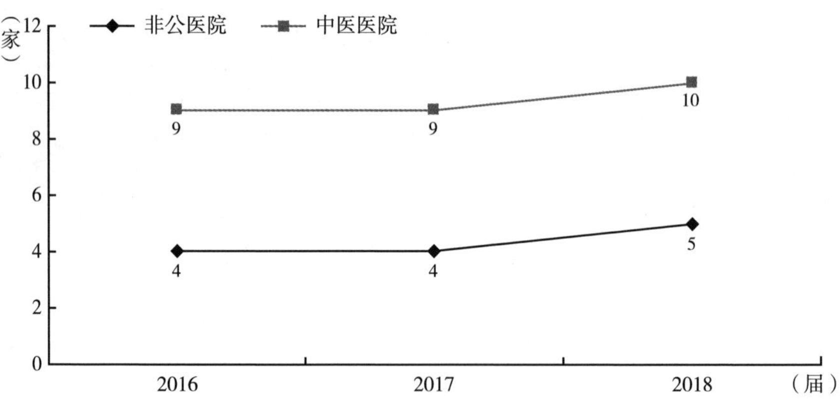

图 2　2016～2018 届 100 强榜单西北区“两纵”医院竞争力发展态势

资料来源：艾力彼医院管理研究中心数据库。

二　区域医疗资源整体分布

（一）各省份综合竞争力：陕西综合竞争力处于全国中游，甘肃、青海、新疆、宁夏居中国最缺医院省份前列

西北区域各省份经济、人口医疗资源配置情况如表 2 所示。各省人均 GDP 均低于全国均值 59660 元，卫生总费用占 GDP 比重明显高于全国均值 6.23%。结合表 3 可见，甘肃省人均卫生费用（2889 元）和每千人口医疗资源在西北区域排名末位。2017 届中国最缺医院省份甘肃排名第 2（西藏排名第 1），第 3 ~5 位分别为青海、新疆、宁夏。因此，甘肃、青海、新疆和宁夏优质医疗资源匮乏，尤其是地级城市和县级医院有很大的发展空间。

表 2　西北区各省份医疗资源配置情况

省份＼指标	常住人口（万人）	GDP（亿元）	人均 GDP（元）	卫生总费用（亿元）	人均卫生费用（元）	卫生总费用占 GDP 比重（%）	每千人口医疗卫生机构床位数（张）	每千人口执业（助理）医师数（人）	每千人口注册护士数（人）
陕　西	3835	21899	57266	1348	3536	6.95	6.29	2.4	3.3
甘　肃	2626	7677	29326	754	2889	10.47	5.58	2.1	2.2
青　海	598	2643	44348	240	4043	9.32	6.41	2.6	2.8
宁　夏	682	3454	50917	252	3731	7.95	5.84	2.7	3.2
新　疆	2445	10920	45099	962	4013	9.97	6.85	2.5	2.9
全　国	139008	827122	59660	46345	3352	6.23	5.72	2.4	2.7

注：卫生总费用和卫生总费用占 GDP 比重采自 2016 年数据，GDP 采自 2017 年数据。

资料来源：《2018 中国卫生健康统计年鉴》。

如表 3 和图 3 所示，在顶级、省/单、地级城市、县级、非公和中医医院 100 强入围机构总数方面，陕西远高于新疆、甘肃、宁夏和青海，竞争力指数亦领先于西部区域其他省份，尤其是省会市属医院和中医医院竞争力优势非常明显。陕西省综合竞争力排名西北区第 1，全国第 15，同比下降一位。甘肃省综合竞争力同比上升一位，宁夏下降一位。青海省没有医院入围顶级医院 100 强，综合竞争力为西北区域最低。

西北区域仅陕西省有医院入围地级城市医院 100 强（2 家），其他省份没有医院入围；西北区域县级医院 100 强未实现零突破；青海和宁夏没有医院入围非公立医院 100 强；地级城市和县级医院相对其他各层级医院分布明显不均衡，可见地级城市和县级医院有很大的发展空间。甘肃省有 2 家医院入围肿瘤医院 80 强，领先于其他省（详见表 3、图 3）。

表 3　2018 届西北区各省份"四横三纵"榜单 100 强机构数量和省竞争力指数

单位：家

省份	顶级医院	省/单医院	地级城市医院	县级医院	非公医院	中医医院	肿瘤医院	省竞争力指数	省竞争力指数全国名次
陕　西	2	7	2	0	3	6	1	0. 246	15
新　疆	2	1	0	0	1	1	1	0. 080	23
甘　肃	1	1	0	0	1	2	2	0. 070	25
宁　夏	1	1	0	0	0	0	0	0. 025	28
青　海	0	1	0	0	0	1	1	0. 023	29

资料来源：艾力彼医院管理研究中心数据库。

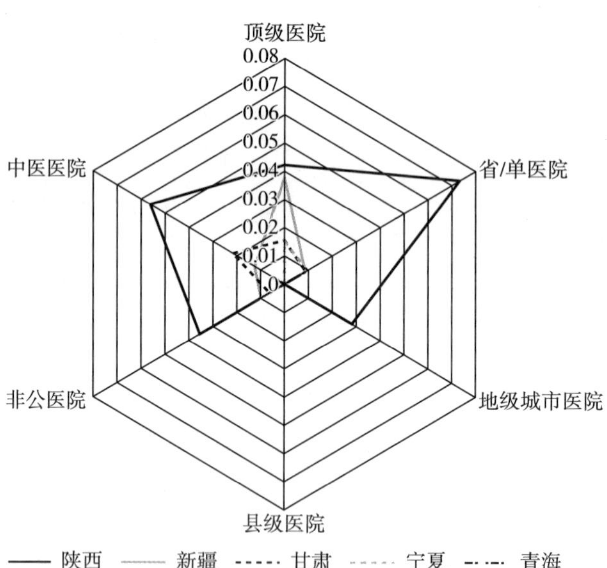

图 3　2018 届西北区各省份"四横两纵"榜单 100 强医院省竞争力指数

资料来源：艾力彼医院管理研究中心数据库。

（二）各省份顶级医疗资源：陕西和新疆各有2家入围顶级医院100强

全国顶级医院100强均为三甲医院，陕西和新疆各有2家入围顶级医院100强，甘肃和宁夏各有1家，青海没有医院入围。陕西、新疆、甘肃三甲医院上榜率均为6%，接近全国均值7%。陕西和新疆三甲医院数量占西北区域总数的2/3，宁夏三甲医院总数6家，仅高于西藏（3家），所以宁夏三甲医院上榜率为西北区最高（17%）（详见表4）。

表4　2018届顶级医院100强西北区各省份三甲医院上榜情况

单位：家，%

省份	三甲医院入围机构数	三甲医院总数	三甲医院上榜率
甘肃	1	17	6
宁夏	1	6	17
青海	0	10	0
陕西	2	35	6
新疆	2	34	6
全国	100	1360	7

资料来源：艾力彼医院管理研究中心数据库。

（三）各省份地级、县级医疗资源：陕西地级城市医院均衡指数最高，新疆县级医院均衡指数最高

西北区各省入围100强、300强、500强的地级城市医院均不多，但是新疆和宁夏入围500强地级城市数同比显著增加。除青海外，西北区域各省份地级城市医院500强均衡指数超过0.500。陕西省地级城市100强、300强和500强均衡指数均为西北第一，医疗资源分布较均衡。陕西省入围地级城市医院500强机构数为21家，占西北区域1/2以上，而青海省没有医院入围。5个省份中，陕西地级城市医院分布最为均衡，依次为新疆、甘肃、宁夏、青海（详见表5）。

表5 2018 届西北区各省份地级城市医院 100 强、300 强、500 强均衡指数

省份	100 强			300 强			500 强		
	入围机构数(家)	入围地级城市数(个)	均衡指数	入围机构数(家)	入围地级城市数(个)	均衡指数	入围机构数(家)	入围地级城市数(个)	均衡指数
甘肃	0	0	0.000	2	2	0.154	7	7	0.538
宁夏	0	0	0.000	0	0	0.000	3	3	0.750
青海	0	0	0.000	0	0	0.000	0	0	0.000
陕西	2	2	0.222	10	7	0.778	21	9	1.000
新疆	0	0	0.000	4	4	0.308	9	9	0.692

资料来源：艾力彼医院管理研究中心数据库。

西北区域入围县级医院 100 强、300 强、500 强机构数均为七大区最低，尤其是县级医院 100 强，西北区域没有医院入围。与 2017 届相比，入围 500 强榜单机构数量增长不明显。除青海外，500 强均衡指数略有提高，均处于全国下游。所以，西北区域实现“大病不出县”面临重大挑战（详见表 6）。

表6 2018 届西北区各省份县级医院 100 强、300 强、500 强均衡指数

省份	100 强			300 强			500 强		
	入围机构数(家)	入围县数(个)	均衡指数	入围机构数(家)	入围县数(个)	均衡指数	入围机构数(家)	入围县数(个)	均衡指数
甘肃	0	0	0.000	0	0	0.000	2	2	0.029
宁夏	0	0	0.000	0	0	0.000	1	1	0.077
青海	0	0	0.000	0	0	0.000	0	0	0.000
陕西	0	0	0.000	2	2	0.026	6	6	0.078
新疆	0	0	0.000	3	3	0.033	8	8	0.087

资料来源：艾力彼医院管理研究中心数据库。

三　各省份内医疗资源分布

（一）陕西省医院竞争力分布

陕西共有 10 个地级市，每个地级市均有医院入围省域 30 强，省域 30 强均衡指数为 1。具体 30 强分布城市见图 5。前 10 强分布于西安、咸阳、宝鸡、安康、汉中、延安和榆林 7 个城市，其中西安有 4 家，省域 10 强均衡指数为 0.7。陕西 10 强和 30 强均衡度优于新疆和甘肃（详见图 4）。

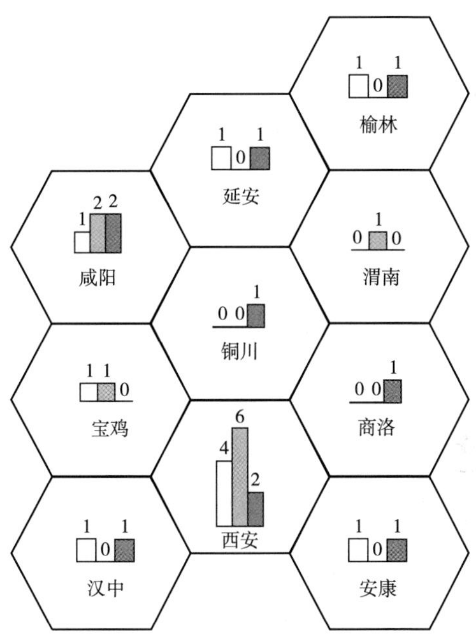

图 4　2018 届陕西省域医院 30 强分布

资料来源：艾力彼医院管理研究中心数据库。

（二）新疆医院竞争力分布

新疆共有 14 个地级市，省域 30 强分布在 13 个城市和 1 个区直管县（石河子），省域 30 强均衡指数为 0.9。具体 30 强城市分布见图 5。前 10 强分布于乌鲁木齐、伊犁、喀什、巴音郭楞、克拉玛依 5 个城市和 1 个区直管县（石河子），其中乌鲁木齐有 5 家，省域 10 强均衡指数为 0.4。

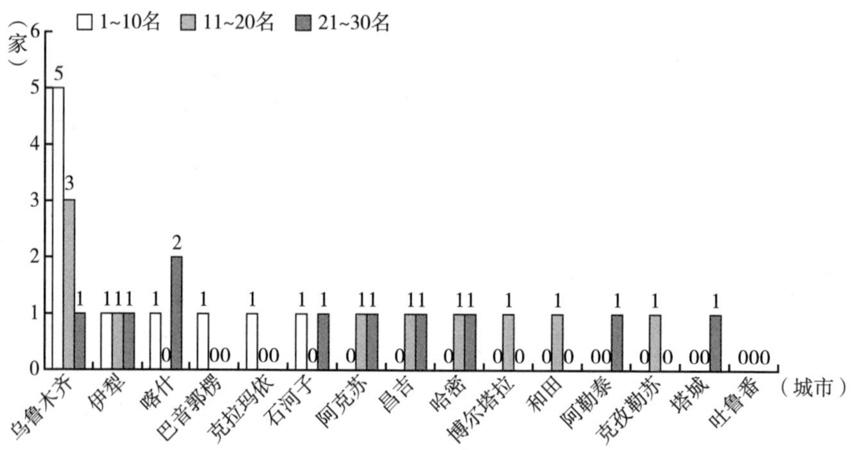

图 5　2018 届新疆省域 30 强分布

资料来源：艾力彼医院管理研究中心数据库。

（三）甘肃省医院竞争力分布

甘肃共有 14 个地级市，省域 30 强分布在 13 个城市，仅甘南没有医院入围 30 强，省域 30 强均衡指数为 0.9，与新疆相近，小于陕西省。具体 30 强分布城市见图 6。前 10 强分布于兰州、天水、庆阳和酒泉 4 个城市，其中兰州有 7 家。

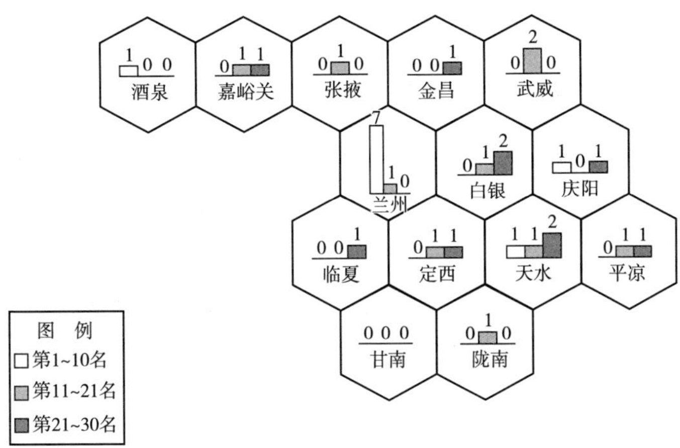

图6　2018届甘肃省域医院30强分布

资料来源：艾力彼医院管理研究中心数据库。

参考文献

1. 庄一强主编《中国医院竞争力报告（2017～2018）》，社会科学文献出版社，2018。
2. 国家卫生健康委员会编《2018中国卫生健康统计年鉴》，中国协和医科大学出版社，2018。
3. 中华人民共和国民政部编《2018中华人民共和国行政区划简册》，中国地图出版社，2018。

B.19 中国医院竞争力（西南）报告

高 蓉　罗佳琼　李博文*

摘　要： 本报告重点对西南地区（重庆、四川、贵州、云南、西藏）医院综合竞争力情况进行分析，通过对顶级医院、省/单医院、地级城市医院、县级医院、非公医院、中医医院和肿瘤医院七大层级医院排名榜的比较分析，研究区域各省份医疗资源的分布情况。西南地区域医院综合竞争力在我国七大区域中排名第6，非公医院的上榜医院数量同比有所上升。

关键词： 西南地区　区域竞争力　医疗资源　均衡指数

一　西南地区医院竞争力

（一）区域综合竞争力：西南地区区域综合竞争力位于全国下游，有提升空间

在全国七大区中，西南地区医院的综合竞争力指数排名全国第6，处于全国下游。西南地区地级城市医院竞争力指数为0.147，县级医院竞争力指数为0.057，排名均为第4。西南地区省/单医院竞争力指数为0.117，排名第5。顶级医院竞争力指数为0.109，排名第7。中医医院竞争力指数为

* 高蓉，艾力彼医院管理研究中心；罗佳琼，艾力彼医院管理研究中心；李博文，理学学士，艾力彼医院管理研究中心。

0.088，肿瘤医院竞争力指数为0.055，排名均为第6。非公医院竞争力指数为0.033，排名第7（详见表1）。

表1　2018届西南地区医院入围榜单机构数及竞争力指数

单位：家

类别 榜单	1～50名	51～100名	101～300名	301～500名	区域竞争力指数	区域竞争力指数（最小值～最大值）	区域竞争力指数全国名次
顶级医院	2	3	不适用	不适用	0.109	0.111～0.736	7
省/单医院	5	5	不适用	不适用	0.117	0.042～0.343	5
地级城市医院	4	4	22	22	0.147	0.028～0.813	4
县级医院	1	6	18	29	0.057	0.017～0.707	4
非公医院	2	3	23	36	0.033	0.033～0.322	7
中医医院	4	4	30	26	0.088	0.075～0.345	6
肿瘤医院	4	1	不适用	不适用	0.055	0.049～0.273	6

资料来源：艾力彼医院管理研究中心数据库。

（二）区域竞争力发展趋势：高层级医院竞争力呈下降趋势，面临的竞争和挑战较大

从2016～2018届100强榜单西南地区“四横”医院竞争力发展态势纵向比较中可得出：2017届较2016届顶级医院入围数下降2家，省/单医院下降2家，地级城市医院、县级医院、非公医院和中医医院均持平。2018届较2017届省/单医院、地级城市医院和中医医院均持平，顶级医院减少1家，县级医院减少1家，非公医院减少1家。顶级医院、省医院这类高层级医院竞争力出现下降态势，地级城市医院、中医医院保持平稳。受经济、人口、政策的影响，西南地区面临的竞争与挑战是较大的（详见图1和图2）。

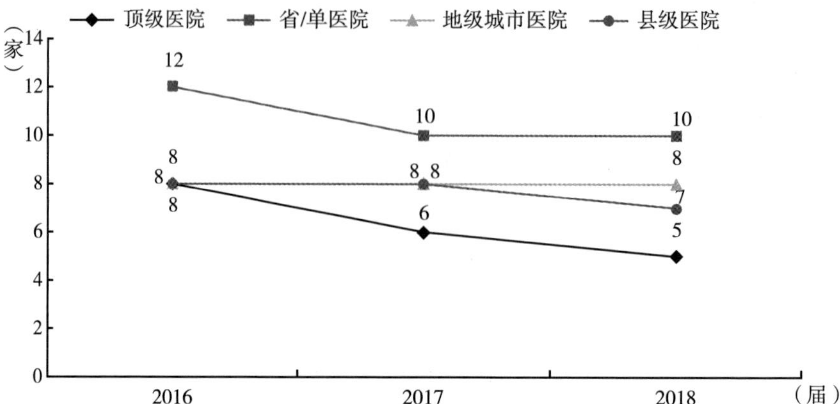

图1　2016～2018届100强榜单西南地区“四横”医院竞争力发展态势

资料来源：艾力彼医院管理研究中心数据库。

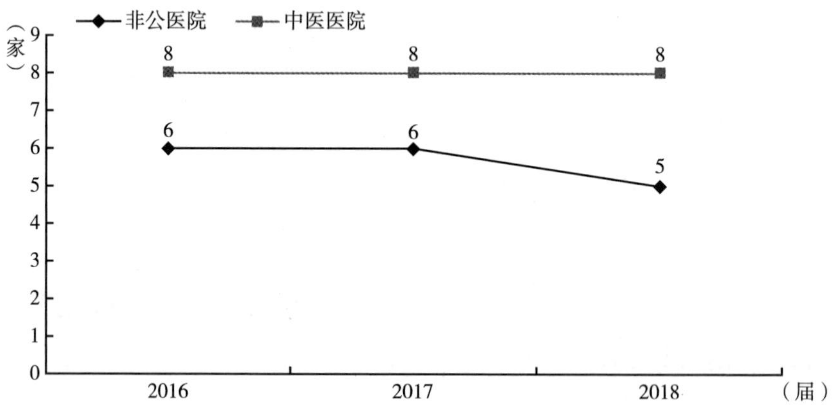

图2　2016～2018届100强榜单西南地区“两纵”医院竞争力发展态势

资料来源：艾力彼医院管理研究中心数据库。

二　区域医疗资源整体分布

（一）各省份综合竞争力：西南地区各省份医院竞争力居全国中下游，四川较西南地区其他省份发展较好

在西南地区各省份中，常住人口最多的是四川，西藏最少；GDP总量

四川明显高于其他省份；在人均 GDP 上重庆领先，并高于全国平均水平；人均卫生费用方面，重庆和西藏高于全国平均水平，四川、贵州和云南均低于全国平均水平；卫生总费用占 GDP 比重上，四川、贵州、云南、西藏均高于全国平均水平，重庆略低一点；每千人口医疗卫生机构床位数上，重庆、四川和贵州均高于全国平均水平，云南与全国平均水平持平，西藏低于全国均值，西藏的医疗资源相对缺乏；西南地区每千人口执业（助理）医师数全部低于全国；每千人口注册护士数除西藏较低，其他省份均能与全国平均水平持平或高于全国平均水平，西藏的医院需加强护理队伍的建设（详见表2）。

表 2　西南地区各省份医疗资源配置情况

指标/省份	常住人口（万人）	GDP（亿元）	人均 GDP（元）	卫生总费用（亿元）	人均卫生费用（元）	卫生总费用占 GDP 比重（%）	每千人口医疗卫生机构床位数（张）	每千人口执业（助理）医师数（人）	每千人口注册护士数（人）
重　庆	3075	19500	63689	1065	3492	6.00	6.71	2.2	2.8
四　川	8302	36980	44651	2676	3239	8.12	6.79	2.3	2.8
贵　州	3580	13541	37956	879	2472	7.46	6.51	2.1	2.7
云　南	4801	16531	34545	1314	2754	8.88	5.72	2.0	2.7
西　藏	337	1311	39259	125	3781	10.85	4.78	2.3	1.3
全　国	139008	827122	59660	46345	3352	6.23	5.72	2.4	2.7

注：卫生总费用和卫生总费用占 GDP 比重采自 2016 年数据，GDP 采自 2017 年数据。

资料来源：《2018 中国卫生健康统计年鉴》。

在“四横三纵”榜单 100 强机构数和省竞争力指数上，四川均领先西南地区其他省份，在全国排第 10 位，其他 4 个省份均处于中下游水平，在全国排名中靠后。四川上榜 26 家医院，云南上榜 9 家医院，贵州上榜 8 家，重庆上榜 5 家医院，西藏没有医院上榜。整个西南地区上榜 48 家医院，占全国总上榜医院数的 7%，可见西南地区较其他六个区域医院竞争力相差较远（详见表 3、图 3）。

表3　2018届西南地区各省份“四横两纵”榜单100强机构数量和省竞争力指数

单位：家

省份	顶级医院	省/单医院	地级城市医院	县级医院	非公医院	中医医院	肿瘤医院	省竞争力指数	省竞争力指数全国名次
四　川	2	6	6	5	1	4	2	0.345	10
云　南	1	2	1	0	3	1	1	0.097	20
贵　州	0	2	1	1	1	2	1	0.089	21
重　庆	2	0	0	1	0	1	1	0.067	26
西　藏	0	0	0	0	0	0	0	0.000	31

资料来源：艾力彼医院管理研究中心数据库。

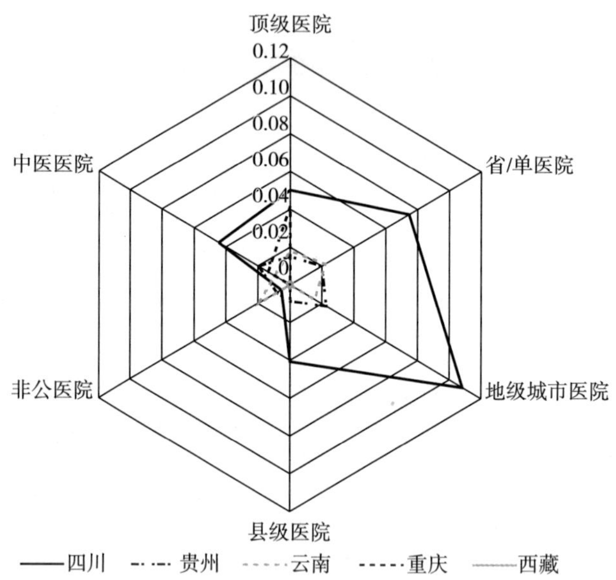

图3　2018届西南地区各省份“四横两纵”榜单100强医院省竞争力指数

资料来源：艾力彼医院管理研究中心数据库。

（二）各省份顶级医疗资源：西南地区共上榜5家医院，重庆三甲医院上榜率为西南地区最高

全国顶级医院100强均为三甲医院，四川和重庆上榜2家，云南1

家，整个西南地区才5家医院上榜，上榜率非常低。但重庆29家医院就有2家医院上榜，上榜率高达7%，与全国平均水平持平（详见表4）。

表4　2018届顶级医院100强西南地区各省份三甲医院上榜情况

单位：家，%

省份	三甲医院入围机构数	三甲医院总数	三甲医院上榜率
贵州	0	29	0
四川	2	68	3
云南	1	42	2
重庆	2	29	7
西藏	0	3	0
全国	100	1360	7

资料来源：艾力彼医院管理研究中心数据库。

（三）各省份地级、县级医疗资源：四川优势医疗资源分布较均衡

贵州有8个地级城市，在地级城市医院100强中，有1家医院入围，分布在1个地级城市中，均衡指数为0.125；300强入围5家医院，分布在4个城市，均衡指数为0.500；500强入围13家，分布在8个城市，均衡指数为1.000。四川有20个地级城市，有6家医院入围地级城市医院100强，分布在5个城市中，100强均衡指数为0.250；300强入围18家，分布在13个城市，均衡指数为0.650；500强入围27家，分布在18个城市，均衡指数为0.900。西藏有6个地级城市，但是没有1家上榜。云南有15个地级城市，100强有1家医院入围并且来自一个城市，100强均衡指数为0.067；300强入围7家，分布在7个城市，均衡指数为0.467；500强入围12家，分布在11个城市，均衡指数为0.733（详见表5）。可见四川优势地级城市医院的分布比贵州均衡。

表5 2018届西南地区各省份地级城市医院100强、300强、500强均衡指数

省份	100强			300强			500强		
	入围机构数(家)	入围地级城市数(个)	均衡指数	入围机构数(家)	入围地级城市数(个)	均衡指数	入围机构数(家)	入围地级城市数(个)	均衡指数
贵州	1	1	0.125	5	4	0.500	13	8	1.000
四川	6	5	0.250	18	13	0.650	27	18	0.900
西藏	0	0	0.000	0	0	0.000	0	0	0.000
云南	1	1	0.067	7	7	0.467	12	11	0.733

资料来源：艾力彼医院管理研究中心数据库。

在县级医院500强中，贵州有4个县的医院上榜，均衡指数为0.055。四川有130个县，共36家医院上榜，500强均衡指数为0.238。云南有113个县，共7家医院上榜，500强均衡指数为0.062。重庆有12个县，共7家医院上榜。四川较西南地区其他省份县级医院发展均衡，且竞争力更强（详见表6）。

表6 2018届西南地区各省县级医院100强、300强、500强均衡指数

省份		贵州	四川	西藏	云南	重庆
100强	入围机构数(家)	1	5	0	0	1
	A:入围县数(个)	1	5	0	0	1
	均衡指数(A/B)	0.014	0.038	0.000	0.000	0.083
300强	入围机构数(家)	1	19	0	3	2
	A:入围县数(个)	1	19	0	3	1
	均衡指数(A/B)	0.014	0.146	0.000	0.027	0.083
500强	入围机构数(家)	4	36	0	7	7
	A:入围县数(个)	4	31	0	7	6
	均衡指数(A/B)	0.055	0.238	0.000	0.062	0.500
B:县域总数(个)		73	130	66	113	12

资料来源：艾力彼医院管理研究中心数据库。

三　各省份内医疗资源分布

（一）贵州省医院竞争力分布：省域30强医院分布均衡

在贵州省域医院30强入围榜单中，每个地级城市都有医院入围，均衡指数为1。贵阳有9家医院入围，其中入围榜单前10名有4家。其他入围榜单医院分布在遵义、黔东南、安顺、铜仁、六盘水、黔西南、黔南、毕节等重点城市（详见图4）。

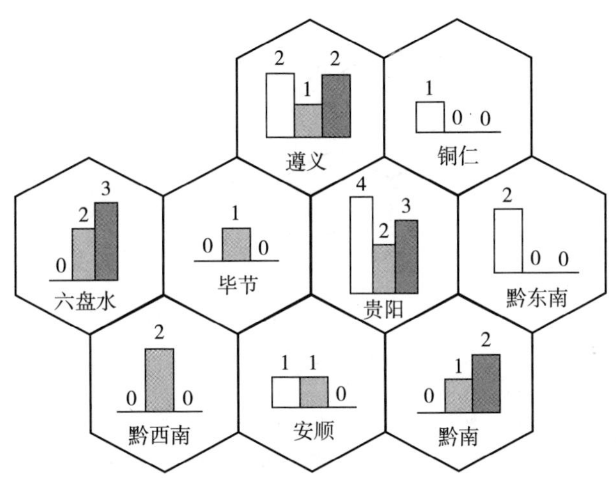

图　例
□第1~10名
■第11~21名
■第21~30名

图4　2018届贵州省域30强分布

资料来源：艾力彼医院管理研究中心数据库。

（二）四川省医院竞争力分布：省域30强多分布于四川省东部

在四川省域医院30强入围榜单中，成都有10家医院入围，其中入围榜单前10名的有4家。其他入围榜单前10名的医院分布在南充、泸州、绵阳、德阳、遂宁（详见图5）。四川省域30强入围医院主要分布在四川省东部。

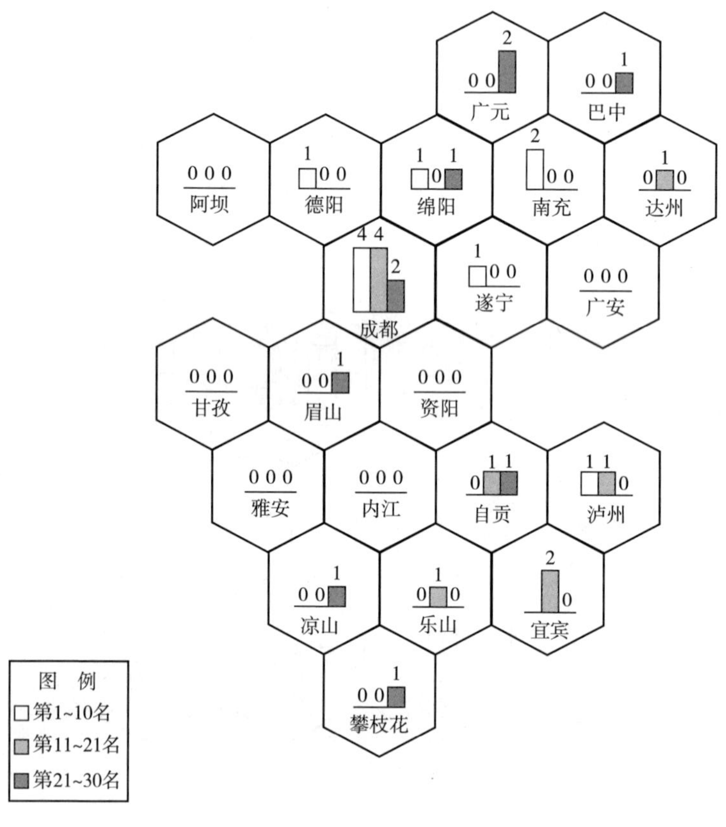

图5　2018届四川省域30强分布

资料来源：艾力彼医院管理研究中心数据库。

（三）云南省医院竞争力分布：省域30强医院主要集中在省会及其周边城市

在云南省域医院30强入围榜单中，昆明有11家医院入围，其中榜单前10名有6家，其他入围榜单前10强的医院分布在曲靖、文山、普洱、玉溪（详见图6）。云南省优势医疗资源较集中，主要来自昆明。

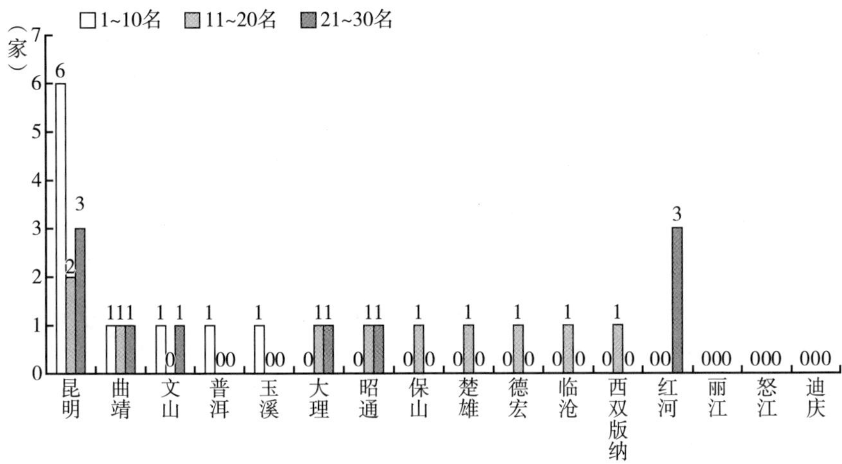

图6　2018 届云南省域 30 强分布

资料来源：艾力彼医院管理研究中心数据库。

参考文献

1. 庄一强主编《中国医院竞争力报告（2017 ~ 2018）》，社会科学文献出版社，2018。
2. 庄一强、曾益新主编《中国医院竞争力报告（2017）》，社会科学文献出版社，2017。
3. 庄一强、曾益新主编《中国医院竞争力报告（2016）》，社会科学文献出版社，2016。
4. 国家卫生健康委员会编《2018 中国卫生健康统计年鉴》，中国协和医科大学出版社，2018。
5. 中华人民共和国民政部编《2018 中华人民共和国行政区划简册》，中国地图出版社，2018。
6. 中华人民共和国国家统计局编《2018 中国统计年鉴》，中国统计出版社，2018。

分报告三 专科报告

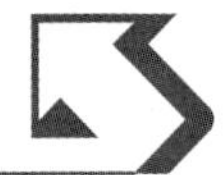

3rd Sub-report：Specialized Hospitals

B.20
县级医院专科报告

刘剑文 梁婉莹 庄一强*

摘 要： 本报告从专科名次与医院名次相关性、专科省份分布、专科竞争力要素3个方面对县级医院14个专科30强进行分析。通过相关性分析可知，县级医院专科30强的竞争力与医院综合竞争力紧密相关，其中重症医学科相关系数最高；在省份分布方面，县级医院专科30强分布在江苏、山东、浙江、广东等12个省份；在专科竞争力要素方面，县级医院专科30强在医疗技术与服务、资源配置与运行等方面都有不错表现，如高级职称医师占比和高学历医师占比较高，但同时存在床位使用率偏高、护床比偏低、部分专科工作负荷过重、科研水平偏低等问题。

关键词： 县级医院 专科排名 竞争力要素

* 刘剑文，理学学士，艾力彼医院管理研究中心；梁婉莹，管理学学士，艾力彼医院管理研究中心；庄一强，管理学博士，艾力彼医院管理研究中心主任。

县级医院专科医疗技术水平能满足县域患者的需求，对分级诊疗起着重要作用。医院专科可以分为短半径专科和长半径专科（半径是指医院和患者之间的距离）。省部级医院应该侧重发展长半径专科，提供以治疗疑难病症为主的诊疗服务。而县级医院则应该增强其短半径专科的服务能力，使其有足够的医疗技术为县域内行动不便的孕妇、腿脚不灵的老年人等提供诊疗服务。为了解县级医院专科能力水平，本报告将对县级医院专科30强进行分析。

县级医院专科30强包括如下14个专科：普通外科、骨科、泌尿外科、神经外科、重症医学科、妇产科、心血管内科、呼吸内科、消化内科、神经内科、肾脏内科、内分泌科、儿内科、肿瘤内科。

一　专科名次与医院名次相关性分析

如表1所示，县级医院14个专科的30强均至少有70%来自县级医院30强，可见专科实力与医院综合实力紧密相关，医院的整体发展离不开各个专科的发展，医院综合竞争力强能起到促进单个专科发展的作用。其中专科名次与医院名次相关系数最高的是重症医学科。重症医学科以收治危重病人为主，是医院的综合救治平台，故重症医学科的实力能很好地反映医院的综合实力。

表1　专科30强与医院综合名次30强的相关性分析

单位：个

专科	医院30强上榜专科数	相关系数	专科	医院30强上榜专科数	相关系数
普通外科	25	0.917	神经内科	25	0.758
骨科	26	0.790	心血管内科	24	0.840
泌尿外科	25	0.607	呼吸内科	25	0.778
神经外科	23	0.755	消化内科	22	0.912
重症医学科	26	0.925	内分泌科	23	0.746
妇产科	23	0.792	肾脏内科	22	0.804
肿瘤内科	25	0.873	儿内科	26	0.693

资料来源：艾力彼医院管理研究中心数据库。

二　专科30强省份分布

如图1所示，县级医院14个专科30强分布在12个省份，每个专科都是江苏上榜数量最多，其次是山东和浙江。14个专科前10强则分布在江苏、浙江、广东、山东、湖北、四川、湖南7个省份，其中江苏、浙江和广东3个省份的14个专科都有医院上榜。

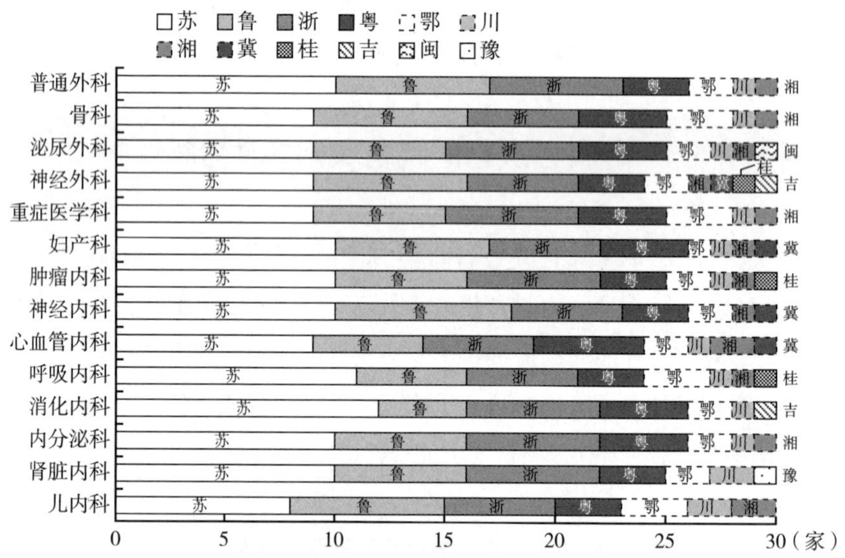

图1　县级14个专科30强省份分布

资料来源：艾力彼医院管理研究中心数据库。

三　竞争力要素分析

专科的竞争力可以从医疗技术与服务、资源配置与运行、学术与科研等方面体现出来，本节将从这三个方面选取部分指标对专科竞争力要素进行分析。

（一）医疗技术与服务

1. 高级医师占比

县级医院100强高级医师占比中位数为32%，除重症医学科外，其他专科高级医师占比均高于县级医院100强的水平。外科系中位数为38%，高于内科系中位数36%。14个专科中，高级医师占比最高的专科为泌尿外科，其次是内分泌科（详见图2）。

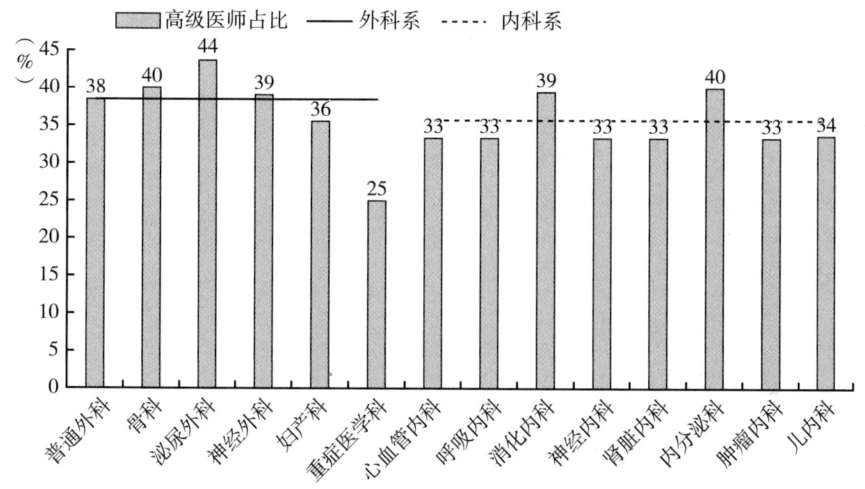

图2　县级专科30强高级医师占比（中位数）

资料来源：艾力彼医院管理研究中心数据库。

2. 博硕医师占比

在医师学历组成方面，县级医院100强硕博医师占比中位数为22%，14个专科中除妇产科和儿内科外的其他科室均超过县级医院100强的水平。外科系中位数为31%，低于内科系中位数37%，由此可知，县级专科30强所在的县级医院的内科系高学历医师占比多于外科系。14个专科中儿内科、妇产科、重症医学科的高学历医师占比相对较少（详见图3）。

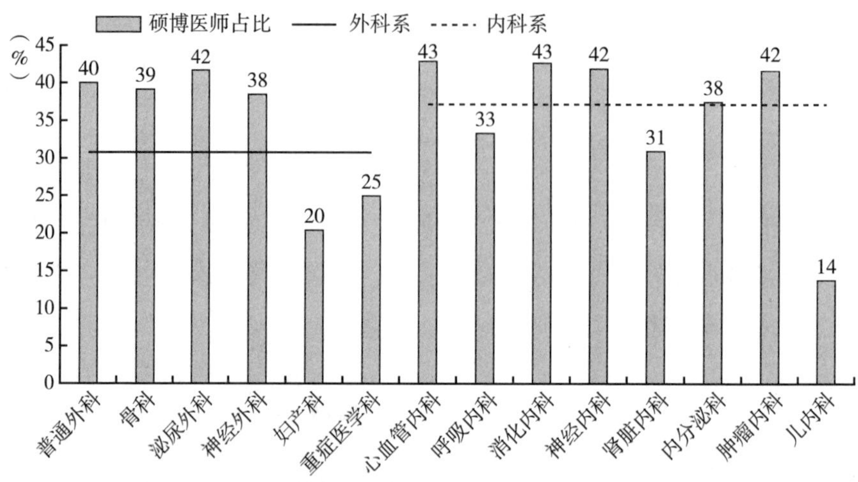

图 3　县级专科 30 强硕博医师占比（中位数）

资料来源：艾力彼医院管理研究中心数据库。

3. 医师工作量

县级医院 100 强医师人均年出院量的中位数为 119 人次，14 个专科均比其高（见图 4），可知县级专科 30 强的医师工作负荷较重，其中儿内科的医师人均

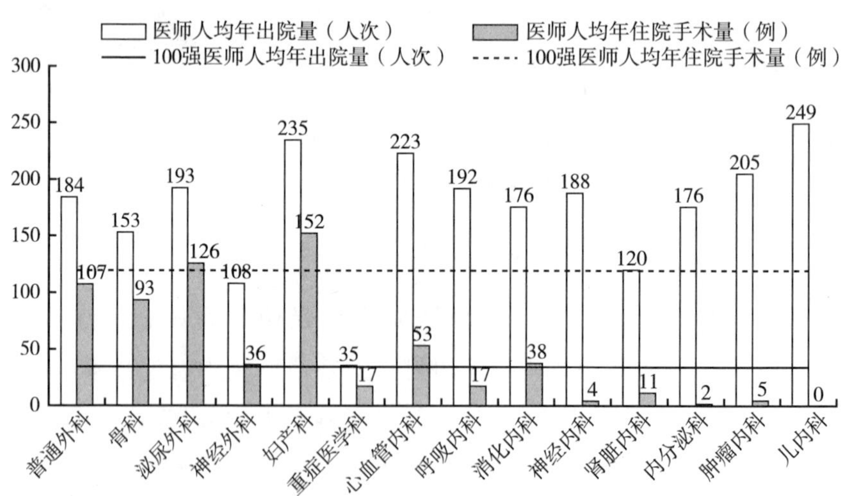

图 4　县级专科 30 强医师工作量（中位数）

资料来源：艾力彼医院管理研究中心数据库。

年出院量高达249人次，妇产科高达235人次。在医师人均年住院手术量方面，妇产科排在第一位，外科系专科、心血管内科和消化内科均比县级医院100强中位数（34例）高。妇产科和儿内科医师担负了繁重的工作，医院应引进更多的相关专业人才、合理调配人员，缓解妇产科、儿内科医疗资源供需矛盾。

4. 住院量和住院重点疾病

如图5所示，年住院量排在前两位的依次是儿内科、妇产科，且其住院量远高于其他专科。而住院重点疾病占比则内分泌科最高，其次是神经外科。

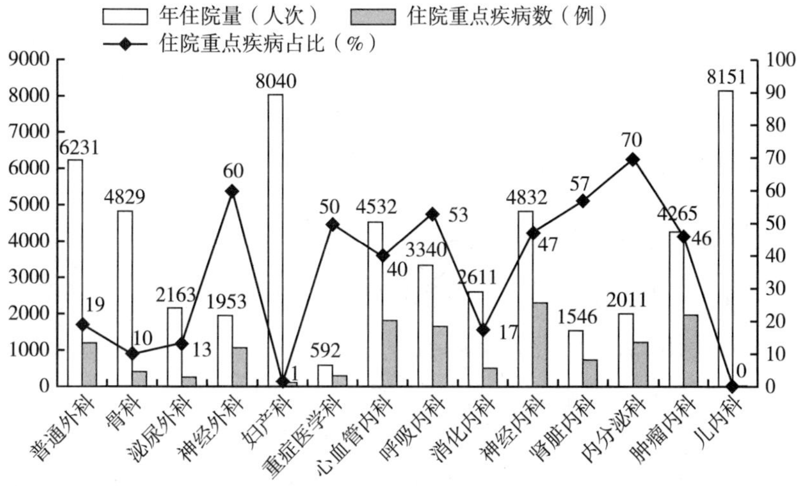

图5　县级专科30强年住院量和住院重点疾病（中位数）

资料来源：艾力彼医院管理研究中心数据库。

5. 年住院手术量和年住院手术率

外科系的年住院手术率中位数为59%，其中骨科的年住院手术率最高，其次为妇产科（见图6）。随着医疗技术的不断进步，“内科外科化，外科微创化，微创精准化”已成为专科发展的趋势。内科系的年住院手术率中位数为4%，其中消化内科和心血管内科高于20%，可见县级医院部分专科已逐步实现“内科外科化”。结合图5发现神经外科住院重点疾病占比相对较高但住院手术率不高，说明县级医院神经外科的手术医疗技术不高，对收治的住院病人以保守治疗为主。

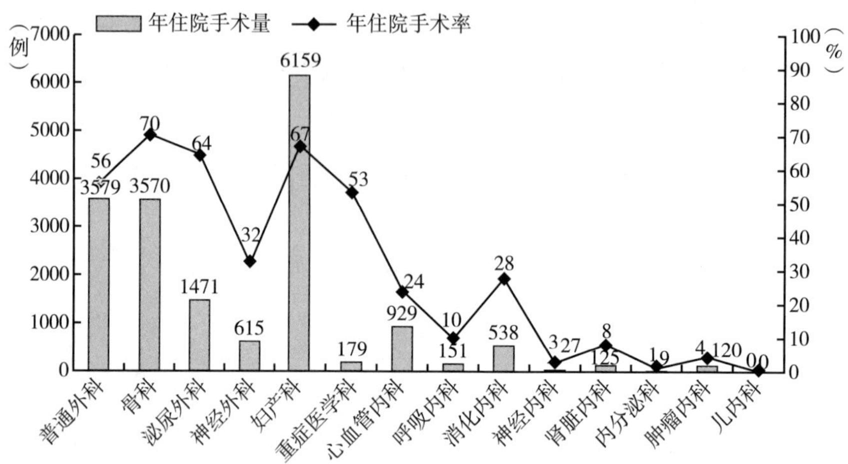

图6　县级专科30强年住院手术量和年住院手术率（中位数）

资料来源：艾力彼医院管理研究中心数据库。

6. 住院重点手术和三、四级手术

住院重点手术占比和三、四级手术占比可以体现专科的手术操作诊疗能力。如图7所示，妇产科住院重点手术占比最高，其次是神经外科。在三、四级手术占比方面，心血管内科占比最高，其次是骨科。

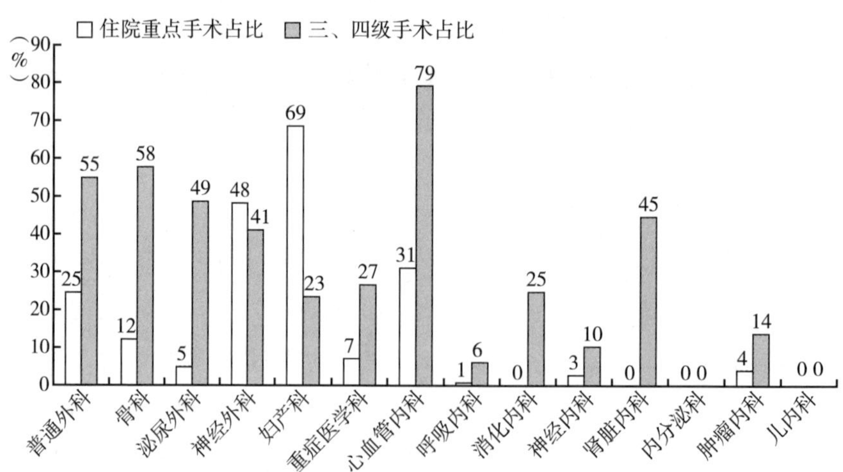

图7　县级专科30强住院重点手术和三、四级手术占比（中位数）

资料来源：艾力彼医院管理研究中心数据库。

对比医疗技术与服务的各个指标，发现不同专科各有特点：妇产科工作负荷大，住院手术率和重点手术占比高，但硕博医师占比较低；心血管内科硕博医师占比高，在内科系中住院手术率较高，在 14 个专科中三、四级手术占比最高；内分泌科高级医师占比高，重点疾病占比也高；儿内科与妇产科一样存在工作负荷大、但硕博医师占比较低的情况。

（二）资源配置与运行

1. 床位配置

如图 8 所示，床位数量超过 100 张的专科有 6 个，其中骨科床位数最多，其次是妇产科，这两个专科同时也是医院中床位数量占比最大的专科。用普通外科、骨科、神经外科的床位中位数与国家临床重点专科评估最低标准线的床位数对比（普通外科 90 张，骨科 90 张，神经外科 60 张），可知这 4 个县级专科的 30 强中均有超过一半达到国家临床重点专科对床位的要求。

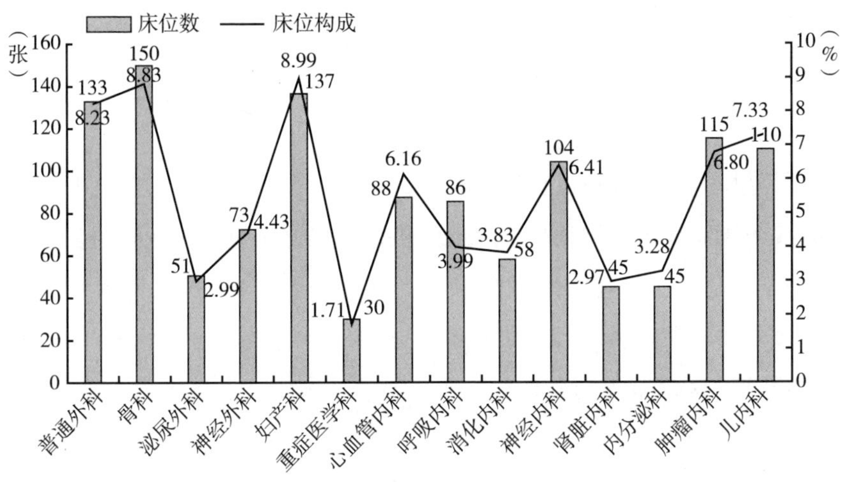

图 8　县级专科 30 强床位数和床位构成（中位数）

注：床位构成指专科床位在医院总床位中所占比例。

资料来源：艾力彼医院管理研究中心数据库。

2. 人员配置

如图 9 所示，普通外科医师数最多，内分泌科医师数最少。妇产科护士数最多，泌尿外科和内分泌科护士数最少。“十三五”卫生规划对医护比的要求为0.8，14个专科均符合规划要求。

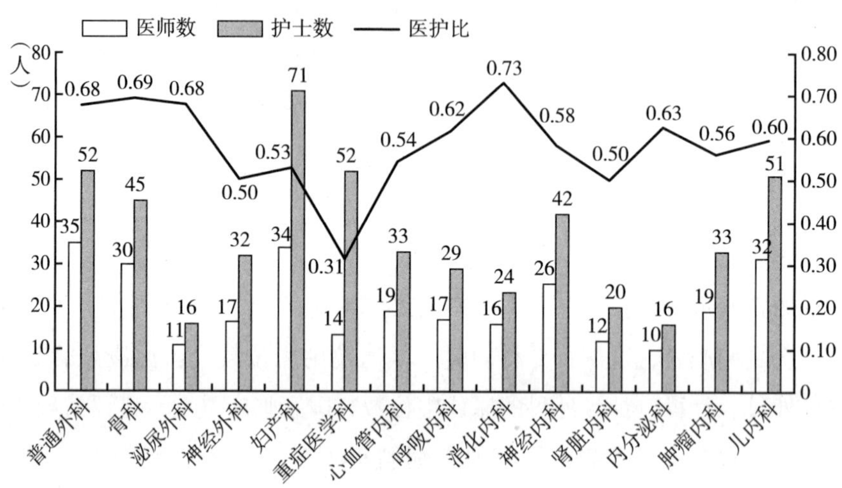

图9　县级专科30强医师、护士人数（中位数）

资料来源：艾力彼医院管理研究中心数据库。

3. 人床比

由于重症医学科收治危重病人较多，对医疗技术和医护配置的要求就较高，故其医床比和护床均远高于其他专科，但仍低于重症医学科的建设标准（重症医学科建设与管理指南对医床比要求为大于0.8，护床比要求为大于3）。神经外科、妇产科、肾脏内科和儿内科这4个专科护床比中位数大于0.4（《县医院医疗服务能力基本标准》要求护床比至少是0.4）（见图10）。

4. 床位使用率

外科系床位使用率中位数为96%，内科系床位使用率中位数为106%。呼吸内科床位使用率最高，重症医学科床位使用率最低。医院床位使用率适宜范围为84%~93%（来自《三级综合医院评审标准》），14个专科中仅有重症医学科床位使用率在适宜范围内（见图11）。床位使用率过高，会使医护人员负担过重，容易发生差错。

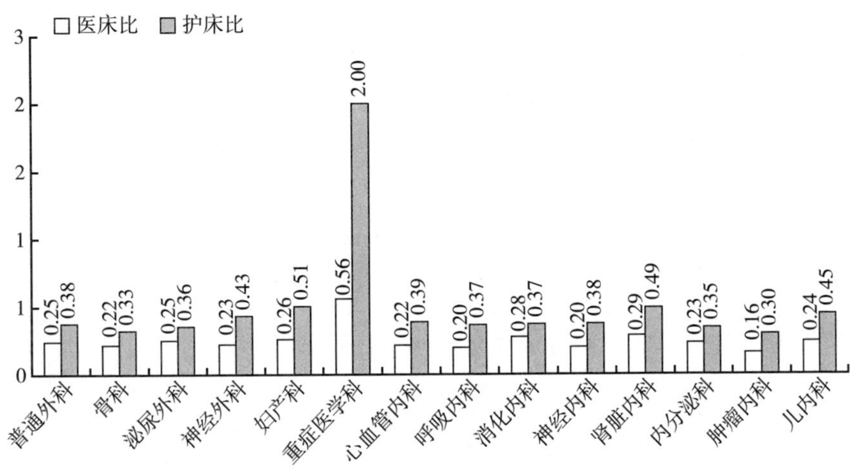

图 10　县级专科 30 强医床比、护床比（中位数）

资料来源：艾力彼医院管理研究中心数据库。

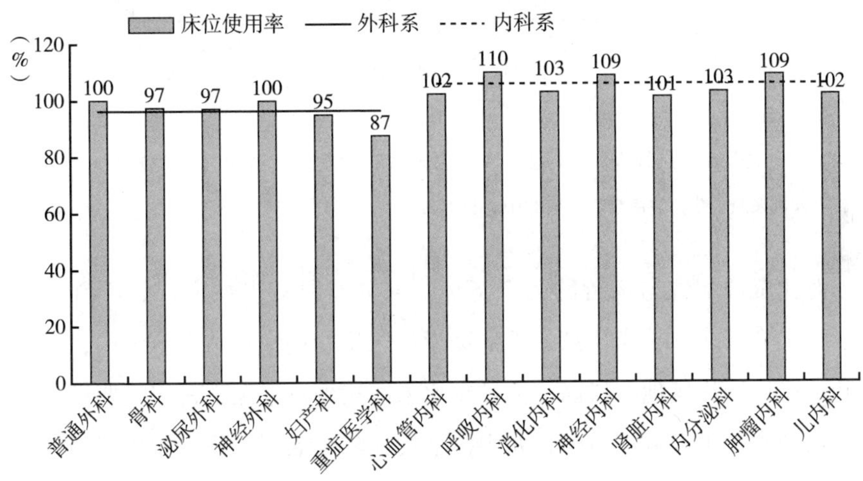

图 11　县级专科 30 强床位使用率（中位数）

资料来源：艾力彼医院管理研究中心数据库。

5. 平均住院天数与住院均次费用

图 12 数据显示，除神经外科以外，其他专科平均住院天数均在 12 天以内（《三级综合医院评审标准》要求平均住院天数小于等于 12 天）。对比

2018 届和 2017 届数据，大部分专科的平均住院天数在减少。平均住院天数减少，使床位周转率提高，从而增加收治病人数量。重症医学科收治的都是危重病人，无疑是住院均次费用最高的专科。对比近 2 届数据，除重症医学科费用增幅较大，其他专科住院均次费用变化不大。

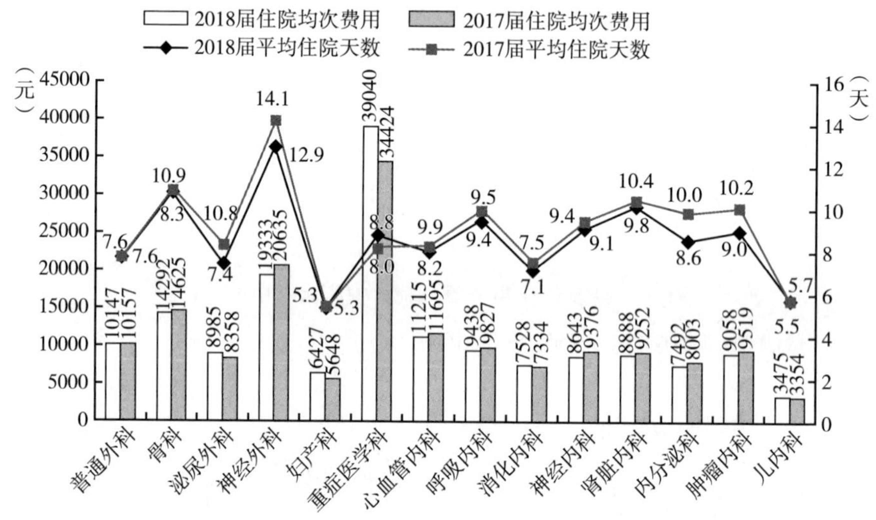

图 12　县级专科 30 强平均住院天数和住院均次费用（中位数）

资料来源：艾力彼医院管理研究中心数据库。

对比资源配置与运行的各个指标，部分专科特点如下：妇产科床位数多，护士人数多，护床比高；重症医学科床位使用率在适宜范围内，住院费用和护床比远比其他专科高，但护床比未能达到重症医学科建设要求；内分泌科医师和护士人数均最少；儿内科平均住院天数短，住院均次费用低。

（三）学术与科研

如图 13 所示，14 个专科中有 8 个专科的 SCI 文章数的中位数不为 0，其中骨科数量最多。国内核心期刊文章数方面，外科系发表国内核心期刊文章数量比内科多，其中普通外科最多；内科系中消化内科发表数量最多。总的来说，14 个县级专科 30 强的科研能力普遍偏弱。县级医院专科 30 强代表着县级医院龙头专科的水平，其科研能力偏弱同时也是县级医院专科普遍存在的问题。县级医院在提高竞争力的过程中往往会以人才、临床技术为核心，对科研能力的关注较少。

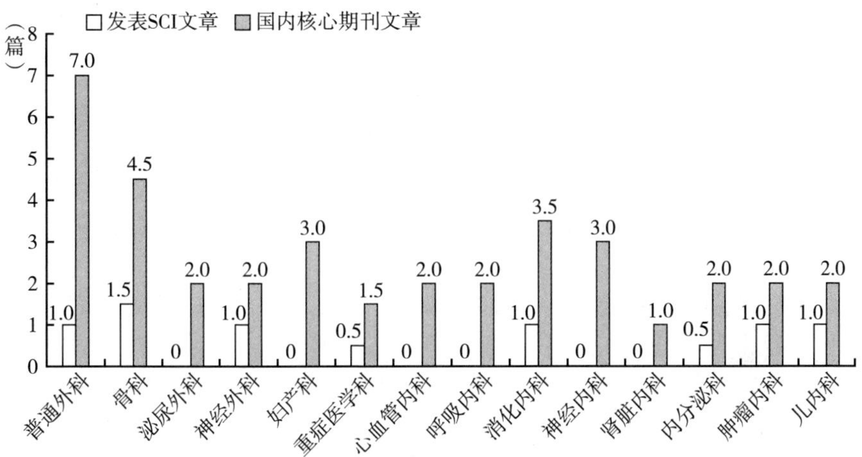

图 13　县级专科 30 强发表 SCI 文章数和国内核心期刊文章数（中位数）

资料来源：艾力彼医院管理研究中心数据库。

四　结语

第一，县级医院专科 30 强的竞争力与医院综合竞争力紧密相关。14 个专科的 30 强至少有 70% 来自县级医院 30 强，且多个专科的名次和医院综合名次有着较高的相关系数，其中重症医学科的竞争力与医院综合竞争力相关系数最高（0.925）。

第二，县级医院专科前 10 强分布在江苏、浙江、广东、山东、湖北、四川、湖南 7 个省份。30 强分布面更广，分布在 12 个省份（比前 10 强增加河北、河南、福建、广西和吉林）。专科 30 强主要分布在江苏、浙江、山东、广东，其他省份上榜专科数较少。

第三，县级医院专科 30 强代表县级医院中靠前的专科水平，通过竞争力要素分析可知其在医疗技术与服务、资源配置与运行、学术与科研三个方面都有其具备优势的地方，有些指标优于县级医院 100 强。但短板也很明显，如除重症医学科外的其他专科床位使用率偏高，大部分专科护床比偏低，妇产科和儿科医师工作负荷重，科研能力薄弱等。

参考文献

1. 庄一强主编《中国医院竞争力报告（2017 ~ 2018）》，社会科学文献出版社，2018。
2. 庄一强、曾益新主编《中国医院竞争力报告（2017）》，社会科学文献出版社，2017。
3. 庄一强、曾益新主编《中国医院竞争力报告（2016）》，社会科学文献出版社，2016。
4. 国家卫生健康委员会编《2018 中国卫生健康统计年鉴》，中国协和医科大学出版社，2018。
5. 刘剑文、王兴琳、严卓然、蔡华：《2013 “中国县级医院 · 竞争力排名” 总榜单分析》，《现代医院管理》2014 年第 4 期。
6. 庄一强、黎庆芬、严婉文、张涛：《创新县级医院改革模式的探讨》，《现代医院》2011 年第 4 期。
7. 中国医院协会编《三级综合医院评审标准（2011 年版）》，人民卫生出版社，2011。
8. 郭启勇、庄一强、于慧清、乐文超、姚欣：《转型期基层医院生存与发展研究（一）概论》，《现代医院管理》2010 年第 1 期。
9. 方敏、郭启勇、刘天峰、徐佳、劳惠娜、庄一强、于慧清：《转型期基层医院生存与发展研究——基层医院专科发展现状分析》，《现代医院管理》2010 年第 4 期。
10. 王兴琳、郭启勇、张涛、曹晓芸、杨玲玲、庄一强、于慧清：《转型期基层医院生存与发展研究（六）——基层医院与三甲医院运营管理的对照研究》，《现代医院管理》2010 年第 6 期。

B.21
地级城市医院专科报告

刘剑文　张娟娟　庄一强*

摘　要： 地级城市医院16个专科30强主要分布在广东、江苏、山东、浙江等省份。专科30强医疗技术水平较高，但部分专科存在护理人员短缺、床位使用率过高等问题。对比分析地级城市医院16专科30强榜单与地级城市医院综合竞争力榜单，发现专科竞争力与医院综合竞争力呈较强的正相关关系。

关键词： 地级城市医院　专科竞争力　综合竞争力

人们对医疗的需求不断提高，疾病谱不断发生变化，这些因素都促使医院加强专科基础建设，巩固和发展各专科特色，并以优势专科带动其他专科共同发展，进而提升医院综合竞争力。各专科自身也需要与国内外、省内外优势专科做对比，不断提升自身实力。本报告以地级城市医院的16个专科（外科系8个专科为普通外科、骨科、泌尿外科、神经外科、重症医学科、妇科、产科、胸外科，内科系8个专科为肿瘤内科、神经内科、心血管内科、呼吸内科、消化内科、内分泌科、肾脏内科、儿内科）为代表，从专科与综合发展对照情况、专科医疗技术与服务、资源配置与运行、学术与科研等几方面来分析地级城市医院专科的发展现状。

* 刘剑文，理学学士，艾力彼医院管理研究中心；张娟娟，工学学士，艾力彼医院管理研究中心；庄一强，管理学博士，艾力彼医院管理研究中心主任。

一　专科名次与综合名次相关性

地级城市医院 16 个专科 30 强大部分出自地级城市医院 30 强。相对而言，外科系专科比内科系专科有更多的专科 30 强来自地级城市医院 30 强，并且外科系专科与对应综合医院名次的相关性更强，其中普通外科、重症医学科的相关性最突出，这是由于普通外科诊治疾病范围较广，发展规模一般也比较大，于是对医院综合竞争力有较大影响；重症医学科体现了医院对危重病人的救治能力，并能在一定程度上反映医院其他专科病人病情的严重程度，所以重症医学科与医院综合竞争力也有较强的相关性（见表 1）。

表 1　专科 30 强与医院综合名次 30 强的相关性

单位：个

专科	医院 30 强上榜专科数	相关系数	专科	医院 30 强上榜专科数	相关系数
普通外科	23	0. 923	心血管内科	23	0. 775
骨科	22	0. 769	呼吸内科	21	0. 792
泌尿外科	23	0. 745	消化内科	24	0. 739
神经外科	24	0. 739	神经内科	22	0. 731
胸外科	23	0. 781	肾脏内科	23	0. 792
重症医学科	22	0. 886	内分泌科	23	0. 879
妇科	23	0. 808	肿瘤内科	22	0. 685
产科	21	0. 816	儿内科	21	0. 604

资料来源：艾力彼医院管理研究中心数据库。

二　专科 30强省份分布

16 个地级城市专科 30 强分布于 13 个省份（广东、江苏、山东、浙江、湖北、河南、河北、贵州、湖南、广西、福建、四川、黑龙江）。地级城市医院 16 个专科 30 强大多来自地级城市医院 30 强，这些医院大多来自山东、广东、江苏、浙江等经济发达、人民收入和生活水平较高的东部省份，可见经济发达、交通便利地区的医疗资源虹吸现象非常明显（见图 1）。

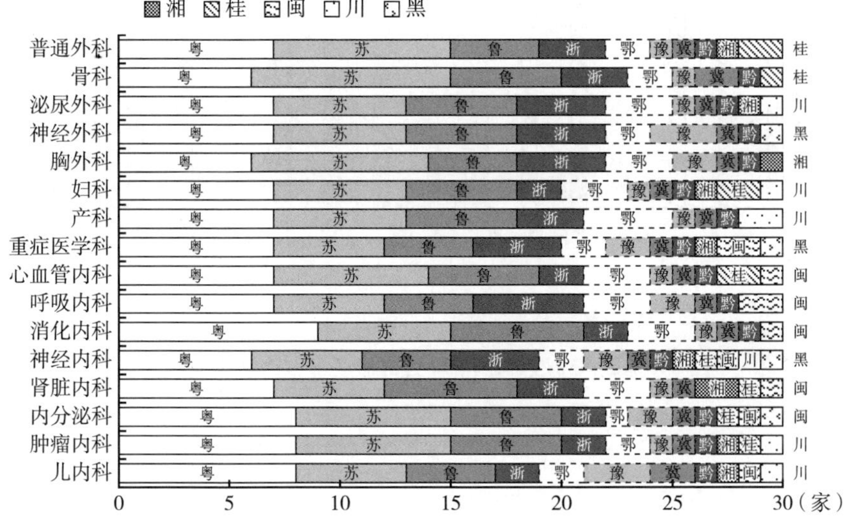

图 1　地级城市医院 16 个专科 30 强省份分布

资料来源：艾力彼医院管理研究中心数据库。

三　竞争力要素分析

（一）医疗技术与服务

1. 高级医师占比

如图 2 所示，地级城市医院 16 个专科 30 强的高级医师占比整体较高，外科系专科的高级医师占比中位数略大于内科系专科，除重症医学科之外，其他 15 个专科 30 强的高级医师占比中位数均在 30% 及以上，其中胸外科高级医师占比最高，远超过国家临床重点专科胸外科评分标准（>30%）。

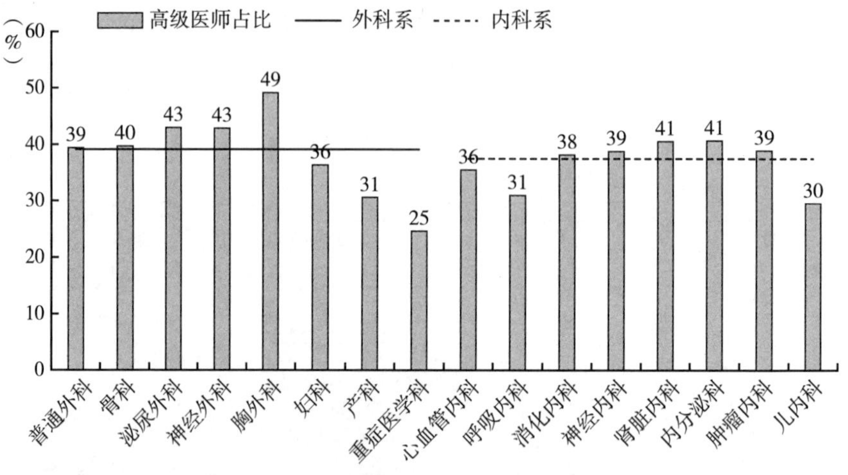

图 2　地级城市医院专科 30 强高级医师占比（中位数）

资料来源：艾力彼医院管理研究中心数据库。

2. 硕博医师占比

地级城市医院 16 个专科 30 强中有 10 个专科的硕博医师占比中位数在 70% 及以上，与高级医师占比不同，内科系专科的硕博医师占比中位数略高于外科系专科。其中心血管内科的硕博医师占比最大，其次是内分泌科，儿内科最少。神经外科、妇科、产科、重症医学科、呼吸内科、儿内科等专科应加强对高学历人才的储备（见图 3）。

3. 医师工作量

地级城市医院 16 个专科 30 强的医师工作负荷较大。总体来讲，内科系专科医师人均年出院量稍大于外科系专科，但外科系专科的医师人均年住院手术量远远大于内科系专科，其中妇科、产科医师人均年住院手术最为明显，应注意优化人力资源配置（见图 4）。

4. 住院量和住院重点疾病

外科系专科中普通外科、骨科、妇科、产科等专科的年住院手术量均在 4000 例以上。年住院重点疾病数体现医院对常见病、多发病的处理能力，内科系专科年住院重点疾病占比总体较高，其中内分泌科最高，其次是肾脏

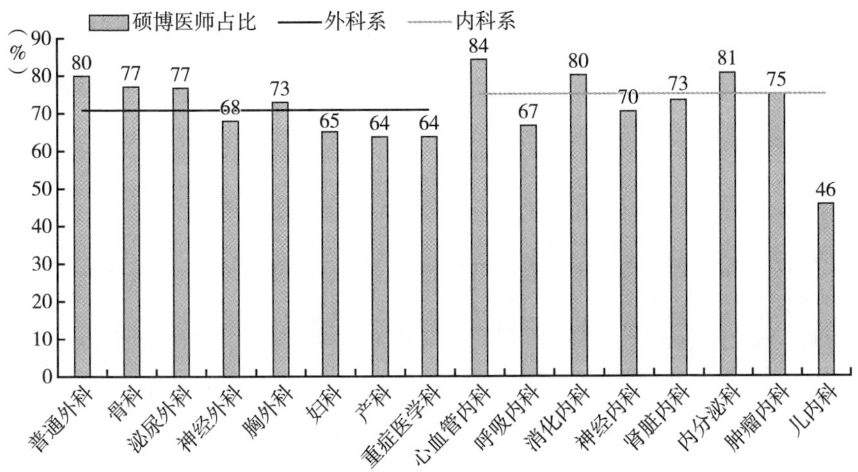

图 3　地级城市医院专科 30 强硕博医师占比（中位数）

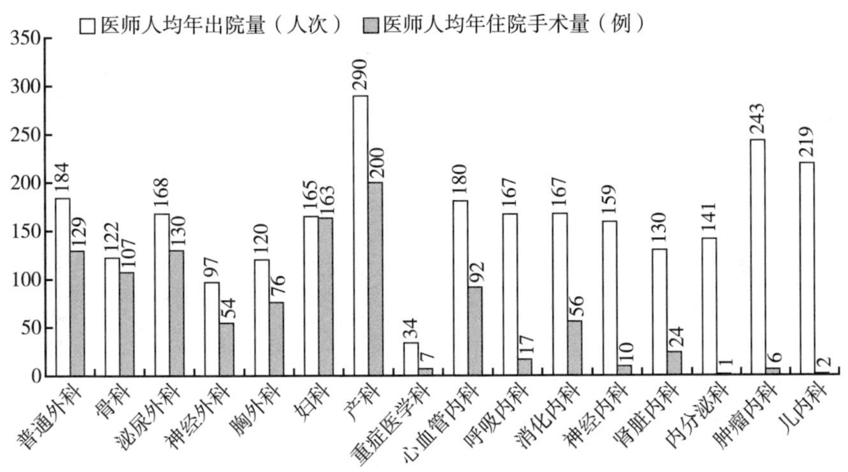

图 4　地级城市医院专科 30 强医师工作量（中位数）

资料来源：艾力彼医院管理研究中心数据库。

内科、神经内科，外科系中的神经外科和重症医学科的年住院重点疾病占比也较高（见图 5）。

5. 住院手术量和住院手术率

内科外科化已成为趋势，很多内科系专科都开展介入手术技术，其

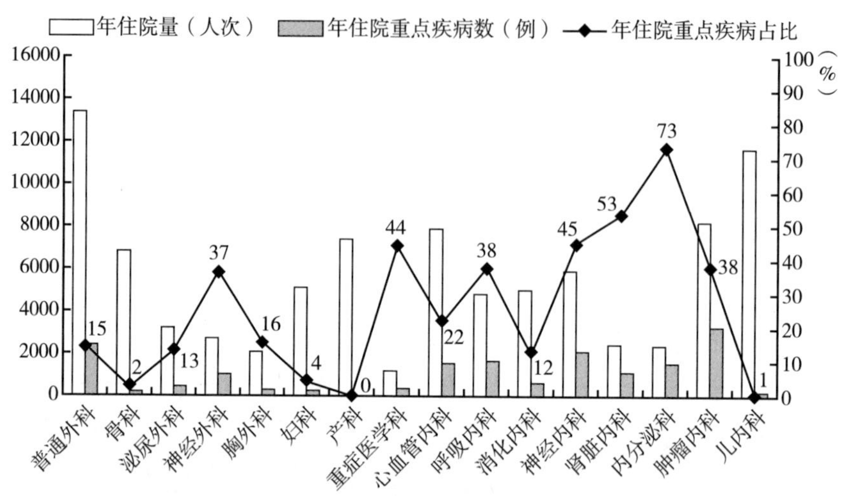

图 5　地级城市医院专科 30 强年住院量和年住院重点疾病占比（中位数）

资料来源：艾力彼医院管理研究中心数据库。

中心血管内科和消化内科两个专科的住院手术率位于 40% 左右。泌尿外科年住院手术量中位数为 2700 例，但住院手术率很高（在 80% 以上），年住院手术率在 80% 以上的专科还有骨科和妇科两个专科（见图 6）。

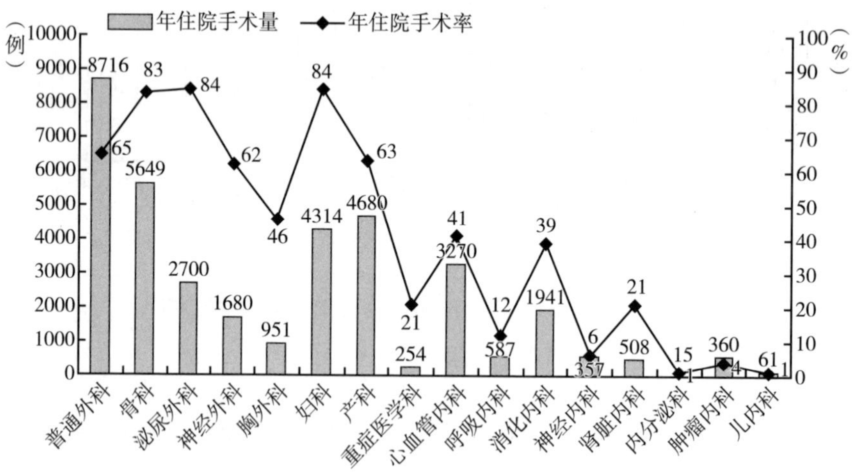

图 6　地级城市医院专科 30 强年住院手术量和年住院手术率（中位数）

资料来源：艾力彼医院管理研究中心数据库。

6. 住院重点手术和三、四级手术占比

从住院重点手术来看，外科系专科的住院重点手术占比的中位数总体明显高于内科系专科，但内科系专科中心血管内科的住院重点手术占比也较高。

随着内科外科化，内科系专科的三、四级手术占比也达到一定比例，心血管内科三、四级手术占比的中位数高达84%，为16个地级城市专科中最高的专科（见图7）。

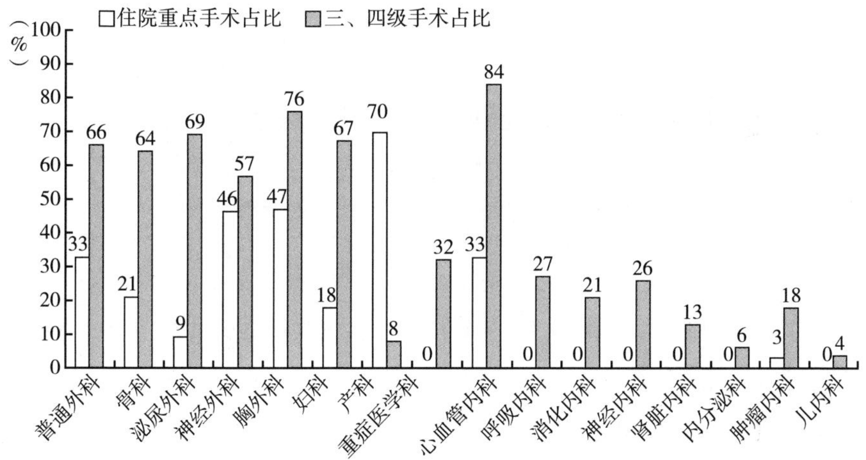

图7　地级城市医院专科30强住院重点手术和三、四级手术占比（中位数）

资料来源：艾力彼医院管理研究中心数据库。

（二）资源配置与运行

1. 床位配置

地级城市医院16个专科30强的床位中位数为100张左右，其中外科系各专科之间的床位配置差距比内科系各专科之间床位配置的差距更大。普通外科、骨科、肿瘤内科、儿内科是床位配置最多的四大专科（见图8）。

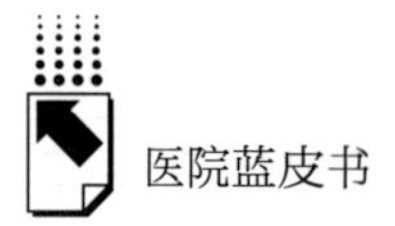

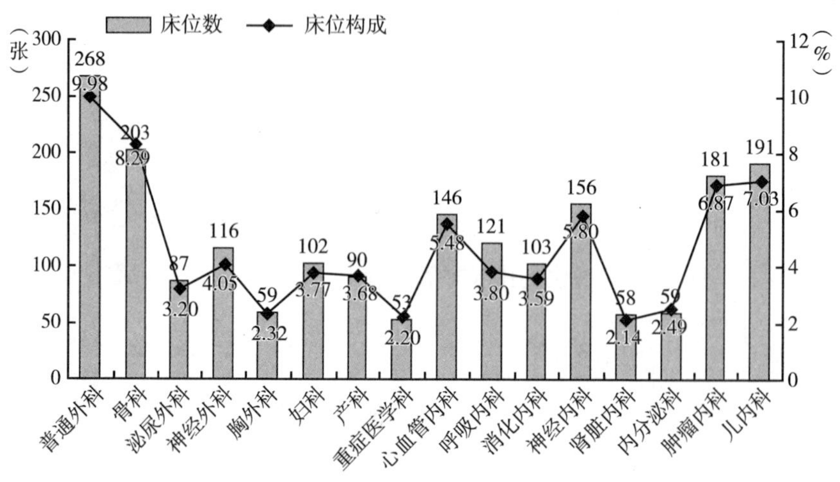

图8　地级城市医院专科30强床位数和床位构成（中位数）

注：床位构成指专科床位在医院总床位中所占百分比。

资料来源：艾力彼医院管理研究中心数据库。

2. 人员配置

地级城市医院16个专科30强中，各专科人员配置差距较大。外科系专科中普通外科是16个专科中人员配置最多的专科，此外，重症医学科、骨科这两个专科的人员配置也较多，其中重症医学科的护士占比最大，神经外科和产科的护士人数占比也较大。内科系专科中儿内科、神经内科和心血管内科人员配置较多，肾脏内科的人员配置较少，但护士人数占比较大（见图9）。

3. 人床比

如图10所示，地级城市医院16个专科30强中3个专科（重症医学科、消化内科、内分泌科）的医床比中位数在0.3及以上，其中重症医学科医床比中位数最高，达到0.58，远远低于国家三级综合医院评审标准（重症医学科医师人数与床位数之比≥0.8）。

国家三级综合医院评审标准中病房护士与开放床位之比应不低于0.4∶1，地级城市医院16个专科中普通外科、骨科、泌尿外科、内分泌科、肿瘤内科这5个专科护床比中位数低于该标准，其他专科都高于该标准，其

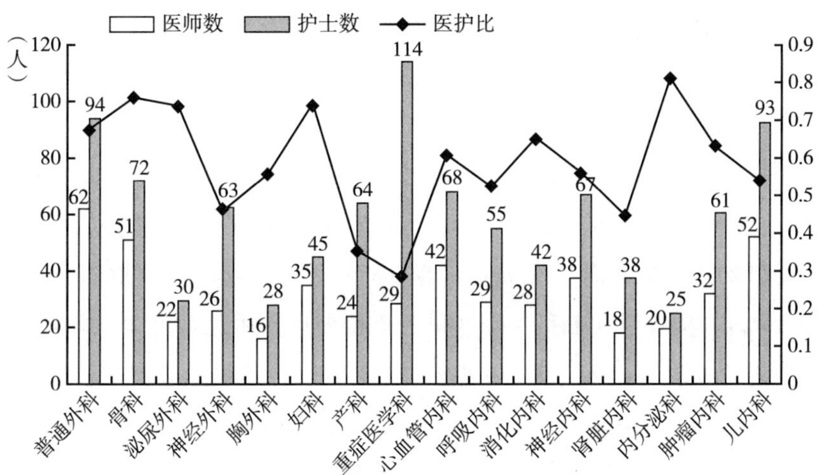

图 9　地级城市医院专科 30 强医师数、护士数和医护比（中位数）

资料来源：艾力彼医院管理研究中心数据库。

中神经外科、产科、心血管内科、呼吸内科、肾脏内科、儿内科 6 个专科 30 强的护床比中位数在 0.45 以上，重症医学科 30 强护床比中位数达到 1.99∶1，但仍低于国家三级综合医院评审标准（2.5 ~3）。

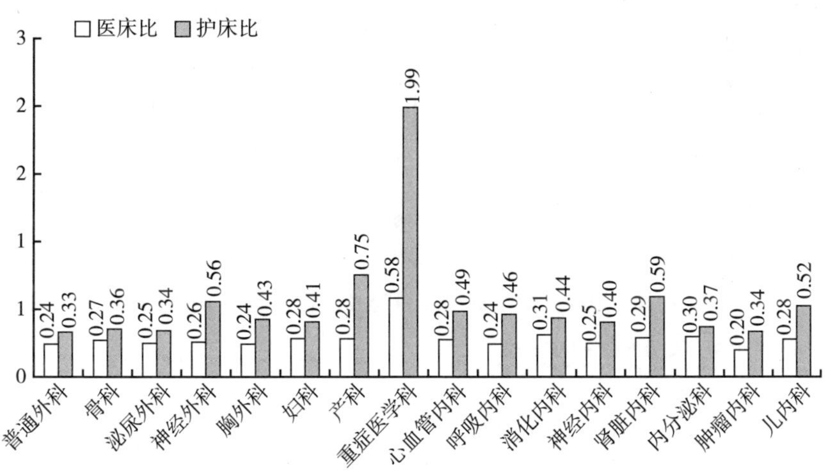

图 10　地级城市医院专科 30 强医床比和护床比（中位数）

资料来源：艾力彼医院管理研究中心数据库。

4. 床位使用率

由于医院等级和各专科接收疾病的病种不同，各级别医院的床位使用率不尽相同，过低的床位使用率表明床位空闲、医疗资源利用不充分，过高的床位使用率则反映床位负担过重、医护人员工作负荷重，甚至加大院感控制难度，从而降低对患者的服务质量。我国三级医院评审中医院适宜的床位使用率为84%～93%，而地级城市医院16个专科30强中，仅心血管内科、重症医学科、胸外科、妇科4个专科的床位使用率中位数低于100%，其他12个专科的床位使用率均大于100%（见图11）。可见地级城市各专科加床现象比较普遍，地级城市医院可通过建立良好的向下转诊机制、借鉴优秀医院的管理经验、优化医院和专科的工作流程等措施来合理控制专科床位使用率。

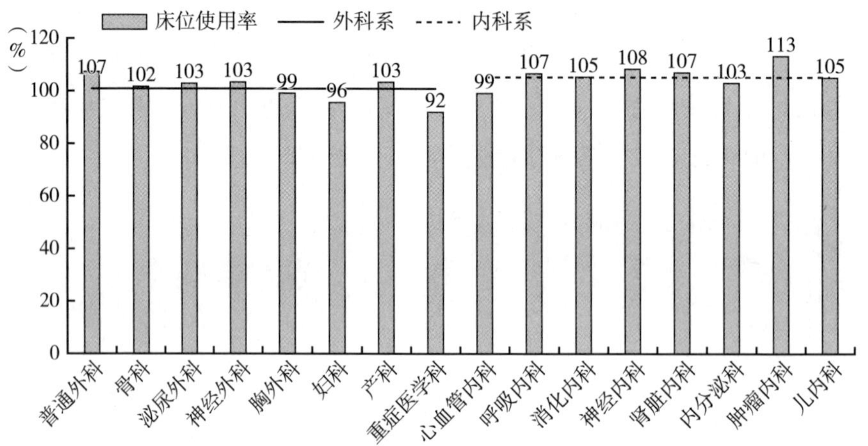

图11　地级城市医院专科30强床位使用率（中位数）

资料来源：艾力彼医院管理研究中心数据库。

5. 平均住院天数及住院均次费用

平均住院天数反映医院的运行效率和对资源的利用率。2018届地级城市医院16个专科30强平均住院天数与2017届相比，除胸外科有较明显的增加之外，其他专科整体控制良好，且大部分专科的平均住院天数在不同程度地缩短。除神经外科，其他专科都控制在14天以内〔三级综合医院评审标准（2011年版）中平均住院日≤14天〕，且有8个专科（肿瘤内科、心血管内科、消化内科、儿内科、普通外科、泌尿外科、妇科和产科）的平均住院天数的中位数小于9天，重症医学科的住院均次费用最高，神经外科和胸外科的住院均次费用也较高（见图12）。

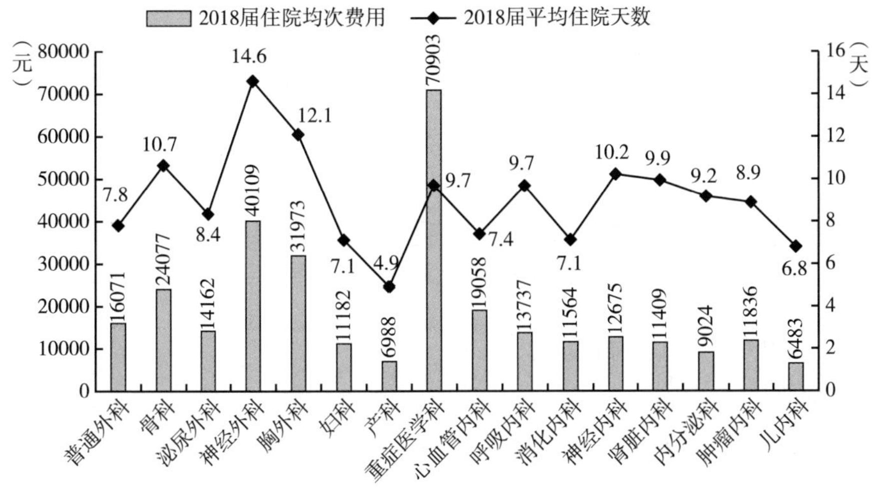

图12　地级城市医院专科30强平均住院天数和住院均次费用（中位数）

资料来源：艾力彼医院管理研究中心数据库。

（三）学术与科研

1. SCI文章和国内核心期刊文章

对比地级城市医院16个专科30强发表SCI文章和国内核心期刊文章中位数，总体来说，地级城市医院16个专科30强发表的国内核心期刊文章数要比SCI更多，外科系专科中普通外科、骨科两个专科发表的国内核心期刊文章和SCI文章均较多，内科系专科中心血管内科、神经内科、肿瘤内科发表的国内核心期刊文章和SCI文章均较多，其中肿瘤内科发表SCI文章比国内核心期刊文章多。儿科发表的国内核心期刊文章也较多，但SCI文章较少（见图13）。

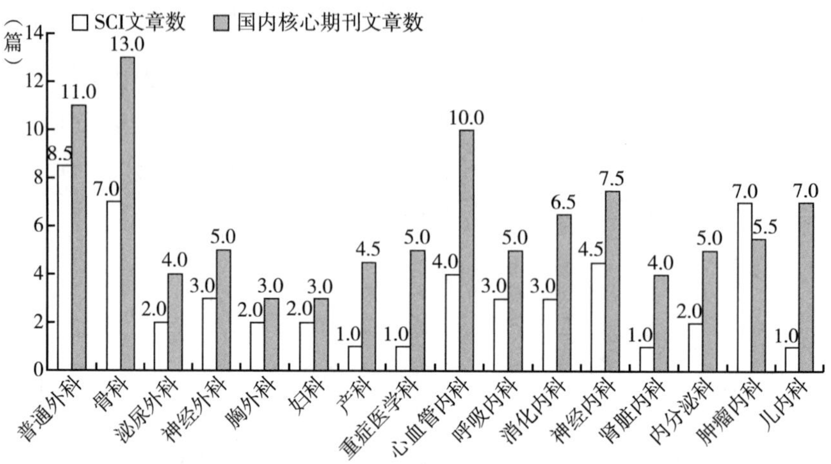

图 13 地级城市医院专科 30 强发表 SCI 和国内核心期刊文章数（中位数）

资料来源：艾力彼医院管理研究中心数据库。

2. 省级及以上科研项目数量

地级城市医院 16 个专科 30 强中，大多数专科年度成功立项的省级及以上科研项目数为 1，骨科和肿瘤内科立项数量中位数达到 2。胸外科、重症医学科、呼吸内科、肾脏内科获得的省级及以上科研项目中位数为 0（见图 14）。

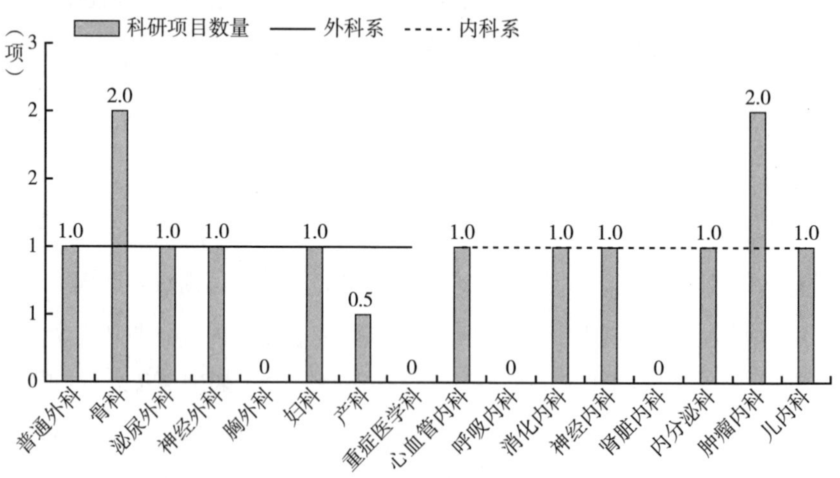

图 14 地级城市医院专科 30 强省级及以上科研项目数量（中位数）

资料来源：艾力彼医院管理研究中心数据库。

综合地级城市医院16个专科30强在发表SCI文章、发表国内核心期刊文章和省级及以上科研项目立项数量三个方面的数据，发现地级城市医院16个专科30强中普通外科、骨科、心血管内科、消化内科、神经内科、肿瘤内科等专科在学术和科研方面较突出，而胸外科、肾脏内科等专科的学术和科研水平需要进一步提升。

四　结语

（1）地级城市医院16个专科30强名次与医院综合名次具有较强的相关性。

（2）地级城市医院16个专科30强主要分布在经济较发达、人民生活水平较高的江苏、广东、山东、浙江等几大省，这些省份也是地级城市的医疗高地，专科的发展离不开经济、交通、人才等条件的支持。

（3）地级城市医院16个专科30强的医疗技术达到较高水平，但部分专科缺少人才梯队的储备力量。应培养人才，适当增配专科人力资源，尤其是护理人员，降低医护人员的工作负荷。

（4）随着内科外科化，很多内科系专科都开展介入手术技术，医疗技术得到迅速发展。

（5）地级城市医院16个专科的运行效率和资源利用成效明显，但护理人员紧缺，人员负荷大，胸外科周转最为紧张，并呈加剧趋势，应继续培养人才，提高专科技术水平，建立良好的转诊机制，合理控制床位使用率。

参考文献

1. 庄一强主编《中国医院竞争力报告（2017～2018）》，社会科学文献出版社，2018。
2. 庄一强、曾益新主编《中国医院竞争力报告（2017）》，社会科学文献出版社，2017。

3. 国家卫生健康委员会编《2018中国卫生健康统计年鉴》，中国协和医科大学出版社，2018。

4. 中华人民共和国民政部编《2018中华人民共和国行政区划简册》，中国地图出版社，2018。

5. 中国医院协会编《三级综合医院评审标准（2011年版）》，人民卫生出版社，2011。

专题报告　非公医院报告

Special Reports: Private Hospitals

B.22

非公医院发展指数：社会办医的坐标

庄一强　张　宁　李海贞*

摘　要： 非公医院发展指数是通过公立与非公医院的对比研究，反映我国各地区非公医院发展形势的"风向标"，展示了我国非公医院的发展现状。近年来，在社会办医的一系列利好政策推动下，非公医院得到了迅速发展，但从医院规模、业务功能、影响力、规模效益等方面来看，与公立医院相比，非公医院仍存在较大的差距。艾力彼非公医院发展指数直观地反映了各地非公医院的发展差异，有利于投资人在投资决策前形成对目标区域的初步印象，促进非公医院的发展。

* 庄一强，博士，艾力彼医院管理研究中心主任；张宁，管理学硕士，艾力彼医院管理研究中心副主任；李海贞，理学学士，艾力彼医院管理研究中心。

关键词： 非公医院发展指数　非公医院　风向标

近年来，关于社会办医的政策利好不断释放。2017 年，国务院办公厅印发《关于支持社会力量提供多层次多样化医疗服务的意见》。国家卫生健康委员会的统计数据显示，2018 年共有医院 32120 家，其中公立医院 12109 家，民营医院 20011 家。与 2017 年 9 月底相比，公立医院减少了 158 家，而民营医院增加了 2361 家。

如图 1 所示，2012 年，非公医院的数量约占全国医院机构数的 42%，其床位数占全国医院床位数的 14%，年出院量占全国医院年出院量的 11%，年诊疗量占全国医院年诊疗量的 10%。2016 年，非公医院数已占全国医院机构数的 56%，而非公医院床位数仅占全国医院床位数的 22%，且非公医院年出院量占比只从 2012 年的 11% 上升到 16%，其年诊疗量占比也只从 2012 年的 10% 上升到 13%。所以，在社会办医政策不断深化的前提下，非公医院数量占比虽然从 2012 年的 42% 上升至 2016 年的 56%，但医疗服务能力与运营效率跟不上其扩张的速度。

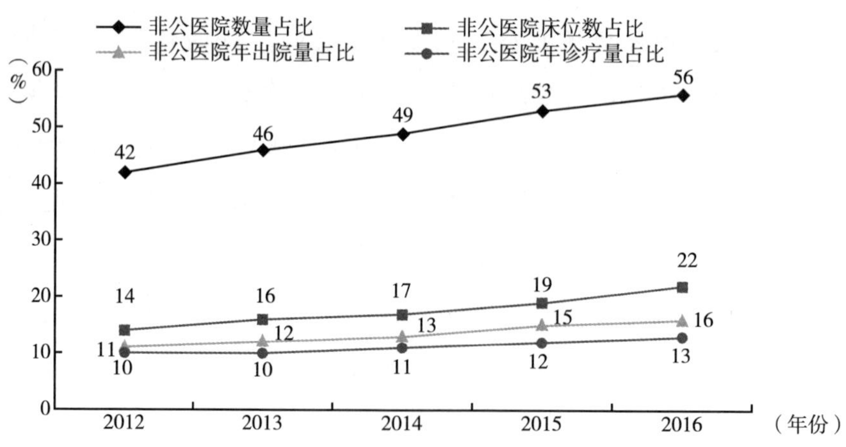

图 1　非公医院数量和服务量 2012～2016 年对比

资料来源：《中国卫生和计划生育统计年鉴》（2013～2017 年）。

一　非公医院发展指数解读

非公医院发展指数包括2个层级，即总指数（全国）以及省级指数（含直辖市、自治区），未来将发展到地级指数。通过分析各层级的非公指数，可以更深入地了解非公医院的发展现状。

（一）总指数：发展格局差距巨大

首先看全国的非公医院发展指数，非公医院发展指数 = Σ（各指标个体指数 × 各指标权重），得到全国的非公医院发展指数为0.226。总指数反映了在总体医疗服务市场上，与公立医院相比，全国非公医院市场份额偏低，核心竞争能力较弱。

如图2所示，从均衡指数的具体指标来看，非公医院数量占全国医院数量的56.4%，虽然数量已超过公立医院，但非公医院三级医院的数量仅占全国三级医院数量的7.7%。且其年非住院诊疗量占比仅为12.9%，年出院量占比仅为15.8%，说明非公医院的服务能力与公立医院差距较大。此外，

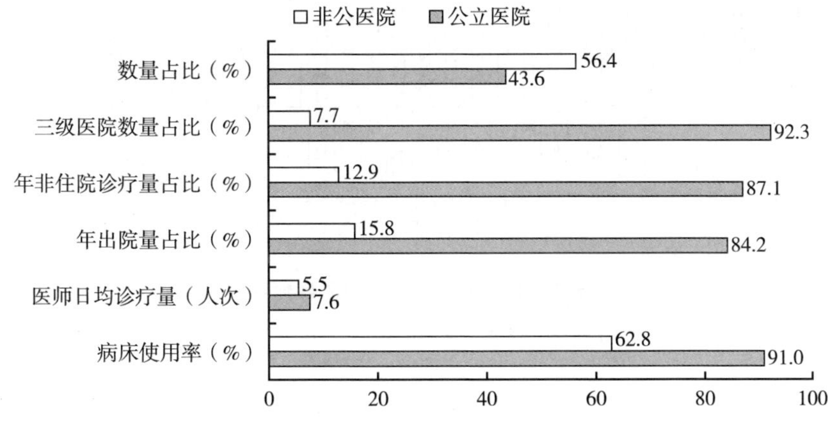

图2　基于均衡指数指标的非公医院和公立医院对比（2016年）

资料来源：《2017中国卫生和计划生育统计年鉴》。

非公医院的医师日均诊疗量为5.5人次，而公立医院为7.6人次。非公医院病床使用率为62.8%，远低于公立医院的91.0%，反映出非公医院的运营效率仍然低下。

（二）省级指数：阶梯特征明显

再来看各省份的非公医院发展指数。总体来说，非公医院发展指数最高的省份是江苏（0.292），最低的是青海（0.157），从指数值来看，江苏的非公医院发展指数约是青海的两倍，省份之间差距较大。同时，非公医院发展指数在各省份的分布呈明显的阶梯特征：得分高于0.25的为第一阶梯组，得分为0.2～0.25的为第二阶梯组，得分低于0.2的为第三阶梯组（见图3）。

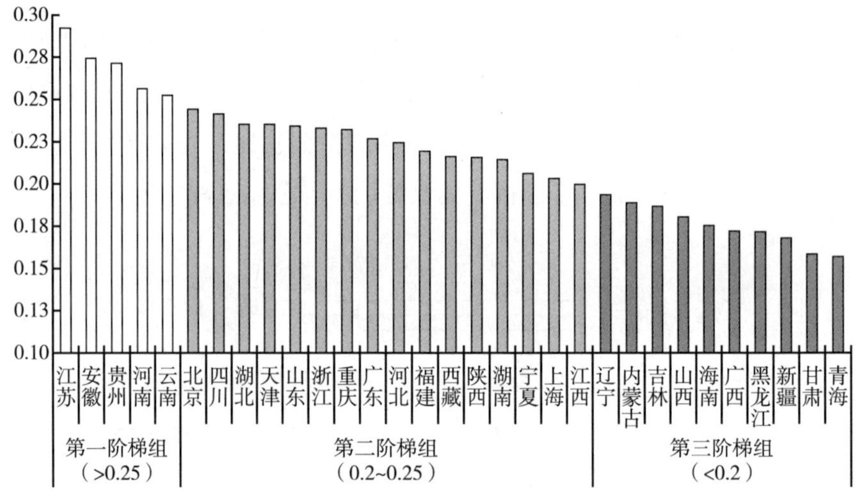

图3　非公医院发展指数阶梯分组

资料来源：艾力彼医院管理研究中心数据库。

第一阶梯组：包含5个省份，分别为江苏（0.292）、安徽（0.274）、贵州（0.271）、河南（0.256）和云南（0.252）。江苏是全国非公医院发展指数最高的省份，说明江苏的非公医疗发展得非常好。第二名是安徽，紧随其后的是贵州，第四名、第五名分别为河南、云南。

第二阶梯组：包含16个省份，分别是北京（0.244）、四川（0.242）、湖北（0.235）、天津（0.235）、山东（0.234）、浙江（0.233）、重庆（0.232）、广东（0.227）、河北（0.224）、福建（0.219）、西藏（0.216）、陕西（0.216）、湖南（0.214）、宁夏（0.206）、上海（0.203）和江西（0.200）。

第三阶梯组：包含10个省份，分别是辽宁（0.194）、内蒙古（0.189）、吉林（0.187）、山西（0.180）、海南（0.175）、广西（0.172）、黑龙江（0.172）、新疆（0.168）、甘肃（0.159）和青海（0.157）。

按照国家卫计委“十二五”规划提出的“非公立医疗机构床位数和服务量达到总量的20%左右”的发展目标，把非公医院发展指数得分不低于0.2作为及格线，可以看出，在第一和第二阶梯组，只有21个省份完成了发展目标，而第三阶梯组的10个省份全部未达标。

二　从非公医院发展指数看非公医院的发展趋势

通过对非公医院发展指数中二级指数的描述，可分析非公医院发展的具体特征，从而进一步了解非公医院的发展。

（一）非公医院数量占比

各省份的非公医院数量占当地医院总数的比例见图4。虚线为全国非公医院占医院总数的比例，即平均值；直线为非公医院占医院总数的比例为50%。数据显示，仅有21个省份高于50%，说明目前这21个省份的非公医院数已经超过公立医院数，且省份之间的差距较大。非公医院数量占该省医院总数比例最高的是贵州，为75.6%；其次为江苏、四川、云南和安徽，分别为68.8%、65.9%、64.8%、64.7%；占比最低的省份为西藏（26.2%）、海南（27.0%）和甘肃（33.9%）。

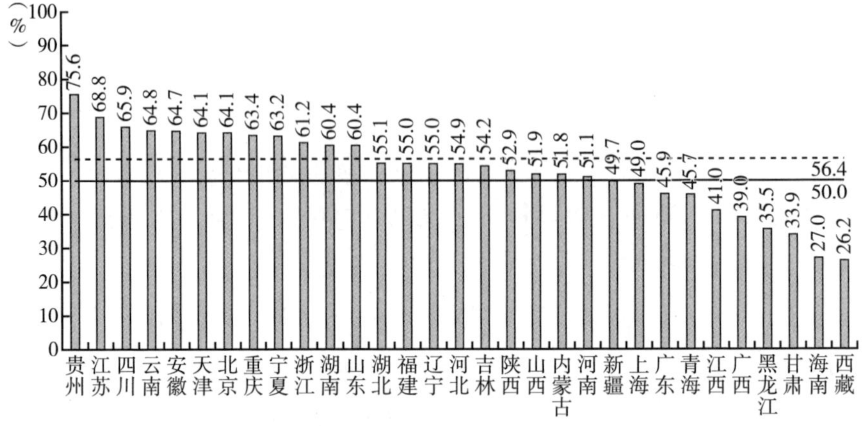

图4　各省非公医院占当地医院总数的比例

资料来源：《2017 中国卫生和计划生育统计年鉴》。

（二）三级非公医院占比

各省份的三级非公医院数量占当地三级医院总数的比例见图 5。总体来看，三级非公医院占比非常低。图 5 中的虚线为全国三级非公医院占三级医院总数的比例，仅有 13 个省份高于全国平均水平，没有一个省份的三级非公医院占比超过 20%。相比 2016 届，非公医院数量占比最高的仍是湖北，占当地医院总数的 18.2%，其次为安徽（16.7%）和北京（16.1%）。有 5 个省份 1 家三级非公医院都没有，分别是天津、西藏、宁夏、上海和青海。这就是说，我国非公医院绝大多数还是规模偏小的医院，三级医院占比明显偏低，与公立医院相比，非公医院明显处于弱势。

（三）非公医院年非住院诊疗量占比与年出院量占比

各省份非公医院年非住院诊疗量占比最高的是贵州，为 23.3%（见图 6），除此以外，天津（21.6%）、西藏（21.4%）和江苏（20.1%）的非公医院年非住院诊疗量占比大于 20%。而非公医院年非住院诊疗量占比居末位的省份为广西（5.4%）、甘肃（6.4%）和上海（7.3%）。

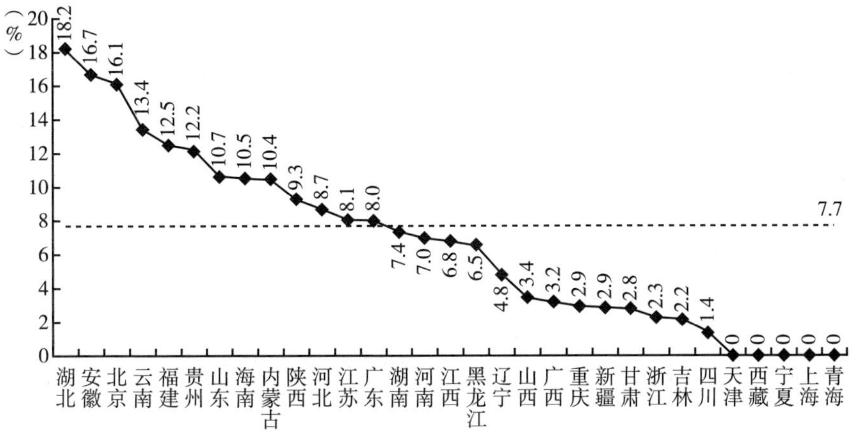

图5　各省三级非公医院数量占当地三级医院总数比例

资料来源：《2017 中国卫生和计划生育统计年鉴》。

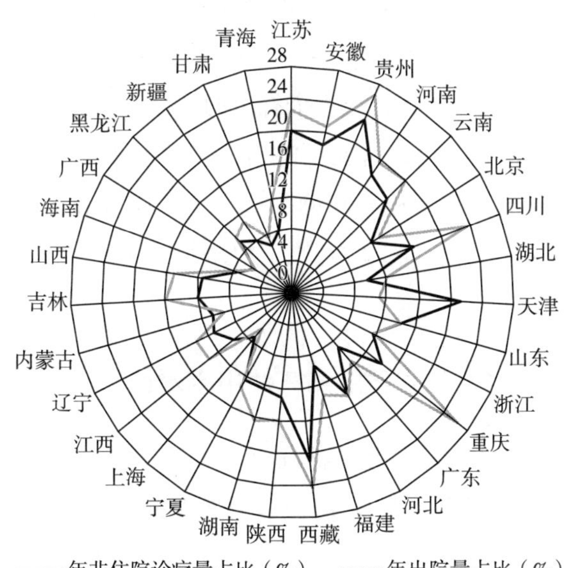

图6　各省非公医院年非住院诊疗量占比与年出院量占比

资料来源：《2017 中国卫生和计划生育统计年鉴》。

而对比各省份非公医院年出院量占当地医院年出院量的比例可得，非公医院年出院量占比最高的是重庆和贵州，占比均为 26.7%。除此以外，西藏（24.7%）、四川（23.6%）、江苏（22.6%）和安徽（21.0%）的非公医院年出院量占比大于20%。而非公医院年出院量占比居末位的省份为上海（5.8%）、广西（6.6%）和海南（6.7%）。

就服务量而言，我国绝大部分医疗服务还是由公立医院承担，相比公立医院，非公医院的医疗服务能力有待提升。从整体结构来看，非公医院年非住院诊疗量占比、年出院量占比与其数量占比极不相称。

（四）非公医院医师日均诊疗量

通过对比可以发现，只有2个省份的非公医院医师日均诊疗量高于当地公立医院的医师日均诊疗量，这2个省份分别为天津（12.3人次）、西藏（6.9人次），其公立医院医师日均诊疗量分别为11.3人次、6.0人次。此外，我们还发现，除天津以外，上海（15.4人次）、浙江（11.8人次）、广东（11.6人次）、北京（11.5人次）这4个省份的公立医院医师日均诊疗量大于10人次，相对而言，这4个省份的非公医师日均诊疗量则依次为9.8、7.8、7.9和6.0人次，这就反映出一个非常严峻的事实，即非公医院的服务能力与其数量增幅极不相称，这是公立医院和民营医院就诊现状的缩影。尽管国家已经出台相关政策，鼓励社会资本办医，但民营医院的发展依旧困难重重。

（五）非公医院与公立医院病床使用率对比

各省份非公医院的病床使用率集中在50%～70%，而公立医院病床使用率绝大多数在80%以上（见图7）。非公医院的运营效率低于公立医院，这是由其服务量决定的。尽管非公医院的床位数在持续增加，但是病床使用率变化不大，说明非公医院仍有大量床位闲置，在非公医院的服务量尚未迅速扩大而其规模逐渐扩大的情况下，医疗服务效率难免会低下。

（六）各省非公医院500强指数

2017届艾力彼非公医院500强指数最高的省份为江苏（0.118）、广东（0.098）、河南（0.079）、浙江（0.078）、北京（0.063）、安徽（0.060），

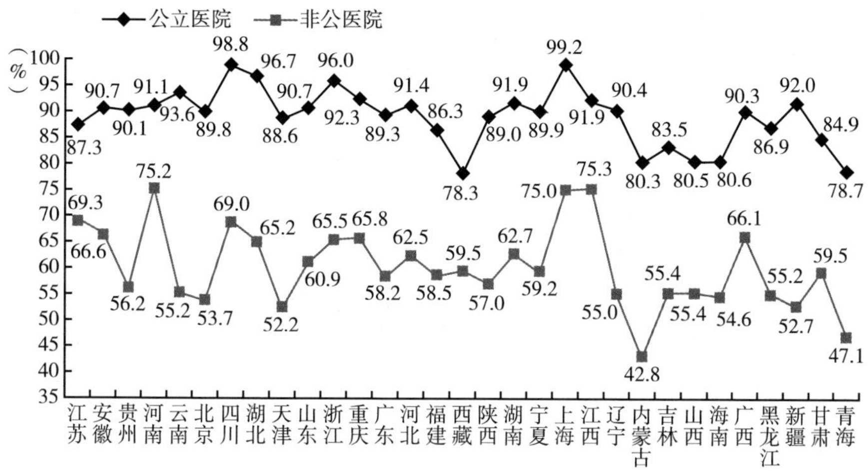

图7　各省份非公医院与公立医院病床使用率对比

资料来源：《2017 中国卫生和计划生育统计年鉴》。

集中在东部和中部；最低的省份为西藏（0.000）、青海（0.003）、内蒙古（0.003）、甘肃（0.003），分布在西部（见图8）。与2016届艾力彼非公医院500强指数相比，共有15个省份的非公医院500强指数下降了，其中山

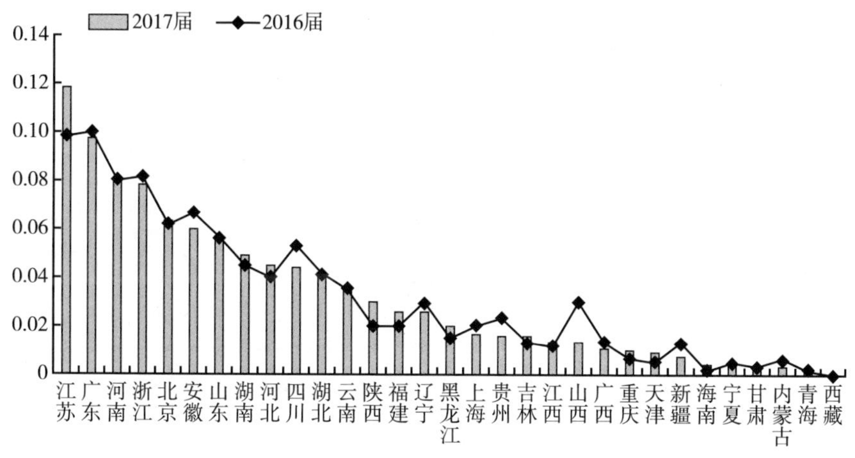

图8　各省2017届、2016届非公医院500强指数对比

资料来源：艾力彼医院管理研究中心数据库。

西非公医院500强指数下降了近0.017。从各省份2017届、2016届非公医院500强指数对比可以发现，我国东西部非公医院的发展有较大差距，与我国体现人口密度的“黑河－腾冲线”一致。“黑河－腾冲线”以东，人口稠密，经济较发达，医疗资源相对丰富；“黑河－腾冲线”以西，人口稀少，经济发展相对迟缓，医疗资源相对稀缺。

三　非公医院与非公集团相关性解读

为迎接激烈的市场竞争，获得持续发展，越来越多的医院从“单体医院”进入“集团医院”的发展模式。但是从图9和图10的数据分析可得，2018非公医院500强与非公医院集团80强相关性较低，中国的医院集团还是由规模较小、综合实力较弱的医院组合而成，在未来，当中国非公医院与中国医院集团呈现正相关且相关性很强时，非公医院才能撼动整个医疗市场，这就是所谓的“鲇鱼效应”，即非公医院整体发展水平高于30%，非公医院发展指数位于0.3～0.4时，才能显示出部分鲇鱼效应。但是在未来10年内，非公医院整体发展水平高于公立医院的可能性较低。

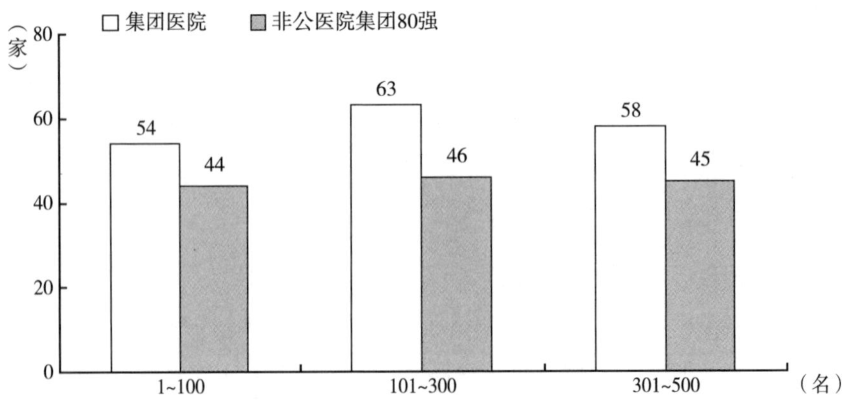

图9　非公医院500强中的集团医院与非公医院集团80强对比

资料来源：艾力彼医院管理研究中心数据库。

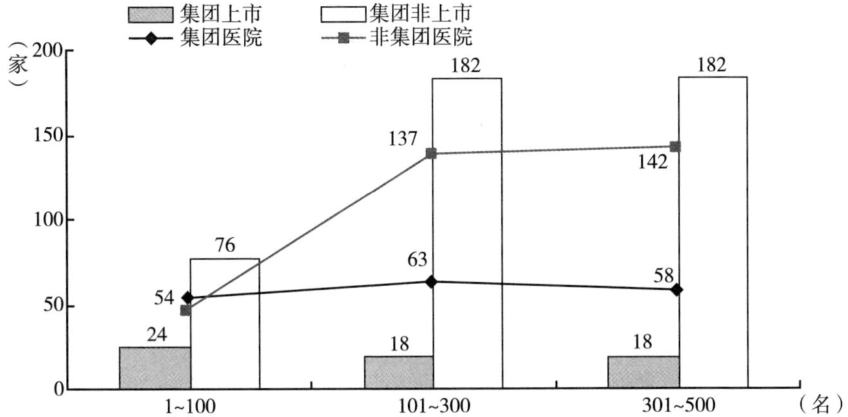

图 10　非公医院 500 强所属集团上市情况与集团属性

资料来源：艾力彼医院管理研究中心数据库。

四　结论

从“十三五”规划来看，国家依然将社会办医作为卫生体制改革的重点任务之一，在一系列利好政策的鼓励下，民营医院持续、快速地发展。同时，各地政府为促进社会办医也做了大量工作，如科学规划布局，提高审批效率，落实公平待遇，推动多点执业等，以激励社会资本从医。

虽然非公医院数量上升迅速，尤其近年来增幅加快，已经远超过公立医院数量，但从三级医院数量、年非住院诊疗量占比、年出院量占比和病床使用率来看，非公医院的服务能力和运营效率与公立医院相比仍有较大差距。也就是说，新医改实施以来，非公医院毋庸置疑已经得到了较大的发展，但同时公立医院改革所带来的垄断地位和虹吸效应也非常明显。所以，非公医院所面临的“玻璃门”并不容易被打开。

从非公医院与非公集团相关性分析可以得出，2018 非公医院 500 强与非公医院集团 80 强相关性较弱，中国的医院集团还是由规模较小、综合实力较弱的医院组合而成。当中国非公医院与中国医院集团呈正相关且相关性

较强时，非公医院才能撼动整个医疗市场，出现所谓的“鲇鱼效应”。

在国家医改的宏观背景下，非公医院需找准医院存在的管理问题，提升医院医疗服务质量，推进医院信息化与数据化建设，同时也应获取自身的资源优势，寻求医疗服务市场中欠发展的环节，通过现代管理制度，突出专科特色，带动整体发展。

参考文献

1. 庄一强主编《中国医院竞争力报告（2017～2018）》，社会科学文献出版社，2018。
2. 薛晓林、赵淳主编《中国民营医院发展报告（2017）》，社会科学文献出版社，2017。
3. 国家卫生和计划生育委员会编《2017 中国卫生和计划生育统计年鉴》，中国协和医科大学出版社，2017。
4. 中华人民共和国民政部编《2016 中华人民共和国行政区划简册》，中国地图出版社，2017。
5. 中华人民共和国国家统计局编《2017 中国统计年鉴》，中国统计出版社，2017。

B.23
非公医院及非公医院集团报告

蔡 华 何永琦 李海贞*

摘 要： 近年来，非公医院发展迅猛，集团化是必然的发展趋势。本报告旨在通过分析非公医院榜单、非公医院集团榜单，从地域分布、竞争力要素、纵横交叉等角度，跟踪非公医院和非公医院集团的发展变化。经分析发现，非公医院竞争力持续增强，华东区非公医院竞争力保持领先，中部入围榜单的医院数量有所增多；在国企医院改制的推进下，百强中三级医院增加。2018 届非公医院集团增加到 80 强，新入围的医院集团多集中在华东、华北、西南等区域。

关键词： 非公医院 非公医院集团 竞争力要素 地域分布

2018 年间，国家取消养老机构内部设置医疗机构的行政审批、推动国有企业办医疗机构深化改革、改善医疗机构和医师的审批工作、促进和规范互联网医疗，进一步鼓励和支持社会办医。

一 非公医院榜单分析

分析榜单数据发现，江苏、广东、河南、浙江等省份入围机构数位于前列。北京、宿迁、昆明、东莞、西安和成都等城市入围非公医院 300 强机构

* 蔡华，管理学硕士，艾力彼医院管理研究中心战略发展部；何永琦，MBA、工学硕士，艾力彼医院管理研究中心 BHI 事业部；李海贞，工学学士，艾力彼医院管理研究中心数据分析部。

数较多。在500强省份均衡度中，江苏、河南、浙江、山东等省份的均衡指数大于0.7，说明这些省份非公医院的分布趋于均衡。

（一）非公医院100强分析

1. 地域分析

2018届百强医院省份有22个，新增省份有黑龙江和甘肃；河南、湖北等中部省份的竞争力增长较快。

（1）省份分布

2018届入围非公医院100强的省份有22个，新增省份有黑龙江和甘肃。江苏、广东、河南、浙江、湖北5个省份的竞争力位列前五。广东排名下降一位，入围百强医院数为12家，同比减少5家。河南和湖北入围百强的非公医院各增加2家，竞争力增强（见图1和表1）。

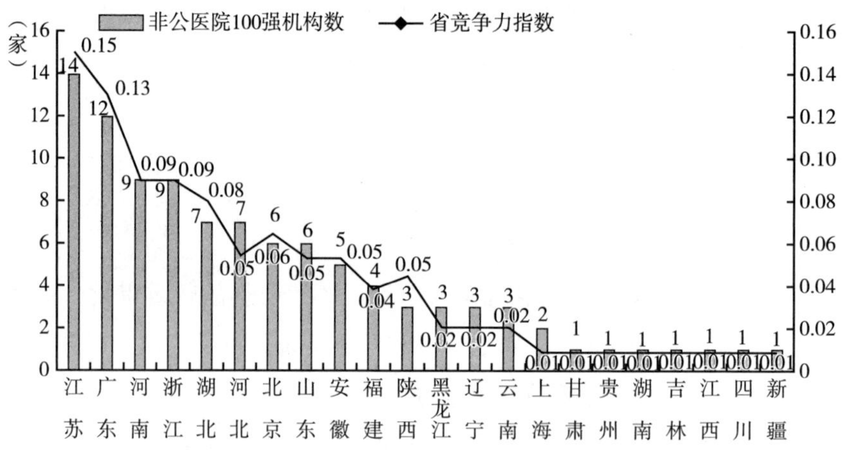

图1　2018届非公医院100强省份分布

资料来源：艾力彼医院管理研究中心数据库。

均衡指数越大，即该省入围榜单的城市个数与该省所辖市总数的比值越大，代表入围榜单的医院分布越均衡。按照入围省份计算，省份平均入围医院数为4.6家，均衡指数均值为0.21，江苏、广东、河南、浙江、湖北、山东、河北等省份高于全国平均水平（见图2）。

表 1　非公医院 100 强变化较大省份

单位：家

省份	2017 届	2018 届	变化情况
广　东	17	12	-5
河　南	7	9	+2
湖　北	5	7	+2
黑龙江	0	3	+3

资料来源：艾力彼医院管理研究中心数据库。

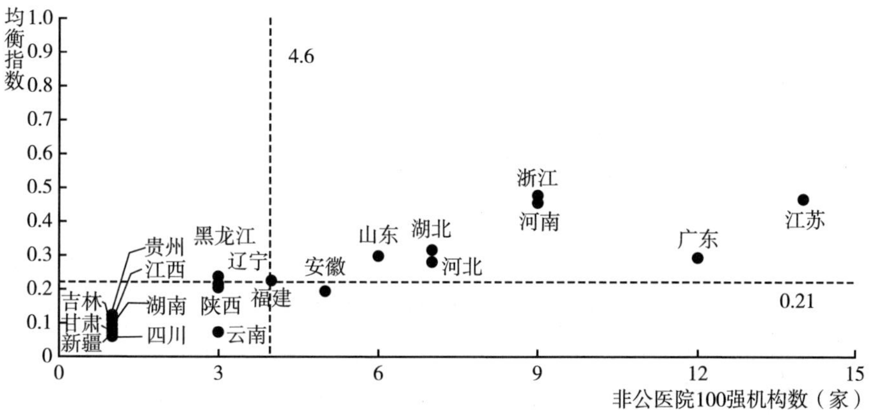

图 2　2018 届非公医院 100 强省份均衡度

资料来源：艾力彼医院管理研究中心数据库。

（2）城市分布

2018 届非公医院 100 强分布在 60 个城市，新增 6 个城市。入围非公医院 100 强 2 家以上的城市有 20 个，同比减少 5 个城市。北京、廊坊、宿迁和武汉入围机构数高于平均值，廊坊入围机构数同比增加 2 家，东莞入围医院同比减少 2 家（见图 3）。

2. 竞争力要素分析

如表 2 所示，2018 届入围非公医院 100 强的医院中，就年住院手术量/年出院量这个指标而言，东部为 0. 43，较中西部高，说明东部的医疗技术

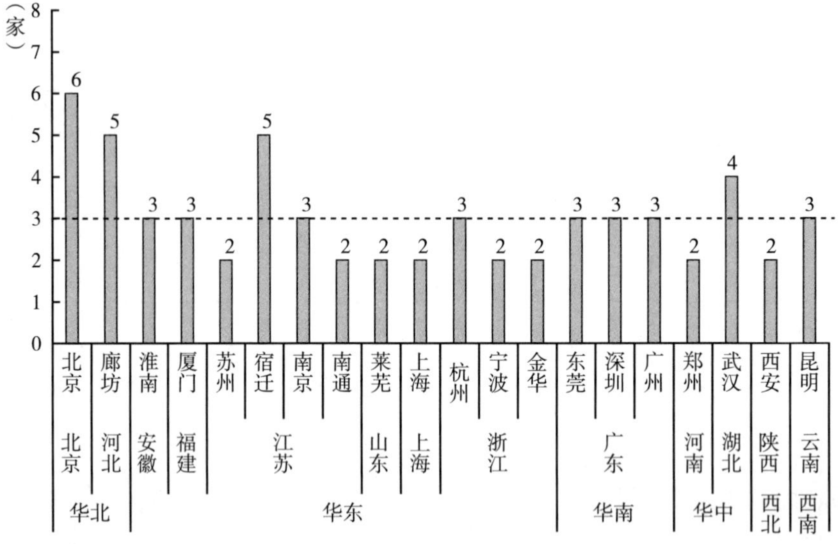

图 3　2018 届非公医院 100 强城市分布（≥2 家）

资料来源：艾力彼医院管理研究中心数据库。

相对较高，数据趋于合理；高级职称人数/全院职工人数的 100 强均值为 0.09，同比提高 0.01，东部和西部均有所提高；全院职工人数/实开床位数整体下降到 1.39，同比下降0.09；床位使用率整体为 84.88%，同比提高 3.34 个百分点；平均住院天数为 9.75 天，同比减少 1.4 天。经分析发现，非公医院的人才比例和运行效率进一步提高。

表 2　2017 届、2018 届非公医院 100 强竞争力指标均值比较

竞争力要素	年住院手术量/年出院量		高级职称人数/全院职工人数		全院职工人数/实开床位数（人/张）		床位使用率（%）		平均住院天数(天)	
	2017 届	2018 届	2017 届	2018 届	2017 届	2018 届	2017 届	2018 届	2017 届	2018 届
东部	0. 40	0. 43	0. 09	0. 10	1. 53	1. 37	80. 13	85. 04	11. 46	10. 12
中部	0. 42	0. 40	0. 09	0. 09	1. 23	1. 47	90. 25	88. 17	10. 71	9. 36
西部	0. 57	0. 41	0. 07	0. 08	1. 60	1. 36	77. 92	78. 15	9. 19	8. 33
100 强	0. 42	0. 42	0. 08	0. 09	1. 48	1. 39	81. 54	84. 88	11. 15	9. 75

资料来源：艾力彼医院管理研究中心数据库。

3. 改制与级别

2018 届非公医院 100 强榜单中改制医院七大区数量如图 4 所示。东北有 6 家，同比增加 4 家，华北有 5 家，同比增加 2 家，东北和华北增幅较大。2018 届 100 强榜单中，三级医院增加 11 家，主要原因是国家推进国企医院深化改革，更多优秀的国企医院通过改制进入非公医院榜单（见图 5）。

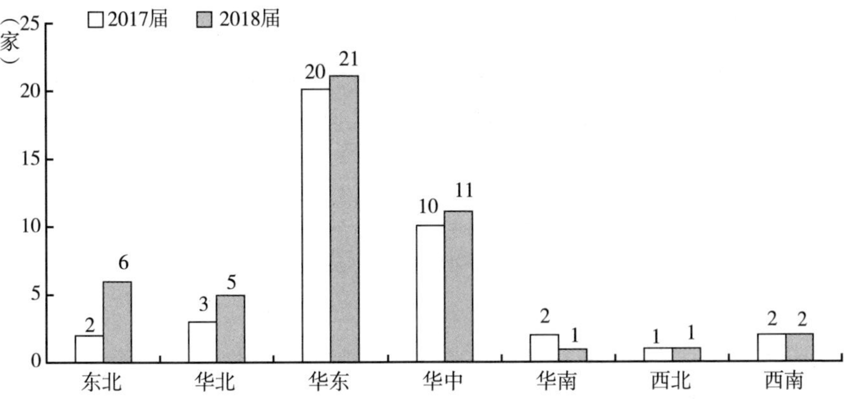

图 4　非公医院 100 强中改制医院七大区数量

资料来源：艾力彼医院管理研究中心数据库。

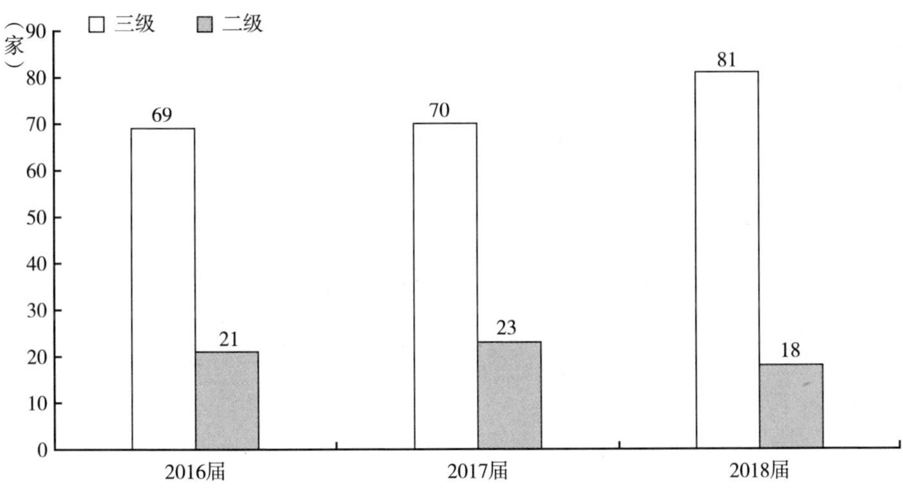

图 5　非公医院 100 强中二、三级医院数量

资料来源：艾力彼医院管理研究中心数据库。

4. 纵横交叉评价

在非公医院 100 强中，没有医院入围顶级医院榜单；有 7 家医院入围省/单医院 100 强，同比减少 1 家；有 24 家入围地级城市医院 500 强，同比减少 1 家；有 17 家入围县级医院 500 强，同比保持一致；有 4 家医院入围中医医院 300 强，同比增加 1 家；2 家入围肿瘤医院 80 强（见表 3）。

表 3　非公医院 100 强与其他榜单的交叉情况

交叉机构数（家）	榜单类别							
	省/单医院100 强	地级城市医院 500 强			县级医院 500 强		中医医院500 强	肿瘤医院80 强
		100 强	101 ~ 300 强	301 ~ 500 强	100 强	101 ~ 300 强	101 ~ 300 强	80 强
2		√						√
3					√			
4							√	
7	√							
10			√					
12				√				
14						√		

资料来源：艾力彼医院管理研究中心数据库。

（二）非公医院 300强分析

1. 地域分析

随着入围 300 强的医院增加，江苏、浙江、河南、山东、湖南、安徽等省份的均衡指数提升明显。

（1）省份分布

非公医院 300 强分布于全国 29 个省份（除内蒙古、西藏），江苏、广东、河南、浙江和山东位列前五，山东上升 2 位排名第五，北京下降 2 位排名第七，湖北上升 2 位排名第九，四川下降 2 位排名第十二（见图 6、表 4）。

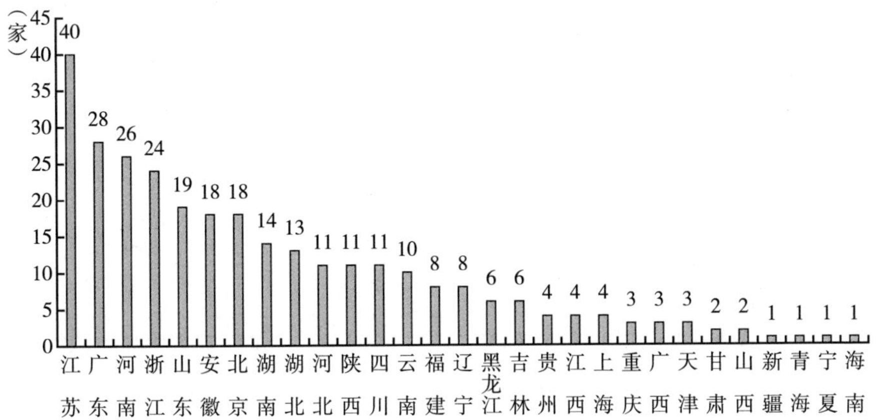

图 6　2018 届非公医院 300 强省份分布

资料来源：艾力彼医院管理研究中心数据库。

表 4　非公医院 300 强排名变化较大省份

单位：家

省份	2017 届名次	2018 届名次	名次变化
山东	7	5	2
北京	5	7	-2
湖北	11	9	2
四川	10	12	-2

资料来源：艾力彼医院管理研究中心数据库。

300 强整体均衡指数上升到 0.36，江苏、浙江、河南、山东、湖南、安徽等省份均衡指数提升明显（见图 7）。

（2）城市分布

2018 届非公医院 300 强分布于全国 123 个城市，新增城市 7 个。北京、宿迁、昆明、东莞、西安、成都等城市入围机构数超过均值（见图 8）。

2. 改制与级别

非公医院 300 强中，华东区改制医院最多，有 40 家，华中有 17 家（见图 9）。2018 届入围 300 强的三级医院数量有 141 家，同比增加 12 家（见图 10）。

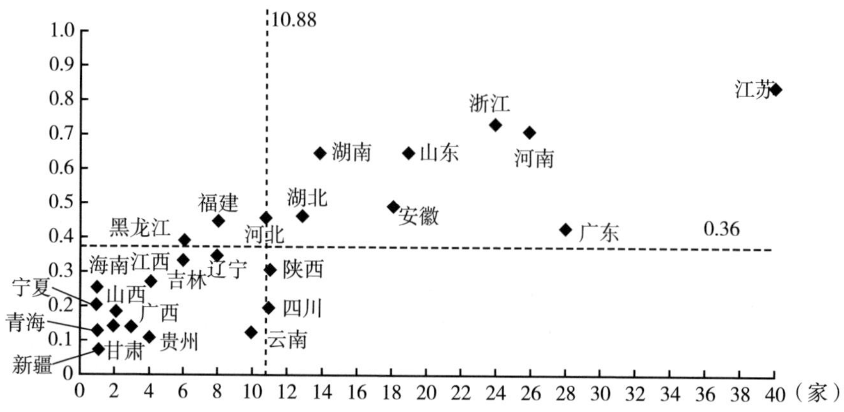

图 7　2018 届非公医院 300 强各省份均衡度

资料来源：艾力彼医院管理研究中心数据库。

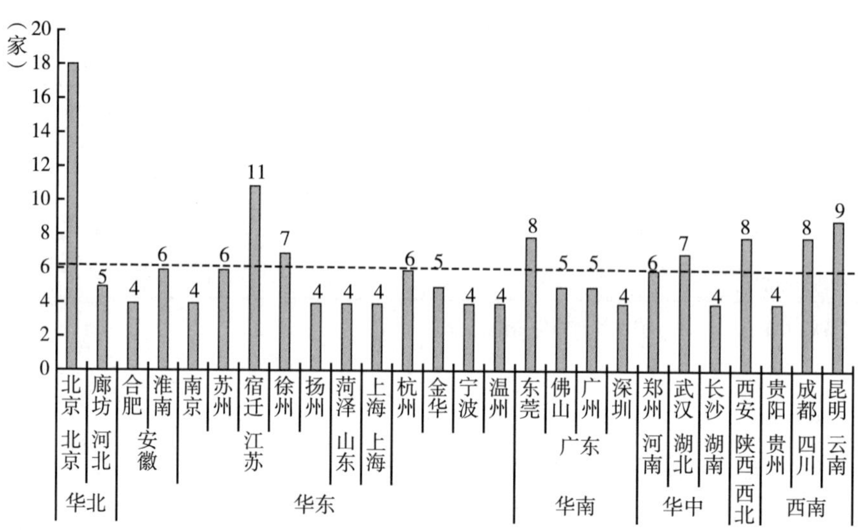

图 8　2018 届非公医院 300 强城市（≥4 家）

资料来源：艾力彼医院管理研究中心数据库。

3. 纵横交叉评价

通过纵横交叉比较，非公医院 300 强中有更多的医院入围县级医院 500 强、中医医院 500 强、肿瘤医院 80 强（见表 5）。

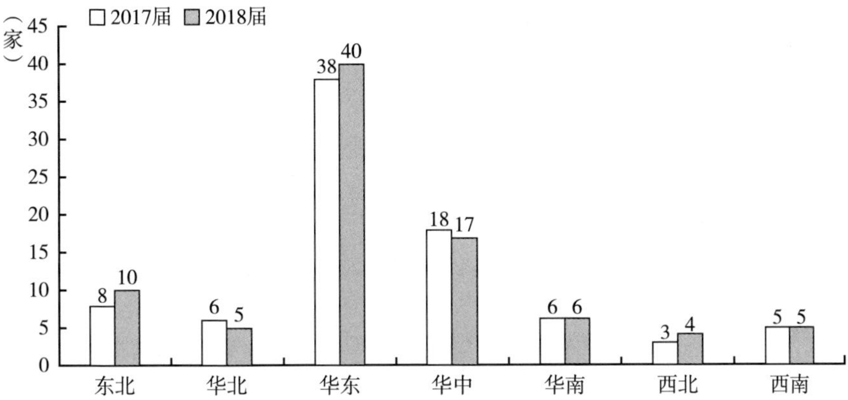

图9　非公医院300强中改制医院七大区数量

资料来源：艾力彼医院管理研究中心数据库。

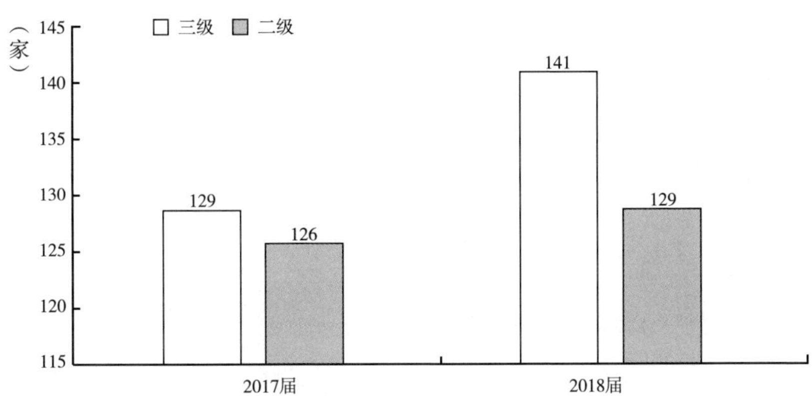

图10　非公医院300强二、三级医院数量

资料来源：艾力彼医院管理研究中心数据库。

（三）非公医院500强分析

1. 七大区分布

对非公医院500强按区域划分，各区域公竞争力分层比较明显，华东遥遥领先各大区域，华中、华南、华北、西南4个区域为第二梯队，竞争力较为接近，东北和西北为第三梯队（见图11）。

表 5　非公医院 300 强与其他榜单交叉情况

交叉机构数（家）	榜单类别									
	省/单医院100 强	地级城市医院 500 强			县级医院 500 强			中医医院 500 强		肿瘤医院 80 强
		100 强	101 ~ 300 强	301 ~ 500 强	100 强	101 ~ 300 强	301 ~ 500 强	101 ~ 300 强	301 ~ 500 强	80 强
2		√								
3					√				√	
6								√		
7	√						√			
8										
9										√
10			√							
12				√						
16						√				

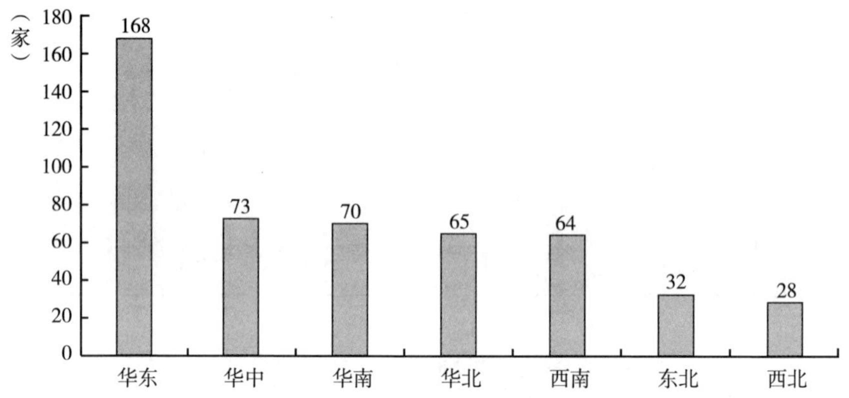

图 11　2018 届非公医院 500 强七大区分布

资料来源：艾力彼医院管理研究中心数据库。

2. 各省均衡指数

500 强整体均衡指数上升到 0.48，江苏、河南、浙江、山东的均衡指数超过 0.7，达到较高的水平，说明这些省份随着入围非公医院的增加，其地域分布趋于均衡（见图 12）。

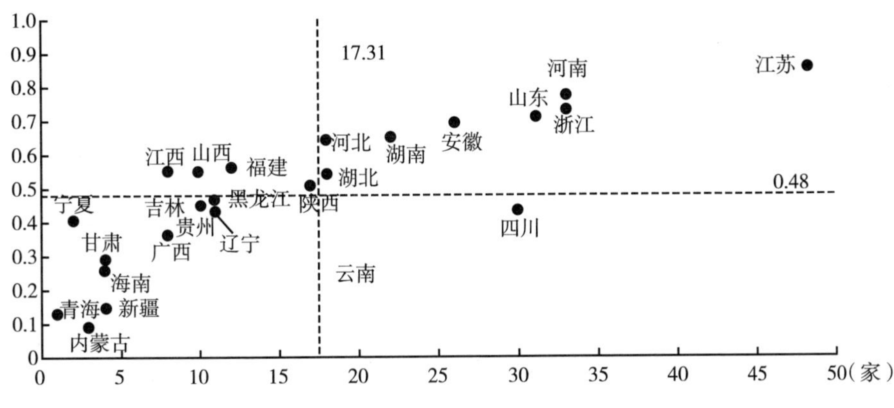

图 12　2018 届非公医院 500 强省份均衡度

资料来源：艾力彼医院管理研究中心数据库。

二　非公医院集团

2018 届非公医院集团增加到 80 强，新入围的医院集团多集中在华东、华北、西南等区域，非公医院集团规模逐年扩大。

（一）非公医院集团规模

非公医院集团 80 强涵盖 809 家成员医院，每家医院集团平均有 10.1 家成员医院，同比增加 1.4 家。前 10 强非公医院集团平均成员医院数为 20.4 家，同比增加 5.6 家；后 10 强非公集团平均成员医院数为 8.1 家，同比增加 2.6 家（见表 6）。

表 6　2017 届～2018 届非公医院集团旗下医院数量变化

单位：家

集团分层	2017 届	2018 届	增量
前十强	14.8	20.4	5.6
平　均	8.7	10.1	1.4
后十强	5.5	8.1	2.6

资料来源：艾力彼医院管理研究中心数据库。

（二）非公医院集团类别

在非公医院集团 80 强中，旗下拥有三级医院的医院集团有 49 家，其中 29 家有三级综合医院。按照专科类别划分，专科医院集团有 36 家，涵盖 18 个专科，占 45%，其中最多的专科医院集团有妇儿医院 10 家、眼科医院 4 家、肿瘤医院 3 家。非公医院集团综合专科比例详见图 13。

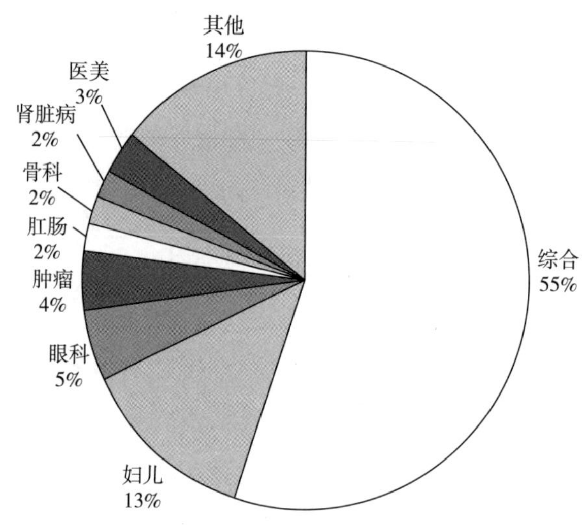

图 13　非公医院集团综合专科比例

资料来源：艾力彼医院管理研究中心数据库。

（三）集团总部地理分布

在非公医院集团 80 强中，有 35 家集团总部位于华东区，占 44%，是七大区中最多的；华北次之，有 19 家，占 24%；西南有 11 家，占 14%（见图 14）。

集团总部分布在全国 18 个省份的 34 个城市，北京最多，有 16 家，江苏有 11 家，浙江有 9 家，上海有 7 家（见图 15）。

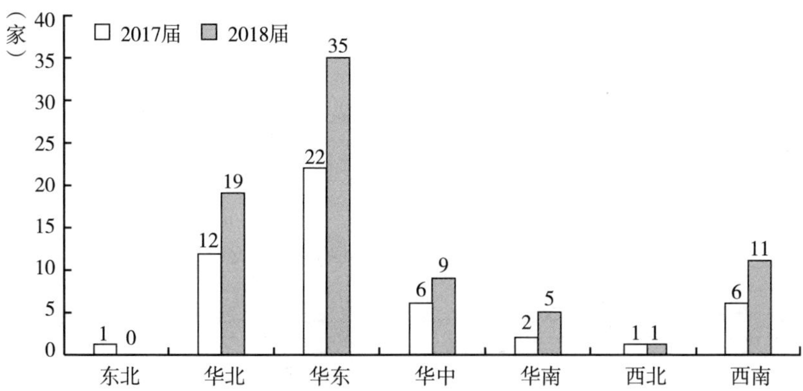

图 14　非公医院集团区域分布

资料来源：艾力彼医院管理研究中心数据库。

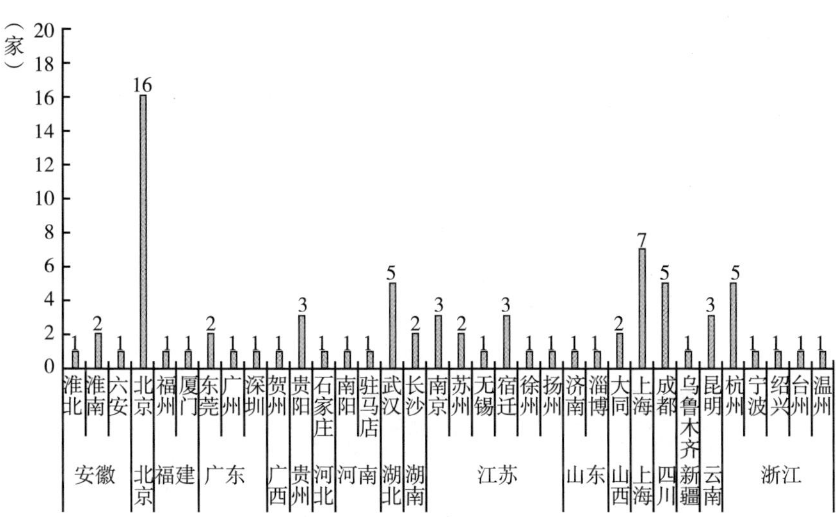

图 15　2017 届非公医院集团 80 强省份和城市分布

资料来源：艾力彼医院管理研究中心数据库。

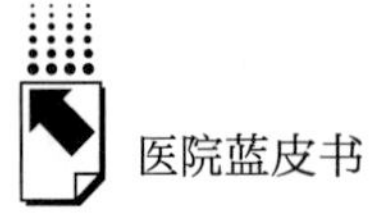

（四）上市情况

非公医院集团80强中上市集团有24家，占30%，分布在14个省份，其中北京最多，有5家，其次分别为浙江、上海、江苏、贵州（见图16）。

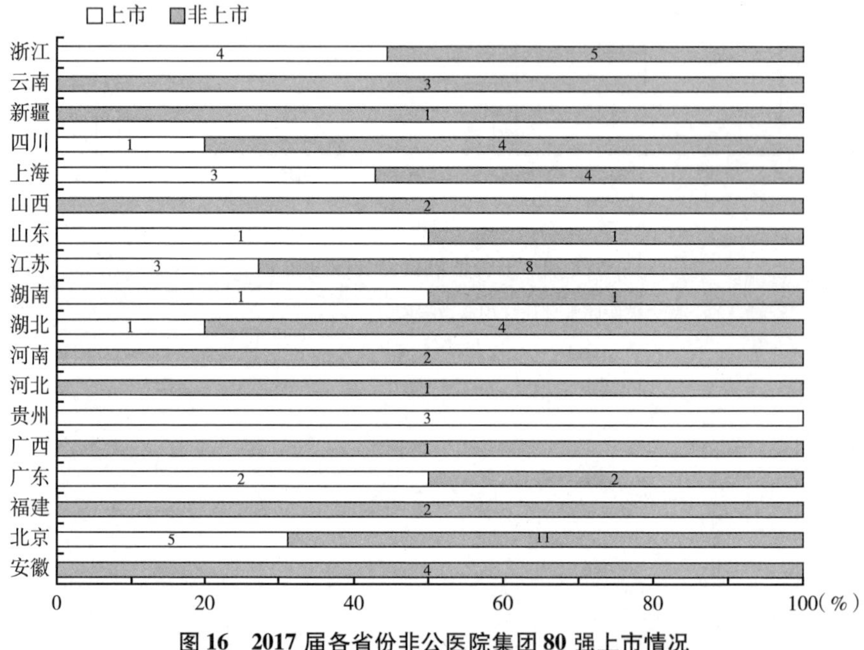

图16 2017届各省份非公医院集团80强上市情况

资料来源：艾力彼医院管理研究中心数据库。

参考文献

1. 庄一强主编《中国医院竞争力报告（2017～2018）》，社会科学文献出版社，2018。
2. 庄一强、曾益新主编《中国医院竞争力报告（2017）》，社会科学文献出版社，2017。
3. 国家卫生健康委员会编《2018中国卫生健康统计年鉴》，中国协和医科大学出版社，2018。
4. 中华人民共和国民政部编《2018中华人民共和国行政区划简册》，中国地图出版社，2018。
5. 中华人民共和国国家统计局编《2018中国统计年鉴》，中国统计出版社，2018。

B.24
医养结合机构及康复医院报告

李海贞　顾宇澄　蔡玲姬　杨　俊*

摘　要： 近年来，为应对中国社会老龄化与失能老人迅速增多、慢病管理与养老照护对社会的依赖明显加重的局面，国家相继出台了一系列扶持政策，鼓励社会力量兴办医养结合机构与康复医院。本报告重点对全国医养结合机构和康复医院的综合竞争力情况进行分析，对入围榜单机构的地域分布、机构属性和医院级别进行比较分析，研究医养结合机构和康复医院在中国的地理分布、属性特征和发展趋势等方面的状况。在医养结合机构研究板块，华东、华北与华中上榜机构数较多，其中非公医养结合机构占比高达76%，二级医院占比接近50%，三级医院仅占20%，说明医养结合是二级医院重点发展的方向。而在康复医院研究板块，华东、华中、华北上榜机构数依旧较多，其中非公康复医院占比为46%，二级医院占比接近44%，三级医院占25%。综观整个医疗市场，社会资本兴办的非公医养结合机构和康复医院占比较高，数量巨大但质量参差不齐，规模和硬件设施发展迅速，但运营管理能力和人才建设亟待加强。未来，医养结合和康复医院市场发展潜力巨大，应引起管理者和投资者的重点关注。

* 李海贞，理学学士，艾力彼医院管理研究中心；顾宇澄，工学学士，艾力彼医院管理研究中心；蔡玲姬，管理学学士，艾力彼医院管理研究中心；杨俊，管理学硕士，艾力彼医院管理研究中心。

关键词： 医养结合 康复医院 地域分布 机构属性

一 引言

截至2017年底，我国65周岁以上老年人口达15831万人，比2016年增加了828万人，同比增长5.5%（见图1）。但同时，全国新生人口仅1723万人，比2016年减少了63万人，同比下降3.5%。由此可见，我国已迈入老龄化社会，在未来30年，中国人口老龄化将呈加速发展态势，伴随我国人口老龄化程度持续加深，"银发浪潮"将对中国的社会和经济发展产生深远影响。

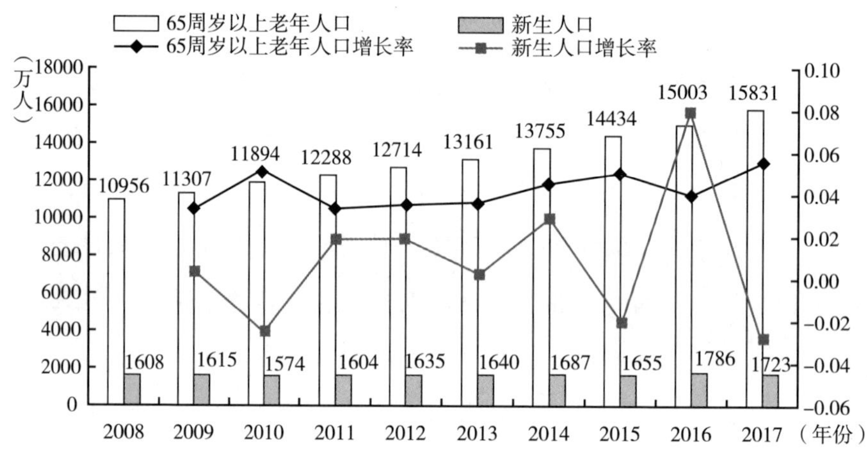

图1 2008～2017年中国65周岁以上老年人口及新生人口统计

资料来源：国家统计局。

为应对中国社会老龄化与失能老人迅速增多、慢病管理与养老照护对医疗机构的依赖明显加重的局面，国家相继出台了一系列鼓励政策，对我国养老服务业做出了全面部署，鼓励社会力量兴办医养结合机构和康复医院。但目前我国养老服务业的发展远远跟不上人口老龄化的速度，存在许多与新形势、新需求不相适应的问题。

为了进一步了解全国医养结合机构和康复医院的发展现状，艾力彼医院管理研究中心对全国医养结合机构和康复医院分别进行80强排名。本报告对全国医养结合机构和康复医院的综合竞争力情况进行分析，通过对入围榜单机构的地域分布、机构属性和医院等级等进行分析，研究医养结合机构和康复医院在中国的地理分布、属性特征和发展趋势等方面的状况。通过对非公医养结合机构与非公康复医院的分析，发现非公"医康养"结合重叠度仍然较低，这是由于各级医疗机构、康复机构和照护机构、养老机构之间在实际运营中仍然相互独立、自成系统、互不衔接。

二　上榜医养结合机构、康复医院竞争力分析

本报告将从地域分布、机构属性和医院级别等方面对2017届医养结合机构80强和康复医院80强进行评价与分析，以便于对医养结合机构80强、康复医院80强的分布、属性和发展趋势等有进一步的了解。

（一）医养结合机构80强竞争力分析

1. 地域分布

从整体地域分布来看，医养结合机构80强七大区分布如图2所示。在全国七大区域中，按照竞争力指数进行排名，华东区入榜机构数和竞争力指数远远领先于其他地区，入围机构数高达27家，竞争力指数为0.320。从入围机构数来看，华中和华北数量相近。一般来看，竞争力指数总体与入围机构数量呈正相关，入围机构数越多，竞争力指数越大。但西南地区入围机构数比华南地区少1家，而竞争力指数却大于华南地区，这主要得益于在两家排名前10的机构中，重庆医科大学附属第一医院（重医附一院青杠老年护养中心）和四川省中西医结合医院北区（颐养中心）的资源配置与医疗服务相对较好，竞争力指数远远超过其他医院。

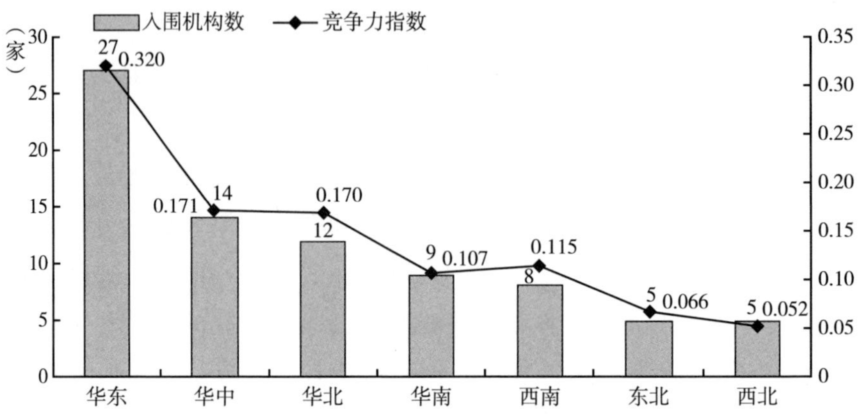

图2　2017 届医养结合机构 80 强七大区分布和竞争力指数

资料来源：艾力彼医院管理研究中心数据库。

从入围梯队来看，将医养结合机构 80 强分成 4 个梯队（见图 3）。华东在第一梯队（1～20 名）的有 5 家，在第二梯队（21～40 名）的有 8 家，在第三梯队（41～60 名）的有 5 家，在第四梯队（61～80 名）的有 9 家，华东地区有 27 家机构入围医养结合机构 80 强，约占入围榜单数的 34%。此外，华北、华南、华中均有机构入围各个梯队。然而，西北、西南、东北入围各梯队机构数量分布不均衡。

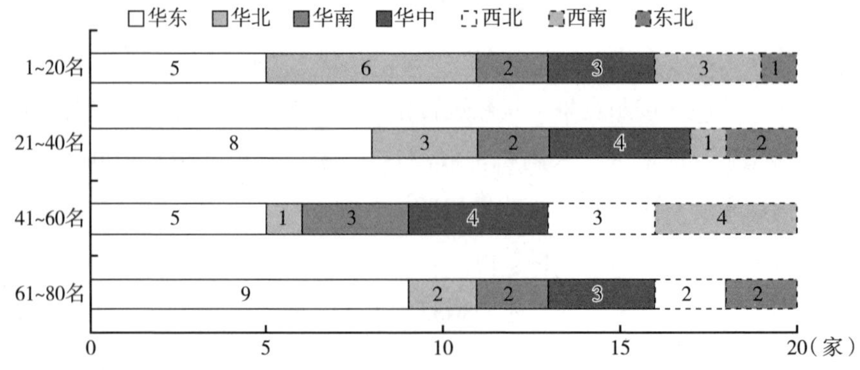

图3　医养结合机构 80 强阶梯分布

资料来源：艾力彼医院管理研究中心数据库。

从入围省份来看，全国有 24 个省份入围医养结合机构 80 强（见表 1）。入围机构数排名前五的省份分别是广东、浙江、山东、河北、湖南，说明这 5 个省在发展医养结合服务市场上占有先机。其中，河北省医养结合机构竞争力指数最大，这得益于河北省政府对老年医疗服务、老年照护服务、老年医养学科研究、人才培养、机构文化建设等方面的重视和支持，如在 2018 年 11 月 30 日，在石家庄成立了首家以医养结合为主题的省级社团“河北省医养结合促进会”。

表 1　2017 届医养结合机构 80 强省份分布

省份	入围机构数(家)	竞争力指数	省份	入围机构数(家)	竞争力指数
广东	7	0.085	福建	3	0.047
浙江	7	0.081	安徽	3	0.038
山东	7	0.072	北京	3	0.036
河北	6	0.093	山西	2	0.026
湖南	6	0.078	上海	2	0.022
湖北	5	0.051	广西	2	0.022
四川	4	0.055	天津	1	0.014
江苏	4	0.052	吉林	1	0.013
陕西	4	0.040	新疆	1	0.011
重庆	3	0.049	云南	1	0.011
黑龙江	3	0.043	辽宁	1	0.011
河南	3	0.041	江西	1	0.010

资料来源：艾力彼医院管理研究中心数据库。

从城市来看，全国有 54 个城市的医养结合机构入围 80 强。其中有 15 个城市至少有 2 家医养结合机构入围 80 强（见表 2）。广州、杭州、烟台三市入围医养结合机构 80 强的机构数最多；重庆市竞争力指数最大，其次为广州和杭州。虽然烟台入围机构数高达 4 家，但由于入围机构的医疗水平与服务能力比广州、杭州的低，竞争力指数仅为 0.040。通过数据分析，说明医养结合机构的建设水平与所在区域的经济发展水平、人口数量、医疗服务水平等因素密切相关。

表 2　2017 届医养结合机构 80 强中入围机构数至少有 2 家的城市

城市	入围机构数(家)	竞争力指数	省份	入围机构数(家)	竞争力指数
广州	4	0.048	齐齐哈尔	2	0.034
杭州	4	0.046	郑州	2	0.030
烟台	4	0.040	江门	2	0.025
重庆	3	0.049	上海	2	0.022
成都	3	0.042	南宁	2	0.022
北京	3	0.036	淮北	2	0.022
长沙	3	0.037	青岛	2	0.022
武汉	3	0.030			

资料来源：艾力彼医院管理研究中心数据库。

2. 医院级别

从医院级别来看，在入围医养结合机构 80 强中，三级医院仅占 20%，二级医院占比高达 47%，一级医院和未定级医院总占比为 33%（见图 4）。说明医养结合是二级医院重点发展的方向。同时，医养结合在一级医院和未定级医院内的管理仍需进一步规范。

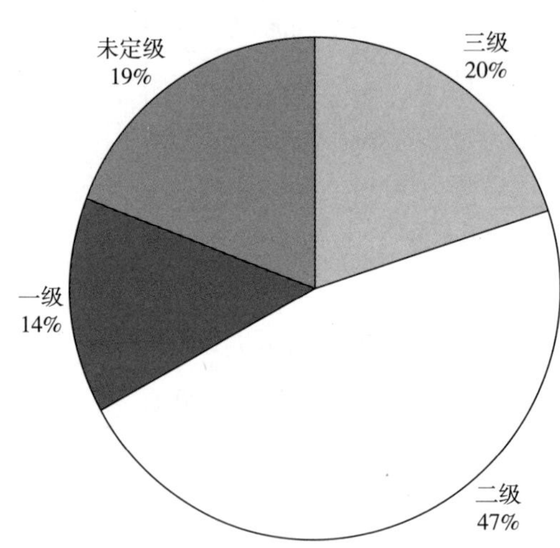

图 4　2017 届医养结合机构 80 强不同等级机构分布

资料来源：艾力彼医院管理研究中心数据库。

（二）康复医院80强竞争力分析

1. 地域分布

如图5所示，按区域来看，根据2017届康复医院80强入围医院统计分析，在全国七大区域中，华东地区入围康复医院数量最多，为41家，竞争力指数也最高。排第二位的华中区域仅10家，华北则只有9家。西北地区入围医院数最少（仅3家），竞争力指数也最低，可见康复医院东西部发展差距较大。

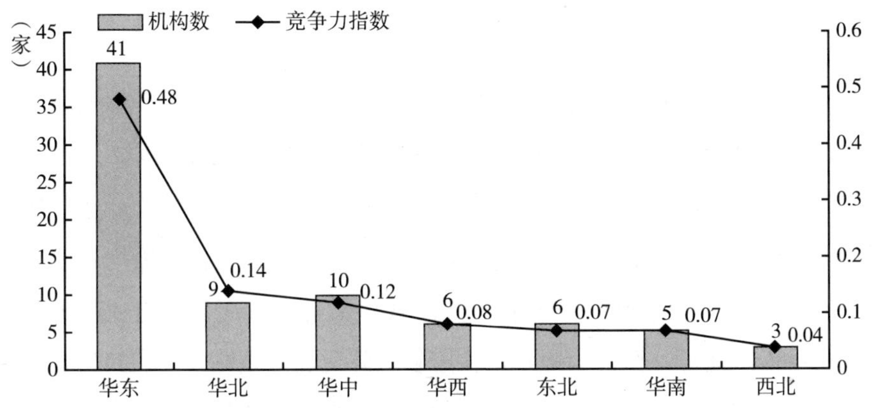

图5　2017届康复医院80强七大区入围机构数及竞争力指数

资料来源：艾力彼医院管理研究中心数据库。

从入围梯队来看，将康复医院80强分成4个梯队（见图6）。华东地区入围康复医院80强的医院数最多，占榜单医院总数的51%。同时，华东在每一个梯队均有康复医院入围，说明康复医院已形成稳定的发展梯队。华北进入第一梯队（1～20名）的有4家，进入第三梯队（41～60名）与第四梯队（61～80名）的各有2家。而华南进入第一梯队的仅有2家，进入第四梯队的有3家，西北进入第一梯队的有2家，进入第四梯队的有1家。由入围医院在七大区的分布可以看出，康复医院的建设和发展与当地经济发展水平和整体卫生体系完善程度相关。

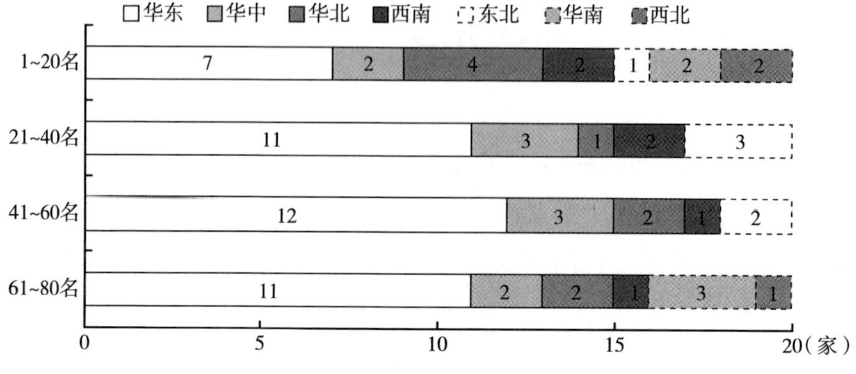

图6　2017届康复医院80强阶梯分布

资料来源：艾力彼医院管理研究中心数据库。

按省份来看，在康复医院80强中，共有25个省份入围（见表3）。浙江省入围医院数最多，为12家，且竞争力指数最高。江苏和上海均以10家入围机构名列第二，但江苏省竞争力指数比上海略高。北京有7家康复医院入围，竞争力指数为0.118，比上海略高。河南、广东、湖南等均有3家以上入围，而陕西、内蒙古、云南等12个省份只有1家入围。由此可见，东部沿海省份与北部、西部边疆省份在康复医院发展上差距较大。对比各省份入围康复医院的数量发现，康复医院的建设与当地人口数量、经济状况、整体卫生医疗条件和交通状况有着密切的关系。

表3　2017届康复医院80强省份分布

省份	浙江	江苏	上海	北京	河南	广东	湖南	辽宁	福建
入围机构数（家）	12	10	10	7	5	4	4	4	3
竞争力指数	0.137	0.119	0.117	0.118	0.056	0.056	0.05	0.047	0.04
省份	安徽	重庆	四川	山东	陕西	甘肃	黑龙江	湖北	吉林
入围机构数（家）	3	2	2	2	1	1	1	1	1
竞争力指数	0.037	0.032	0.026	0.022	0.015	0.015	0.014	0.013	0.012
省份	江西	河北	贵州	云南	广西	内蒙古	宁夏		
入围机构数（家）	1	1	1	1	1	1	1		
竞争力指数	0.011	0.011	0.011	0.01	0.01	0.01	0.01		

资料来源：艾力彼医院管理研究中心数据库。

按城市来看，全国有45个城市的康复医院入围80强。其中，12个城市至少有2家康复医院入围80强（见表4）。上海、北京、杭州入围机构数最多，北京的竞争力指数最高，其次是上海、杭州。除此之外，其他城市入围机构数较少，竞争力指数也较低。说明这些城市的优质医疗资源相对不足，医疗水平也亟待提高，康复医院数量在全国的覆盖范围还有待继续扩大。

表4　2017届康复医院80强入围机构数至少有2家的城市

城市	上海	北京	杭州	苏州	无锡	长沙	郑州	成都
入围机构数(家)	10	7	7	4	3	3	3	2
竞争力指数	0.117	0.118	0.081	0.044	0.036	0.039	0.033	0.026
城市	福州	广州	南京	重庆				
入围机构数(家)	2	2	2	2				
竞争力指数	0.028	0.030	0.026	0.032				

资料来源：艾力彼医院管理研究中心数据库。

2. 医院级别

虽然康复医学在中国的发展较晚，但在康复医院80强中，二级、三级医院占比较高（见图7）。这得益于从1989年开始，应国家政策要求，二级及二级以上医院必须建设康复医学科，特别是2008年汶川地震后，国家更加重视康复医学，推动了中国康复医学的全面发展。

三　从上榜医院看非公“医康养结合”的发展

（一）非公医养结合机构

在医养结合机构80强中，非公医养结合机构共有61家，占76%，说明社会办医养结合机构在数量上已经占据优势。从地域分布上来看，上榜的

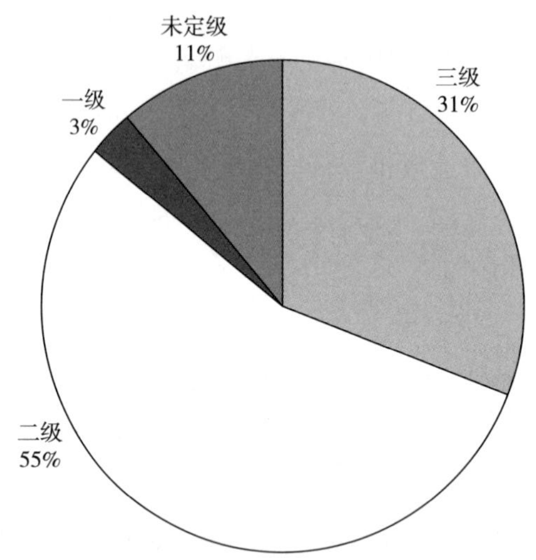

图7　2017届医养结合机构80强不同等级机构分布

资料来源：艾力彼医院管理研究中心数据库。

非公医养结合机构主要分布在华东（25家）、华北（10家）、华中（10家）三大区，其余各大区数量较小且分布差距不明显（见图8）。

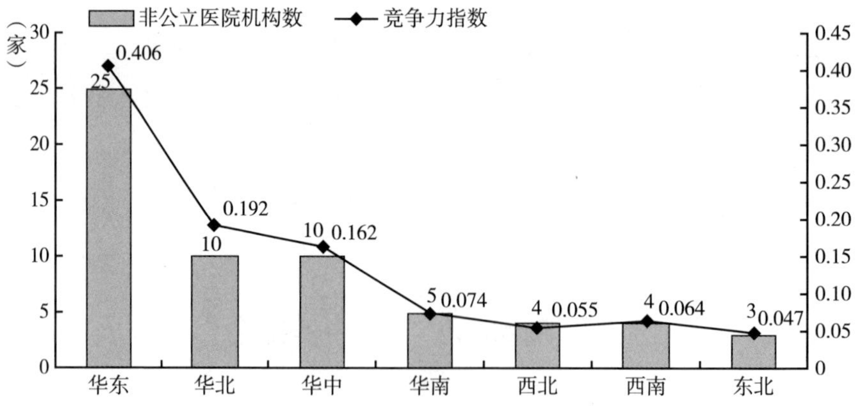

图8　入围非公医养结合机构七大区分布

资料来源：艾力彼医院管理研究中心数据库。

在入围医养结合机构80强的非公医院中，全国有23个省份的非公医养结合机构入围榜单，其中浙江省入围的非公医养结合机构数最多，为7家，竞争力指数也最高，为0.111（见表5）。

表5　入围省份非公医养结合机构数及竞争力指数表

省份	浙江	山东	河北	湖北	江苏	北京	福建	广东
入围机构数(家)	7	6	5	5	4	3	3	3
竞争力指数	0.111	0.086	0.103	0.070	0.071	0.050	0.064	0.044
省份	湖南	陕西	安徽	广西	河南	黑龙江	上海	四川
入围机构数(家)	3	3	2	2	2	2	2	2
竞争力指数	0.030	0.028	0.027	0.026	0.026	0.026	0.026	0.023
省份	吉林	江西	山西	天津	新疆	云南	重庆	
入围机构数(家)	1	1	1	1	1	1	1	
竞争力指数	0.017	0.014	0.019	0.020	0.016	0.015	0.015	

资料来源：艾力彼医院管理研究中心数据库。

（二）非公康复医院

按区域来看，在康复医院80强中，全国有37家非公康复医院入围，占46%。华东地区入围非公康复医院最多，达到21家，区域竞争力指数也最高，为0.56。华中地区入围6家，华北地区入围5家，东北地区入围1家，西北地区则无非公康复医院入围（见图9）。

如表6所示，按省份来看，在入围康复医院80强的非公医院中，浙江省入围数量最多，为8家，竞争力指数也最高。接着是江苏（5家）、北京（4家）、上海（4家）。另外，湖南、安徽、河南这3个省入围的非公康复医院也在2家及以上，说明这些省份社会资本参与办医的热情较高，市场也重视对非公康复医院的开拓和发展。

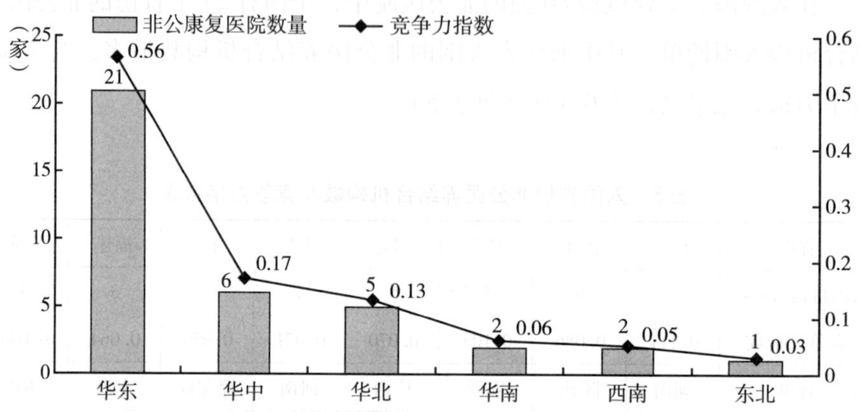

图 9　非公康复医院七大区分布及竞争力指数

资料来源：艾力彼医院管理研究中心数据库。

表 6　入围省份非公康复医院数及竞争力指数

省份	浙江	江苏	北京	上海	湖南	安徽	河南	广东
入围机构数(家)	8	5	4	4	3	2	2	1
竞争力指数	0.209	0.135	0.108	0.105	0.087	0.055	0.052	0.035
省份	湖北	福建	四川	河北	江西	辽宁	贵州	广西
入围机构数(家)	1	1	1	1	1	1	1	1
竞争力指数	0.030	0.028	0.027	0.026	0.026	0.026	0.026	0.023

资料来源：艾力彼医院管理研究中心数据库。

（三）非公“医康养结合”

1. 地域分布

从地域分布对比来看，在医养结合机构 80 强中，入围的 61 家非公医养结合机构分布在 23 个省份、45 个城市，且入围机构数至少有 2 家的只分布在 11 个城市。而在康复医院 80 强中，入围的 37 家非公康复医院分布在 16 个省份、22 个城市，且入围机构数至少有 2 家的只分布在 6 个城市。通过各省非公医养结合机构数与非公康复医院数，“医康养”结合重叠度仍然较低。人才体系建设滞后、机构床位短缺、服务机制落后等问题严重制约我国的康养服务供给。

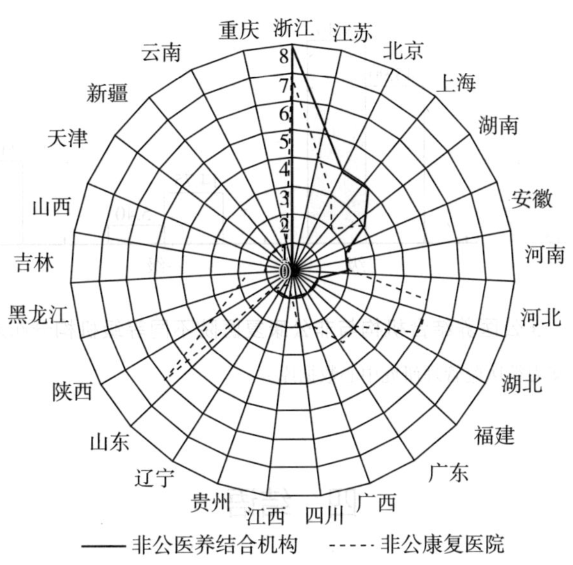

图 10 各省非公医养结合机构数与非公康复医院数相关性分析

资料来源：艾力彼医院管理研究中心数据库。

2. 医院级别

从医院级别来看，非公医养结合机构中二级医院占比为 45.90%，而非公康复医院中二级医院占比为 59.46%（见图 11），说明二级医院比较重视以医养结合与康复医院作为自己未来业务发展的重点方向。

目前的“医养结合”模式对于解决社会老龄化和慢性病管理等问题具有积极的意义，但同时我们也发现在养老关口上还是相对滞后，养老关口前移需要优先发展医疗、健康服务业，走医疗、健康产业与养老产业结合之路，即“医康养”结合。“医康养”结合模式不仅有助于解决老年人在医疗、健康养老方面的问题，也涵盖了全生命周期的养老准备问题，有利于构建养老大格局。

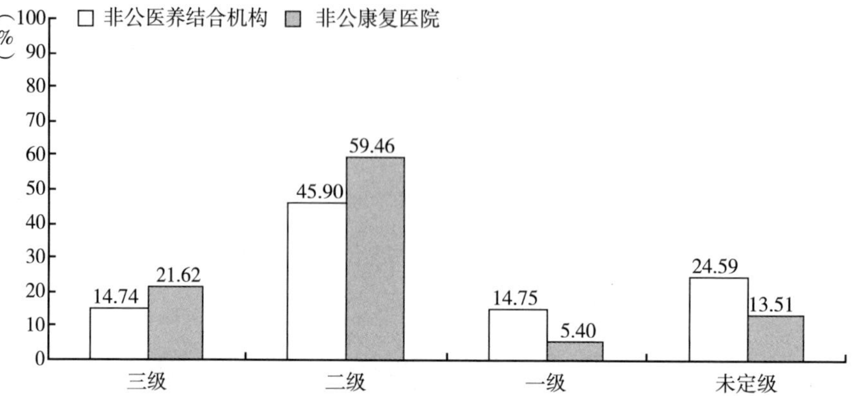

图 11　非公医养结合机构与非公康复医院不同等级机构分布对比

资料来源：艾力彼医院管理研究中心数据库。

四　结语

从 2017 届医养结合机构 80 强排名来看，华东入围机构数最多，东北、西北较少，东部、西北部分布较不均衡；入围机构医院级别中二级、三级占比高达 67%，一级医院和未定级占比为 33%。而从 2017 届康复医院 80 强排名来看，华东、华北、华中地区入围机构数较多，西北地区较少，东西部差距较大；入围机构医院级别中二级、三级占比高达 86%，一级医院和未定级占比为 14%。

在以上入围名单中，非公医养结合机构入围 61 家，占医养结合机构数的 76%，数量较多，说明医养结合是非公医院重点选择的发展方向。但非公康复医院仅有 37 家入围榜单，占比仅 46%，且各省份的非公康复医院发展差距较大，说明非公医院在康复市场领域还有巨大的发展空间。通过各省非公医养结合机构数与非公康复医院数相关性分析，发现“医康养”结合重叠度仍然较低。

在中国社会逐渐进入老龄化的大背景下，为实现“健康中国”的目标，有效解决养老和康复服务供需结构失衡等问题，必须加强医、养、康三者的结合。这一领域的发展，需要政府加强与社会力量之间的合作，建立和完善医养康服务的法律法规，从顶层设计、机构运营、人才建设等方面，形成统一的行业服务标准，进行规范的市场管理，积极探索建立社会力量参与机制，共同营造良好的医、养、康市场服务氛围。

参考文献

1. 庄一强主编《中国医院竞争力报告（2017～2018）》，社会科学文献出版社，2018。
2. 国家卫生健康委员会编《2018 中国卫生健康统计年鉴》，中国协和医科大学出版社，2018。
3. 中华人民共和国民政部编《2018 中华人民共和国行政区划简册》，中国地图出版社，2018。
4. 中华人民共和国统计局编《2018 中国统计年鉴》，中国统计出版社，2018。
5. 国家卫生健康委员会：《关于促进护理服务业改革与发展的指导意见》，2018。
6. 北京市卫健委、市发改委等 9 部门：《关于加强北京市康复医疗服务体系建设的指导意见》，2016。

B.25
上市医疗服务企业报告

庄一强　郑会荣*

摘　要： 本报告主要对2017年上市医疗服务企业30强及上市医疗服务企业CSR（企业社会责任）30强进行分析。首先，上市医疗服务企业30强中以医疗服务为主要业务的有15家，整体排名较为靠前，专注在医疗服务业务的企业相对在30强中表现更好。其次，CSR 30强中上榜企业得分差距较大，反映出企业对CSR的认知和投入有明显的不同；上榜30强整体得分较低，仅有10家高于均值，说明整个行业对CSR的重视和投入程度还不足，反映出在CSR领域上市医疗服务企业还有较大的改进空间。

关键词： 上市企业　医疗服务竞争力　CSR　企业社会责任

一　2017年上市医疗服务企业分析

（一）上市医疗服务企业整体分析

在本榜单中，上市医疗服务企业指的是单独上市的医疗服务企业或上市公司下能够单独披露医疗服务信息的企业，包括控股或控制管理权的医院、

* 庄一强，管理学博士，艾力彼医院管理研究中心主任；郑会荣，文学学士，艾力彼医院管理研究中心大数据研究部副经理。

诊所、体检机构。除了2017年上市医疗服务企业30强外，还有些企业已经开展医疗服务相关业务，但所披露的数据不够充分，无法进行排名计算，因此将其列入上市医疗服务潜在上榜企业，共有26家。上市医疗服务潜在上榜企业榜单与上市医疗服务企业30强榜单相加，共有56家上市企业符合榜单对上市医疗服务企业的定义。以下总体分析这56家上市医疗服务企业的区域分布情况。

从图1、图2可以看出，整体上深交所上市的医疗服务企业最多，共有28家，占上市医疗服务企业数量的50%。在中国大陆上市的44家医疗服务企业当中，超过50%的企业为A股主板上的企业，这主要是因为开展医疗服务尤其是收购医疗服务机构需要比较大的资金，只有具有一定规模的上市企业才能保障。与此同时，规模较大、盈利稳定且可观的上市企业本身业务触角比较广泛，才更可能考虑吸收医疗服务机构来拓宽业务范围或进行上下游产业链的整合。

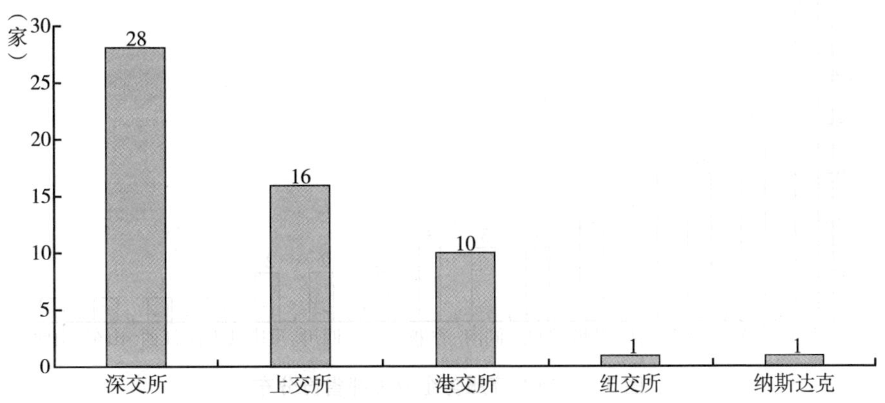

图1　上市医疗服务企业上市地点分布

资料来源：艾力彼医院管理研究中心数据库。

从总部分布上看，如图3所示，上市医疗服务企业的总部主要集中在北京、广东、上海、浙江等经济较为发达的省份，整体上主要集中在华东、华北、华南地区。

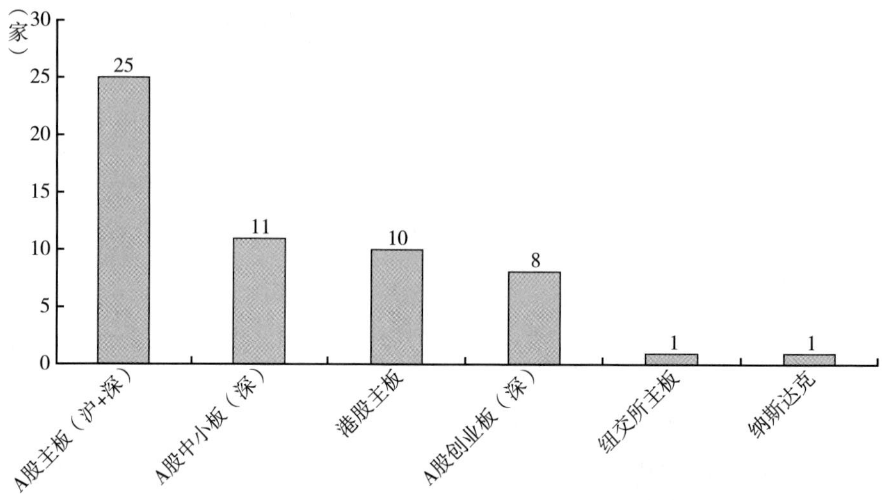

图2　上市医疗服务企业上市板块分布

资料来源：艾力彼医院管理研究中心数据库。

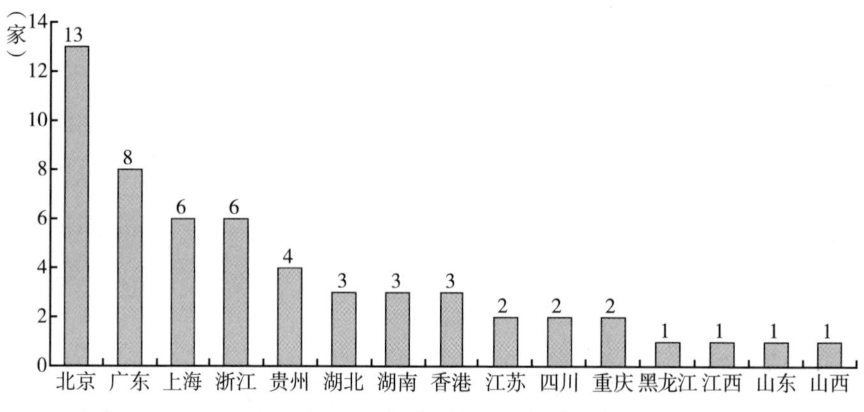

图3　上市医疗服务企业总部省份分布

资料来源：艾力彼医院管理研究中心数据库。

（二）上市医疗服务企业30强分析

在30强中，以医疗服务为主要业务范围的上市医疗服务企业（医疗服务营业收入占公司营业收入的比例超过50%）共有爱尔眼科、恒康医疗、爱康国宾等共15家，如表1所示。从表1可发现，表中的上市医疗服务企业均在前20名内，说明其以医疗服务为主要业务范围，整体上更专注医疗服务业务本身，在资源的聚集、医疗服务机构的经营等方面力度更为集中，因此更有助于旗下医疗机构的整体水平提升。

表1　以医疗服务为主要业务范围的上市医疗服务企业情况

单位：家

企业名称	30强名次	医疗机构数
美年健康	1	378
爱尔眼科	2	78
恒康医疗	3	23
爱康国宾	4	110
华润医疗	6	106
通策医疗	7	30
创新医疗	8	8
瑞慈医疗	10	50
康华医疗	11	4
和美医疗	12	13
新世纪医疗	13	6
康宁医院	15	18
泰和诚	16	3
弘和仁爱	18	1
星普医科	19	2

资料来源：艾力彼医院管理研究中心数据库。

如表2所示，除美年健康、爱康国宾这两家以体检为核心业务的上市医疗服务企业外，其余28家上市医疗服务企业的标杆医院中10家为专科医院、18家为综合医院。同时，从表2可以看出，有22家上市医疗服务企业的标杆医院进入“中国医院竞争力·非公医院500强”，6家旗下标杆医院未能进入500强的上市医疗服务企业在30强中位于后半区（即16~30名），说明上市医疗服务企业着力打造一个竞争力较强、影响力较大的标杆医院，在一定程度上可提升自身的企业影响力，同时对其市值、医疗收入、医疗资产、医疗毛利率等也有一定的隐形提升作用。

表2　上市医疗服务企业与其标杆医院情况

名次	公司名称	标杆医院	
		非公名次	综合/专科
1	美年健康	—	—
2	爱尔眼科	长沙爱尔眼科医院(500强)	专科
3	恒康医疗	瓦房店第三医院(91)	综合
4	爱康国宾	—	—
5	复星医药	佛山市禅城中心医院(1)	综合
6	华润医疗	华润武钢总医院(16)	综合
7	通策医疗	杭州口腔医院(269)	专科
8	创新医疗	海宁康华医院(47)	综合
9	信邦制药	贵州省肿瘤医院(56)	专科
10	瑞慈医疗	南通瑞慈医院(35)	综合
11	康华医疗	东莞康华医院(3)	综合
12	和美医疗	北京和美妇儿医院(500强)	专科
13	新世纪医疗	北京新世纪儿童医院(114)	专科
14	三星医疗	宁波明州医院(27)	综合
15	康宁医院	温州康宁医院(24)	专科
16	泰和诚	大同美中嘉和肿瘤医院	专科
17	联想控股	上海德济医院	综合
18	弘和仁爱	上海杨思医院(57)	综合
19	星普医科	四川友谊医院(107)	综合
20	益佰制药	淮南朝阳医院(30)	综合
21	金陵药业	宿迁市人民医院(12)	综合
22	国际医学	西安高新医院(13)	综合
23	诚志股份	丹东市第一医院(86)	综合
24	乐普医疗	合肥高新心血管病医院(45)	专科
25	宜华健康	南昌三三四医院	综合
26	澳洋科技	张家港澳洋医院(25)	综合
27	新华医疗	株洲新兴医院(207)	综合
28	马应龙	北京马应龙长青肛肠医院	专科
29	济民制药	鄂州二医院	综合
30	贵州百灵	贵州百灵中医糖尿病医院	专科

注：非公名次指的是“中国医院竞争力·非公医院500强”名次。

资料来源：艾力彼医院管理研究中心数据库。

二　上榜医疗服务企业社会责任（CSR）分析

CSR 英文全称 Corporate Social Responsibility，即企业社会责任，指的是一家企业在创造利润、对股东和员工承担法律责任之余，对消费者、社区和环境所承担的责任。人道主义是健康产业与生俱来的基因，因此 CSR 对医疗健康企业来说应该是理所当然的。正因如此，上市医疗服务企业应当更有义务在 CSR 领域有所投入，以回报社会的形式承担起医疗服务企业的角色。以下通过对上市医疗服务企业 CSR 30 强的分析，对上榜的 30 家医疗服务企业履行社会责任的情况进行分析。

（一）CSR 30强得分情况

由图 4、图 5 和表 3 可见，在 CSR 30 强榜单中，第一名的爱尔眼科得 627.66 分，第二名得 449.16 分，第三名得 319.76 分，最后一名仅得 115.06 分，上榜企业得分差距较为明显，说明上榜企业对 CSR 的重视程度、投入程度有明显的不同。整体均值为 242.52 分，仅有 10 家企业高于均值，且绝大多数（共 25 家）上榜企业得分低于 300 分，说明在整个上市医疗服务行业当中，企业对于 CSR 的履行情况尚不到位，这可能是因为我国对

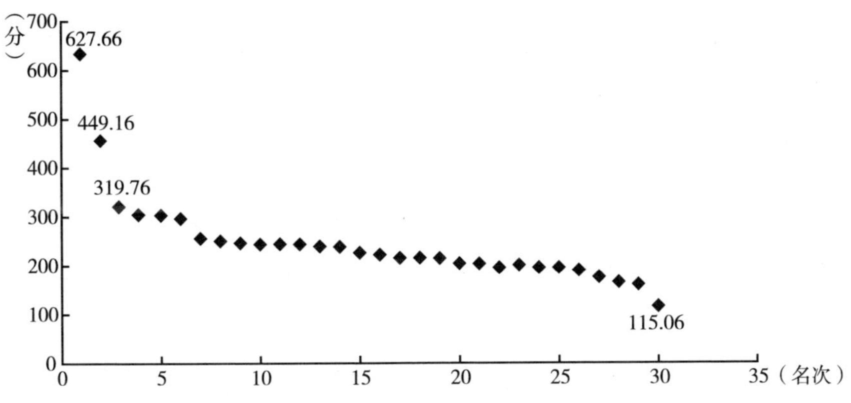

图 4　上市医服企业 CSR 30 强得分分布情况

资料来源：艾力彼医院管理研究中心数据库。

CSR 的普及、推广仍处于比较初步的阶段，行业对 CSR 的认知不够全面，整体而言，上市医疗服务企业在履行 CSR 上还有比较大的改进空间。

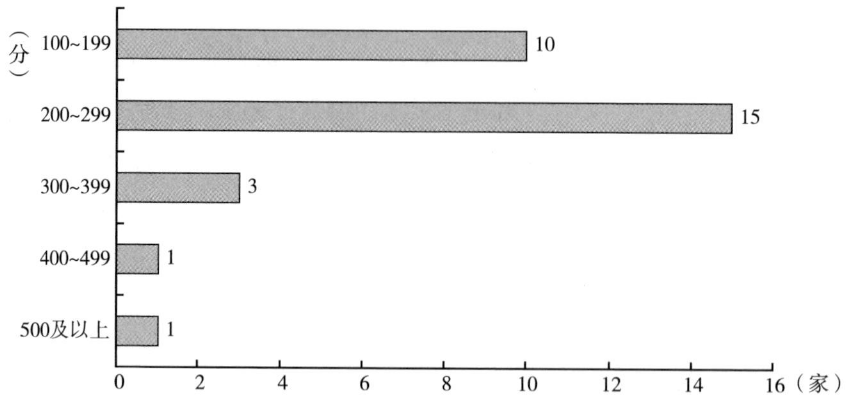

图 5　上市医疗服务企业 CSR 30 强各分数段分布情况

资料来源：艾力彼医院管理研究中心数据库。

表 3　上市医服企业 CSR 30 强均值情况

单位：分，家

最大值	最小值	平均值	高于均值的企业数量	低于均值的企业数量
627.66	115.06	242.52	10	20

资料来源：艾力彼医院管理研究中心数据库。

（二）上市医疗服务企业 CSR 30强与上市医疗服务企业 30强交叉分析

对 CSR 30 强与上市医疗服务企业 30 强进行交叉分析，有 27 家上市医疗服务企业同时入围这两个榜单。未入围上市医疗服务企业 30 强的 3 家企业分别是神州长城、朗玛信息、三诺生物，在 CSR 榜单中分别排在第 21、24、25 名，位置相对靠后，可见，相对而言，CSR 表现更佳的企业入围上市医疗服务企业 30 强的概率更高。

在上市医疗服务企业 30 强中，分别排在第 4、16、19 名的爱康国宾、泰和诚、星普医科均未进入 CSR 30 强，说明竞争力较强的上市医疗服务企业不一定在 CSR 领域就做得较好，有些企业尽管整体排名较高，但在 CSR 上投入仍不足，这种情况也印证了上述第一部分的结论，即国内医疗服务行业尤其是上市医疗服务企业整体上对 CSR 认识不够、重视力度不足。

表 4　上市医服企业 30 强与 CSR 30 强交叉情况

企业名称	CSR 30 强名次	上市医疗服务企业 30 强名次	企业名称	CSR 30 强名次	上市医疗服务企业 30 强名次
爱尔眼科	1	2	创新医疗	16	8
美年健康	2	1	通策医疗	17	7
复星医药	3	5	康华医疗	18	11
弘和仁爱	4	18	诚志股份	19	23
恒康医疗	5	3	乐普医疗	20	24
康宁医院	6	15	神州长城	21	—
济民制药	7	29	马应龙	22	28
益佰制药	8	30	贵州百灵	23	30
瑞慈医疗	9	10	朗玛信息	24	—
新世纪医疗	10	13	三诺生物	25	—
联想控股	11	17	信邦制药	26	9
国际医学	12	22	三星医疗	27	14
华润凤凰	13	6	金陵药业	28	21
宜华健康	14	25	澳洋科技	29	26
和美医疗	15	12	新华医疗	30	27

资料来源：艾力彼医院管理研究中心数据库。

三　结语

第一，上市医疗服务企业大部分上市板块为主板，说明这些企业整体规模较大、盈利能力较强，也说明了开展医疗服务尤其是收购医疗服务机构需要比较大的资金，只有这类规模较大、盈利稳定且可观的上市企业才可能有能力收购医疗服务业务。

第二，在上市医疗服务企业 30 强中，15 家以医疗服务为主要业务范围的上市医疗服务企业均在前 20 名内，说明以医疗服务为主要业务范围的上市医疗服务企业在资源的聚集、医疗服务机构的经营等方面更投入，整体上更专注于医疗服务业务本身，因此更有助于旗下医疗机构的整体水平提升。

第三，上市医疗服务企业若着力打造一个竞争力较强、影响力较大的标杆医院，在一定程度上可提升自身的企业影响力，更有可能提升其市值、医疗收入、医疗资产、医疗毛利率等方面的业绩。

第四，在整个上市医疗服务行业当中，企业对 CSR 的履行情况尚不到位，行业对 CSR 的认知不够全面，整体而言，上市医疗服务企业在履行 CSR 上还有比较大的改进空间。

第五，CSR 表现佳的企业入围上市医疗服务企业 30 强的概率更高。

参考文献

1. 庄一强主编《中国医院竞争力报告（2018 ~ 2019）》，社会科学文献出版社，2018。
2. 庄一强、曾益新主编《中国医院竞争力报告（2017）》，社会科学文献出版社，2017。
3. 庄一强、曾益新主编《中国医院竞争力报告（2016）》，社会科学文献出版社，2016。

B.26

投资指南：BHI 投资评级与 HQ-Share 专科评价

何永琦　李海贞　乐立权　张 宁*

摘　要： 艾力彼创建最具投资价值医院平台（Best-valued Hospital for Investment，BHI）与医院质量与安全共享平台（HQ-Share），为医院投资人提供专业信息，以提高医院投资的决策效率和管理效力。本报告旨在通过 BHI 投资评级为医院投资人提供全国各地区市场潜力的指南，及时关注医院价值变化和风险动态，通过 HQ-Share 专科评价为投资人提供优势专科评估和建设的依据。

关键词： BHI　投资评级　HQ-Share 专科评价

在国家政策的大力支持下，医院投资活动持续保持活跃。根据国家卫健委统计信息，截至 2018 年 9 月底，全国共有医院 3.2 万家，其中民营医院 20011 家，近三年民营医院平均增速在 14% 以上。市场需求、地域发展、医院竞争力、专科建设等因素，从外部到内部、从宏观到微观，是医院投资重点考量的关键因素。BHI 投资评级与 HQ-Share 专科评价通过市场友好度、医院竞争力等方面，为医院投资人提供信息和决策参考。

* 何永琦，MBA、工学硕士，艾力彼医院管理研究中心 BHI 事业部；李海贞，工学学士，艾力彼医院管理研究中心数据分析部；乐立权，理学学士，艾力彼医院管理研究中心大数据 IT 部；张宁，MBA，艾力彼医院管理研究中心 BHI 事业部。

一　BHI 投资评级

BHI 投资评级由两个字母与一个符号组成，第一个字母代表市场友好度，第二个字母代表医院竞争力，符号“+/-”代表增强/减弱。市场友好度对全国 341 个城市（4 个直辖市、334 个地级行政区、3 个省管县）进行评级，为医院投资人制定市场规划提供决策参考。2018 年，BHI 数据库建立了 1250 家、39 个类别的非公医院竞争力档案，主动收集影响医院价值的投融资、经营、风险信息，并及时对医院评级进行动态调整，为医院投资人快速寻找标的医院、评估医院价值提供信息参考。

（一）市场友好度

市场友好度 C 级以上城市的非公医疗发展水平高于全国均值，消费能力较人口体量对市场友好度影响更大，江苏、安徽、浙江等省份的城市具有较好的投资环境和较大的市场潜力。

1. 城市评级整体情况

BHI 投资评级的第一个字母表示市场友好度，反映医院所在城市的医疗投资环境和市场潜力。市场友好度的评价指标包括非公发展指数、当地常住人口、当地人均 GDP、城市商业魅力。

如表 1 所示，市场友好度对全国 341 个城市进行评级，A 级城市（投资环境非常好、市场潜力很大）有 13 个，占 3.81%；B 级城市（投资环境较好、市场潜力大）有 63 个，占 18.48%；C 级城市（投资环境和市场潜力一般）有 148 个，占 43.40%；D 级城市（投资环境和市场潜力较差）有 117 个，占 34.31%。

C 级以上城市的非公发展指数均值高于平均值（0.21），说明这些城市的非公医疗发展优于全国平均水平。A、B 级城市的平均常住人口、人均 GDP 高于平均值，对比这两个指标，人均 GDP 较平均常住人口对市场友好度评级的影响更大，说明当地城市的消费能力较人口体量对医疗投资的影响更大。城市商业魅力榜单的城市分层是 BHI 评级中市场友好度的一个重要指标，从层级分布结果分析，符合市场友好度的等级标准。

表 1　2018 届 BHI 评级中“市场友好度”综合分析

市场友好度评级	城市数量（个）	城市数量占比（%）	非公发展指数（均值）	平均常住人口（万人）	人均 GDP（万元）	城市商业魅力榜单占比（%）
A 级	13	3.81	0.28	748	12.62	一线:46 二线:31 三线:15 四线:8
B 级	63	18.48	0.24	733	7.88	一线:19 二线:30 三线:35 四线:10 五线:6
C 级	148	43.40	0.22	379	5.29	二线:5 三线:28 四线:40 五线:27
D 级	117	34.31	0.17	257	2.77	三线:5 四线:21 五线:74
均值	341	100	0.21	420	5.57	一线:6 二线:9 三线:21 四线:27 五线:37

资料来源：艾力彼医院管理研究中心数据库、第一财经新一线城市研究所“城市商业魅力榜单”。

2. 评级城市的省份分布

如图 1 所示，评级城市按照七大区和省份进行划分，总体上华东区 B 级以上城市最多，其中江苏省 A 级城市有 5 个、B 级城市有 5 个；安徽省 B 级以上城市 8 个，浙江省 B 级城市 7 个。华南区的广东省，虽然有 7 个城市评级在 B 级以上，但是 C 级以下城市共 14 个，67% 城市的投资环境和市场潜力欠佳。东北、西北等区域省份城市的市场友好度评级大多处于 C 级以下。北京、天津、上海、重庆 4 个直辖市的市场友好度评级为 B，主要是因为这些城市的公立医院实力较强，对非公医院形成较大的竞争压力。

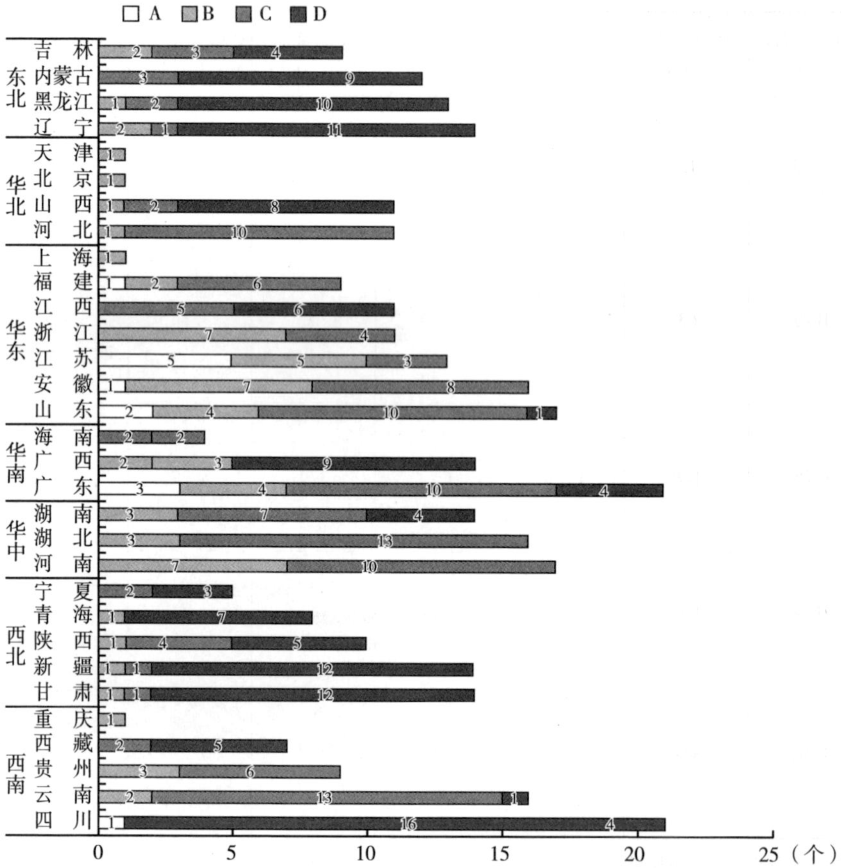

图 1　2018 届 BHI 评级中“市场友好度”的省份分布情况

资料来源：艾力彼医院管理研究中心数据库。

（二）医院竞争力

BHI 评级医院涵盖 39 个类别，医院竞争力评级以艾力彼医院竞争力评价体系为基础建立，结合医院级别、第三方评价、医院集团和信息披露等因素，给出增强或者减弱的表示。

1. 评级医院的构成

2018 届 BHI 投资评级关注的非公医院共 1250 家，涵盖 39 个类别，其中综合医院最多，占 44%，其次为眼科医院、妇产医院、康复医院、骨科医院、美容整形医院、中医医院、肿瘤医院、口腔医院、心血管医院等专科医院（见图 2）。

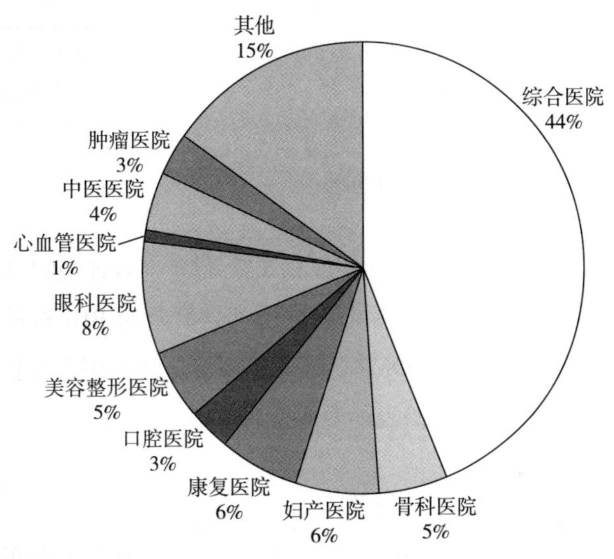

图 2　2018 届 BHI 评级医院类别

资料来源：艾力彼医院管理研究中心数据库。

2. 医院竞争力评级分析

BHI 评级中医院竞争力的重要评级因素包括艾力彼榜单排名情况、医院级别、获得的第三方评价、是否加入医院集团及该医院的信息披露情况。截至 2018 年 11 月底，除 1 家医院在评级期间注销，其余 1249 家处于正常评级状态。医院竞争力 A 级（具有全国非公竞争力）医院有 89 家，占 7%；B 级（具有区域非公竞争力）有 426 家，占 34%；C 级（具有地级非公竞争力）有 734 家，占 59%（见表 2）。

表 2　BHI 评级中医院竞争力的重要评级因素

单位：家，%

医院竞争力评级	医院数	入围艾力彼榜单占比	医院级别占比	第三方评价占比	加入医院集团比例	信息披露不完整比例
A 级	89	100	三级:74 二级:21	22	51	9
B 级	426	98	三级:19 二级:46	4	20	30
C 级	734	—	三级:1.5 二级:18	0.7	22	50

注：入围艾力彼榜单的医院是指根据艾力彼竞争力指标体系（医疗技术、资源配置、医院运行、品牌诚信）进入非公医院500强、康复医院、医养结合机构、中医医院等榜单；第三方评价是指星级医院评价、HIC、JCI、HIMSS、KTQ 等；信息披露是指可以通过医院官网、政府信息平台、工商信息平台、医院填报等正式渠道获得评价信息。

资料来源：艾力彼医院管理研究中心数据库。

2018 年是 BHI 投资评级的元年，BHI 医院竞争力评级以艾力彼医院竞争力评价体系为基础建立，入围艾力彼榜单的医院的 BHI 医院竞争力评级一般处于 A、B 级；根据医院级别、第三方评价、加入医院集团和信息披露等因素，给出增强或者减弱的表示。

（三）跟踪评级

BHI 跟踪评级是指主动收集医院信息，披露影响医院价值的投融资、经营、风险信息，并及时对医院评级进行动态调整。

1. 市场关注

BHI 评级于 2018 年 6 月中旬正式发布，截至 2018 年 11 月底，在过去 6 个月时间内，对评级医院进行跟踪评级，共收集信息 530 余条，其中投融资信息 80 余条，占 16%；经营信息 150 余条，占 28%；风险信息 110 余条，占 19%（见图 3）。

2. 评级展望

在 BHI 评级体系运行过程中，评级委员会每月召开 4×4 会议，对分析团队收集的市场信息和初评结果进行研讨，以确定最后的评级调整结果。总体分析，“正面”的评级展望主要原因有评级医院通过管理认证、新增医疗

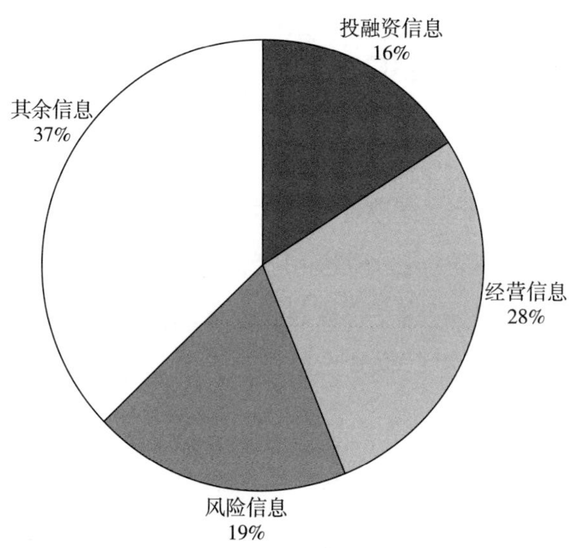

图 3　2018 年 6～11 月 BHI 评级中市场关注的信息分类

资料来源：艾力彼医院管理研究中心数据库。

服务、增加医联体医院、引入技术团队等，能够扩大医院规模、提升盈利能力；“负面”的评级展望主要原因有经营亏损、违规发生医疗事故、发布虚假广告、受到行政处罚、核心人才流失等，对医院价值造成破坏。2018 年 6～11 月 BHI 评级中“医院竞争力”评级展望情况见图 4。

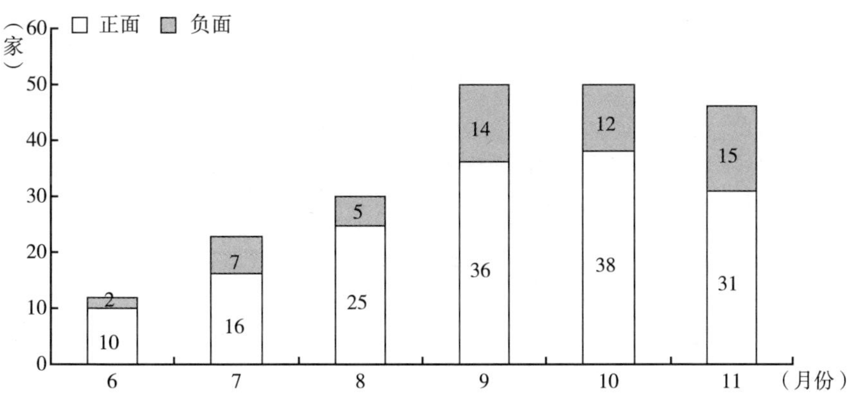

图 4　2018 年 6～11 月 BHI 评级中“医院竞争力”评级展望情况

资料来源：艾力彼医院管理研究中心数据库。

二 HQ-Share 专科评价

HQ-Share（Healthcare Quality Share）又名医疗质量和患者安全共享平台。通过 HQ-Share 平台，医院在共享本院专科数据的前提下，与全国同级、同类医院的相同专科进行横向比较，找到标杆、发现差距。医院投资人可通过共享标的医院的专科数据，及时、客观地对拟投资医院的专科实力进行评估，也可对已投资医院的专科进行对标，提高投资后的管理水平。

（一）专科数据库

截至 2018 年 11 月底，参与 HQ-Share 评价的临床科室共有 8102 个，专科数量为 44 个，其中顶级医院临床科室有 1493 个。图 5 为 HQ-Share 数据库的部分专科按照顶级医院、省/单医院、地级城市医院、县级医院进行划分的情况。例如，目前骨科专科数据库中，参与医院有 53 家顶级医院、68 家省/单医院、129 家地级城市医院、115 家县级医院。

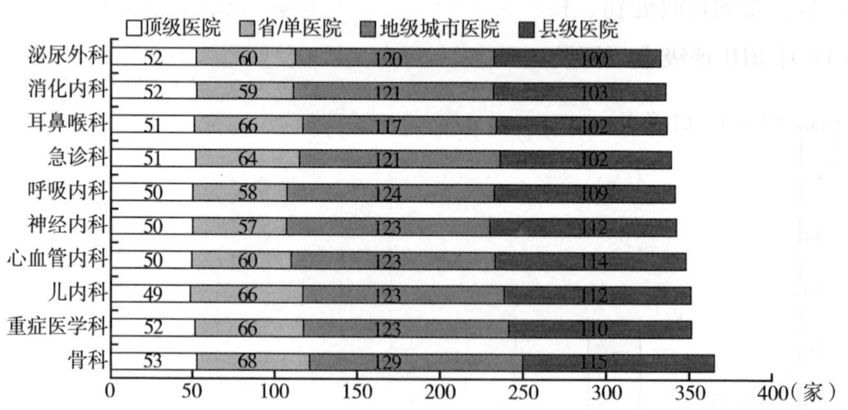

图 5 HQ-Share 数据库的专科分布（部分）

资料来源：艾力彼医院管理研究中心数据库。

（二）专科评价

1. 专科总量评价

专科总量评价是指选取业务总量（年出院量和手术量、手术量占比）、人才结构（医床比、护床比、硕博和高级职称医生占比、本科护士占比）、科研学术（SCI 影响因子总分、人均 SCI 影响因子、国家和省科研项目数）等指标建立评价体系进行综合比较，以评价本院专科与院外专科的实力差距。评价图示见图 6。

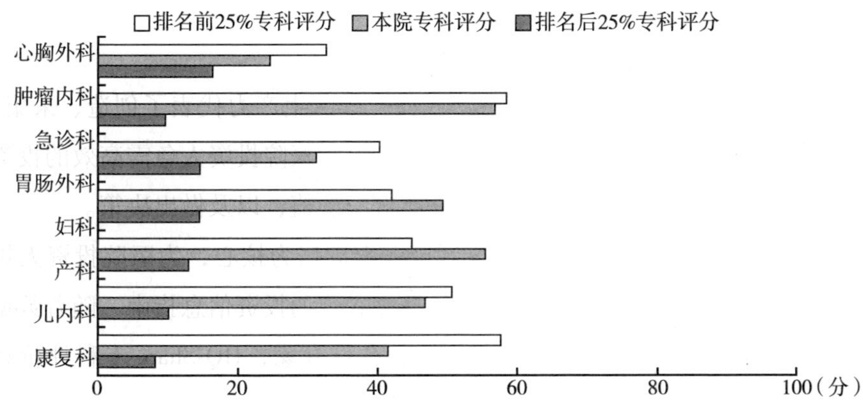

图 6　HQ-Share 的专科总量评价图示

资料来源：艾力彼医院管理研究中心数据库。

2. 专科分项指标比较

在 HQ-Share 平台上，实现院际间的专科比较，可与区域、同等级、艾力彼榜单的专科进行分项比较，为投资人提供专科实力的评估支持（见图 7）。

三　思考与展望

在“健康中国”的战略主导下，政府鼓励和支持社会办医，医院投资活动持续活跃。市场需求、地域发展、医院竞争力、专科优势等因素，从外部到内部、从宏观到微观，是医院投资重点考量的关键因素。

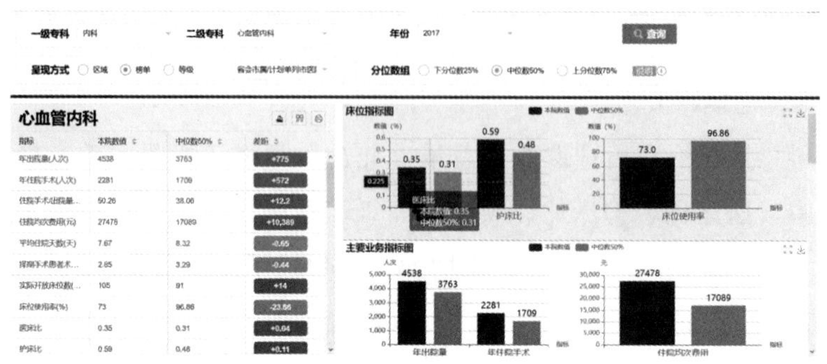

图 7　HQ-Share 专科分项指标比较图示

资料来源：艾力彼医院管理研究中心数据库。

信息是现代社会发展最重要的生产力，信息生产力代表了创造、采集、处理、使用信息并获得信息资料的水平和力量。医院投资人急需高效的投资工具以制定投资规划、寻找目标、开展尽调和估值，以及做出决策。

BHI 投资评级和 HQ-Share 专科评价以大数据为核心，为医院投资人提供从市场潜力、医院竞争力到专科建设的全方位的投资信息指南。随着数据平台的持续发展，BHI 投资评级医院将超过 3000 家，HQ-Share 专科评价将逐步从结果评估向过程管理发展。

参考文献

1. 庄一强主编《中国医院竞争力报告（2017～2018）》，社会科学文献出版社，2018。
2. 庄一强、曾益新主编《中国医院竞争力报告（2017）》，社会科学文献出版社，2017。

附　　录

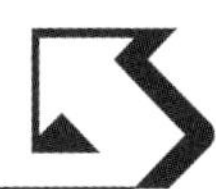

Appendix

B.27
医院综合、专科评价方法与指标

庄一强　王兴琳　刘剑文*

为了研究与分析我国医院的竞争能力，艾力彼医院管理研究中心一贯致力于构建与完善医院的定量评价——医院第三方分层评价体系。依据这个评价体系，艾力彼从2010年开始，连续多年发布中国医院竞争力排行榜。

一　参评对象

1. 顶级医院：全国最佳综合医院，含中医医院。不含专科医院和部队医院。

2. 省/单医院：医院位于省会城市或计划单列市，由市卫健委管辖的综

* 庄一强，博士，艾力彼医院管理研究中心主任；王兴琳，广东省卫生经济学会绩效管理与评估分会会长，艾力彼医院管理研究中心；刘剑文，理学学士，艾力彼医院管理研究中心。

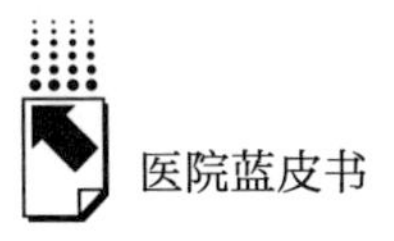

合医院、中医医院、市办医学院附属综合医院和该市区级医院。不含专科医院和部队医院。

3. 地级城市医院：位于地级城市（不含省会城市和计划单列市）的综合医院、中医医院、各级医学院附属综合医院和区级医院。不含专科医院和部队医院。

4. 县级医院：位于县域的综合医院、中医医院。不含专科医院和部队医院。

5. 省域医院：位于省、直辖市、自治区内所有的综合医院、中医医院。不含部队医院。

6. 地级专科：进入地级医院100强和地级专科医院的16个专科，包括普通外科、骨科、泌尿外科、神经外科、胸外科、妇科、产科、重症医学科、心血管内科、呼吸内科、消化内科、神经内科、肾脏内科、内分泌科、肿瘤内科、儿内科。

7. 县级专科：进入县级医院100强的14个专科，包括普通外科、骨科、泌尿外科、神经外科、妇产科、重症医学科、心血管内科、呼吸内科、消化内科、神经内科、肾脏内科、内分泌科、肿瘤内科、儿内科。

8. 肿瘤医院：肿瘤专科医院以及第二名称为肿瘤医院的大专科小综合医院，不含“肿瘤院中院”、“肿瘤分院”或“肿瘤院区”。

9. 中医医院：由各级中医药管理局管辖的综合性中医医院，含中西医结合医院和民族医院。不含专科医院和部队医院。

10. 非公医院：社会资本持股大于50%的股份制医院，即社会资本（含国有商业资本）控股的医院，包括原创型和改制型。

11. 康复医院：康复专科医院，不包括综合医院的康复科。

12. 医养结合机构：拥有卫生部门颁发的“医疗机构执业许可证”的医院与拥有民政部门颁发的“养老机构设立许可证”的养老机构位于相同或相邻地址，并拥有同一个法定代表人或属同一集团。

13. 非公医院集团：同一个企业集团法人，由该集团控制（全资、控股、托管、可合并报表）的独立法人医院所组成的在中国大陆运营的医院群，不包括无股权关系的医院集团、医联体、医共体等。

14. 亚洲华人地区最佳医院：涵盖中国大陆、中国台湾、中国香港、中国澳门和新加坡的顶级综合医院，不包含专科医院。

15. 粤港澳大湾区最佳医院：位于粤港澳大湾区（9 +2 城市）的综合医院和中医医院，不含专科医院和部队医院。

二 评价方法

（一）评价方法的确定

医院的发展是一个动态、多维的系统，其竞争力也受到多重因素的影响。目前综合评价方法主要有秩和比法、加权 TOPSIS 法、层次分析法、模糊评价法等，各种方法均具有不同的优劣势。秩和比法可以进行分档排序，消除异常值的干扰，但在对指标值进行秩代换的过程中会损失部分信息，导致对信息利用不完全；加权 TOPSIS 法能够充分利用原有数据信息，引入不同量纲的评价指标进行综合评价，其不足之处是只能对每个评价对象的优劣进行排序，不能分档管理。

为了使本评价活动更加客观、公正，尤其是为了确保医院竞争力排行榜评价方法的科学性，评价专家组在正式评价前，选取了多种综合评价方法，经过多方论证和听取医院管理界专家意见后，采用了加权 TOPSIS 综合评价法对医院竞争力进行定量分析，最后得出各医院和专科的排名。

（二）指标权重的确定

权重是以某种数量形式权衡被评价对象总体中相对重要程度的量值。目前权重系数的确定方法大致可分为两大类：一类为主观赋权法，其原始数据主要由专家根据经验主观判断得到，如层次分析法、专家咨询法等；另一类为客观赋权法，其原始数据由各指标在被评价对象中的实际数据处理后形成，如主成分分析法、离差最大化法、熵值法、探索性因子分析法等。这两类方法各有其优点和缺点：主观赋权法客观性较差，但解释性强；客观赋权法确定的权数在大多数情况下精度较高，但有时会与实际情况相悖，而且对所得结果难以给予明确的解释。基于上述原因，有些学者提出了综合主、客观赋权法的第三类方法，即组合赋权法。艾力彼的医院竞争力排名采用专家咨询法与探索性因子分析法相结合，确定维度及指标权重，正是组合赋权法中的一种综合评价方法。

（三）研究方法详解

1. 探索性因子分析

探索性因子分析通过研究众多变量之间的内部依赖关系，用少数几个假想变量即因子来反映原来众多的观测变量所代表的主要信息，并解释这些观测变量之间的相互依存关系。权重的确定步骤如下。

（1）一级指标下二级指标权重的确定。

对每个维度运用主成分方法提取公因子，用最大方差法对公因子进行旋转，以 Anderson-Rubin 法计算因子得分，可以得到所求公共因子的载荷矩阵。每个因子载荷系数表示各个二级指标对一级指标的相对重要性，在一般情况下，其绝对值越大，则表明公共因子对所代表的原始指标变量的解释效果越好，二者的相关性越强。因此，对因子载荷系数的绝对值进行归一化处理，可以得到各个二级指标相对于对应一级指标的权重 ω_{ij} ，其中 i 为一级指标序列，j 为二级指标序列。

（2）综合竞争力下一级指标权重的确定。

针对（1）中得到的各公因子（即一级指标）的因子得分，再次进行因子提取，得到运营规模、医疗技术、经济资源在综合竞争力上的因子载荷矩阵，经过归一化处理可以得到各个一级指标相对于综合竞争力的权重 ω_i ，其中 i 为一级指标序列。

2. 加权 TOPSIS 分析法

TOPSIS 的全称是“逼近于理想值的排序方法”（Technique for Order Preference by Similarity to an Ideal Solution），是 C. L. Hwang 和 K. Yoon 于

1981 年提出的一种适用于根据多项指标、对多个对象进行比较选择的分析方法。TOPSIS 法根据有限个评价对象与理想化目标的接近程度进行排序，是在现有对象中进行相对优劣的评价。理想化目标有两个，一个是肯定的理想目标或称最优目标，另一个是否定的理想目标或称最劣目标，评价最好的对象应该是与最优目标的距离最近，而与最劣目标最远。距离的计算可采用明考斯基距离，常用的欧几里得几何距离是明考斯基距离的特殊情况。而加权 TOPSIS 分析法则是对 TOPSIS 分析法的进一步深化，与普通的 TOPSIS 分析法相比，它更加强调各参与评价指标的不同重要性，从而使评价结果更合理。

加权 TOPSIS 分析的步骤如下。

（1）建立评价对象的数据矩阵。

针对评价对象建立数据矩阵（见表 1），i 为评价对象，j 为参与评价的指标，X_{ij}为第 i 个对象第 j 个指标的原始数据。

表 1　TOPSIS 法评价指标原始数据

评价对象 i	参与评价的指标 j			
	指标 1	指标 2	…	指标 M
对象 *1*	X_{11}	X_{12}	…	X_{1M}
对象 2	X_{21}	X_{22}	…	X_{2M}
…	…	…	…	…
对象 N	X_{N1}	X_{N2}	…	X_{NM}

（2）将数据指标同趋势化。

在保持高优指标不变的情况下，对原始指标进行同趋势化变换，即将低优指标和适度指标进行高优化，同趋势化后的指标数据矩阵见公式（1），其中 Y_{ij} 为第 i 个对象第 j 个指标的同趋势化后数据。

$$Y = \begin{pmatrix} Y_{11} & Y_{12} & \cdots & Y_{1m} \\ Y_{21} & Y_{22} & \cdots & Y_{2m} \\ \cdots & \cdots & \cdots & \cdots \\ Y_{n1} & Y_{n2} & \cdots & Y_{nm} \end{pmatrix} \tag{1}$$

（3）对同趋势化后的指标数据进行归一化。

对指标数据进行归一化处理的目的是消除因指标的单位和含义不同而导致的数据上的不可比性，建立规范化矩阵，计算公式为：

$$\alpha_{ij} = \frac{Y_{ij}}{\sqrt{\sum_{s=1}^{n} Y_{sj}^{\ 2}}}, \text{其中 } i = 1,2,\cdots,n; j = 1,2,\cdots,m \tag{2}$$

归一化后的指标数据矩阵见公式（3），其中 α_{ij} 为第 i 个对象第 j 个指标的同趋势化后数据。

$$A = \begin{pmatrix} \alpha_{11} & \alpha_{12} & \cdots & \alpha_{1m} \\ \alpha_{21} & \alpha_{22} & \cdots & \alpha_{2m} \\ \cdots & \cdots & \cdots & \cdots \\ \alpha_{n1} & \alpha_{n2} & \cdots & \alpha_{nm} \end{pmatrix} \tag{3}$$

（4）寻找最优目标与最劣目标。

针对每个指标，从归一化后的指标数据矩阵中找出最大值和最小值，分别构成最优目标及最劣目标，且最优目标 $A^{+} = (\alpha_1^{+},\alpha_2^{+},\cdots,\alpha_m^{+})$，最劣目标 $A^{-} = (\alpha_1^{-},\alpha_2^{-},\cdots,\alpha_m^{-})$，其中 $\alpha_j^{+} = \max(\alpha_{1j},\alpha_{2j},\cdots,\alpha_{nj})$ 与 $\alpha_j^{-} = \min(\alpha_{1j},\alpha_{2j},\cdots,\alpha_{nj})$ 分别为矩阵中第 j 列的最大值和最小值，$j=1$，2，…，m。

（5）计算评价对象与最优目标和最劣目标间的距离。

各评价对象与最优目标间的距离为 $D_i^{+} = \sqrt{\sum_{j=1}^{m} \varphi_j (\alpha_{ij} - \alpha_j^{+})^2}$，各评价对象与最劣目标间的距离为 $D_i^{-} = \sqrt{\sum_{j=1}^{m} \varphi_j (\alpha_{ij} - \alpha_j^{-})^2}$，其中 i 为评价对象个数，当 m 为二级指标序列时，φ_j 为二级指标相对于一级指标的权重，当 m 为一级指标序列时，φ_j 为一级指标相对于综合竞争力的权重。

（6）计算相对贴近度，并据此对各评价对象进行排序。

加权 TOPSIS 指数是衡量各评价对象与最优目标的相对贴近度。

$$C_i = \frac{D_i^{-}}{D_i^{+} + D_i^{-}}, i = 1,2,\cdots,n \tag{4}$$

显然 $C_i \in [0,1]$，其值越接近于1，表示该评价对象越接近于最优水平，按 C_i 的大小排序，C_i 越大，排序的位置越靠前，表明该评价对象的综合结果越好。

三 指标体系

艾力彼认为数据具有四重属性：一是科学性，即数据能代表被测量的对象，能表达设计的效果，这是数据的效度；二是可获得性，指的是数据获取的难易程度；三是准确性，即数据真实可靠，这是数据的信度；四是持续获得性，即数据收集可持续进行，形成时间序列，可供纵向分析，了解事物发展趋势，并对未来做出预测。从另一个角度看，获取的数据可分为结构数据、过程数据和结果数据。

医院及专科竞争力是一个综合性的概念，其定量表现形式多种多样，任何单一指标仅能反映出一个侧面，只有构造完整的指标体系才能科学全面地对其竞争力做出综合评价。由于指标之间往往具有一定的相互关系，甚至有信息重叠的现象，并不是所有的指标都有必要选入评价体系。因此，指标体系的选取需要平衡考虑。艾力彼从数据属性出发，综合多方考虑，为不同类型的医院及专科设计评价指标，并不断进行调整与完善。如对不同层级的医院（华人地区医院、顶级医院、省/单医院、地级城市医院、县级医院）、不同类型的医院（非公医院、中医医院、医养结合机构、康复医院），都特别设置了不同的指标，兼顾评价对象的特性。

（一）综合评价体系

适用于2018届顶级医院、省/单医院、地级城市医院、县级医院、省域医院、肿瘤医院、中医医院、非公医院、康复医院榜单、医养结合机构10个榜单（详见图1）。

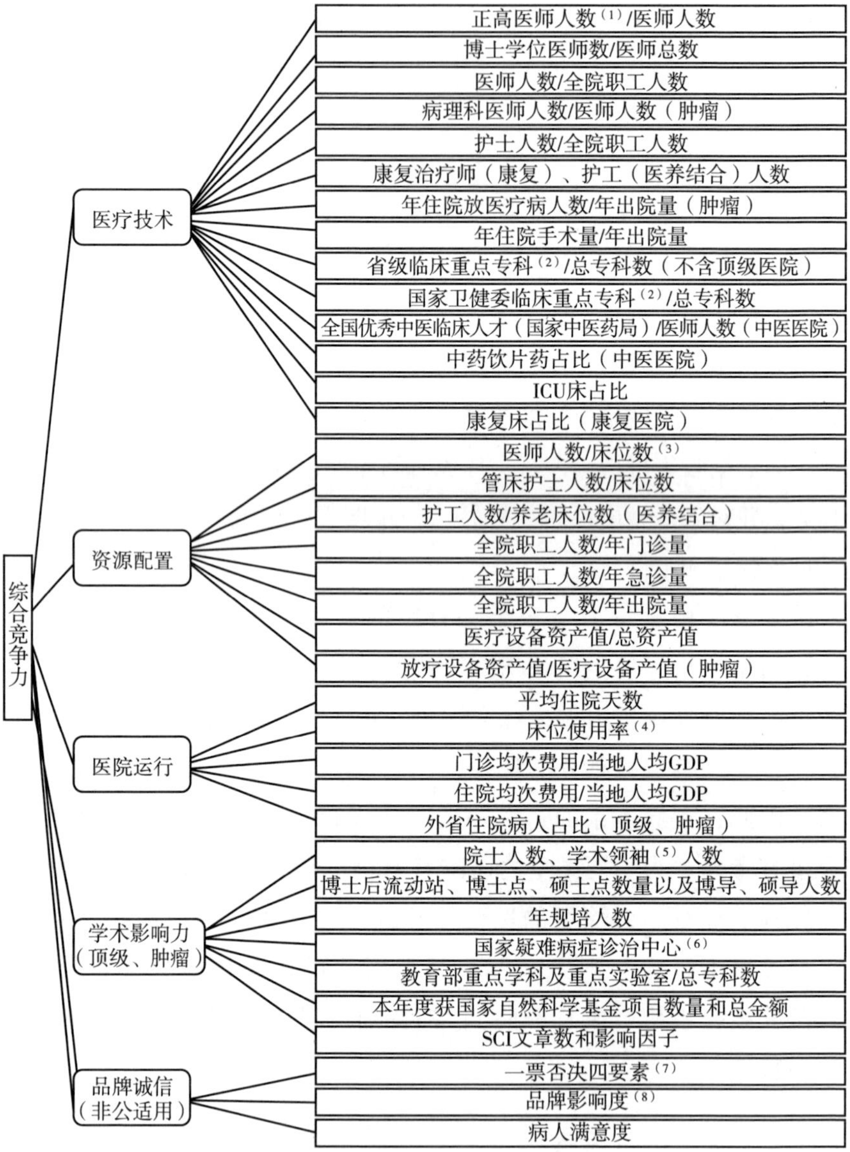

- 综合竞争力
  - 医疗技术
    - 正高医师人数[1]/医师人数
    - 博士学位医师数/医师总数
    - 医师人数/全院职工人数
    - 病理科医师人数/医师人数（肿瘤）
    - 护士人数/全院职工人数
    - 康复治疗师（康复）、护工（医养结合）人数
    - 年住院放医疗病人数/年出院量（肿瘤）
    - 年住院手术量/年出院量
    - 省级临床重点专科[2]/总专科数（不含顶级医院）
    - 国家卫健委临床重点专科[2]/总专科数
    - 全国优秀中医临床人才（国家中医药局）/医师人数（中医医院）
    - 中药饮片药占比（中医医院）
    - ICU床占比
    - 康复床占比（康复医院）
  - 资源配置
    - 医师人数/床位数[3]
    - 管床护士人数/床位数
    - 护工人数/养老床位数（医养结合）
    - 全院职工人数/年门诊量
    - 全院职工人数/年急诊量
    - 全院职工人数/年出院量
    - 医疗设备资产值/总资产值
    - 放疗设备资产值/医疗设备产值（肿瘤）
  - 医院运行
    - 平均住院天数
    - 床位使用率[4]
    - 门诊均次费用/当地人均GDP
    - 住院均次费用/当地人均GDP
    - 外省住院病人占比（顶级、肿瘤）
  - 学术影响力（顶级、肿瘤）
    - 院士人数、学术领袖[5]人数
    - 博士后流动站、博士点、硕士点数量以及博导、硕导人数
    - 年规培人数
    - 国家疑难病症诊治中心[6]
    - 教育部重点学科及重点实验室/总专科数
    - 本年度获国家自然科学基金项目数量和总金额
    - SCI文章数和影响因子
  - 品牌诚信（非公适用）
    - 一票否决四要素[7]
    - 品牌影响度[8]
    - 病人满意度

图1　医院综合竞争力评价体系

注：（1）中医医院统计时包含国家级名中医人数；

（2）中医医院统计时包含国家中医药管理局临床重点专科；

（3）指实开床位数；医养结合机构指医疗床位数；

（4）与艾力彼测算的最优使用率对比，越接近得分越高；

（5）本院医师在中华医学会、中国医师协会的主任委员、副主任委员人数占全院医师比例；

（6）国家发改委、国家卫健委发布的疑难病症诊治能力提升工程项目遴选单位；

（7）一票否决四要素：一年内无一级甲等医疗事故、虚假广告、骗保和欺诈病人（虚假检查、无病收治、乱收费等）；

（8）品牌影响度：a. 医院认证项目（星级医院评价、智慧医院 HIC 评价、等级医院评审、JCI、HIMSS、CARF 等）；b. 行业协会任职；c. 省级及以上奖项（政府或行业协会颁发）。

（二）专科能力评价体系

适用榜单：2018 届地级医院 16 专科 30 强、县级医院 14 专科 30 强（详见图 2）。

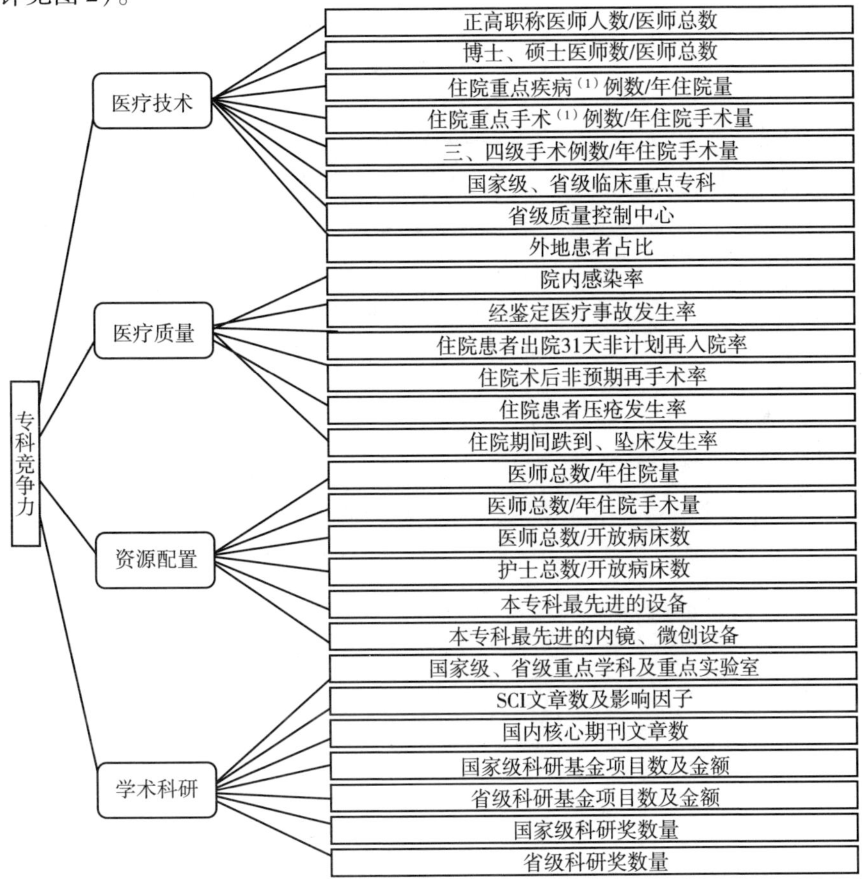

- 专科竞争力
  - 医疗技术
    - 正高职称医师人数/医师总数
    - 博士、硕士医师数/医师总数
    - 住院重点疾病[(1)]例数/年住院量
    - 住院重点手术[(1)]例数/年住院手术量
    - 三、四级手术例数/年住院手术量
    - 国家级、省级临床重点专科
    - 省级质量控制中心
    - 外地患者占比
  - 医疗质量
    - 院内感染率
    - 经鉴定医疗事故发生率
    - 住院患者出院31天非计划再入院率
    - 住院术后非预期再手术率
    - 住院患者压疮发生率
    - 住院期间跌到、坠床发生率
  - 资源配置
    - 医师总数/年住院量
    - 医师总数/年住院手术量
    - 医师总数/开放病床数
    - 护士总数/开放病床数
    - 本专科最先进的设备
    - 本专科最先进的内镜、微创设备
  - 学术科研
    - 国家级、省级重点学科及重点实验室
    - SCI文章数及影响因子
    - 国内核心期刊文章数
    - 国家级科研基金项目数及金额
    - 省级科研基金项目数及金额
    - 国家级科研奖数量
    - 省级科研奖数量

图 2　专科能力评价体系

注：（1）采用等级医院评审标准的 18 种住院重点疾病（ICD10 编码）、18 种住院重点手术（ICD－9－CM－3 编码）。

（三）非公医院集团评价体系

适用榜单：2017 届非公医院集团 80 强（详见图 3）。

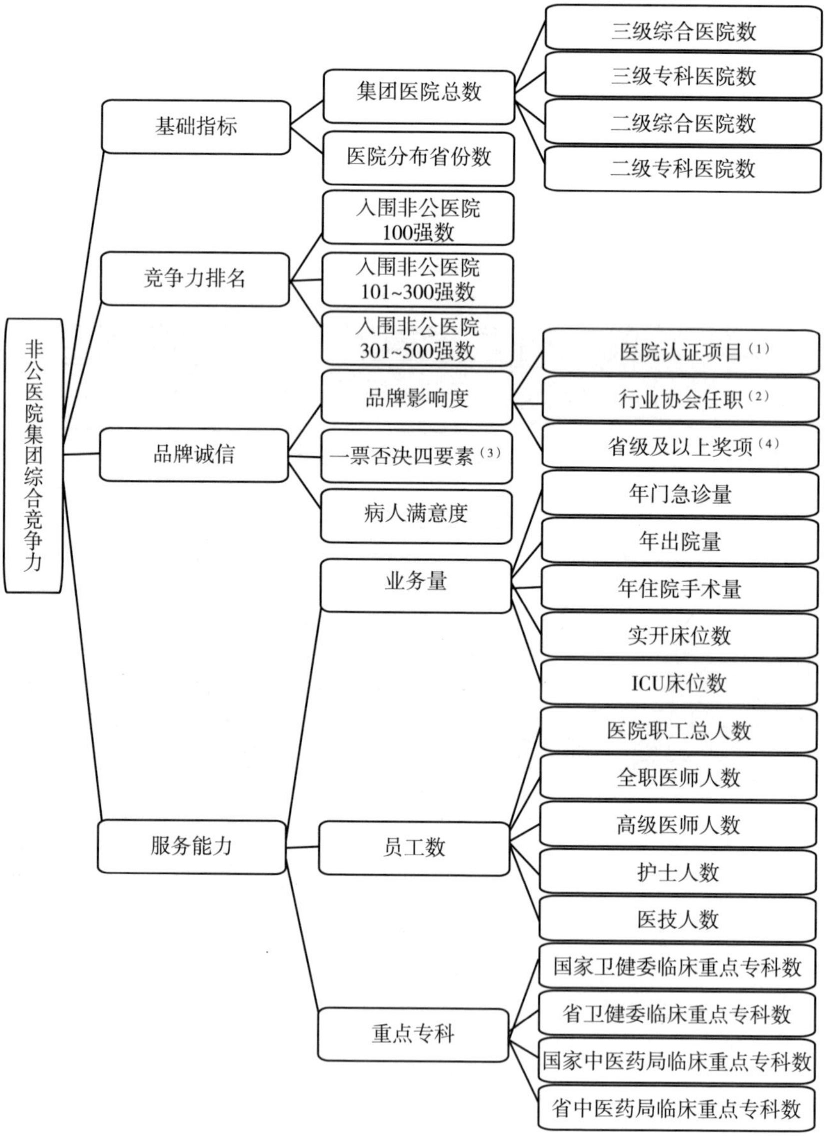

图 3　非公医院集团评价体系

注：（1）医院认证项目：星级医院评价、智慧医院 HIC 评价、JCI、HIMSS、CARF 等；

（2）行业协会任职：指在中国医院协会民营医院管理分会系统任职或在非公医疗机构协会系统任职；

（3）一票否决四要素：一年内无一级甲等医疗事故、虚假广告、骗保和欺诈病人（虚假检查、无病收治、乱收费等）；

（4）省级及以上奖项：指由政府或行业协会颁发的奖项。

（四）亚洲华人地区最佳医院、粤港澳大湾区最佳医院评价体系

适用榜单：2017 届亚洲华人地区最佳医院 100 强、粤港澳大湾区最佳医院 50 强（详见图 4）。

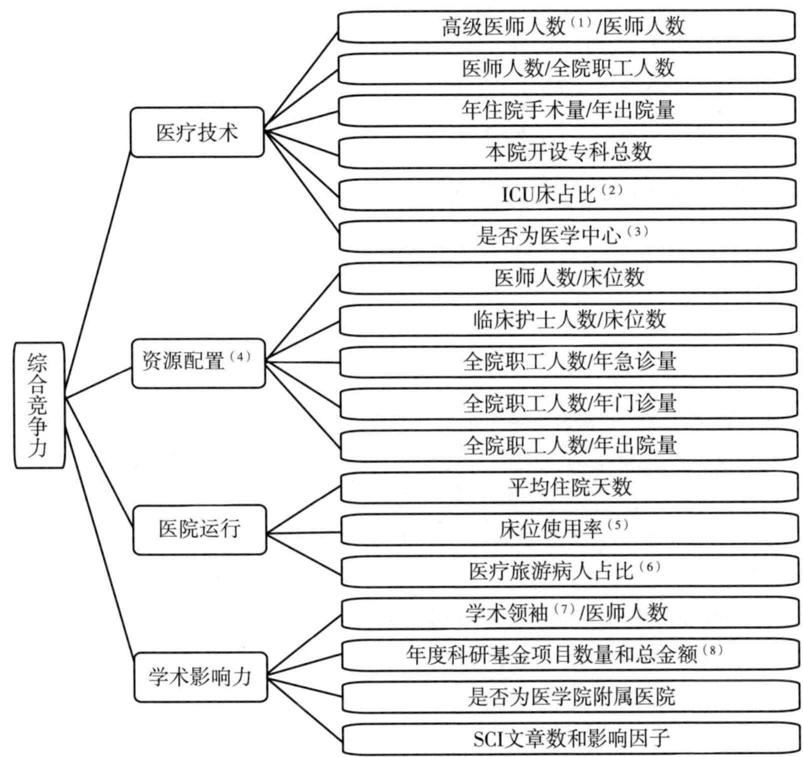

图 4　亚洲华人地区最佳医院、粤港澳大湾区最佳医院评价体系

注：（1）指当地最高级别职称的医师人数。中国大陆指主任医师，香港指顾问医师，台湾指教授及主治医师，新加坡指高级顾问医师，澳门指顾问医师；

（2）含外科 ICU \ NICU \ CCU 等；

（3）中国大陆指卫健委所属医院，台湾指医学中心，香港指区域联网总医院，新加坡指卫生部属医院；

（4）该项指标与医院的服务能力和效率相关；

（5）与测算的最优床位使用率对比，越接近得分越高；

（6）中国大陆指医院所在省以外的病人数，台港澳新指医疗旅游病人数；

（7）本院医师在中华医学会、台湾医学会、香港医学会、澳门医学会、新加坡医学会担任主任委员、副主任委员的人数；

（8）中国大陆指国家自然科学基金，中国台湾、中国香港、中国澳门和新加坡指当地最高科学研究基金。

四　资料来源

竞争力评价的资料来源丰富，主要有以下渠道：艾力彼医院管理研究中心数据库；医院在艾力彼数据直报平台提交的数据；医院公开数据；各级人民政府公开数据；各级卫生健康委员会公开数据；各级人力资源和社会保障局公开数据；各级统计局公开数据。

参考文献

1. 庄一强主编《中国医院竞争力报告（2017～2018）》，社会科学文献出版社，2018。
2. 庄一强、曾益新主编《中国医院竞争力报告（2017）》，社会科学文献出版社，2017。
3. 庄一强、曾益新主编《中国医院竞争力报告（2016）》，社会科学文献出版社，2016。
4. Methodology：U. S. News & World Report Best Hospital 2015－2016.
5. American Hospital Association（AHA）. *Annual Survey of Hospitals Database Documentationmanual.* Chicago，IL：American Hospital Association；2016.
6. 方敏、郭启勇、刘天峰、徐佳、劳惠娜、庄一强、于慧清：《转型期基层医院生存与发展研究（四）——基层医院专科发展现状分析》，《现代医院管理》2010年第4期。
7. 高万良、庄一强等：《医院核心竞争力理论探索与案例分析》，世界图书出版公司，2005。
8. Miller，M. R.，Pronovost，P.，Donithan，M.，Zeger，S.，Zhan，C.，Morlock，L.，Meyer，G. S.，"Relationship Between Performance Measurement and Accreditation：

Implications for Quality of Care and Patient Safety," *American Journal of Medical Quality*, 2005; 20 (5): 239 -252.

9. Donabedian, A. , "The Role of Outcomes in Quality Assessment and Assurance," *Quality Review Bulletin*, 1992; 18 (11): 356 -360.

10. Donabedian, A. , "The Quality of Care: How can it be Assessed?" *Journal of the American Medical Association*, 1988; 260: 1743 -1748.

11. De Marco, M. F. , Lorenzoni, L. , Addari, P. , Nante, N. , "Evaluation of the Capacity of the APR - DRG Classification System to Predict Hospital Mortality," *Epidemiology Prevention*, 2002; 26 (4): 183 -190.

12. Rivard, P. E. , Luther, S. L. , Christiansen, C. L. , Zhao, S. B. , Loveland, S. , Elixhauser, A. , et al. , "Using Patient Safety Indicators to Estimate the Impact of Potential Adverse Events on Outcomes," *Medical Care Research and Review*, 2008; 65 (1), 67 -87.

B.28 中国上市医疗服务企业及CSR排名指标

庄一强　郑会荣*

一　中国上市医疗服务企业排名指标

中国上市医疗服务企业排名指标，参考“《财富》500强”企业的取样原则，以公开可单独披露医疗服务信息的企业，按照公开、公正的原则进行排名。

一、信息来源：上市公司本年度年报，公司市值采用2018年3月31日收市价，汇率采用本年度3月31日人民币汇率中间价。

二、单独上市的医疗服务企业或上市公司下属能够单独披露医疗服务信息的企业。包括控股或控制管理权的医院、诊所、体检机构。

三、上市地点：国内外资本市场。

四、营业地点：中国大陆。

五、指标与权重：

1. 医疗市值（30%），医疗市值＝医疗收入/集团总收入×集团总市值

2. 医疗收入（30%）

3. 医疗总资产（25%），医疗资产＝医疗收入/集团总收入×集团总资产

4. 医疗毛利率（10%）

---

* 庄一强，管理学博士，艾力彼医院管理研究中心主任；郑会荣，文学学士，艾力彼医院管理研究中心大数据研究部副经理。

5. 医疗机构数（5%），（诊所、体检所）×0.3

根据以上指标，做出如下说明。

第一，由于各企业年报的表述不尽相同，排名研究组采取统一的数据取样原则。比如有的准确披露机构数目，有的只披露超过 x 家，对于后者我们推定其机构数至少有 x 家，因此以 x 家为采用数据。

第二，有些上市集团包含医疗服务业务，但没有单独披露医服市值、医服总资产。研究组统一以“医服收入/集团总收入”为系数，计算医疗服务分部的市值和总资产。

第三，有些公司已经开展医疗服务，但所披露医疗服务部分的数据不够充分，无法进入排名程序。希望未来完整披露医疗服务数据之后，可以进入排行榜，目前只进入“上市医疗服务潜在上榜企业”。

二 上市医疗服务企业 CSR 排名指标

上市医疗服务企业 CSR 的排名指标，是艾力彼排名研究组在“汤森路透企业社会责任排名”“伦敦证交所富时可持续性投资指数”“社科院中国 100 强社会责任指数”“ISO26000 企业社会责任指南”等国内外普遍认同的 CSR 指标体系的基础上，研发出适用于中国上市医疗服务企业的 CSR 指标，以公开、可单独披露医疗服务信息的企业，按照公平、公正的原则进行排名计算。

上市医疗服务企业 CSR 排名指标见图 1。

根据以上指标，做出如下说明。

第一，信息来源：上市公司 2017 年年报，公司市值采用 2018 年 3 月 31 日收市价，汇率采用 2018 年 3 月 31 日人民币汇率中间价。

第二，单独上市的医服企业或上市公司属下能够单独披露医服信息的企业，包括控股或控制管理权的医院、诊所、体检机构。

第三，上市地点：国内外资本市场。

第四，营业地点：中国大陆。

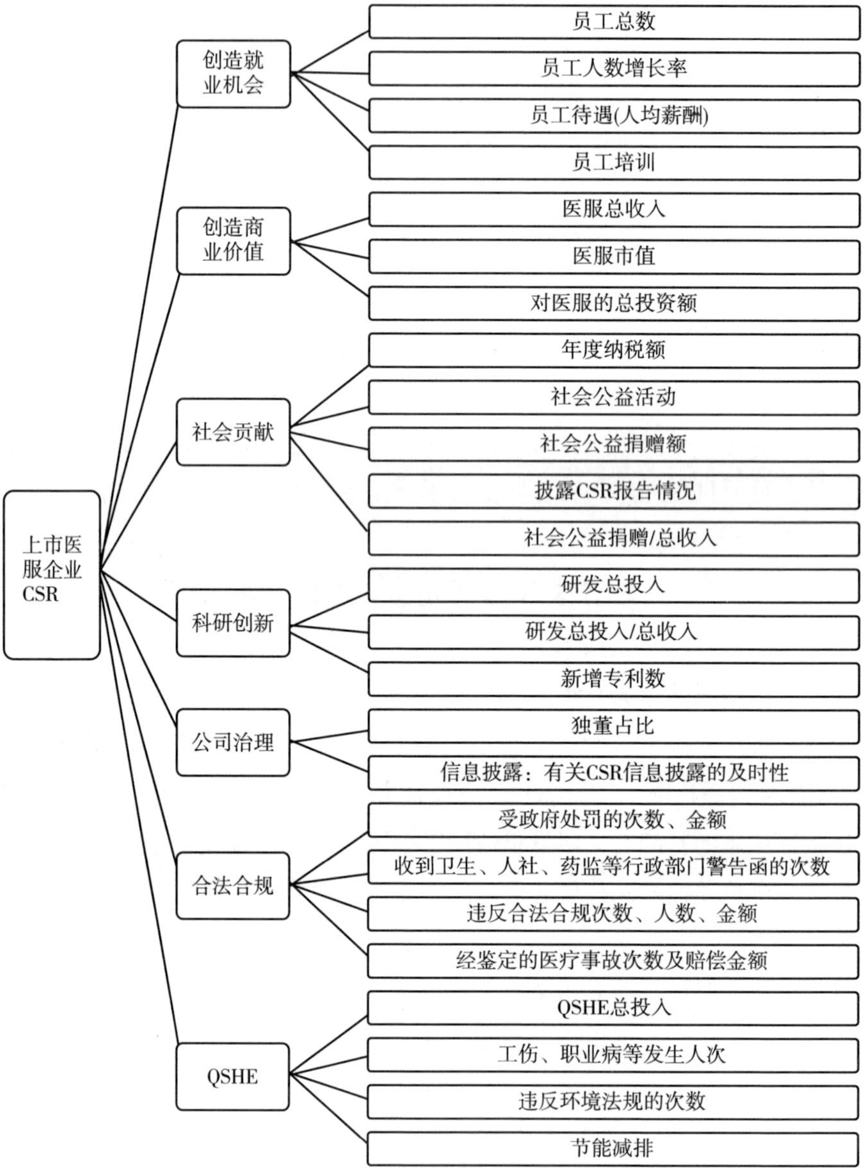

上市医服企业CSR

- 创造就业机会
  - 员工总数
  - 员工人数增长率
  - 员工待遇(人均薪酬)
  - 员工培训
- 创造商业价值
  - 医服总收入
  - 医服市值
  - 对医服的总投资额
- 社会贡献
  - 年度纳税额
  - 社会公益活动
  - 社会公益捐赠额
  - 披露CSR报告情况
  - 社会公益捐赠/总收入
- 科研创新
  - 研发总投入
  - 研发总投入/总收入
  - 新增专利数
- 公司治理
  - 独董占比
  - 信息披露：有关CSR信息披露的及时性
- 合法合规
  - 受政府处罚的次数、金额
  - 收到卫生、人社、药监等行政部门警告函的次数
  - 违反合法合规次数、人数、金额
  - 经鉴定的医疗事故次数及赔偿金额
- QSHE
  - QSHE总投入
  - 工伤、职业病等发生人次
  - 违反环境法规的次数
  - 节能减排

图 1　上市医疗服务企业 CSR 排名指标

注：QSHE（质量 Q、安全 S、健康 H、环境 E）。

第五，有些上市集团包含医疗服务业务，但没有单独披露医疗服务市值、医疗服务总资产。排名研究组统一以“$\frac{\text{医服收入}}{\text{集团总收入}}$”为系数，计算医服分部的市值和总资产。

第六，上市集团只披露了集团的总员工数，没有单独披露医疗服务的员工数量。排名研究组统一以“总员工数 $\times \frac{\text{医服收入}}{\text{集团总收入}}$”为估算公式，计算医疗服务员工数量。

第七，有些公司已经开展医疗服务业务，但所披露医疗服务部分的数据不够充分，无法进入排名程序，希望未来完整披露医疗服务数据之后，可以进入排行榜，目前只进入上市医疗服务 CSR 潜在上榜企业。

第八，被评企业不能出现一票否决四要素，包括一年内无一级甲等医疗事故、虚假广告、骗保和欺诈病人（虚假检查、无病收治、乱收费等）。

B.29

中国最缺医院省份排名指标

庄一强　邓兆盈*

中国最缺医院省份研究课题（Provinces of Hospital Insufficiency，PHI），针对各省份医疗资源分布情况，设计了一套涵盖供给侧、需求侧、卫生费用和健康结果四大维度的资源配置指标体系，探讨各省之间的差异（详见图1）。

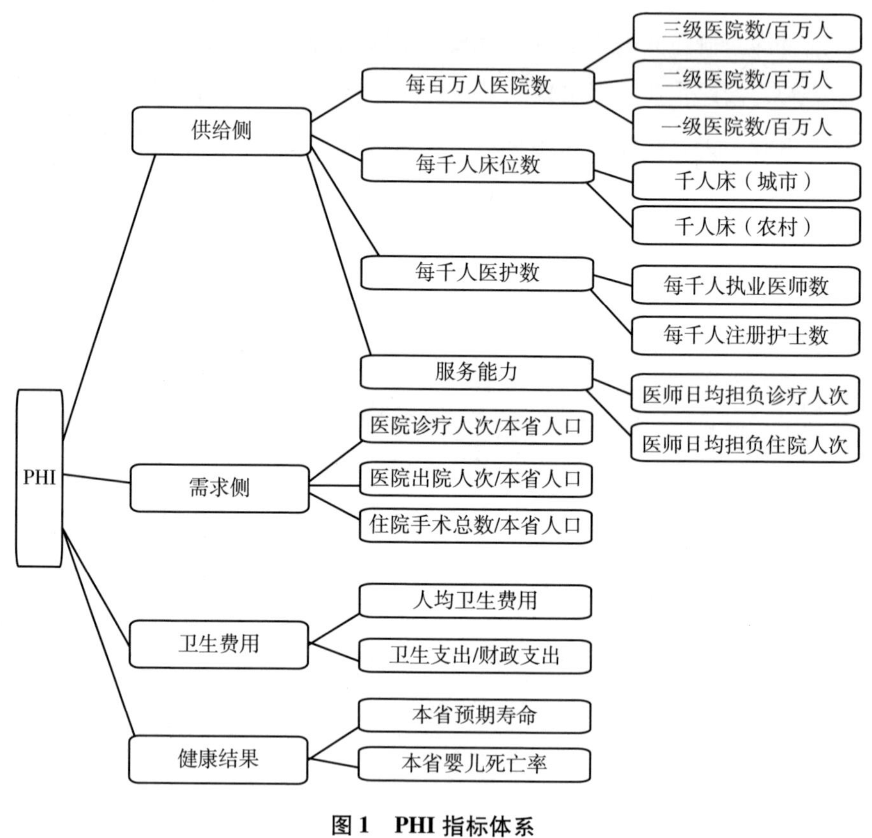

图1　PHI 指标体系

* 庄一强，管理学博士，艾力彼医院管理研究中心主任；邓兆盈，工学学士，艾力彼医院管理研究中心。

1. 数据的来源与标准化

PHI 的资料来源丰富，主要来自以下渠道：①《中国卫生和计划生育统计年鉴》；②《中国统计年鉴》；③中国卫生健康事业发展统计公报；④各省卫生统计年鉴；⑤各省卫生年鉴；⑥各地卫生计生事业发展统计公报；⑦艾力彼医院管理研究中心数据库。

PHI 的数据存在不同的统计口径和度量单位。因此，为了消除量纲影响、变量自身变异大小和数值大小产生的影响，艾力彼对指标进行标准化处理，即去除数据的单位限制，将其转化为无量纲的纯数值，便于不同单位或量级的指标能够进行比较和加权。

2. 研究声明

中国最缺医院省份研究课题，是中国社会科学院社会科学文献出版社出版的“医院蓝皮书”研究课题的一部分，由艾力彼医院管理研究中心负责课题的设计与实施。本研究仅代表第三方的学术观点与探讨，不代表官方评价结果。

B.30
非公医院发展指数指标体系

庄一强　邓兆盈*

非公医院发展指数（Non-Public Hospital Development Index，NHDI）旨在通过对公立/非公医院进行对比研究，借鉴国内外关于医院能力评估的理论与方法，汇总公立/非公医院的机构总数及增长率、医院质量、服务能力和运营效率等指标，建立一套针对非公医院的综合评价体系，对其发展现状进行年度“行业画像”（详见图1）。

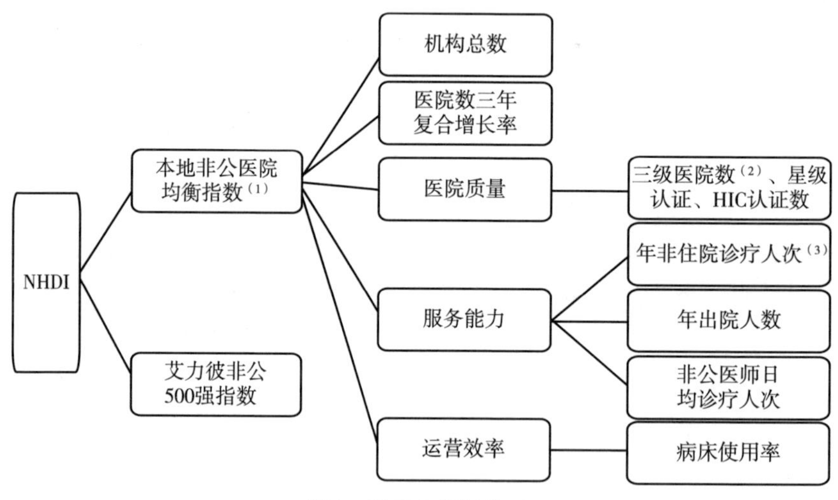

图1　NHDI 指标体系

注：（1）非公医院/（非公医院＋公立医院）；

（2）三级医院包括综合医院、专科医院和中医医院；

（3）年非住院诊疗人次包括门诊、急诊、出诊、预约诊疗、单项健康检查、健康咨询指导（不含健康讲座）人次。

* 庄一强，管理学博士，艾力彼医院管理研究中心主任；邓兆盈，工学学士，艾力彼医院管理研究中心。

NHDI 的资料来源丰富，主要来自以下渠道：①《中国卫生和计划生育统计年鉴》；②各省卫生统计年鉴；③各省市卫生计生事业发展统计公报；④艾力彼医院管理研究中心医院数据库；⑤艾力彼医院管理研究中心 BHI 数据库。

NHDI 的数据存在不同的统计口径和度量单位。因此，为了消除量纲影响、变量自身变异大小和数值大小产生的影响，艾力彼对指标进行标准化处理，即去除数据的单位限制，将其转化为无量纲的纯数值，便于不同单位或量级的指标能够进行比较和加权。

B.31
BHI投资评级方法与指标体系

庄一强　何永琦*

BHI投资评级是以大数据为核心，借鉴国际评级机构的评级方法，结合艾力彼丰富的医管实践和研究，制定评级体系对非公医院及所在城市进行价值评价，为医院投资人制定投资规划、寻找标的医院、评估医院价值提供信息参考。

一　评级对象

BHI评级对象是指国内正在经营的非公医院及所在城市。非公医院是指社会资本持股大于50%的股份制医院，即社会资本（含国有商业资本）控股的医院，包括原创和改制后非公医院。非公医院所在城市包括全国4个直辖市、334个地级行政区、3个省管县。

二　评级方法及指标体系

评级结果用固定的英文字母和符号表示评级医院的价值程度，第一个字母为市场友好度，第二个字母为医院竞争力，第三个表达符号加号（+）或减号（-）表示医院竞争力的增强或减弱。市场友好度的评价指标包括非公发展指数、当地常住人口、当地人均GDP、城市商业魅力。医院竞争力的评

* 庄一强，管理学博士，艾力彼医院管理研究中心主任；何永琦，MBA、工学硕士，艾力彼医院管理研究中心BHI事业部。

价指标包括医疗技术、资源配置、运行效率、品牌形象（见表 1）。在艾力彼医院竞争力评价体系的基础上，结合医院级别、第三方评价、医院集团和信息披露等重要因素，给出竞争力的增强或者减弱的表示。

表 1　BHI 评级指标体系与评级定义

一级指标	二级指标	评级结果	说明
市场友好度（第一个字母）	非公发展指数[1]	A	投资环境非常好，市场潜力很大
	当地常住人口	B	投资环境较好，市场潜力大
	当地人均 GDP	C	投资环境一般，市场潜力一般
	城市商业魅力[2]	D	投资环境较差，市场潜力较差
医院竞争力（第二个字母）	医疗技术	A	具有全国非公竞争力
	资源配置	B	具有省域非公竞争力
	运行效率	C	具有地级非公竞争力
	品牌形象	D	申请破产

注：1. 非公发展指数是反映医院所在地区的非公医院与公立医院的竞争力对比；2. 第一财经新一线城市研究所“城市商业魅力榜单”。

三　跟踪评级

BHI 跟踪评级是主动收集医院信息，披露影响医院价值的投融资、经营、风险信息，每月召开评委会（4×4 会议）开展研讨，对医院评级进行动态调整。使用的评级语言包括最新评级、评级展望、市场关注（见图 1）。

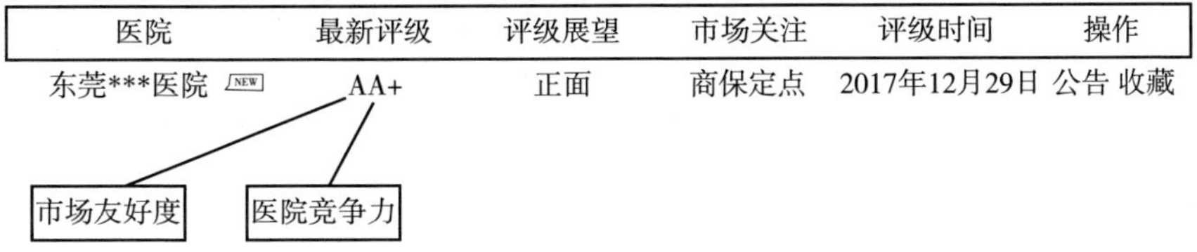

图 1　BHI 投资评级图示

资料来源：艾力彼医院管理研究中心 BHI 投资评级。

评级展望是预计3个月内市场关注的事件成为现实，对未来评级变化做出的预测；评级展望语言表达：正面、稳定、负面。市场关注是指市场传闻可能被证实，可能尚未被证实，3个月内如传闻属实可能对医院产生利好或者利空影响评级展望，但关注的话题需要进一步核实信息才能做出调整。

四　资料来源

BHI投资评级的资料来源主要有以下渠道：艾力彼医院管理研究中心数据库、医院在艾力彼数据共享平台提交的数据、医院公开数据、公司报告（包括年报、季报、公告等）、各级人民政府公开数据、各级卫生健康委员会公开数据、各级统计局公开数据、各级市场监督管理局公开数据、专业研究智库、社交媒体。

B.32 名词解释

一 竞争力指数

（一）名词解释

竞争力指数代表某地域（省、直辖市、自治区、省会城市、计划单列市以及地级城市）在分层排名体系中的竞争能力。分为分层竞争力指数和综合竞争力指数。

分层竞争力指数：在“四横两纵”医院（顶级医院、省/单医院、地级城市医院、县级医院、非公医院、中医医院）排行榜中，某地域进入该分层榜单医院的竞争力之和。

综合竞争力指数：某地域各分层竞争力指数的总和。

（二）计算公式

分层竞争力指数＝某地域分层百强医院得分之和/该层百强医院得分总和。

综合竞争力指数＝某地域各分层竞争力指数乘以权重之后的总和。

（三）范例

“县级医院排名 100 强”，安徽省入围 4 家医院，安徽省的县级医院分层竞争力指数为这 4 家医院得分之和与百强总得分的比值，即：

$$安徽省县级医院竞争力指数 = \frac{333.077 + 316.934 + 306.098 + 296.787}{41061.484} \approx 0.031$$

福建省入围1家医院，得分为325.681，则：

$$福建省县级医院竞争力指数 = \frac{325.681}{41061.484} \approx 0.008$$

由此说明，安徽省的县级医院竞争力水平高于福建省。

二　均衡指数

（一）名词解释

均衡指数又称A/B指数，A表示某地域某分层入榜医院所在的行政区域数量；B表示该地域所有行政区域①总数。例如，某省有20个地级城市，则B=20，该省其中15个地级城市的医院进入榜单，则该省地级城市医院的均衡指数为15/20=0.75。均衡指数表示某地域医疗资源的分布均衡程度，指数越接近于1，医疗资源分布越均衡，越接近于0，医疗资源越失衡。

（二）范例

江苏省“地级城市医院排名100强”医院所在城市共11个，则A为11；江苏省共有12个地级城市（不包括省会城市），则B为12。因此，江苏省地级城市医院百强均衡指数为0.917。

云南省“地级城市医院排名100强”医院所在城市只有1个，则A为1；云南省共有15个地级城市（不包括省会城市），则B为15。因此，云南省地级城市医院百强A/B指数为0.067。

因此，江苏省医疗资源分布相对均衡，而云南省医疗资源分布不很均衡。

① 随着分层分类排名目标行政区域的变化而变化，比如县、地级市、省会城市等。

三　三甲医院上榜率

（一）名词解释

三甲医院上榜率只适用于顶级医院的分析，代表某省的三甲医院进入顶级榜单的比例。

X = 某省进入顶级医院 100 强榜单的医院数

Y = 某省所有三甲医院的总数

某省顶级医院的三甲上榜率 = X/Y

（二）范例

陕西省共有三级甲等医院 33 家，其中入围顶级医院 100 强的有 4 家三甲医院，则：

陕西省顶级医院三甲上榜率 = 4/33 = 0.1212。

贵州省共有三级甲等医院 27 家，其中入围顶级医院 100 强的有 1 家三甲医院，则：

贵州省顶级医院三甲上榜率 = 1/27 = 0.0370。

陕西省的三甲医院上榜顶级医院的比例比贵州省高，说明陕西省的三甲医院比贵州省的三甲医院强。

Abstract

Annual Report on China's Hospital Competitiveness (2018 – 2019) is written by the Hong Kong Ailibi Hospital Management Research Center. Editor is Chong Yiqiang. Deputy editors are Liao Xinbo, Wang Xinglin, Yao Shufang. Ailibi has developed several hospital rankings by its own hospital hierarchical evaluation system and thus the book is a collection of horizontal and vertical comparison and study on the rankings in 2018. The book is divided into six parts, which are overall report, the 1st sub-report, the 2nd sub-report, the 3rd sub-report, special reports and appendix.

The overall report includes two parts. The first part is 20 rankings of China's hospitals management in 2018, including top 100 hospitals in china, top 100 municipal hospitals in capital cities and separately listed cities, top 500 hospitals in prefecture-level cities, top 500 county-level hospitals, top 30 hospitals in each province, top 200 hospitals in Intelligence Hospital HIC, top 30 county-level specialized hospitals, top 30 prefecture-level specialized hospitals, top 80 cancer hospitals, top 500 Chinese medicine hospitals, top 500 private hospitals, top 50 rehabilitation hospitals, top 50 medical care and senior services organizations, top 50 hospital groups, top 30 Chinese medical service enterprises in 2017, top 30 Chinese medical service enterprises in CSR in 2017, index of private hospitals in each province, Provinces of Hospital Insufficiency, top 50 hospitals in Greater Bay Area, top 100 hospitals in overseas Chinese community. The second part is hierarchical medical system and analysis of regional development, which includes "National Healthcare Geography: Analysis of Hierarchical Medical System", Big Data Analysis of county-level hospitals and prefecture-level hospitals, The present development and prospect of Hospital Competitiveness Evaluation.

1st sub report: this part is a collection of studies based on the rankings of the 2017 – 2018 Chinese hospital management with the perspective of the third-party hierarchical evaluation system. It aims to analyze the listed hospitals from the different dimension in geography, economy and focuses on the distribution in each province. This part includes report of county-level hospital, report of hospitals in prefecture-level cities, report of municipal hospitals in capital cities and separately listed cities, report of top 100 hospitals in china, report of top 50 hospitals in Greater Bay Area and top 100 hospitals in overseas Chinese community, report of Chinese medicine hospitals, report of Cancer hospitals and report of top 200 hospitals in Intelligence Hospital HIC.

2nd sub report: this part is a collection of reports on seven economic zones such as Northeast, North China, East China, Central China, South China, Northwest, Southwest and also reports on top 30 hospitals in 24 provinces, cities and autonomous regions. On the hand, it can find out the comprehensive competitiveness of each province. On the other hand, it can do a deep study from the rankings in each province to understand the situation of hospitals in the same province.

3rd sub report: this part is special reports on county-level and prefecture-level specialized hospitals. The medical capability of county-level and prefecture-level specialized hospitals is essential to the development of hierarchical medical system, the allocation of medical resources, the improvement of medical equality and availability, the promotion of society harmony. This part will give a comprehensive evaluation of county-level and prefecture-level specialized hospitals from more than 30 indicators in five dimensions.

This last part is special reports for private hospitals, which summarizes the effective way for private hospitals' development. It includes report of index of private hospital development, report of private hospitals and private hospital group, report of medical care and senior services organizations and rehabilitation hospitals, analysis of listed medical services enterprises, Manual for Investment: BHI Ratings and HQ-share Specialty Evaluation.

There is still allocation imbalance of healthcare service. I hope the publishing of the "Annual Report on China's Hospital Competitiveness (2018 - 2019)" with the concept of "National Healthcare Geography" can bring scientific and objective support to the medical industry.

Contents

I General Reports

B. 2 National Healthcare Geography: Analysis of Hierarchical Medical System

Zhuang Yiqiang, Yao Shufang and Deng Zhaoying / 137

Abstract: In order to improve the health of the whole citizen, the state has upgraded the "Health Nation" to the national strategic level, and the favorable policies will greatly promote the development of the medical industry. Since 2016, Ailibi have been analyzing the regional distribution of Hierarchical healthcare by the ranking data of China's Hospital Competitiveness. It is found that China is still in an unbalanced distribution of medical resources. Medical resources are still concentrated in cities with more developed economies, more concentrated populations and higher administrative levels. The promotion of Hierarchical healthcare needs to be further strengthened.

Keywords: Hierarchical Healthcare; Healthcare Geography; Balance Distribution of Medical Resources

B. 3 Big Data Analysis of County-level Hospitals and Prefecture-level Hospitals

Wang Xinglin, Tang Honglei and Zhang Juanjuan / 161

Abstract: The "Top 300 Hospitals in Prefecture-level Cities" and "Top 300 County-level Hospitals" represent the best level of development of these two level hospitals in prefecture-level cities and county-level cities in China. The data of the hierarchical hospitals from 2013 to 2017 were analyzed. The horizontal and vertical comparisons were used to interpret the competitive advantages and existing problems of the prefecture-level and county-level benchmark hospitals, providing data support for the further development of the hospitals.

Keywords: Prefecture-level Cities; County-level Hospitals; Operation Capability; Hierarchical Healthcare

B. 4 The Present Development and Prospect of Hospital Competitiveness Evaluation

Liu Xiande, Chen Zhong and Zheng Huirong / 183

Abstract: Ailibi has built an evaluation program for star hospital evaluation and smart hospital HIC evaluation, which is aimed at improving the overall level of hospitals and enhancing the competitiveness of hospitals. It is formulated by combining international standards with local conditions. A scientific, objective, systematic and comprehensive evaluation system has been provided for hospitals from multiple dimensions, providing domestic hospitals with the means to continuously improve quality and safety and improve the effectiveness of information application. At present, there are more than 70 hospitals in cooperation Ailibi with star hospitals in less than three years, and there are more than 10 hospitals that have started HIC evaluation in just half a year. This report mainly summarizes the development status of star hospital evaluation and HIC evaluation of smart hospitals, and prospects the future of these two hospital competitiveness evaluation projects.

Keywords: Star Hospital Evaluation; Smart Hospital HIC Evaluation; Hospital Management; Quality and Safety; Hospital Informatizaiton

Ⅱ 1st Sub-report: Reports of Hospitals in Every Level

B. 5 Report of County-level Hospital

Wang Xinglin, Liang Wanying and Deng Zhaoying / 193

Abstract: The research object of this report is a general hospital located in the county, including Chinese medicine hospitals. This article analyzes the top 100, 300, and 500 county-level hospitals in terms of hospital distribution and competitiveness factors. According to the geographical distribution analysis, the competitiveness of county-level hospitals has obvious regional differences, and East China ranks the first of the seven regions. The competitiveness of Jiangsu, Shandong and Zhejiang provinces ranks among the top three. In the analysis of the top 100 competitiveness factors of county-level hospitals, medical technology in eastern China has obvious advantages, but the emergency department has a large amount of emergency and high staff load. In the comparison of indicators in the past five years, the number of medical personnel and business volume showed a gradual increase trend. Among them, the average annual growth rate of senior professional titles was significant, and the bed changes were the smallest.

Keywords: County-level Hospital; Geography Overlooking; Competitiveness Factor

B. 6 Report of Hospitals in Prefecture-level Cities

Zhuang Yiqiang, Zhang Juanjuan and Liu Jianwen / 212

Abstract: The research object of this report is general hospitals in prefecture-level cities (excluding provincial capitals and separately listed cities), including Chinese medicine hospitals and general hospitals affiliated to medical schools. This

paper analyzes the prefecture-level city hospitals from the aspects of geographical distribution, competitiveness index and balance. The top 500 city hospitals cover more than 80% of the prefecture-level cities in the country. Prefecture-level city hospitals in Jiangsu, Guangdong, Shandong, Zhejiang and other provinces have greater competitiveness, with Jiangsu Province having the most balanced distribution.

Keywords: Hospitals in Prefecture-level City; Healthcare Geography; Equilibrium Index

B. 7 Report of Municipal Hospitals in Capital Cities and Separately Listed Cities

Tang Honglei, Chen Zhuowen, Deng Zhaoying and Su Liting / 227

Abstract: This paper analyzes the comprehensive competitiveness of hospitals in China's provincial capitals/separated listed cities by economic geography and competitiveness. The regional distribution from the top 100 shows obvious regional disparities. According to the economic region, the eastern region is the strongest and the western region is the weakest. The top 50 central and eastern regions have an overwhelming advantage. According to the seven regions of geography, East China is the strongest, followed by Central China, South China to third place, and North China is the weakest.

Keywords: Provincial Capital City/Planned City; Hospital Comprehensive Competitiveness Evaluation; Regional Distribution

B. 8 Report of Top 100 Hospitals in China

Yao Shufang, Luo Yun, Su Liting and Liu Jiahao / 239

Abstract: This paper analyzes top 100 hospitals in China from the aspects of medical technology, academic influence and resource allocation. The results of the analysis show that: in the overall situation, the top 10 hospitals have a stable pattern; the discipline construction has been continuously strengthened, and the eight universities affiliated to the top 10 hospitals are in a leading position in the construction of medical disciplines, and 31 of the top 100 hospitals are " Affiliated hospitals with "two excellency" universities; the top 10 hospitals have strong research capabilities, and the quality of scientific papers is high; hospitals pay more and more attention to online brand promotion and information construction. Geographically, the top three hospitals in terms of number of hospitals and competitiveness index are Beijing, Shanghai, and Guangdong, and the top hospitals in the western region are less competitive.

Keywords: Top Hospital; Comprehensive Competitiveness; Academic Influence

Abstract: This paper analyzes the top 50 best hospitals in Greater Bay Area (Guangdong, Hong Kong and Macao) and the top 100 hospitals in Asian Chinese from the aspects of medical technology, academic influence, resource allocation, hospital operation, competitiveness factors and regional transportation. Greater Bay Area (Guangdong, Hong Kong and Macao) is a national-level strategy for economic development. It has a prominent geographical position in the Asian Oversea Chinese region and has excellent economic strength and medical strength. Mainland China Hospital has a strong advantage in the top 100 hospitals in Asian Oversea Chinese region, but the development of non-public hospitals still needs to be improved.

Keywords: Greater Bay Area; Asian Oversea Chinese Region; Competitiveness; Medical Service Radius

B. 10　Report of Chinese Medicine Hospitals

Zhuang Yiqiang, Li Bowen and Deng Zhaoying / 265

Abstract: This article takes comprehensive Chinese medicine hospitals (including integrated Chinese and Western medicine hospitals and national hospitals) under the jurisdiction of the Chinese Medicine Bureau, and has analyzed top 100, 300, and 500 Chinese medicine hospitals in terms of geographical distribution, competitiveness index and balance. The analysis revealed that the gap between regions still exists, and the superior Chinese medicine resources in the eastern region are higher than those in the central and western regions. The provinces with better development are Jiangsu Province and Guangdong Province. In Jiangsu Province and Guangdong Province, there are many advantages of Chinese medicine resources and high competitiveness. The imbalance in the province is particularly obvious in the western region, and medical resources are concentrated. The development of non-public Chinese medicine hospitals is slow, and the private Chinese medicine hospitals have yet to be developed. In the construction of informatization, there is a big gap between Chinese medicine hospitals and comprehensive western medicine hospitals, and information construction should be strengthened. At the same time, Chinese medicine hospitals should strengthen talent development, especially in the western region, and play the characteristics of Chinese medicine and ethnic medicine.

Keywords: Chinese Medicine Hospital; Competitiveness Index; Equilibrium Index

B. 11　Report of Cancer Hospitals

Zhang Ning, Liu Jianwen / 278

Abstract: With the high incidence of tumor diseases, it is more and more important to strengthen the construction of cancer hospitals and improve the diagnosis and treatment of tumor diseases. Ailibi launched the first cancer hospital's competitiveness ranking – "Top 20 Cancer Hospitals in 2018" to help the cancer hospital set an industry benchmark. Analysis of the ranking found significant differences between cancer hospitals in different provinces, different administrative levels, and different types of registration.

Keywords: Oncology Hospital; Competitiveness; Medical Geography

Abstract: This paper describes the three reshuffles of Chinese hospitals, the characteristics of smart hospitals HIC evaluations, and analyzes the hospitals and indicator systems of HIC rankings of smart hospitals in 2018. These analyses can help us better understand the status of hospital informationization construction.

Keywords: Third Reshuffle; Smart Hospital; HIC Evaluation

Ⅲ 2nd Sub-report: Regional Healthcare Geography

Abstract: This report focuses on the comprehensive competitiveness of hospitals in Northeast China (Heilongjiang, Jilin, Liaoning), through the seven rankings, which include four horizontal (top hospitals, provincial capitals/planned municipal hospitals, prefecture-level city hospitals, county-level hospitals) and three vertical (non-public hospitals, Chinese medicine hospitals, cancer hospitals), study the distribution of medical resources in the provinces of Northeast

China. From the perspective of regional competitiveness, the northeast region ranks fifth in the seven regions; from the perspective of provincial competitiveness, Liaoning Province is the strongest in the northeast region. The competitiveness of non-public hospitals in the Northeast has increased. Most of the province's quality medical resources are concentrated in provincial capital cities.

Keywords: Northeast Region; Hospital Competitiveness; Medical Resources; Equilibrium Index

B. 14 Repot of China's Hospitals Competitiveness (North China)

Abstract: This report focuses on the analysis of the comprehensive competitiveness of hospitals in North China (Beijing, Tianjin, Hebei, Shanxi, Inner Mongolia), through the seven rankings, which include four horizontal (top hospitals, provincial capitals/planned municipal hospitals, prefecture-level city hospitals, county-level hospitals) and three vertical (non-public hospitals, Chinese medicine hospitals, cancer hospitals), study the distribution of medical resources in the region. In terms of regional competitiveness, North China ranked fourth in the seven regions; among them, Beijing has the most abundant quality medical resources, and the number of hospitals ranked in the top list is the largest. The distribution of county-level hospitals in Hebei, Shanxi, and Inner Mongolia still needs to be improved. In the province-level list of prefecture-level cities, the province's high-quality medical resources are mainly concentrated in provincial capital cities.

Keywords: North China Region; Hospital Competitiveness; Medical Resources; Equilibrium Index

B. 15 Repot of China's Hospitals Competitiveness (Central China)

Liu Jianhua, Tian Bin, Gao Rong and Liu Jiahao / 321

Abstract: This report focuses on the comprehensive competitiveness of hospitals in Central China (Henan, Hubei, Hunan), through the seven rankings, which include four horizontal (top hospitals, provincial capitals/planned municipal hospitals, prefecture-level city hospitals, county-level hospitals) and three vertical (non-public hospitals, Chinese medicine hospitals, cancer hospitals), study the distribution of medical resources in the provinces. The comprehensive competitiveness of Hospital in Central China ranked third among the seven regions in China, and the number of hospitals listed in non-public hospitals increased year-on-year.

Keywords: Central China Region; Hospital Competitiveness; Medical Resources; Equilibrium Index

B. 16 Repot of China's Hospitals Competitiveness (East China)

Ren Yaohui, Liu Jianhua, Tian Bin and Li Haizhen / 330

Abstract: This report focuses on the analysis of the comprehensive competitiveness of hospitals in East China (Shanghai, Jiangsu, Zhejiang, Anhui, Fujian, Jiangxi, Shandong), through the seven rankings, which include four horizontal (top hospitals, provincial capitals/planned municipal hospitals, prefecture-level city hospitals, county-level hospitals) and three vertical (non-public hospitals, Chinese medicine hospitals, cancer hospitals), study the distribution of medical resources in the provinces of East China. From the perspective of regional competitiveness, East China ranked first in the country; from the perspective of provincial competitiveness, most provinces have strong competitiveness, with Jiangsu,

Shandong and Zhejiang being ranked 2nd, 3rd and 4th respectively.

Keywords: East China Region; Hospital Competitiveness; Medical Resources; Equilibrium Index

B. 17 Repot of China's Hospitals Competitiveness (Southeast China)

Gao Rong, Ren Yaohui and Liang Wanying / 342

Abstract: This report focuses on the analysis of the comprehensive competitiveness of hospitals in South China (Guangdong, Guangxi, Hainan), through the seven rankings, which include four horizontal (top hospitals, provincial capitals/planned municipal hospitals, prefecture-level city hospitals, county-level hospitals) and three vertical (non-public hospitals, Chinese medicine hospitals, cancer hospitals).

Keywords: South China; Hospital Competitiveness; Medical Resources; Equilibrium Index

B. 18 Repot of China's Hospitals Competitiveness (Northwest China)

Tian Bin, Yao Shufang and Zhang Juanjuan / 350

Abstract: This report analyzes the comprehensive competitiveness of hospitals in the Northwest (Shaanxi, Xinjiang, Gansu, Ningxia, and Qinghai) and studies the distribution of medical resources in the region. From the perspective of the comprehensive competitiveness of the seven regions in the country, the northwest region ranks low, and no hospitals are among the top 100 county-level hospitals. Among them, Shaanxi's high-quality medical resources are in the middle reaches of the country and stronger than the other four provinces, and other provinces lack high-quality medical resources.

Keywords: Northwest China; Hospital Competitiveness; Medical Resources; Equilibrium Index

Abstract: This report focuses on the comprehensive competitiveness of hospitals in the southwestern regions (Chongqing, Sichuan, Guizhou, Yunnan, Tibet), through the seven rankings, which include four horizontal (top hospitals, provincial capitals/planned municipal hospitals, prefecture-level city hospitals, county-level hospitals) and three vertical (non-public hospitals, Chinese medicine hospitals, cancer hospitals), study the distribution of medical resources in the provinces. The comprehensive competitiveness of regional hospitals in Southwest China ranks 6th among the seven regions in China, and the number of hospitals listed in non-public hospitals has increased year-on-year.

Keywords: Southwest China; Regional Competitiveness; Medical Resources; Equilibrium Index

Ⅳ 3rd Sub-report: Specialized Hospitals

Abstract: This paper analyzes the top 30 county hospitals in the 14 specialty in from three aspects: the relationship between specialty rankings and hospital rankings, the specialist distribution in provinces, and the competitiveness of specialty. According to the correlation analysis, the competitiveness of the top 30 specialty in the county hospitals is closely related to the comprehensive competitiveness of the hospitals, among which the correlation coefficient of the critical medicine department is the highest; in terms of the distribution of the provinces, the top 30 county hospitals in the 14 specialty are distributed in Jiangsu, Shandong, Zhejiang, and Guangdong; in terms of specialty competitiveness factors, the top 30 county hospitals in the 14 specialty have good performances in medical technology and services, resource allocation and operation, such as the proportion of senior professional doctors and high-educated physicians, etc. , but at the same time, there are problems such as high bed usage rate, low guard bed ratio, excessive workload of some specialists, and weak research level.

Keywords: County Hospital; Specialist Ranking; Competitiveness Factor

B. 21 Report of Prefecture-level Specialized Hospital

Liu Jianwen, Zhang Juanjuan and Zhuang Yiqiang / 383

Abstract: The top 30 prefecture-level city hospitals in 16 specialty are mainly distributed in Guangdong, Jiangsu, Shandong, Zhejiang and other provinces. The technical level of thetop 30 prefecture-level city hospitals in 16 specialty is high, but some specialty have problems such as shortage of nursing staff and excessive use of beds. It is found that there is a strong positive correlation between the specialty competitiveness and the hospital's comprehensive competitiveness.

Keywords: Prefecture-level City Hospital; Specialist Competitiveness; Comprehensive Competitiveness

V Special Reports: Private Hospitals

B. 22 Index of Private Hospitals: Degree of Environment-Friendly Situation, Hospitals Competitiveness

Zhuang Yiqiang, Zhang Ning and Li Haizhen / 397

Abstract: The non-public hospital development index is a comparative study of public and non-public hospitals, reflecting the "wind vane" of the development of non-public hospitals in various regions of China, and shows the development status of non-public hospitals in China. In recent years, under the favorable policies for private healthcare providers, non-public hospitals have developed rapidly, but in terms of hospital size, business function, influence, scale efficiency, etc. , compared with public hospitals, non-public hospitals, there is still a big gap. Ailibi non-public development index intuitively reflects the development differences of non-public hospitals around the country, which helps investors to form a preliminary impression of the target area before investment decision-making, and provides a better reference system for investment and development of non-public hospitals.

Keywords: Non-public Hospital; Non-public Hospital; Development Index; Reference System

Abstract: In recent years, non-public hospitals have developed rapidly, and grouping is an inevitable development trend. The purpose of this report is to track the development of non-public hospitals and non-public hospital groups from the perspective of non-public hospitals and non-public hospital groups, from the perspective of geographical distribution, competitiveness factors, and vertical and horizontal intersections. After analysis, it was found that the competitiveness of non-public hospitals continued to increase, and the competitiveness of non-public hospitals in East China remained at the leading level. The number of hospitals in the central China has increased. Under the promotion of the reform of state-owned hospitals, the top 80 hospitals have increased.

Keywords: Non-public Hospital; Non-public Hospital Group; Competitiveness Factor; Geographical Distribution

B. 24 Report of Medical Care and Senior Services Organizations as well as Rehabilitation Hospitals

Abstract: In recent years, in response to the rapid increase in the aging of the Chinese society and the disability of the elderly, and the increasing need for chronic disease management and old-age care on the society, the state has successively issued a series of support policies to encourage social forces to establish medical care and to combine institutions with rehabilitation hospitals. This report focuses on the comprehensive competitiveness of the national medical rehabilitation institutions and rehabilitation hospitals. This report focuses on the comprehensive competitiveness of the national medical rehabilitation institutions and rehabilitation hospitals through the comparative analysis of the geographical distribution, institutional attributes and hospital level.

Keywords: Medical Care and Senior Services Organizations; Rehabilitation Hospitals; Geographical Distribution; Institutional Attributes

B. 25 Analysis of Listed Healthcare Services Enterprises

Abstract: This report mainly analyzes the top 30 listed medical service companies in 2017 and the top 30 CSR (corporate social responsibility) of listed medical service enterprises. First of all, there are 15 medical service companies in the top 30 and the overall ranking is relatively high. Secondly, the score gap of the top 30 companies in the CSR ranking is large, reflecting that the CSR awareness and investment in different companies are significantly different. The overall scores of the top 30 are lower, and only 10 are above the average, indicating that the emphasis and input of CSR in the entire industry is still insufficient, reflecting that there is still much room for improvement in the CSR field.

Keywords: Listed Companies; Medical Services Competitiveness; CSR; Corporate Social Responsibility

Abstract: Ailibi established the Best-valued Hospital for Investment (BHI) and Healthcare Quality and Safety Sharing Platform (HQ-Share) to provide hospital investors with professional information to improve the decision-making efficiency of hospital investment and management effectiveness. This article aims to provide hospital investors with guidance among various regions in the country through "market-friendliness" indicators, and timely records hospital valuable changes and risk dynamics through "hospital competitiveness" and "tracking rating", and provide strategies for the evaluation and construction of superior specialists.

Keywords: BHI; Investment Rating; HQ-Share Specialist Evaluation

Ⅵ Appendix

❖ 皮书起源 ❖

“皮书”起源于十七、十八世纪的英国，主要指官方或社会组织正式发表的重要文件或报告，多以“白皮书”命名。在中国，“皮书”这一概念被社会广泛接受，并被成功运作、发展成为一种全新的出版形态，则源于中国社会科学院社会科学文献出版社。

❖ 皮书定义 ❖

皮书是对中国与世界发展状况和热点问题进行年度监测，以专业的角度、专家的视野和实证研究方法，针对某一领域或区域现状与发展态势展开分析和预测，具备原创性、实证性、专业性、连续性、前沿性、时效性等特点的公开出版物，由一系列权威研究报告组成。

❖ 皮书作者 ❖

皮书系列的作者以中国社会科学院、著名高校、地方社会科学院的研究人员为主，多为国内一流研究机构的权威专家学者，他们的看法和观点代表了学界对中国与世界的现实和未来最高水平的解读与分析。

❖ 皮书荣誉 ❖

皮书系列已成为社会科学文献出版社的著名图书品牌和中国社会科学院的知名学术品牌。2016 年，皮书系列正式列入“十三五”国家重点出版规划项目；2013~2019 年，重点皮书列入中国社会科学院承担的国家哲学社会科学创新工程项目；2019 年，64 种院外皮书使用“中国社会科学院创新工程学术出版项目”标识。

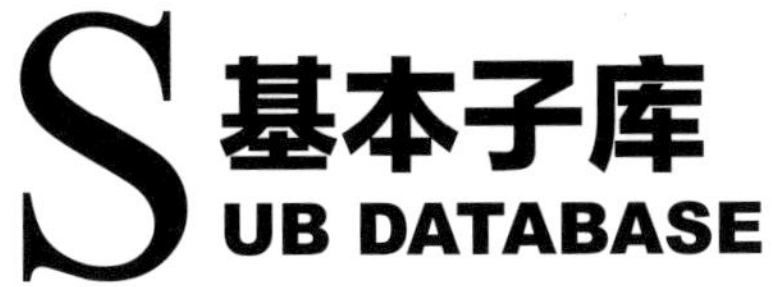

中国社会发展数据库（下设 12 个子库）

全面整合国内外中国社会发展研究成果，汇聚独家统计数据、深度分析报告，涉及社会、人口、政治、教育、法律等 12 个领域，为了解中国社会发展动态、跟踪社会核心热点、分析社会发展趋势提供一站式资源搜索和数据分析与挖掘服务。

中国经济发展数据库（下设 12 个子库）

基于"皮书系列"中涉及中国经济发展的研究资料构建，内容涵盖宏观经济、农业经济、工业经济、产业经济等 12 个重点经济领域，为实时掌控经济运行态势、把握经济发展规律、洞察经济形势、进行经济决策提供参考和依据。

中国行业发展数据库（下设 17 个子库）

以中国国民经济行业分类为依据，覆盖金融业、旅游、医疗卫生、交通运输、能源矿产等 100 多个行业，跟踪分析国民经济相关行业市场运行状况和政策导向，汇集行业发展前沿资讯，为投资、从业及各种经济决策提供理论基础和实践指导。

中国区域发展数据库（下设 6 个子库）

对中国特定区域内的经济、社会、文化等领域现状与发展情况进行深度分析和预测，研究层级至县及县以下行政区，涉及地区、区域经济体、城市、农村等不同维度。为地方经济社会宏观态势研究、发展经验研究、案例分析提供数据服务。

中国文化传媒数据库（下设 18 个子库）

汇聚文化传媒领域专家观点、热点资讯，梳理国内外中国文化发展相关学术研究成果、一手统计数据，涵盖文化产业、新闻传播、电影娱乐、文学艺术、群众文化等 18 个重点研究领域。为文化传媒研究提供相关数据、研究报告和综合分析服务。

世界经济与国际关系数据库（下设 6 个子库）

立足"皮书系列"世界经济、国际关系相关学术资源，整合世界经济、国际政治、世界文化与科技、全球性问题、国际组织与国际法、区域研究 6 大领域研究成果，为世界经济与国际关系研究提供全方位数据分析，为决策和形势研判提供参考。

法律声明

“皮书系列”（含蓝皮书、绿皮书、黄皮书）之品牌由社会科学文献出版社最早使用并持续至今，现已被中国图书市场所熟知。“皮书系列”的相关商标已在中华人民共和国国家工商行政管理总局商标局注册，如LOGO（ ）、皮书、Pishu、经济蓝皮书、社会蓝皮书等。“皮书系列”图书的注册商标专用权及封面设计、版式设计的著作权均为社会科学文献出版社所有。未经社会科学文献出版社书面授权许可，任何使用与“皮书系列”图书注册商标、封面设计、版式设计相同或者近似的文字、图形或其组合的行为均系侵权行为。

经作者授权，本书的专有出版权及信息网络传播权等为社会科学文献出版社享有。未经社会科学文献出版社书面授权许可，任何就本书内容的复制、发行或以数字形式进行网络传播的行为均系侵权行为。

社会科学文献出版社将通过法律途径追究上述侵权行为的法律责任，维护自身合法权益。

欢迎社会各界人士对侵犯社会科学文献出版社上述权利的侵权行为进行举报。电话：010-59367121，电子邮箱：fawubu@ssap.cn。

社会科学文献出版社